"国家非物质文化遗产保护专项资金"资助出版

中医传统制剂方法系列丛书

总主编　刘淑芝

传统剂型的现代传承发展

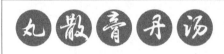

主编　刘淑芝　张瑞贤

全国百佳图书出版单位

中国中医药出版社

·北京·

图书在版编目（CIP）数据

传统剂型的现代传承发展：丸、散、膏、丹、汤 /
刘淑芝总主编、主编；张瑞贤主编 . —北京：中国中
医药出版社，2023.5
（中医传统制剂方法系列丛书）
ISBN 978-7-5132-8041-9

Ⅰ.①传… Ⅱ.①刘… ②张… Ⅲ.①中药制剂学
Ⅳ.① R283

中国国家版本馆 CIP 数据核字（2023）第 033956 号

中国中医药出版社出版

北京经济技术开发区科创十三街 31 号院二区 8 号楼
邮政编码　100176
传真　010-64405721
河北新华第二印刷有限责任公司印刷
各地新华书店经销

开本 710×1000　1/16　印张 23.25　字数 401 千字
2023 年 5 月第 1 版　2023 年 5 月第 1 次印刷
书号　ISBN 978-7-5132-8041-9

定价　99.00 元
网址　www.cptcm.com

服 务 热 线　**010-64405510**
购 书 热 线　**010-89535836**
维 权 打 假　**010-64405753**

微信服务号　**zgzyycbs**
微商城网址　**https://kdt.im/LIdUGr**
官 方 微 博　**http://e.weibo.com/cptcm**
天猫旗舰店网址　**https://zgzyycbs.tmall.com**

如有印装质量问题请与本社出版部联系（010-64405510）

中医传统制剂方法系列丛书

总主编　刘淑芝

传统剂型的现代传承发展
丸、散、膏、丹、汤
编委会

前 言

　　中医传统制剂一般是指在中医理论指导下，以中药为原料，根据临床需要加工制成具有一定规格、可直接用于临床防病治病的中药制剂或药品。中医传统制剂方法包括中药制剂的剂型和制法。剂型是指药物的制剂形态，制法是制剂的制备条件和方法。中医传统制剂方法与中医临床相伴而生，与中医方剂相互依存并发展。大量的古代文献研究表明，传统剂型与制剂方法的产生，是随着方剂的产生发展而逐步丰富完善的。同时，社会因素、历史条件、文化背景等对传统制剂方法和剂型的演变也产生了直接影响。千百年来，中医传统制剂方法在历代医家的医疗实践中，积累了丰富的经验，形成了独特的制剂技术和理论体系，是祖国传统医学宝库中的重要组成部分。最具代表性的剂型丸、散、膏、丹、汤，是至今临床上仍然广泛应用的传统剂型。

　　相传汤剂始于商代，伊尹为创始者，《五十二病方》中已有"水煮药物煎汁"的记载。《五十二病方》约成书于春秋战国之际，是目前已知中国最古老的中医文献，其中虽未见汤、丸、散、膏、丹之命名，但已有事实上的汤剂、丸剂、散剂、膏剂、丹剂等剂型存在，亦出现以酒制丸、以油脂制丸、以醋制丸等工艺技术。在药物使用方法上，汉代即有外敷、内服、药浴、烟熏等方法。张仲景在汤、丸、散、膏、酒的基础上，又创制了坐剂、导剂、洗剂、滴耳剂、糖浆剂及脏器制剂等十余种剂型，而且制备方法较完备，用法用量、适应证明确，并首次以动物胶汁、炼蜜、枣肉、淀粉糊作为丸剂的赋形剂，至今仍沿用。晋代葛洪继承了汉代的经验，创造了利用某些药物本身的黏合力制丸，以及铅硬膏、蜡丸、浓缩丸、锭、条、灸等剂型。金元时期发明丸剂包衣，明代则有"朱砂为衣"的新工艺。以后的唐、宋、元代不断完善制剂工艺，使药剂的制备按统一的规格配制，对当时及以后药学的发展产生了深远的影响。明代李时珍的《本草纲目》是集大成者，其总结16世纪以前我国劳动人民医药实践，记录了药物剂型近40种，除注射剂、微囊剂、滴丸剂之外，几乎囊括了现今应用的所有中药剂型，其制备方法、规格、外观更加完善，展现了我国古代丰富的药物剂型及制剂技术，对世界药学的发展做出了重大贡献。

在制剂与剂型理论方面，梁代陶弘景早在《本草经集注》就有"疾有宜服丸者，宜服散者，宜服汤者，宜服酒者，宜服膏者，亦兼参用所病之源以为制耳"的论述，指出了剂型选择与疾病的关系。金元时期李杲"汤者荡也，去大病用之；散者散也，去急病用之，丸者缓也，不能速去病舒缓而治之……"，进一步阐明不同剂型的作用特点。可见，古人对剂型特点与疾病、疗效的关系早有论述。《神农本草经》是我国第一部本草学专著，约成书于东汉时期（25—220年），书中序例部分提出"药性有宜丸者，宜散者，宜水煮者，宜酒渍者，宜膏煎者，亦有一物兼宜者，亦有不可入汤酒者，并随药性，不得违越"。此说阐明了根据药物的特性正确选择剂型的重要性，是有关剂型理论的较早记载，与当代要根据处方特点、临床疾病需要、药物性质而合理选择剂型的理论是一致的。

随着时代的发展、技术的进步，中药新剂型、新工艺、新技术不断涌现，极大地丰富和发展了中药制剂理论和剂型，形成了一门具有中医药特色又反映当代中药药剂学水平的综合性应用学科。与此同时，传统的制剂技术受到前所未有的挑战和冲击，除汤剂仍然是中医临床首选剂型，丸、散、膏仍被广泛使用，有些传统剂型和技术已经失传，其中不乏传统技术之精髓。因此，有必要对其进行整理，去其糟粕，取其精华，合理继承，并加以保护和提高。

国家非常重视非物质文化遗产的保护，2006年5月20日，"中医传统制剂方法"经国务院批准列入第一批国家级非物质文化遗产名录。《中医传统制剂方法系列丛书》是国家级非物质文化遗产代表性项目——"中医传统制剂方法"[IX-4（1）]（ZZYZK201）的重要组成部分，为更好地加强非物质文化遗产——中医传统制剂方法的保护与传承，组织了从事中药制剂研究、中医文献研究等各学科专家及中华老字号企业相关专家共同参与编撰。系列丛书分三方面内容：一是中医传统制剂方法的经典剂型，包括丸、散、膏、丹、汤的古代渊源考证与历史沿革文献梳理、现代研究的文献整理与综合分析、中医传统制剂方法与传统剂型的代表品种传承史话；二是中医传统制剂方法及传统工艺所使用的制药工具研究考证，并编撰成《中医传统制药工具图鉴》；三是古籍经典著作中传统制剂方法的挖掘与分析整理。

中医药学是中国古代科学的瑰宝，中医传统制剂方法是中医药学的重要组成部分，是中华传统医学宝库中一颗璀璨的明珠。深入发掘中医药宝库中的精华，充分发挥中医药的独特优势，推进中医药现代化，切实把中医药这一祖先留给我们的宝贵财富继承好、发展好、利用好，使中医药更加发扬光大，是我们中医药人的责任与担当。

刘淑芝

2022年12月

编写说明

本书是国家级非物质文化遗产代表性项目——"中医传统制剂方法"［Ⅸ-4（1）］（ZZYZK201）的重要研究内容，是在"国家非物质文化遗产保护专项基金"及中国中医科学院中药研究所中央级公益性科研院所基本科研业务费（ZXKT19009）的资助下，由从事中药制剂研究、中医文献研究等各学科专家及企业人员共同参与编撰而成，是《中医传统制剂方法系列丛书》的第三部分，主要内容是丸、散、膏、丹、汤的现代传承发展。

本书总结了丸、散、膏、丹、汤五大传统剂型和制剂方法在现代的传承发展，展现了现代中药制剂理论、制药技术、质量评价等各学科研究成果对传统剂型和制剂方法的贡献。全书按剂型分为5章，每章从生产工艺、质量控制及标准、药理毒理研究、临床应用等方面多维度反应传统剂型与制剂方法的现代风貌。包括用现代制剂理论对传统制法的诠释，新技术新工艺的应用对原始配制方法的改进与提高，新的质量控制手段和评价方法在传统制剂品质保证上的作用，应用药理学理论与研究方法为传统制剂作用机制提供了科学依据，药效与毒性评价为临床用药的安全有效提供了保证，以及中药传统制剂及产品的临床应用。

中医传统制剂方法发展迅速，文献资料纷繁复杂，虽经编委们不懈努力，力图最大限度反映当代中医传统制剂方法的现状与发展水平，但由于各种局限，难免疏漏，不足之处敬请读者批评指正，以便再版时修订提高。

致谢：在此，向参与本书编写工作的全体编委，向给予支持与帮助的江苏七〇七天然制药有限公司、安阳中智药业有限责任公司、安徽安科余良卿药业有限公司、甘肃泰康制药有限责任公司、健民药业集团股份有限公司、广州白云山敬修堂药业股份有限公司及专家、作者表示感谢。

刘淑芝

2022 年 12 月

目 录

绪　论

一、"中医传统制剂方法"的概念

中医传统制剂方法是在中医理论指导下，以中药材为原料，根据中药处方特点和临床需要，按规定处方和标准加工制成具有一定规格、可直接用于临床防病治病的中药制剂的剂型和制法。剂型是指药物的制剂形态，制法是制剂的制备条件和方法。剂型与制法本应属于药品范畴的概念，而且中医与中药在当代分属不同专业领域，而"中医传统制剂方法"是将医药合为一体，似有歧义。但是，纵观中医药发展史，中药的传统制剂方法与中医临床相伴而生，与医方相互依存并发展。大量的古代文献研究表明，传统剂型与制剂方法的产生，是随着方剂的产生发展而逐步丰富完善的，是古代医者在原始的用草药治病的需求中，在人类的繁衍生息凭自然规律优胜劣汰的背景下，在无数先贤们的医疗实践中，反复摸索出的将草药用于防病治病的具体制法和方便合理的用药形式。方剂是中医临床防治疾病的主要形式和手段，顾名思义，方为临床医方，剂为调剂方法，而剂型和制法则对方的临床疗效具有重要影响。研究中药传统制剂与剂型的历史演变，沿着医药相互依存、相互融合、共同发展的历史足迹，去解读传统与现代的异同点，寻根溯源。从这个意义上讲，中医传统制剂方法的提出较之中药传统制剂方法更符合中医药历史的真实。

《五十二病方》是现存最古老的中医方书，收载医方近300首，同时，也记载了医方的调制方法，有内服药也有外用药。东汉末年著名医学家张仲景的《伤寒杂病论》总结临床用药经验，载方374首，理法方药皆备，提出汤剂、丸剂、散剂、酒剂、洗剂、浴济、熏剂、滴耳剂、软膏剂、肛门栓剂、阴道栓剂等剂型和制法。明代李时珍在《本草纲目》中所载剂型已达40种，几乎囊括了现今应用的所有剂型。而丸、散、膏、丹、汤是这些传统剂型与传统制剂方法的典范，千余年来经久不衰，至今仍广泛用于临床。

丸、散、膏、丹、汤是中医临床常用的传统五大剂型，兼具中医临床用药的经典制法和用药形式，在漫长的历史发展过程中形成了独特系统的理论体系和用药经验，以及各剂型的制备方法和临床剂型选择的理论依据，具有丰富的科学内涵。以丸、散、膏、丹、汤为切入点，研究中医传统制剂方法历史沿革、探究中医传统制剂方法的奥妙，是中药制剂学传承精华、守正创新的职责所在。同时，研究中医药传统剂型及传统制法，去粗取精，去伪存真，古为今用，弘扬中医传统文化精髓，让中医传统制剂为人类健康服务。

二、丸、散、膏、丹、汤的剂型特点

剂型不同，对制剂的药效、毒性、稳定性均有很大影响。南北朝梁代陶弘景早在《本草经集注》就有"疾有宜服丸者，宜服散者，宜服汤者，宜服酒者，宜服膏煎者，亦兼参用，察病之源，以为其制耳"的论述，指出了剂型选择与疾病的关系。金元时期李杲言："汤者荡也，去大病用之；散者散也，去急病用之，丸者缓也，不能速去病，舒缓而治之……"进一步阐明不同剂型的作用特点。可见，古人对剂型特点与疾病、疗效的关系早有论述。《神农本草经》是我国第一部本草学专著，约成书于东汉时期（25～220年）。书中序例部分提出："药性有宜丸者，宜散者，宜水煮者，宜酒渍者，宜膏煎者，亦有一物兼宜者，亦有不可入汤酒者，并随药性，不得违越。"此说阐明了根据药物的特性正确选择剂型的重要性，是较早有关剂型理论的记载，与当代中药剂型选择要根据处方特点、临床疾病需要、药物性质而合理选择剂型的理论是一致的。

1. 丸剂特点 丸剂系指药物细粉或药材提取物加适宜的黏合剂或其他辅料制成球形或类球形制剂的统称。"丸者，缓也"是丸剂的特点，也是丸剂的理论核心。具体特点：①丸剂崩解缓慢，逐渐释放药物，作用持久，可以延长药物在体内的作用时间，使药物具有较高的生物利用度，适宜于慢性病的调理与治疗。②可降低毒性或不良反应：毒性药物制成丸剂之后可以降低其毒性，减少不良反应的发生。③可减缓某些药物成分的挥散：有些芳香性药物或有特殊不良气味的药物可通过制丸工艺，使其处于丸剂中心层，减缓其挥散。④某些新型丸剂可用于急救，如可以于口腔黏膜给药的滴丸。⑤制备工艺简单：传统丸剂手工即可制丸。传统丸剂由于多半以生药粉入药，需要灭菌，以避免制剂微生物污染，保证药品微生物限度符合要求。

2. 散剂特点 散剂系指原料药物或与适宜的辅料经粉碎、均匀混合制成的干燥粉末状制剂。散剂可分为口服散剂和局部用散剂。散剂可内服也可外用，由于不加赋形剂，内服容易吸收，可快速起效；外用撒于患处起局部治疗作用，既可直达肠胃去脏腑之结毒，亦能旁走经络四肢散发其壅滞，更可使用于局部以保护疮面，吸毒生肌。古人用散剂治慢性病也用于急症，历史悠久，应用广泛。散剂制备工艺简单，可随证增减给药量，服用方便，起效迅速，疗效确切，生产过程环保和经济。但也存在使用率低、口感不佳、质量不稳定等问题。

3. 膏药特点　膏药系指饮片、食用植物油与红丹（铅丹）或官粉（铅粉）炼制成膏料，摊涂于裱褙材料上制成的供皮肤贴敷的外用制剂。前者称为黑膏药，后者称为白膏药。本书不做特别说明时均指黑膏药。晋代葛洪《肘后备急方》中记载："清麻油十三两，菜油亦得，黄丹七两，二物铁铛文火煎，粗湿柳批篦搅不停。至色黑，加武火，仍以扇扇之，搅不停。烟断绝尽，看渐稠，膏成。"此为膏药的基质，是铅膏药的雏形。清代徐大椿对膏药有如下的表述："汤药不足尽病，用膏药贴之，闭塞其气，使药性从毛孔而入其腠理，通经活络，或提而出之，或攻而散之，较服药尤为有力。"深刻阐述了膏药的特点和治病机理。膏药工艺独特，载药量大，释放药物持久，不发霉、不生虫，但也存在着以植物油为药材的提取溶媒温度高、有效物质损失大、贴用不便、污染衣物、有不良气味，以及由于含有铅丹等重金属而有安全隐患等问题。

4. 丹剂特点　丹剂一般是指含有汞、硫黄等矿物，经过加热升华炼制而成的一种制剂。丹剂具有剂量小、作用大、含矿物质的特点。丹剂以外用为主，如红升丹、白降丹等。白降丹系由水银、火硝、白矾、食盐等药物炼制而成，主要成分为氯化汞和氯化亚汞，具有解毒、消肿、止痛的功效。红升丹是由水银、火硝、白矾、雄黄、朱砂等药炼制而成，主要成分为氧化汞、二硫化砷等。据《外科正宗》记载："凡疮久不收口，用此药研细，撒少许，其口易完，若入于一般收敛药中用之，其功效甚捷。"外科应用的"降丹""升丹"，对人体表面炎症，如疮、疔、痈、疽及外伤感染具有较好的疗效，至今仍被医务人员所应用。因这类药物均有毒性，有着特殊的理化性质和药理作用，所以临床上应谨慎对待。

5. 汤剂特点　汤剂系指将药材饮片或粗粒加水煎煮或用沸水浸泡后，去渣取汁而得到的液体制剂。明代缪希雍《炮炙大法·用药凡例》有云："汤者，荡也。煎成清汁是也。"汤剂具有组方灵活、疗效迅速、适用范围广、制法简单等特点，尤其是汤剂能适应中医辨证施治的需要，随病情变化加减药物及剂量，因人因病而异，用药针对性强，疗效确切。同时，因为汤剂是液体制剂，口服后吸收较快，适应各类疾病的治疗。制作汤剂主要以水为溶剂，煎煮方法简便易行，适合患者自行加工。但是，方便制备的同时也存在着患者自行煎煮时加水量、煎煮时间等规范性问题，对临床疗效也会产生不同程度的影响。

三、丸、散、膏、丹、汤的历史渊源考证

1. 丸剂　丸剂是历史上出现最早的剂型之一，在《五十二病方》中就出现了"丸"和"稍丸"的名称，对此虽解读不同，而且不是以剂型命名，但是也已大约具备后世丸剂的形态。根据制作丸剂所用赋形剂的不同，有油脂丸、酒丸、醋丸之分。《黄帝内经》中首次将丸剂作为一种剂型名称出现，并开始对名称、原料、黏合剂、加工方法、规格、剂量、服法等各有关方面进行概述，后在汉代，丸剂终发展成为一种独立的传统中药剂型。明代陈嘉谟《本草蒙筌》曰："丸，作成圆粒也。治下焦疾者，如梧桐子大。治中焦疾者，如绿豆大。治上焦疾者，如米粒大。因病不能速去，取其舒缓，逐旋成功，故曰：丸者，缓也。"

因制作方法和赋形剂的不同，派生出多种丸剂。汉代张仲景在《伤寒杂病论》记载有蜜丸和糊丸，晋代葛洪在《肘后备急方》记载有蜜蜡丸、浓缩丸，唐代出现了蜡丸、包衣丸、蜡壳丸和煎丸，宋代出现水丸、糊丸。明代开始丸剂包衣逐渐丰富，出现朱砂包衣，清代开始用川蜡为衣料以起到缓释或肠溶作用，而且一直沿用至今。其中蜜丸是使用较广泛的一种，蜜丸即指药材细粉以蜂蜜为黏合剂制成的丸剂，在中医临床中具有重要地位。

2. 散剂　散剂在先秦时期开始出现，秦汉时期正式出现了以散命名的方剂；《黄帝内经》中已有散剂的记载，《伤寒论》《名医别录》《神农本草经》等医学古籍中也有散剂的相关内容。关于散剂的粉碎方法，陶弘景《名医别录》中有"先切细曝燥乃捣，有各捣者，有合捣者"的论述。沈括在《梦溪笔谈》记载："欲留膈胃中者，莫如散。"李东垣在《用药法象》中说："散者，散也，去急病用之。"即散剂有见效快和吸收快的特点。散剂在宋金元时期达到顶峰，明清时期散剂亦有使用。在明代以前，散剂均以内服散剂为主，清代随着外治法的发展，中医内病外治得到空前的重视，外用散剂逐渐占据了绝对地位。

3. 膏药　以膏药命名的膏药制剂最早出现在汉代的《武威汉代医简》中，书简中有三个以"膏药"命名的方子，分别为"千金膏药方""治妇人膏药方"和"百病膏药方"。经考证，该膏药应当是软膏，基质采用的是猪脂，用的油煎法，可涂抹，也可内服，反映了早期膏剂的特点。

伴随魏晋时期炼丹术的盛行，含铅的黑膏药开始出现。黑膏药在葛洪撰著的《肘后备急方》首次出现，此时的黑膏药药物组成较少，炼制工艺相对简单。从三国至唐代留存不多的几个黑膏药制法来看，配方组成开始增多，黑膏药的炼制工艺也开始由简单变得复杂，诸多工艺步骤逐渐明确，正处于初步发展时期。

从宋代开始，黑膏药得到了迅速的发展，方剂数量大大增加。在宋代官修方书《太平圣惠方》和明代大型方书《普济方》中都有大量黑膏药的记载。到了清代，黑膏药发展达到较为成熟的阶段，此时黑膏药已经成为普遍的民间医药，是治疗外科疾病尤其是皮肤科疾病的主要疗法。而且膏药的相关理论得到系统整理，出现了中国第一部论述膏药的专著——《理瀹骈文》，使膏药的发展达到了高峰。黑膏药作为中医特有的外用药剂型之一，历史悠久，广泛应用于中医临床，在中医治疗疾病的过程中发挥着重要作用。

4. 丹剂　在丹剂之前，炼丹术早已出现，在我国已有 2000 多年的历史。早期炼丹家将神丹、金液视为成仙不死的手段，在上层和方士中采用。丹剂是随着冶炼技术及医疗实践认知的发展而出现的一种制剂。从某种意义上说，丹剂是炼丹术的产物，历史上中药的任何一个剂型都没有像丹剂这样受到政治、宗教、文化等非医学因素的影响。早在《周礼·天官》中就记载："凡疗疡，以五毒攻之……"后在郑康成的注中写到："今医方有五毒之药，作之，合黄渣，置石胆、丹砂、雄黄、矾石、磁石之中，烧之三日三夜，其烟上者，鸡羽扫取用以注疮，恶肉破骨则尽出也。"这是对丹剂制作方法的最早描写。东晋葛洪所著《抱朴子内篇》集汉魏以来的炼丹术之大成，书中记载了不少烧丹炼汞的实验方法、炼丹设备及丹方等化学知识。炼丹术在唐代得到空前的发展，医家孙思邈的《备急千金要方》是继张仲景《伤寒杂病论》之后，我国医学的又一次总结，被誉为我国历史上最早的临床医学百科全书。孙思邈在《太清丹经要诀》中介绍了自己"亲经试炼"的经历，表达了以丹剂治疾"报施功效"的意愿。唐代中后期，炼丹家在丹方医用方面的探索明显增多，许多丹方被应用于医学。宋代是丹药医用的鼎盛时期，医家吸收唐代炼丹术的成果，创作了大量医用丹剂，而且在这一时期，丹药主要作内服。随着人们对丹药认识的逐渐深入，尤其是随着对金石类药物毒性的深入了解，丹药的应用日趋合理，特别是明清以后，丹剂在内科日渐衰落，主要用于伤科外用，并沿用至今，在中医伤科发挥着重要的作用。

5. 汤剂　相传汤剂始于商代，伊尹为创始者，《五十二病方》中已有"水煮药物煎汁"的记载。汤剂是《伤寒论》中出现较多的剂型，可见其在汉代应用已极为广泛。历代医家对汤剂的作用多有论述，东汉张仲景在《金匮玉函经》一书中有"若欲治疾，当先以汤荡涤五脏六腑，开通经脉，理导阴阳，破散邪气，润泽枯槁，悦人皮肤，益人血气，水能净万物，故用汤也"之说。明代陈嘉谟《本草蒙筌》曰："汤：煎成清液也。补须要熟，利不嫌生。并生较定水数，煎蚀多寡之不同耳。去暴病用之，取其易升、易散、易行经络。故曰：汤者，荡也。"可见汤剂与其他剂型相比，具有扫荡病邪、药力强大、起效迅速的作用。古人多用于治疗病情急重的患者，是中医治疗急性病证的首选药物剂型。

汤剂历史悠久，留存文献十分丰富。从商代伊尹创制汤液，春秋战国之际《黄帝内经》中首次出现以"汤"命名的汤剂，如半夏汤。到汉代《伤寒杂病论》，汤剂成为治疗中出现最多的剂型。发展至 3 世纪末至 4 世纪初，汤剂的一种特殊形式——煮散，第一次出现在《肘后备急方》中。随后煮散盛行于宋代，成为当时的主要剂型。随着金元时期饮片的推广使用，煮散逐渐式微。明清两代方书数量不断增多，汤剂的数量、制法、服法的内容也不断丰富，尤其在清代考据风气盛行的影响下，从理论角度对汤剂组方的剖析大大增加，关于汤剂制法、服法的理论分析也随之增多。汤剂的发展经历了自己独特的历史进程。作为中医临床应用较广泛、疗效颇为显著的传统剂型之一，至今仍具有发展活力。

四、丸、散、膏、丹、汤的现代传承创新

随着现代科技发展的日新月异，在继承传统的同时，用现代科学技术提升传统剂型与制剂的科技水平，克服其存在的弊端和历史的局限，使传统而古老的中医药逐步走向现代化势在必行。传承创新是中医传统制剂方法改革的基本原则，处理好传统与现代之间的关系，把握住"取其精华"与"去其糟粕"的分寸，提高传统工艺的合理性、质量的可控性、药品的有效性和安全性是核心任务。引入新理论、新方法、新技术、新剂型、新设备，赋予传统剂型与制剂方法以新的科学内涵，以促进中药传统制剂快速发展。

1. 丸剂 中药丸剂具有自身的剂型优势，是天然的缓释制剂，传统但不落后，是中医临床研究及应用的理想选择。随着科技发展、技术进步，新辅料、新设备、新技术的应用，传统的中药丸剂焕发新的生命力，丰富了丸剂种类，根据所用赋形剂与制法的不同，可将中药丸剂分为蜜丸、水蜜丸、水丸、糊丸、蜡丸、浓缩丸和微丸等类型。传统丸剂多以药材粉末入药，采用超微粉碎技术

可以比较轻松地得到极细粉，解决传统方法极细粉不易得的问题；采用低温粉碎技术将有助于解决热敏性药材在粉碎环节中遭到破坏及黏性强或者柔韧性强的药物不易粉碎的问题；采用固体分散技术制备滴丸，提高了生物利用度，使传统的缓释剂型具有了速释的作用。近年来，随着制丸设备、制丸技术的发展和新辅料的开发，中药丸剂的体积可以大幅度地减小，质量也不断得到提升，中药丸剂作为一种传统的剂型，以其药效持久、缓和毒性、临床有效的特点，成为具有活力、应用较为广泛的传统剂型之一。而"丸者缓也"的制剂特征，是丸剂成为经典剂型的根本所在。虽然传统丸剂存在服用量大、崩解和溶散困难、生物利用度不高等问题，但随着新辅料、新技术、新工艺的应用，以及对中药丸剂的理论基础研究、丸剂的次级新剂型开发，这一古老的剂型仍有广阔的发展前景。

2. 散剂 中药散剂经历千年，其制剂工艺虽已有很大进步与发展，不再是"原始的散剂"，但由于散剂以粉末入药，挥发性成分难以保留等，实际操作过程中，来源于工艺、质量检测和患者依从性等的问题制约了散剂的规模化生产。药材粉碎技术的发展虽然使得粉体粒径越来越小，但同时存在药物的刺激性增强、口感较差等问题。随着当今科学技术的进步与发展，越来越多的新技术与新设备已广泛应用于中药散剂的研究中。如超微粉碎技术能提高中药有效成分的溶出率，在很大程度上解决了中药难溶性成分的问题，同时也减少了贵重药材和稀少中药材品种资源的浪费；在改善中药散剂不良气味、刺激性大、混合性差等问题，运用现代科学技术手段与方法，进行了大量的探索研究，开创散剂研究的新思路，加强散剂的研发、生产，提升散剂的制剂水平与质量控制，促进散剂的应用及规范化、标准化发展是中药散剂的迫切任务。

3. 膏药 膏药作为皮肤贴敷给药的剂型，具有独特的制备工艺和质量评价方法，是中药贴敷给药的古老且经典的剂型，临床应用广泛，疗效确切。但是，其自身的局限也存在着质量评价方法主观，患者使用不便，基质中含有重金属带来的安全隐患，以及环境污染等问题。现代研究为解决黑膏药的问题，探索改进提取方法，降低提取温度，保留更多有效成分；建立膏药中有效成分的含量测定，使质量评价由完全靠感官变成用客观的量化指标；炼制膏药终点判定由主观的"老、嫩，滴水成珠"变为用软化点来控制等，使传统的黑膏药从工艺到质量都有了根本的提高。同时，外用贴敷制剂的剂型也更加丰富，20世纪20年代出现了橡胶膏剂，21世纪皮肤贴敷给药的新剂型发展迅速，以水溶性高分子材料为基质的凝胶贴膏，以压敏胶、热熔胶为基质的贴剂等，克服了黑膏药自身存在的含重金属及高温油炸提取对环境和有效成分的影响，基质更安全，使用更舒适，工艺更环保，也为患者提供了多种剂型选择。

4. 丹剂 丹剂是中药制剂独有的一个剂型。丹剂定义为一种含汞、砷、铅等重金属的矿物药与其他药物混合后，经高温升华炼制而成的含无机化合物药物的制剂。其分类主要包括汞类丹剂、砷类丹剂、铅类丹剂。现代研究针对不同类别的丹剂在其制备工艺、质量控制、毒性评价等方面做了一些研究。在制备工艺的研究方面，在传统朴素的经验科学基础上进行了改进，对具体工艺参数进行研究，在简化工序、节约资源、缩短时间、提高质量等方面都有一定的改进；在质量控制方法上，采用定量、定性的分析方法，以控制制剂中的重金属化合物的含量，对有毒重金属离子制定限量标准，以保证用药安全；在对汞、砷等毒性的机理研究上做了很多探索，揭示了红降丹、白降丹在创伤外科用药中各脏器、组织中的分布、蓄积，通过检测汞在血液、脏器及脑干中的浓度，证实了汞在各组织均有蓄积，而且尤以肾脏蓄积最为严重，以提示用药的安全剂量。现代科技的发展，汞类制剂的毒性机制及减毒增效研究日趋深入，为该类制剂的临床应用安全性、有效性提供了必要支撑。

随着对丹剂毒性的认识不断深入、制药技术的飞速发展，传统丹剂受到一定冲击，特别像铅丹类，由于毒性及炼制过程中的环境污染问题，其应用呈萎缩趋势，新型丹剂研发几乎停滞。但是，对于一些临床疗效确切的品种，如朱砂，基于其外用具有敛疮、生肌的良好疗效，在临床上作为医院制剂治疗疮疡肿毒，特别是在治疗一些难愈性的皮肤创面方面仍有其不可替代的临床价值。从临床适应证看，丹剂多用于外科、皮肤科及风湿骨痛等方面，上述各科病症也是丹剂的特色和优势。

5. 汤剂 中药饮片加水煎煮滤取药液服用仍然是临床上主流制法，是汤剂产生以来一直沿用的制法。同时，汤剂的煎煮方法作为提取工艺在中成药生产中通过现代技术实现了规模化、全过程的质量控制，也派生出配方颗粒等符合现代人快节奏生活的用药形式。在此背景下，汤剂临床应用的替代形式——中药配方颗粒应运而生。中药配方颗粒是由单味中药饮片经水提、浓缩、干燥、制粒而成，经中医临床配方后，供患者冲服使用的一种颗粒制剂，具有免煎易服、剂量准确、安全卫生、便于携带等优点，既满足了中医临床辨证论治、随症加减的临床用药特点，又有利于药房调剂，以及具有统一规格、剂量、质量标准。中药配方颗粒的产生源于对传统汤剂的改革，原国家药品监督管理局于2001年发布的《中药配方颗粒管理暂行规定》正式提出"中药配方颗粒"，并且列入国务院《中药现代化发展纲要》。中药配方颗粒是汤剂产业化的直接体现，而且在中药国际化方面具有重要作用。

此外，汤剂在产业化方面也体现在颗粒剂、合剂、口服液等剂型的工业化生产中。这些剂型的提取过程大多采用煎煮或回流提取，其提取原理与汤剂基本一致。中药饮片或复方经煎煮或回流提取后制成相应的汤液，再将汤液通过浓缩、干燥、成型一系列工艺过程制得相应剂型，此提取过程则是汤剂的传统工艺经科学的考察后转化为现代化煎煮工艺。

五、传统制剂的传承载体

丸、散、膏、丹、汤是具有代表性的传统剂型，承载着古代智慧与中医药的文明之光，并以其独特的临床疗效薪火相传，延续着历史的辉煌，有的品种传承几百年至今仍然广泛用于临床。本书所列传统中成药产品，是众多传统制剂的代表，历经几百年传承，是在中华大地广为流传的历史佳话。

1. 安阳膏药 安阳膏药（原姚家膏药）系明代宫廷太医院御医姚本仁于1628 年始创，亦称彰德府宗黄堂大槐树姚家膏药，传承至今已有近 400 年的历史。姚本仁在临床治疗疾病过程中，研创的膏药配方及品种非常多，迄今比较完整保留传承下来的有阿魏麝香狗皮膏、固本膏、追风膏、暖脐膏、拔毒膏、散毒消凝膏、化毒膏、跌打膏、黑鱼膏、白鱼膏等多个品种。姚家膏药历史上为姚本仁研制的所有膏药品种的总称，适应证众多，疗效久盛不衰，不分叟幼男女，不论肌肤之疾，还是脾胃肾等脏器之患，仅用膏药外敷，即可取得疗效。

2. 镇江膏药 镇江膏药是清代康熙元年（1662 年）的"唐老一正斋"传承发展而来，有 350 多年历史，具有祛风止痛、舒筋活血、化痞去瘀、消散顺气之功能，主治筋骨疼痛、跌打损伤、半身不遂、四肢麻木、关节疼痛。镇江膏药的前身为益症膏（后改名一正膏），由创始人唐守义秘制而成。生产该膏药的机构从清代的"唐老一正斋"开始至今，经历了家族传承、公私合营、合并组建、改制重组等一系列历史变迁，金山牌镇江膏药影响广泛，产品行销全国各地及东南亚地区。

3. 祖师麻膏药 铁拐李牌祖师麻膏药是具有 300 多年传承历史的一种传统黑膏药产品，其功能主治："祛风除湿、活血止痛。用于风寒湿痹、瘀血痹阻经脉。症见肢体关节肿痛、畏寒肢冷，局部肿胀有硬结或瘀斑。"祖师麻膏药因其传承历史悠久、临床疗效确切被列为"第四批甘肃省省级非物质文化遗产传统医药类代表性项目"，并于 2019 年申报"第五批国家级非物质文化遗产传统医药类代表性项目"。

4. 余良卿膏药 余良卿膏药原名"鲫鱼膏药",自问世至今有三百多年的历史。因疗效显著、物美价廉一直深受广大使用者的青睐,被誉为安徽"三珍"之一。余良卿膏药的创始人余性亭,于清乾隆四年(1739年)开设余良卿号膏药店,以制售黑膏药见长。1953年,"鲫鱼膏药"改名为"余良卿膏药",并建厂开始批量生产,发展至今。

5. 参桂鹿茸丸 "葉开泰"创立于明代崇祯十年(1637年),参桂鹿茸丸作为其标志性产品,曾是进贡皇上服用的御药,距今也有170多年的历史。其药材道地,选料上乘,是老年人冬季进补的佳品。葉开泰的药注重药品品质,做到"货真价实,童叟无欺"。正如葉开泰店堂两边的金字招牌上写的"修合虽无人见,存心自有天知"。正是因为对中医药怀有崇高的信仰,对产品的质量怀有敬畏之心,使得葉开泰自开号以来能一直得到消费者的认可。

6. 跌打万花油 "敬修堂"始创于清代乾隆五十五年(1790年),跌打万花油是敬修堂的镇店名药,起源于少林寺药局秘方,由少林派嫡系弟子洪熙官带到岭南,再经其曾徒孙新锦武师的高足蔡忠传承至今已有140多年的历史,问世以来一直是治疗跌打损伤、撞击扭伤、刀伤出血、水火烫伤的良药,疗效显著,从而远近驰名。在南粤一带,早就流传着"家有'跌打万花油',跌打刀伤不用愁"的民间说法。

六、问题与展望

丸、散、膏、丹、汤经过千年发展到了当代,在制剂理论、制剂技术、质量控制、安全性评价、药理毒理、临床应用等方面都得到了提高和完善。现代制剂理论对其制法的诠释,新的制药技术的应用对原始配制方法的改革与提高,新的质量控制手段和评价方法保证了传统制剂品质,现代药理学解释了传统剂型与制剂的治病机理,药效与毒性评价为临床用药的安全有效提供了依据和保证。

由于新技术、新方法、新辅料的应用,中医传统制剂方法被赋予了新的活力。随着社会的发展、技术的进步,传统的制剂技术逐步被具有一定自动化及智能化的设备所取代,各种提取设备与制剂技术得到广泛应用,提高了生产率,完成了规模化、产业化全过程的质量控制,满足了患者高品质的用药需求。同时,由于传统剂型与制剂方法产生的历史背景与技术水平的局限,其存在的问题也应引起高度重视,努力研究加以解决。包括:①传统黑膏药的重金属对用药安全性的影响；高温油炸工艺对有效成分与环境的影响。②中药散剂的口感问题、挥发性成分的保留问题。③临床所用汤剂自助煎药的煎煮条件对疗效的影响，如何规范煎煮参数；汤剂与免煎汤剂（配方颗粒）在疗效上的等效性如何评价。④丸剂包含多种次生剂型，传统丸剂以蜜丸为主，包括水丸、水蜜丸、浓缩丸、糊丸等，如何制定符合各剂型特点的质量控制标准。⑤有些丸剂、散剂以生药粉直接入药的药材污染及如何保证微生物限度符合要求。⑥传统剂型与制剂方法评价所遵循的原则，是用现代技术方法完全取代传统方法还是在继承传统的基础上实事求是加以提高，建立符合中药特点的评价体系。⑦古籍经典中传统制剂方法的传承问题。⑧传统中医药特色技术与现代工程技术紧密结合，实现中药现代化的同时，又要保留传统工艺的特点，探索传承与创新的最佳路径。

中医药学是一个伟大的宝库，是祖先留给我们的宝贵财富，应深入挖掘，去伪存真，去粗取精，古为今用，为人类健康服务。历史上，中医传统剂型和制剂方法在劳动人民的医疗保健中发挥了重要作用，在科技日新月异的今天，留住中医药的根脉、传承岐黄薪火是时代赋予我们的责无旁贷的历史使命。

第一章　丸剂的现代研究

丸、散、膏、丹、汤为中医传统制剂的主要剂型。丸剂作为五大传统剂型的一种，在中医传统制剂史上具有重要的历史地位。我国历史上第一部由政府颁布的成药药典《太平惠民和剂局方》（简称《局方》），共收载成方制剂767种，其中丸剂363种，占47%。《中国药典》（1990年版）一部丸剂占54.5%；《中国药典》（2000年版）一部共收载成方制剂和单味制剂458种，其中丸剂213种，占46.5%；《中国药典》（2010年版）一部共收载成方制剂和单味制剂1052种，其中丸剂305种（名称相同、剂型不同归为一种），占到28.99%；《中国药典》（2020年版）共收载成方制剂和单味制剂1457种，其中丸剂397种(名称相同、剂型不同归为一种)，占到27.2%。

根据丸剂制备过程中使用的辅料不同，丸剂可分为蜜丸、水蜜丸、水丸、糊丸、蜡丸等，常用的辅料有蜂蜜、蜂蜡、水、面、淀粉、糊精等。唐代以前丸剂的主要代表形式是蜜丸，从某种意义上讲，蜜丸就等同于丸剂，见于东汉时期的《伤寒论》《金匮要略》、隋唐时期的《备急千金要方》《千金翼方》及《重广补注黄帝内经素问》等。宋代以后，尤其是宋、金、元时期，丸剂有了较大发展，丸剂的种类得到了扩充。在该历史时期下，在保留传统蜜丸剂型的同时，出现了一些新的丸剂种类，如水丸、糊丸等。见于宋代的《是斋百一选方》《苏沈良方》及《太平惠民和剂局方》、金元时期的《黄帝素问宣明论方》《内外伤辨惑论》《脾胃论》及《丹溪心法》等。《中国药典》收载的丸剂包括蜜丸、水蜜丸、水丸、糊丸、浓缩丸、滴丸等。

不同种类的丸剂其制备方法也不同，一般可分为3种：泛制法、塑制法、滴制法。泛制法系指在转动的适宜的容器或机械中，将药材细粉与赋形剂交替润湿、撒布，不断翻滚，逐渐增大的一种制丸方法；主要用于水丸、水蜜丸、糊丸、浓缩丸、微丸的制备。塑制法系指药材细粉加适宜的黏合剂，混合均匀，制成软硬适宜、可塑性较大的丸块，再依次制丸条、分粒、搓圆而成丸粒的一种制丸方法；多用于蜜丸、糊丸、蜡丸、浓缩丸、水蜜丸的制备。滴制法系指药材或者药材中提取的有效成分或化学物质与水溶性基质、非水溶性基质制成溶液或混悬液，滴入一种与之不相混溶的液体冷凝剂中，冷凝而成丸粒的一种制备方法；主要用于滴丸剂的制备。传统丸剂一般用泛制法、塑制法制备。

第一节 蜜 丸

一、蜜丸的规格与特点

蜜丸系指饮片细粉以蜂蜜为黏合剂制成的丸剂。其中每丸重量在 0.5g（含 0.5g）以上的称大蜜丸，每丸重量在 0.5g 以下的称小蜜丸。制备蜜丸用的辅料为蜂蜜，蜂蜜要制成炼蜜才可以使用。蜜丸作为最早出现的丸剂，同时也是传承至今没有中断的一种丸剂，研究其制备工艺对探索中医传统丸剂的工艺特点，继承中医"理、法、方、药"的用药特色及结合现代科技改进其制备工艺等，具有重要的历史价值和现实意义。

蜂蜜是蜜丸剂的主要赋形剂，其主要成分是葡萄糖和果糖，另含有少量蔗糖、有机酸、挥发油、维生素（B_1、B_2、B_6、A、D、E、K、H 等）、酶类（淀粉酶、转化酶、过氧化酶、脂酶等）、乙酰胆碱、无机盐（钙、磷、铁、镁、硫、钾、钠、碘）等营养成分。蜂蜜既能益气补中，又可缓急止痛；既能滋润补虚，又能止咳润肠；还能起解毒、缓和药性、矫味矫臭等作用。另外，蜜丸易于保存，因为蜂蜜具有保鲜性，经过炼制过程后含水量减少，不需添加药用防腐剂，所以保质期长。

二、蜂蜜

1. 食用蜂蜜的要求 食用蜂蜜的要求在蜂蜜国标（GB14963–2011）中被规定。蜂蜜为蜜蜂采集植物的花蜜、分泌物或蜜露，与自身分泌物混合后，经充分酿造而成的天然甜物质。其来源为蜜蜂采集植物的花蜜、分泌物或蜜露，应安全无毒，不得来源于雷公藤（*Tripterygium wilfordii* Hook.F.）、博落回［*Macleaya cordata*（Willd.）R.Br］、狼毒（*Stellera chamaejasme* L.）等有毒蜜源植物。其又有感官指标、理化指标及微生物限度三个方面的要求。见表 1–1～表 1–4。

表 1-1　蜂蜜感官指标要求

项目	要求
色泽	依蜂蜜品种不同，从水白色（近无色）至深色（暗褐色）
滋味、气味	具有特有的滋味、气味，无异味
状态	常温下呈黏稠流体状，或部分及全部结晶
杂质	不得含有蜜蜂肢体、幼虫、蜡屑及正常视力可见杂质（含蜡屑巢蜜除外）

表 1-2　蜂蜜理化指标

项目	指标
果糖和葡萄糖 /（g/100g）≥	60
蔗糖 /（g/100g） 桉树蜂蜜、柑橘蜂蜜、 紫苜蓿蜂蜜、荔枝蜂蜜、 野桂花蜜≤	10
其他蜂蜜≤	5
锌（Zn）/（mg/kg）≤	25

表 1-3　蜂蜜理化要求

项目	一级品	二级品
水分 /% ≤ 荔枝蜂蜜、龙眼蜂蜜、 柑橘蜂蜜、鹅掌柴蜂蜜、 乌柏蜂蜜	23	26
其他	20	24
果糖和葡萄糖含量 /% ≥	60	
蔗糖 /% ≤ 桉树蜂蜜、柑橘蜂蜜、 紫花苜蓿蜂蜜、 野桂花蜂蜜	10	
其他	5	
酸度（1mol/L 氢氧化钠）/ （mL/kg）≤	40	

项目	一级品	二级品
羟甲基糠醛 /（mg/kg）≤	40	
淀粉酶活性（1% 淀粉溶液）/ [mL/（g·h）] ≥ 荔枝蜂蜜、龙眼蜂蜜、柑橘 蜂蜜、鹅掌柴蜂蜜 其他	2 4	
灰分 /% ≤	0.4	

表 1-4　蜂蜜微生物限量

项目	指标
菌落总数 /（CFU/g）≤	1000
大肠菌群 /（MPN/g）≤	0.3
霉菌计数 /（CFU/g）≤	200
嗜渗酵母计数 /（CFU/g）≤	200
沙门菌	0/25g
志贺菌	0/25g
金黄色葡萄球菌	0/25g

2. 药用蜂蜜的要求　《中国药典》（2020 年版）第四部中有对作为药用辅料使用的蜂蜜的要求。本品为蜜蜂科昆虫中华蜜蜂 *Apis cerana* Fabricius 或意大利蜂 *Apis mellifera* Linnaeus 所酿的蜜。春至秋季采收，滤过。

【性状】本品为半透明、带光泽、浓稠的液体，白色至淡黄色或橘黄色至黄褐色，放久或遇冷渐有白色颗粒状结晶析出。气芳香，味极甜。相对密度：本品如有结晶析出，可置于不超过 60℃的水浴中，待结晶全部融化后，搅匀，冷至 25℃，照相对密度测定法（通则 0601）项下的韦氏比重秤法测定，相对密度应在 1.349 以上。

【检查】水分不得过 24.0%。酸度：取本品 10g，加新沸过的冷水 50mL，混匀，加酚酞指示液 2 滴与氢氧化钠滴定液（0.1mol/L）4mL，应显粉红色，10 秒钟内不消失。淀粉和糊精：取本品 2g，加水 10mL，加热煮沸，放冷，加碘试液 1 滴，不得显蓝色、绿色或红褐色。5- 羟甲基糠醛：照高效液相色谱法（通则 0512）测定，不得过 0.004%。蔗糖和麦芽糖：照〔含量测定〕项下方法测定，分别计算含量。本品含蔗糖和麦芽糖分别不得过 5.0%。

寡糖：取本品 2g，置烧杯中，加入 10mL 水溶解后，缓缓加至活性炭固相萃取柱（在固相萃取空柱管底部塞入一个筛板，压紧，置固相萃取装置上。称取硅藻土 0.2g，加水适量混匀，用吸管加至固相萃取柱管中，自然沉降形成 3mm 厚的硅藻土层，打开真空泵吸引，称取活性炭 0.5g 加 10mL 水搅拌，混匀，用吸管加入，在真空泵的吸引下使活性炭沉降，当水面接近活性炭层面时，再次注入 0.2g 用水混匀的硅藻土，在真空泵的吸引下，以 1 秒 / 滴的速度用 25mL 的水预洗，当液面到达柱面上 2mm 时关掉活塞，再压入上筛板，备用）中，打开活塞，在真空泵的吸引下，使溶液通过柱子，待液面下降到柱面以上 2mm 时，用 7% 乙醇 25mL 洗脱，弃去洗脱液。再用 50% 乙醇 10mL 洗脱，收集洗脱液，置 65℃水浴中减压浓缩至干，残渣加 30% 乙醇 1mL 使溶解，作为供试品溶液。另取麦芽五糖对照品，加 30% 乙醇制成每 1mL 含 1mg 的溶液，作为对照品溶液。照薄层色谱法（通则 0502）试验：吸取供试品溶液与对照品溶液各 3μL，分别点于同一高效硅胶 G 薄层板上，以正丙醇 - 水 - 三乙胺（60：30：0.7）为展开剂，展开，取出，晾干，喷以苯胺 - 二苯胺 - 磷酸的混合溶液（取二苯胺 1g，苯胺 1mL，磷酸 5mL，加丙酮至 50mL，混匀），加热至斑点显色清晰，置日光下检视。供试品色谱中，在与对照品相应位置的下方，应不得显斑点。

【含量测定】照高效液相色谱法（通则 0512）测定，本品含果糖（$C_6H_{12}O_6$）和葡萄糖（$C_6H_{12}O_6$）的总量不得少于 60.0%，果糖与葡萄糖含量比值不得小于 1.0。

3. 蜂蜜药用历史　蜂蜜药用最早出自《神农本草经》，名为石蜜。《神农本草经》云："石蜜，味甘平，主心腹邪气，诸惊痫痉，安五脏，诸不足，益气补中，止痛解毒，除众病，和百药。久服强志，轻身，不饥不老。一名石饴。生山谷。"

《吴普本草》《千金翼方》《新修本草》《证类本草》《增广和剂局方药性总论》《本草蒙筌》均称石蜜。

《汤液本草》称蜜："蜜，气平，微温，味甘。无毒。"

《本草纲目》称蜂蜜："蜂蜜，蜂糖。生岩石者名石蜜、石饴、岩蜜……气味甘，平，无毒。"《本草崇原》称蜂蜜。《中华本草》称蜂蜜。经考证，《神农本草经》所载的石蜜为岩峰（野蜜蜂）*Apis dorsata* Fabr. 所酿。家养者为中华蜜蜂所酿。现代应用的蜂蜜多为中华蜜蜂或意大利蜂蜜所酿的蜜糖。

《中国药典》（2020 年版）规定蜂蜜的来源为蜜蜂科昆虫中华蜜蜂 *Apis cerana* Fabricius 或意大利蜂 *Apis mellifera* Linnaeus 所酿的蜜。春至秋季采收，滤过。

中华蜂蜜主含葡萄糖（glucose）、果糖（fructose）；其他还含蔗糖，糊精，有机酸，蛋白质，挥发油，蜡，花粉粒，维生素 B_1、B_2、B_6、C、K、H，淀粉酶，转化酶，过氧化酶（peroxidase），酯酶，生长激素，乙酰胆碱（acetylcholine），烟酸（nicotinic acid），泛酸（pantothenate；pantothenic acid），胡萝卜素（carotene），无机元素钙、硫、磷、镁、钾、钠、碘等。

意大利蜂的巢蜜中含有多种对人体有益成分，如活性酶、溶菌酶、蜂胶类黄酮、葡萄糖、果糖、氨基酸、维生素等营养物质。意大利蜜蜂独特的采蜜习惯，使其在采蜜过程中，为使花粉和蜂蜜不发生变质，会在唾沫中分泌出一种天然的抗生素，以保持花粉和蜂蜜的活性和鲜度，这种天然的抗生素就是"溶菌酶"。意大利蜂巢蜜中含有的"溶菌酶"达数十种，是已经研究分析清楚的"溶菌酶"的 5 ～ 8 倍之多。

现代药理研究表明，蜂蜜具有抗菌作用，成熟的蜂蜜不经任何处理，在室温下放置数年也不会腐败，表明其具有防腐作用。蜂蜜在体外对链球菌、葡萄球菌、白喉杆菌和炭疽杆菌等革兰阳性细菌有较强的抑制作用，对痢疾杆菌、伤寒杆菌、副伤寒杆菌、布氏杆菌、肺炎杆菌和绿脓杆菌等革兰阴性菌也有不同程度的抑制作用，但对变性杆菌和大肠杆菌无效。蜂蜜经处理后给犬静脉注射，可使血压下降，冠脉扩张，但当血压下降时，则有升高血压的作用。蜂蜜具有缓泻作用。蜂蜜能使正常人和糖尿病患者的血糖降低，但也有使血糖暂时升高的报道。蜂蜜可增强体液的免疫功能。蜂蜜对四氯化碳中毒大鼠的肝脏有保护作用，使肝糖原含量增加，组织学检查肝的组织结构与正常接近。蜂蜜与环磷酰胺或 5- 氟尿嘧啶联合治疗大鼠或小鼠肿瘤，有显著协同作用，可使疗效增强，毒性降低。蜂蜜含丰富的糖、维生素、氨基酸和酶等营养物质，不但是成年人的极好滋补品，而且能促进儿童生长发育，提高机体的抗病能力。

三、蜜丸的制备工艺

蜜丸一般用塑制法进行制备，其工艺流程为物料准备→制丸块→制丸条→分粒→搓圆→干燥→整丸→质量检查→包装。

1. 药材炮制 炮制是蜜丸制备工艺中关键的步骤之一，中药材经过炮制之后才能达到"增效减毒"的目的。药材的炮制方法不是本章的重点，可参见

《雷公炮炙论》、《雷公炮制药性解》、1988版《全国中药炮制规范》、《中药炮制学词典》，以及国家及地方炮制规范、规定等。

2. 药材粉碎　粉碎是用机械力的方法来克服固体物料内部凝聚力，使之破碎的单元操作。粉末根据粗细程度可分为最粗粉、粗粉、中粉、细粉、最细粉和极细粉。最粗粉是指能全部通过一号筛，但混有能通过三号筛不超过20%的粉末；粗粉是指能通过二号筛，但混有能通过四号筛不超过40%的粉末；中粉是指能全部通过四号筛，但混有能通过五号筛不超过60%的粉末；细粉是指能全部通过五号筛，并含能通过六号筛不少于95%的粉末；最细粉是指能全部通过六号筛，并含能通过七号筛不少于95%的粉末；极细粉是指能全部通过八号筛，并含能通过九号筛不少于95%的粉末。

传统的粉碎方法主要有㕮咀、捣碎、碾末、研末、罗末。对于一些特殊的药材会采用"打潮""水飞"的方法。采用"打潮"法粉碎的药材有樟脑、冰片、薄荷脑、麝香等。采用"水飞法"粉碎的药材有朱砂、珍珠及炉甘石。近代以来，随着科学技术的发展，出现了许多新的粉碎设备，例如常用粉碎设备、超微粉碎设备和冷冻研末粉碎等。

（1）一般药材的粉碎　一般药材可以通过使用粉碎机将其粉碎，过筛，制成所需粒度的粉末。图1-1、图1-2为常用的两种粉碎机。

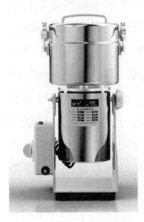

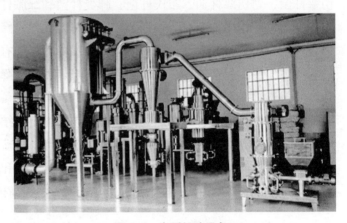

图1-1　小型粉碎机　　　　　图1-2　大型粉碎设备

（2）超微粉碎　超微粉碎是指利用机械或流体动力的方法克服固体内部凝聚力使之破碎，从而将3mm以上的物料颗粒粉碎至10～25μm的操作技术。这是20世纪70年代以后，为适应现代高新技术的发展而产生的一种物料加工高新技术。超微细粉末是超微粉碎的最终产品，具有一般颗粒所没有的特殊理化性质，如良好的溶解性、分散性、吸附性、化学反应活性等。因此超微细粉末已广泛应用于食品、化工、医药、化妆品、农药、染料、涂料、电子及航空航天等许多领域。超微粉碎的方法有三种，磨介式粉碎、气流式超微粉碎及机械剪切式超微粉碎。磨介式粉碎是借助于运动的研磨介质（磨介）所产生的冲击及非冲击式的弯折、挤压和剪切等作用力，达到物料颗粒粉碎的过程。气流式超微粉碎：气流磨可用于超微粉碎，是以压缩空气或过热蒸汽通过喷嘴，产生超音速高湍流气流作为颗粒的载体，颗粒与颗粒之间或颗粒与固定板之间发生冲击性挤压、摩擦和剪切等作用，从而达到粉碎的目的。图 1–3 为一种常用的超微粉碎设备。孙文格等利用超微粉碎的方法制备了羚玳息风丸，取得了较好的效果。苏瑞强等利用超微粉碎技术制备出了六味地黄蜜丸，其溶出度较普通粉碎技术有所提高。

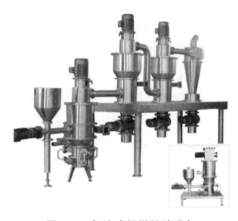

图 1–3 气流式超微粉碎设备

（3）冷冻研末粉碎 冷冻研磨粉碎属于低温粉碎的一种，较普通的低温粉碎，其具有更低的粉碎环境。其粉碎过程为：将样品装入密闭的冷冻研磨机，浸入液氮中，以电磁为动力，带动钢制撞子粉碎研磨，从而将样品粉碎成极细粉，整个样品的研磨全部处于液氮环境下。冷冻研磨粉碎具有以下几个特点：①适用于在常温下粉碎困难的物料，软化点低、熔点低及热可塑性物料，如树脂、树胶等。②含水、含油虽少，但富含糖分、具有一定黏性的药物也能低温粉碎。③可获得更细的粉末。④能保留挥发性成分。⑤可有效抑制 DNA、RNA 的降解，保留酶的活性。可用冷冻研磨粉碎的样品包括铝箔、蜡、纸板、鱼鳞、头发、热熔黏合剂、人牙、人椎骨、鼠皮、尼龙、橡胶、羊毛、珍珠、牛黄、麝香等。图 1–4、图 1–5 为两种冷冻研磨设备。

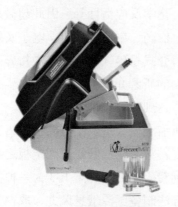

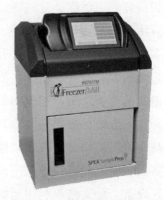

图 1-4　半自动冷冻研磨机　　　　　图 1-5　全自动冷冻研磨机

丸剂传统制法中，在粉碎环节主要存在如下几个问题：由于缺少相应的设备，制得的药材粉末要么比较粗糙，要么产率极低；一些热敏性药物经过粉碎后会造成不同程度的损失；一些柔韧性较好或者黏性好的药物，采用一般的方法将难以粉碎。近年来出现了一些新的技术方法可以有效地解决粉碎环节的问题，未来还会出现更加行之有效的技术方法。例如，采用超微粉碎技术可以比较轻松地得到极细粉，解决传统方法极细粉不易得的问题；采用低温粉碎技术（如冷冻研磨粉碎）将有助于解决热敏性药材在粉碎环节中遭到破坏的问题；同时，低温粉碎技术（如冷冻研磨粉碎）还可以解决黏性强或者柔韧性强的药物不易粉碎的问题。

3. 药材提取　提取是指采用适当的溶媒（如乙醇、水）和方法（如蒸馏、脱水、回流）使中药材所含的有效成分或有效部位浸出的操作。蜜丸药材经提取工艺处理，再与其他药材一起制成蜜丸的制丸工艺虽然出现得比较早，但在整个蜜丸制备工艺中所占的比例却非常低。采用该种制备工艺制备的蜜丸有《伤寒论》中记载的乌梅丸及《中国药典》（2010年版）收载的银翘解毒丸（浓缩蜜丸）。在药学领域里，常用的提取方法有两种，一种是水提，一种是醇提。水提就是以水为溶媒将药材中的有效成分提取出来的过程，如张水寒、刘才英等采用水提对虫草养生宝胶囊进行了研究。醇提就是以不同浓度乙醇为溶媒将药材中的有效成分提取出来的过程，如杜茂波等采用醇提法对元胡止痛软胶囊中延胡索的提取工艺进行了研究。

4. 炼蜜　制备蜜丸所用的蜂蜜须经炼制后使用。按炼蜜的程度分为嫩蜜、中蜜和老蜜。《中药药剂学》对蜂蜜的三种规格嫩蜜、中蜜、老蜜的定义如下。

嫩蜜：将蜂蜜加热至 105 ～ 115℃，使含水量为 17% ～ 20%，相对密度为

1.35 左右，色泽无明显变化，稍有黏性。嫩蜜适合于含较多油脂、黏液质、胶质、糖、淀粉、动物组织等黏性较强的药材制丸。

中蜜（炼蜜）：是将嫩蜜继续加热，温度达到 116～118℃，使含水量为 14%～16%，相对密度 1.37 左右，出现浅黄色有光泽的、翻腾的均匀气泡，用手捻有黏性，当两手指分开时无白丝出现。中蜜适合于黏性中等的药材制丸，大部分蜜丸采用中蜜制丸。

老蜜：将中蜜继续加热，温度达到 119～122℃，含水量在 10% 以下，相对密度 1.40 左右，出现红棕色光泽较大的气泡，手捻之甚黏，当两手指分开出现长白丝，滴入水中成珠状（滴水成珠）。老蜜黏合力很强，适合于黏性差的矿物性和纤维性药材制丸，否则丸剂表面粗糙，不滋润。

《雷公炮炙论》云："凡炼蜜一斤，只得十二两半或一分是数。若火少、火过，并用不得。"《雷公炮制药性解》云："每斤炼至十二两半用，蜡主痢下诸疮。"

《中药炮制学词典》对炼蜜的定义为："炼蜜系蜂蜜加热处理得到的制品。蜂蜜中含有较多水分和死蜂、蜡质等杂质，故应用前需加热熬炼，其目的是除去杂质，破坏酶类，杀死微生物，降低水分含量，增加黏合力。"由于炼制的程度不同，炼蜜分为嫩蜜、中蜜和老蜜。其炼制方法为：将蜂蜜置锅内，加入沸水使溶化，或蜂蜜中加水后加热至徐徐沸腾，改用文火，保持微沸，除去泡沫及上浮蜡质，通过三至四号筛以滤除杂质，再倾入锅内加热，并不断去沫搅拌，至需要程度。中蜜（炼蜜）的加热温度达 116～118℃，此时，蜂蜜颜色呈浅红褐色，满锅出现浅黄色有光泽的、翻腾的均匀气泡，俗称"鱼眼泡"，用手捻之有黏性，当两手指分开时尚无白丝出现时，迅速出锅。中蜜（炼蜜）适合于中药蜜制用炮制辅料及黏性中等的药材制备蜜丸。

《中药炮制学》记载的炼蜜的方法为："将蜂蜜置锅内，加热至徐徐沸腾后，改用文火，保持微沸，并除去泡沫及上浮蜡质，然后用罗筛或纱布滤去死蜂、杂质，再倾入锅内，加热至 116～118℃，满锅起鱼眼泡，用手捻之有黏性，两指间尚无长白丝出现时，迅速出锅。炼蜜的含水量控制在 10%～13% 为宜。加热时注意蜂蜜沸腾外溢或焦化，当蜜液微沸时，及时用勺上下搅动，防止外溢。"

5. 制丸块　传统蜜丸的制备方法有塑制法，制丸块是塑制法的关键工序。制丸块又称和药、合坨。理想的丸块应能随意塑形而不开裂，手搓捏而不黏手，不黏附器壁。影响制丸块好坏的关键因素是所用炼蜜的种类（嫩蜜、中蜜和老蜜）、和药的温度及用蜜量。一般来讲，药材不同，制蜜丸所用的炼蜜种类、和药温度及用蜜量也不同，具体如下。

（1）处方中含有大量的叶、茎、全草、矿物性药物，粉末黏性很小，则须用老蜜。药粉与蜜的比例为1∶1～1∶2，下蜜温度90℃以上，可趁热下蜜。吕倩利用老蜜（相对密度1.42）制备出了润肠通乐丸。

（2）处方中含有粉性或部分糖黏性和油脂性药物，则须用中蜜（炼蜜），药粉与蜜比例为1∶1，下蜜温度70～80℃。

（3）处方中含有较多油性、胶性或树脂、糖类药物，则需用嫩蜜，药粉与蜜比例1∶0.5，下蜜温度为40～50℃。罗玲英等用嫩蜜（相对密度1.34）制备了二至丸。

（4）其他：处方中含有芳香挥发性药物时，采用温蜜和药，防止药物有效成分挥发，影响疗效。此外，手工和药用蜜量较多，机械和药用蜜量较少。根据季节变化适当调整用蜜量，夏季用蜜量应少，用稍老蜜；冬季用蜜量宜多，用稍嫩蜜。和药后须静置一定时间，使蜜汁充分湿润药粉产生一定的黏性后再搓条制丸。

6. 制丸　制丸是蜜丸成型中的最后环节，其又包括制丸条、分粒和搓圆三个工艺环节。传统蜜丸多用手工制丸，丸剂产量低，对制丸人员的要求较高。手工制丸如果不经过严格的训练，经验不够丰富的话，很难制备出符合相关要求的蜜丸。为了克服蜜丸制备过程中的上述问题，出现了许多制丸设备。现在绝大多数蜜丸的制备都是用蜜丸机制备出来的。图1-6、图1-7是两种制丸设备。

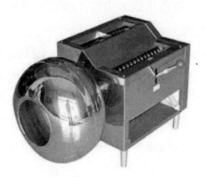

图1-6　大蜜丸制造机

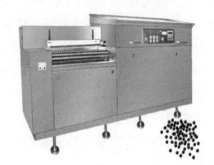

图1-7　三辊自动蜜丸机

丸剂的制备工艺有三种：泛制法、塑制法及滴制法。几乎所有的蜜丸都采用塑制法制备，如果能将泛制法与滴制法引入丸剂的制备工艺中，相信将大大扩展丸剂制备的思路和方法。

7. 干燥、灭菌 蜜丸在制丸完成之后，需要对其进行干燥、灭菌。在蜜丸的制备中，利用热能使其中的水分汽化除去的过程称为干燥，该过程非常重要。传统蜜丸中的成分大部分都是药材的细粉，由于药材所含淀粉、植物纤维、糖类、蛋白质、树胶及树脂不同，有效成分又各异，所以必须采用不同的、适当的干燥方法进行干燥，否则会极大地影响丸剂的质量。

传统蜜丸的干燥方法是热风对流干燥，操作简便，但是存在一定的缺陷。使用该种方法干燥，还需要灭菌后才能包装，比如射线照射灭菌等。为了解决上述问题，出现两种将干燥和灭菌结合起来的方法——微波干燥灭菌和远红外辐射干燥灭菌。

由于蜂蜜炼制后黏合力强，与药物结合较紧密，但因炼制后的蜂蜜水分已控制在一定范围内（15% ～ 18%），采用热风对流干燥时，应在常压80℃以下进行，至五成干时经常翻动丸药，时间不宜过长，以保持蜜丸的外形圆整，柔软滋润，否则水分过低，丸表面粗糙，容易造成崩解不合格。王琴等用烘干法干燥了补中益气小蜜丸，结果获得了质量均一的小蜜丸。

微波干燥灭菌不同于传统干燥方式，其热传导方向与水分扩散方向相同。与传统干燥方式相比，具有干燥速率大、节能、生产效率高、干燥均匀、清洁生产、易实现自动化控制和提高产品质量等优点。卢鹏伟等用微波干燥法对六味地黄丸进行干燥，取得了较好的效果。

远红外辐射干燥灭菌是利用远红外线辐射元件发出的远红外线被加热物质吸收后，使其分子、原子产生振动，物体的温度迅速升高，将水等液体分子从物料中驱出而达到干燥的目的。

8. 包装 蜜丸的包装应当严密，根据丸剂的性质同采用不同的包装材料和方法。如对于需要长时间贮存、含芳香挥发性成分药物较多的蜜丸，可采用蜡壳、陶瓷瓶等封固；普通成分蜜丸及细料少的大蜜丸，可用蜡纸筒、塑泡等封固；对于易吸湿的小蜜丸，可采用玻璃瓶或玻璃管分装，贮存于阴凉干燥处。

四、蜜丸的研究进展

从秦汉至现代，经历了漫长的岁月，但是蜜丸的制备工艺并没有特别大的变化，仍然是用塑制法制备。随着技术的推进与发展，出现了两种新的蜜丸形式——水蜜丸和浓缩蜜丸。

1. 水蜜丸 水蜜丸系指以炼蜜和水为黏合剂制成的丸剂。水蜜丸与大蜜丸最大的区别就是黏合剂，水蜜丸是通过加水炼制的蜂蜜进行药粉黏合，节约了蜂蜜的成本，也更易于贮存。我国南方地区由于气候特点，生产水蜜丸比大蜜丸更多。从药效上水蜜丸和大蜜丸基本是一致的，水蜜丸相比于大蜜丸容易服用，也更容易保存，但药性往往没有大蜜丸柔润。此外，由于水蜜丸中蜂蜜的含量较少，对血糖控制有要求的人可以酌情选用。

2. 浓缩蜜丸　浓缩丸系指饮片或者部分饮片提取浓缩后，与适宜的辅料或其余饮片细粉，以水、炼蜜或炼蜜和水为黏合剂制成的丸剂。根据所用黏合剂的不同，分为浓缩水丸、浓缩蜜丸和浓缩水蜜丸。

浓缩蜜丸体积小，便于服用，发挥药效好，同时利于保存，不易霉变。浓缩蜜丸和蜜丸、水蜜丸的最大区别在于药物成分经过提取浓缩，在服药的总量方面较另外两种丸剂更少，同时崩解也相对更快。同样，由于加工环节更多，浓缩丸的价格也相对更高。服用时直接和水吞服即可，免去了大蜜丸的嚼服或搓成小丸的繁琐，服药依从性更高。

目前，浓缩蜜丸的品种还非常少，《中国药典》（2015年版）仅收载一种，那就是银翘解毒丸（浓缩蜜丸）。

五、蜜丸存在的问题

虽然蜜丸历史悠久，且仍然在临床上广泛被使用，但是也存在一定的问题：①蜜丸易出现水分、卫生学不合格的问题。②原料药的粉碎细度不够：中药材经加工炮制后需粉碎过筛，如细度不够，不但影响质量，而且影响疗效。③中药蜜丸放置时间长，会因蜂蜜内水分损失而变硬，影响服用及吸收。为了避免上述问题的发生，蜜丸制备过程要严把工艺和质量关，工艺稳定，质量可控，保证临床用药安全有效。

六、实例

例1　治灼丸

［处方］干姜，桂，藁茗，蛇。

［制法］上药，皆冶之，各等份，以蜜若枣脂和丸，大如指端，裹以疏布，入中，热细。

［功能主治］治疗"灼"。

［规格］大如指端。

［注］本方源于汉代马王堆出土的《五十二病方》。

例2　理中丸

[处方] 人参，干姜，甘草，炙白术。

[制法] 上四味，捣筛，蜜和为丸，如鸡子黄许大。

[功能主治] 大病瘥后，喜睡，久不了了，胸上有寒，当以丸药温之，宜理中丸。

[规格] 大如指端。

[注] 本方源于《伤寒论》。

例3　大黄䗪虫丸

[处方] 大黄十分（蒸），黄芩二两，甘草三两，桃仁一升，杏仁一升，芍药四两，干地黄十两，干漆一两，虻虫一升，水蛭百枚，蛴螬一升，䗪虫半升。

[制法] 上十二味，末之，炼蜜和丸小豆大。

[功能主治] 五劳虚极，羸瘦，腹满，不能饮食，食伤、忧伤、饮伤、房室伤、饥伤、劳伤、经络荣卫气伤，内有干血，肌肤甲错，两目黯黑。缓中补虚，大黄䗪虫丸主之。

[规格] 小豆大。

[注] 本方源于《金匮要略》。

例4　保真丸

[处方] 菟丝子（人精），甘菊花（月精），五加皮（草精），柏子仁（木精），白术（日精），人参（药精），石斛（山精），鹿茸（血精），巴戟（天精），肉苁蓉（地精）。

[制法] 上十味等份，随四季各加分两，为末，炼蜜丸如梧桐子大。

[功能主治] 气血两虚，五劳七伤，遗精白浊，脾胃虚弱，阳痿腰痛，眼花头眩，吐血骨蒸，翻胃久嗽，盗汗，月经不调。

[规格] 小豆大。

[注] 本方载于《元和纪用经》。

例5　紫石天门冬丸

[处方] 紫石英（七日研之），乌头（炮，去皮），天门冬，乌贼鱼骨，牛膝，人参，牡丹皮，桑寄生，干姜，细辛，厚朴（炙），食茱萸，续断，薯蓣，柏子仁，牡荆子，禹余粮，紫葳，石斛，辛夷心，卷柏，当归，芎䓖，桂心，干地黄，甘草（炙）。

[制法] 上二十六味，捣筛为末，炼蜜和丸，如梧桐子。

[功能主治] 妇人立身已来全不生，及断绪久不产三十年者。

[规格] 小豆大。

［注］本方载于《千金翼方》。

例6　大养脾丸

［处方］丁香皮，良姜，藿香叶，甘草。

［制法］上并生用，碾为细末，炼蜜为丸，如弹子大。

［功能主治］妇人立身已来全不生，及断绪久不产三十年者。

［规格］弹子大。

［注］本方载于《是斋百一选方》。

例7　苏合香丸

［处方］苏合香，白术，朱砂，沉香，诃子肉，丁香，木香，香附子，白檀香，乌犀屑，乳香，荜茇，安息香，麝香，龙脑。

［制法］上为末，炼蜜丸，如鸡头实大。

［功能主治］芳香开窍，行气止痛。用于痰迷心窍所致的痰厥昏迷、中风偏瘫、肢体不利，以及中暑、心胃气痛。

［规格］鸡头实大。

［注］本方载于《苏沈良方》。

例8　白薇丸

［处方］秦椒（去目及闭口者，微炒出汗），白薇（去苗），熟干地黄，当归（去芦，锉，微炒），姜黄，牡蒙，藁本（去苗及土），禹余粮（火煅，酒淬七遍，研），人参，柏子仁（微炒），桑寄生，附子（炮，去皮、脐），肉桂（去粗皮），五味子（去梗），吴茱萸（汤浸，微炒），石斛（去根），甘草（炙，微赤），牛膝（去苗，酒浸一宿，焙干），防风（去苗、叉），芎䓖。

［制法］上为细末，入研药匀，炼蜜为丸，如梧桐子大。

［功能主治］主久无子或断绪，上热下冷，百病皆疗方。

［规格］梧桐子大。

［注］本方载于《太平惠民和剂局方》。

例9　附子丸

［处方］附子（炮，锉碎，炒为末入药），川乌头（炮，锉碎，炒为末入药），官桂，川椒，菖蒲，甘草（炙），骨碎补（炒），天麻，白术。

［制法］炼蜜为丸，如桐子大。

［功能主治］主治湿痹，阳虚阴盛，一身如从水中出；耳聋，出脓疼痛，耵聍塞耳；下焦吐食，朝食暮吐，暮食朝吐，大便不通；风冷腰脚痿弱，痛痹不仁；脚气，腰膝乏力，行步艰难，或即疼痛，或下注成疮。

［规格］桐子大。

［注］本方载于《黄帝素问宣明论方》。

例 10　十全大补丸

［处方］党参 80g，炒白术 80g，茯苓 80g，炙甘草 40g，当归 120g，川芎 40g，酒白芍 80g，熟地黄 120g，炙黄芪 80g，肉桂 20g。

［制法］以上十味，粉碎成细粉，过筛，混匀。每 100g 粉末加炼蜜 100～120g 制成大蜜丸，即得。

［功能主治］温补气血。用于气血两虚，面色苍白，气短心悸，头晕自汗，体倦乏力，四肢不温，月经量多。

［规格］①小蜜丸：每 100 粒，重 20g。②大蜜丸：每丸重 9g。

［注］本方载于《中国药典》（2015 年版）。

例 11　天麻丸（水蜜丸）

［处方］天麻 60g，羌活 100g，独活 50g，盐杜仲 70g，牛膝 60g，粉萆薢 60g，附子（黑顺片）10g，当归 100g，地黄 160g，玄参 60g。

［制法］以上十味，粉碎成细粉，过筛，混匀。每 100g 粉末加炼蜜 40～50g，加适量水泛丸，干燥，制成水蜜丸，即得。

［功能主治］祛风除湿，通络止痛，补益肝肾。用于风湿瘀阻、肝肾不足所致的痹病，症见肢体拘挛、手足麻木、腰腿疼痛。

［规格］（1）小蜜丸：每 100 丸重 20g。（2）大蜜丸：每丸重 9g。

［注］本方载于《中国药典》（2015 年版）。

例 12　银翘解毒丸（浓缩蜜丸）

［处方］金银花 200g，连翘 200g，薄荷 120g，荆芥 80g，淡豆豉 100g，牛蒡子（炒）120g，桔梗 120g，淡竹叶 80g，甘草 100g。

［制法］以上九味，金银花、桔梗粉碎成细粉；薄荷、荆芥提取挥发油，蒸馏后的水溶液另器收集；药渣与其余连翘等五味加水煎煮二次，每次两小时，滤过，合并滤液；滤液与上述水溶液合并，浓缩成稠膏，加入金银花、桔梗细粉，混匀，干燥，粉碎成细粉，喷加薄荷、荆芥挥发油，混匀。每 100g 粉末加炼蜜 80～90g 制成浓缩蜜丸，即得。

［功能主治］疏风解表，清热解毒。用于风热感冒，症见发热头痛、咳嗽口干、咽喉疼痛。

［规格］每丸重 3g。

［注］本方载于《中国药典》（2015 年版）。

第二节　糊　丸

一、糊丸的特点

糊丸系指饮片细粉用米粉、米糊或面糊等为黏合剂制成的丸剂。糊丸历史悠久，始见于汉代《伤寒论》中，在宋代广泛使用。糊丸干燥后质较坚硬，在胃内崩解迟缓，可使药物缓缓释放，延长药效，又能减少药物对胃肠道的刺激。尤其适用于含毒性成分或药性剧烈成分的处方。

二、糊丸的辅料及分类

制备糊丸的辅料主要分为两大类：米粉类和面粉类。米粉类包括粳米、糯米；面粉类包括小麦面、大麦面。现代药剂学上使用的淀粉类的辅料均可以作为糊丸的辅料，如糊精、淀粉、预胶化淀粉等。

糊丸最早出现于东汉张仲景的《伤寒杂病论》，用以治疗妇人妊娠呕吐不止。其工艺为："干姜一两，人参一两，半夏二两。上三味，末之，以生姜汁糊为丸，如梧子大，饮服十九，日三服。"到了宋金元时期取得了广泛发展，已经用以治疗各种疾病。见于宋代的《太平惠民和剂局方》《小儿药证直诀》，金元时期的《黄帝素问宣明论方》《脾胃论》《内外伤辨惑论》及《兰室秘藏》，宋金元时期是糊丸应用的高峰。现对其工艺特点进行介绍。

1. 米糊丸　根据制备工艺的不同，米糊丸又分为米煮糊为丸和米饭丸。米煮糊丸的工艺为将糯米煮成清粥作为黏合剂制备糊丸。米饭丸的工艺为将米（糯米、粟米）煮成米饭作为黏合剂制备糊丸。

（1）糯米糊丸　是以糯米糊为赋形剂制成的糊丸。以青州白圆子（《局方》）为例：半夏（白好者，水浸洗过，生用）七两，川乌头（去皮、脐，生用）半两，南星（生）三两，白附子（生）二两。上捣罗为细末，以生绢袋盛，用井花水摆，未出者更以手揉令出。如有滓，更研，再入绢袋摆尽为度，放瓷盆中，日中晒，夜露至晓，弃水，别用井花水搅，又晒，至来日早，再换新水搅。如此春五日，夏三日，秋七日，冬十日，去水晒干，候如玉片，碎研，以糯米粉煎粥清为圆，如绿豆大。

（2）饭丸　是以糯米饭为赋形剂制成的糊丸。以神效胡粉圆（《局方》）为例：胡粉、乌贼鱼骨、阿胶（炒焦如珠子）各四十两，白矾（煅）、龙骨（洗）

各八十两，密陀僧二十两。上为末，以粟米饭为圆，如梧桐子大。

2.面糊丸　传统面糊丸所用的溶媒包括小麦面、赤小豆面、大麦蘗面、山药面、蒸饼和炊饼。面糊丸根据打糊所用溶媒的不同又分为酒煮面糊丸、醋煮面糊丸和水煮面糊丸。其中的酒为米酒，醋为米醋，水包括水、生姜汁、甘草汁、蜜水和阿魏酸水。在传统面糊丸的工艺中还有汤浸蒸饼丸和汤浸炊饼丸。汤浸蒸饼丸的工艺特色为其打糊工艺，其打糊用的是干蒸饼，用水或者其他的汁液打糊制成糊丸，如《局方》半硫圆；汤浸炊饼丸打糊用的是干炊饼，然后再用水或者其他的汁液打糊制成糊丸，如《局方》开胃丸。

（1）酒煮面糊丸　是以酒煮面糊为赋形剂制成的糊丸。以骨碎补圆（《局方》）为例：荆芥穗、白附子（炮）、牛膝（酒浸，焙干）、肉苁蓉（酒浸一宿，切作片，焙）各一两，骨碎补（去毛，炒）、威灵仙（去苗）、缩砂仁各半两，地龙（去土，微炒）、没药各二钱半，自然铜（酒淬九遍）、草乌头（炮，去皮、脐）、半夏（汤洗七次）各半两。上同为细末，酒煮面糊圆，如梧桐子大。

（2）醋煮面糊丸　是以醋煮面糊为赋形剂制成的糊丸。以乌荆圆（《局方》）为例：川乌（炮，去皮、脐）一两，荆芥穗二两。上为细末，醋面糊圆，如梧桐子大。

（3）水煮面糊丸　是以水煮面糊为赋形剂制成的糊丸。以黑神圆（《局方》）为例：熟干地黄（净洗）、赤小豆（生）、干姜（炮）、藁本（洗，去芦）、麻黄（剉，去节，汤去沫）、川芎各六两，羌活（不见火）、甘松（洗去土）、当归（洗，去芦）各三两，川乌（炮，去皮、脐）、甘草（剉）各十八两，藿香（洗去土）、香墨（烧醋淬）各半斤，草乌头（炮，去皮、尖）一斤，白芷十二两。上为细末，以水煮面糊圆，如龙眼大。

（4）赤小豆糊丸　是以赤小豆糊为赋形剂制成的糊丸。以轻脚圆（《局方》）为例：木鳖子（别研）、白胶香（别研）、白芍药各二两，草乌（去皮、尖）四两，赤小豆（别研为末打糊）一两。上末，赤小豆糊为圆，如梧子大。

三、糊丸的制备工艺

糊丸的制备方法有塑制法和泛制法两种，其中塑制法是糊丸常用的制备方法。泛制法的工艺与水丸的制备工艺一致，放在水丸中做详细介绍，本部分仅做简单概述。

1.塑制法　塑制法工艺流程为物料准备→制丸块→制丸条→分粒→搓圆→

干燥→整丸→质量检查→包装。

（1）炮制　见蜜丸。

（2）粉碎　见蜜丸。

（3）提取　见蜜丸。

（4）制丸块　使用塑制法制丸块时，为了保持丸块滋润，以免硬化，致使表面粗糙甚至出现裂缝，药粉与糊粉的比例约 3∶1 时为宜。具体又根据所用打糊辅料的不同，进行适当调整。糊丸制糊的方法一般有三种：①冲糊法，即将糊粉加少量温水调匀成浆，冲入沸水，不断搅拌成半透明糊状。②煮糊法，即将糊粉加适量水混合均匀制成块状，置沸水中煮熟，呈半透明状。③蒸糊法，即将糊粉加适量水混合均匀制成块状，置蒸笼中蒸熟后使用。

（5）制丸　见蜜丸。

（6）干燥、灭菌　糊丸属于含淀粉较多的丸剂，其干燥要求在 60℃以下，其他同蜜丸。

（7）包衣　在特定的设备中，按特定的工艺将糖料或其他能成膜的材料涂覆在药物固体制剂的外表面，使其干燥后成为紧密黏附在表面的一层或数层不同厚薄、不同弹性的多功能保护层，这个多功能保护层就叫作包衣。糊丸包衣主要有以下几个目的：隔绝空气，避光，防潮，增加药物的稳定性；掩盖药物的不良气味；包肠溶衣，避免药物对胃的刺激，防止胃酸或胃酶对药物的破坏；利用包衣技术，制备缓释或控释片剂，减少服药次数，降低不良反应；使有配伍禁忌的药物隔离，避免相互作用；使丸剂美观，且便于识别。

传统糊丸的制备工艺中多以朱砂为原料手工进行包衣，随着科技的进步，包衣由手工向机械包衣进步，并且出现了非常多的包衣材料用以替代传统的包衣材料。主流的包衣技术有糖衣、薄膜衣、半薄膜衣、肠溶衣四种，在丸剂中使用的主要是糖衣和薄膜衣两大类，均采用包衣锅进行包衣。

①包糖衣：糖衣系指衣层以蔗糖为主的包衣，是应用最早、最广泛的包衣类型。②薄膜包衣：常用的薄膜衣材料主要有以下品种：羟丙基甲基纤维素（HPMC）、羟丙基纤维素（HPC）、丙烯酸树脂Ⅳ号、苯乙烯 – 乙烯吡啶共聚物、聚乙烯吡咯烷酮。薄膜包衣过程主要是：包衣溶液或混悬液的制备；雾滴的产生；雾滴从喷枪向基片床移动；雾滴在片芯表面或颗粒表面上的撞击、润湿、铺展以及聚结；干燥胶凝及黏附成膜。

薄膜衣具有以下优点。

增重少：仅使丸芯重增加 2%～4%，而糖衣剂（其中主要辅料成分是国外已淘汰的滑石粉）往往可使丸芯重量增大 50% ～ 100%。

干燥快：包衣操作时间短，一般仅需 2 ～ 3 小时，而包糖衣一般需 16 小时，操作简便，易于掌握，特别是对高温易破坏的中西药，宜于保存质量。

形象美：丸型美观，色泽鲜艳，标志清新，形象生动。企业的商标、标志可直接冲在丸芯上，包好薄膜衣后仍清晰明显，不仅可提高企业形象，同时可起到防伪作用。

品种多：薄膜包衣有众多的材料可供选择，通过包衣处方的设计可制成不同特点的薄膜衣，以改变药芯的释药位置和药物的释放特性。现在除胃溶膜、肠溶膜外，还有缓释膜、控释膜、复合膜（除药芯外，膜中还含有另外主药）以及最新型的多层膜、微孔膜、渗透泵包衣、靶向给药包衣，使得药效大大提高。

应用广：现在薄膜包衣不但已广泛用于中西药片剂、丸剂，而且也用于小片剂（minitablet）、小丸剂（pellet）、颗粒剂、软硬胶囊甚至药物粉末，成膜材料还可直接用于膜剂（如避孕膜、即膜中含主药而无药芯）、混悬剂以及疏水药物分散剂等。

标准化：薄膜包衣片的设计、工艺、材料、质量都可以标准化，进而计算机化，这一点对于 GMP 管理和进入国际市场尤为重要。

污染小：工艺中能减少或避免车间内的粉尘飞扬，有利于环保和劳动保护，同时可防止车间内污染，这对动态情况下符合 GMP 洁净要求意义重大。

溶剂多：包衣剂一般用水作溶剂以配制包衣液，这不但使成本降低，且使操作环境较为舒适、安全，但对某些吸水快或遇水易分解、变质的药物则只能用非水溶剂，有关这方面的很多溶剂可供选择。

成本低：虽然薄膜包衣材料价格较糖和滑石粉贵，但由于用量小，且节约劳动力（1 ～ 2 名操作工人），厂房及设备需要少（只需一间标准厂房及一台包衣锅），节约材料和能源，所以总体计算并不比包糖衣成本高。

（8）包装　同蜜丸。

2. 泛制法　泛制法制备糊丸的工艺为物料准备→起模→成型→选盖面→干燥→包衣→打光→质量检查→包装。注意事项包括以下几点：①以稀糊为黏合剂泛丸，起模时先用水起模。②以稀糊泛丸，其糊粉用量一般约为塑制法用量的 25% ～ 50%。③多余的糊粉炒熟拌入药粉中。④通风处阴干或低温烘干，切忌高温烘烤和曝晒。

四、糊丸的研究进展

糊丸的研究进展主要体现在辅料、制备工艺及包衣技术三个方面。①辅料：古时候制备糊丸用的辅料相对较为粗糙，无论是米糊丸或者面糊丸；现代制备糊丸用到的都是质量控制严格的辅料，辅料的性能更好。②制备工艺：古时多采用手工制备糊丸，现代制备糊丸基本都采用设备。采用设备制备的糊丸更加均一，产量也大，同时减少了染菌的可能性。③包衣技术：古时多采用朱砂进行包衣，因为朱砂有一定的毒性，现在已较少使用。现代糊丸的包衣主要是两种，包糖衣及薄膜衣。新的包衣技术十分安全，已经没有毒性的隐患，且包衣都使用相应的包衣设备，因此包衣的效果更好。

五、糊丸存在的问题

虽然糊丸具有一定的优势，但其也同样存在一定的问题。主要体现在三个方面：①由于糊丸采用的赋形剂是米糊或者面糊，因此十分容易染菌，防止糊丸微生物超标将成为影响糊丸质量的重要因素。②糊丸采用的赋形剂保湿性相对较差，因此糊丸在贮存过程中极易发硬，影响其崩解、溶出。③糊丸在贮存、运输过程中极易被破坏而变碎，采用合适的包衣技术可以使其保持较好的强度和韧性，因此选择何种包衣也是糊丸亟待解决的问题。

六、实例

例1 豆蔻香连丸

[处方] 豆蔻香连圆：黄连（去须，微炒）三分，肉豆蔻仁二枚，丁香一分，木香、诃黎勒（炮，去核）各半两。

[制法] 上捣罗为末，以粟米粥和圆，黍米大。

[规格] 黍米大。

[功能主治] 清热燥湿，行气止痛。用于湿热痢疾，里急后重，腹痛泄泻；菌痢，肠炎。

[注] 本方载于《太平惠民和剂局方》。

例2 除湿益气丸

[处方] 枳实（麸炒黄色）、神曲（炒黄色）、黄芩（生用）、白术各一两，萝卜子（炒熟去秽气）五钱，红花三分。

[制法] 上同为极细末，荷叶裹烧饭为丸，如绿豆大。

［功能主治］伤湿面，心腹满闷，肢体沉重。

［规格］绿豆大。

［注］本方载于《内外伤辨惑论》。

例3 扶脾丸

［处方］干生姜、肉桂各五分，干姜、藿香、红豆各一钱，白术、茯苓、橘皮、半夏、诃子皮、炙甘草、乌梅肉各二钱，大麦蘗（炒）、神曲（炒）各四钱。

［制法］上为细末，荷叶裹，烧饭为丸，如梧桐子大。

［功能主治］温脾消食，涩肠止泻。治脾胃虚寒，腹痛便溏，饮食不化。

［规格］梧桐子大。

［注］本方载于《兰室秘藏》。

例4 酒煮当归丸

［处方］茴香五钱，黑附子（炮，去皮脐）、良姜各七钱，当归一两，炙甘草、苦楝（生用）、丁香各五分，木香、升麻各一钱，柴胡二钱，炒黄盐、全蝎各三钱，延胡索四钱。

［制法］前四味剉如麻豆大，以上等好酒一升半，同煮至酒尽，焙干；余与前四味药同为细末，酒煮面糊为丸，如梧桐子大。

［功能主治］升阳胜湿。主治癞疝，白带下注，脚气，腰以下如在冰雪中，以火焙炕，重重厚绵衣盖其上，犹寒冷，不任寒之极也。面白如枯鱼之象，肌肉如刀割削瘦，峻之速也。小便不止，与白带长流而不禁固，自不知觉。面白，目青蓝如菜色，目䀮䀮无所见，身重如山，行步欹侧，不能安地，腿膝枯细，大便难秘，口不能言，无力之极，食不下，心下痞烦，心懊憹，不任其苦。面停垢，背恶寒，小便遗而不知。此上中下三阳真气俱虚竭，哕呕不止，胃虚之极。脉沉厥紧而涩，按之空虚。

［规格］梧桐子大。

［注］本方载于《兰室秘藏》。

例5 朱砂安神丸

［处方］朱砂五钱（另研水飞为衣），甘草五钱五分，黄连（去须净，酒洗）六钱，当归（去芦）二钱五分，生地黄一钱五分。

［制法］上件除朱砂外，四味共为细末，汤浸蒸饼为丸，如黍米大，朱砂为衣。

［功能主治］镇心安神，清热养血。主治心火亢盛，阴血不足证。失眠多

梦，惊悸怔忡，心烦神乱；或胸中懊恼，舌尖红，脉细数。

［规格］黍米大。

［注］本方载于《内外伤辨惑论》。

例6　控涎丸

［处方］醋甘遂300g，红大戟300g，白芥子300g。

［制法］以上三味，粉碎成细粉，过筛，混匀。另取米粉或黄米粉240g，调稀糊。取上述粉末，用稀糊泛丸，干燥，即得。

［功能主治］涤痰逐饮。用于痰涎水饮停于胸膈，胸胁隐痛，咳喘痛甚，痰不易出，瘰疬，痰核。

［注］本方载于《中国药典》（2015年版）。

例7　周氏回生丸

［处方］五倍子60g，檀香9g，木香9g，沉香9g，丁香9g，甘草15g，千金子霜30g，红大戟（醋制）45g，山慈菇45g，六神曲（麸炒）150g，人工麝香9g，雄黄9g，冰片1g，朱砂18g。

［制法］以上十四味，雄黄、朱砂分别水飞成极细粉，人工麝香、冰片分别粉碎成细粉，除千金子霜外，其余六神曲（麸炒）等九味粉碎成细粉，与雄黄、人工麝香、冰片粉末及千金子霜配研，混匀，过筛，用水泛丸，低温干燥，用朱砂、适量桃胶化水包衣，打光，即得。

［功能主治］祛暑散寒，解毒辟秽，化湿止痛。用于霍乱吐泻，瘀胀腹痛。

［注］本方载于《中国药典》（2015年版）。

第三节　水　丸

一、水丸的特点

水丸系指饮片细粉以水（或根据制法用黄酒、醋、稀药汁、糖液、含5%以下炼蜜的水溶液等）为黏合剂制成的丸剂。水丸具有以下特点：①体积小，表面致密光滑，便于吞服，不易吸潮；②可根据药物性质分层泛丸，从而掩盖药物的不良气味，提高芳香挥发性成分的稳定性；③易溶散，显效较快；④生产设备简单，但操作较繁琐；⑤药物含量的均匀性及溶散不易控制。

二、水丸的赋形剂

水丸在宋代以前的文献中记载较少，在宋金元时期应用非常广泛。宋代《太平惠民和剂局方》和刘完素《黄帝素问宣明论方》中有较多记载，宋钱乙《小儿药证直诀》及金代李东垣《兰室秘藏》亦有记载。水丸制备用到的黏合剂是水，古时多用水、酒及药汁（生姜汁、地黄汁、阿胶水、粟米水）作为水丸的赋形剂，现在使用的赋形剂与古时较为接近，具体介绍如下。

1. 醋　醋能增加药粉中生物碱的溶出，同时米醋能活血散瘀、消肿止痛、引药入肝，活血、散瘀、止痛的药物制备水丸时常用醋作赋形剂。醋古时称苦酒。《本草纲目》称醋为酢、苦酒。（米醋）酸、苦，温，无毒。霍乱吐利：盐、醋煎服甚良。足上转筋：以故绵浸醋中，甑蒸热裹之，冷即易，勿停，取瘥止。腋下胡臭：三年酽酢和石灰傅之。痈疽不溃：苦酒和雀屎如小豆大，傅疮头上，即穿也。牙齿疼痛：米醋，煮枸杞白皮一升，取半升，含漱即瘥。蜈蚣咬毒：醋磨生铁傅之。蠼螋尿疮：以醋和胡粉傅之。汤火伤灼：即以酸醋淋洗，并以醋泥涂之甚妙，亦无瘢痕也。乳痈坚硬：以罐盛醋，烧热石投之二次，温渍之；冷则更烧石投之，不过三次即愈。

《本草备要》记载醋，一名苦酒，米麦皆可为之。味酸微苦，性温，入肝收敛，然敛极则散。

2. 药汁　处方中某些药物不易粉碎或体积过大，可以榨汁或提取药液作赋形剂。主要有以下几类：①纤维性强的药物（如大腹皮、丝瓜络）、质地坚硬的矿物药（如磁石、自然铜等）经浸提制成浸提液供泛丸用；②树脂类药物（如乳香、没药等）、浸膏、胶类、可溶性盐等，均可取其浸提液或直接溶解后作黏合剂；③乳汁、胆汁、竹沥等可加水适当稀释后使用；④鲜药（如生姜、大蒜等）可榨汁用。

3. 水　处方中的引湿性、可溶性药物或毒剧药，可先溶解或分散于水中，再泛丸。现在所说的水一般指的是蒸馏水或者自来水，古时则会根据不同的情况选择不同的水进行制丸。

4. 酒　润湿药粉产生的黏性较水弱，当水泛丸黏性较强时，可用酒代替之。酒也是良好的有机溶剂，有助于生物碱、挥发油等溶出，且制成的丸剂易于干燥，具有一定的防腐能力。《中国药典》（2015 年版）水丸项下给出的赋形剂是黄酒，古时用的酒多为米酒。

丸剂中有许多方剂是使用酒作为溶媒的，或作为煎煮溶媒，或作为调服溶剂。丸剂中出现的带酒的字眼有"酒""白酒""清酒"。通过查找相关文献资料及与原文进行参照，基本可以判定"酒""白酒""清酒"均指的是米酒。丸剂中使用酒作为溶媒的方剂，在没有明确指出是"白酒"还是"清酒"的时候，两者均可使用，以"清酒"为佳。

酒即米酒，有白酒、清酒之分。清酒亦名醴酒，《说文解字》曰："醴者，清酒也。"

《周礼·天官冢宰·酒正》记载："辨三酒之物，一曰事酒，二曰昔酒，三曰清酒。"郑玄注，事酒乃"有事而饮也"，"有事而饮者谓于祭祀之时，乃至卑贱执事之人，祭末亦得饮之"；"昔酒，无事而饮也"，"无事而于祭末，群臣陪位不得行事者并得饮者"；"清酒，今中山冬酿接夏而成"。可见，"三酒"是西周时根据酿制时间长短和酒的质量对酒的一种分类方法。

《诗经·小雅·信南山》记载："祭以清酒，从以骍牡，享于祖考。"事酒是新酿酒，随酿随吃，用于祭祀，下人也可以饮用；昔酒为陈酒，冬酿春成，平时饮用，可招待宾客，祭祀时给群臣饮用；清酒冬酿夏成，最为清纯，可以用来祭祀祖先考庙。

《礼记·内则》记载："酒：清、白。"郑玄注"白酒"为"事酒、昔酒也"。《太平御览》卷843引《礼记·外传》谓昔酒"久成而色白"。《太平御览》卷844又引《魏略》："太祖（曹操）时禁酒，而人窃饮之，故难言'酒'，以白酒为'贤人'，清酒为'圣人'。"

《备急千金要方》称白酒为"白浆"；《外台秘要》谓白酒"酢浆"也，即米酒之第一淋，色白味甘而未酸者；《金匮要略语译》认为"初熟的米酒"即白酒（今称醪糟酒）。

绍兴酒是米酒的优秀代表，原料为糯米，它在南朝时形成自己的特色，因为其味甜，又称"山阴甜酒"。现代日本的国酒——日本清酒，是在2500年前伴随农耕技术一起从中国传入日本的，至今仍保留着传统的酿造工艺。它是以大米为原料，以米曲或酶制剂为糖化剂，之后进行发酵、压榨、杀菌，再经固液过滤分离后而得到的低酒度（14%～18%）酿造酒。

时至今日，丸剂可以使用绍兴黄酒及日本清酒对酒类方剂进行煎煮。

5. 其他赋形剂　制备水丸用到的赋形剂除了上面4种，还有含5%以下炼蜜的水溶液等。

三、水丸的制备工艺

水丸系指饮片细粉以水（或根据制法用黄酒、醋、稀药液、糖液、含5%以下炼蜜的水溶液等）为黏合剂制成的丸剂。水丸一般用泛制法进行制备，其工艺流程为：物料准备→起模→成型→选盖面→干燥→包衣→打光→质量检查→包装。水丸泛制有手工泛丸和机械泛丸两种，其操作原理相同。在水丸的泛制工艺中起模是关键的一步。下面将具体介绍水丸的泛制工艺。

1.炮制 见蜜丸。

2.粉碎 见蜜丸。

3.提取 见蜜丸。

4.起模 丸模是泛丸法成型的基础，有手工起模和机械起模两种方法。

（1）手工起模 在干净干燥的竹匾1/4处，用刷子沾少许水涂布均匀，使匾面湿润，撒少量粉于湿匾面上，用双手持匾，转动竹匾，使药物全部湿润，然后用刷子顺次轻轻刷下（即用刷尖轻轻调下），转动竹匾，将被湿润的小颗粒移至另一边（干匾处），撒上少许细粉，并摇动竹匾，使小颗粒全部均匀地沾上药粉并摇至另一处，又于原涂水处上少量水，再将沾粉颗粒移至涂水处滚动，将水全部沾上，再转至另一干处，撒上细粉，再转动竹匾，使湿颗粒全部滚上药粉，如此反复操作多次，直至形成较微密的小圆粒（大小直径为0.5～1mm），不沾匾时，匾模子即成，选均匀者再加大成型。

（2）机械起模 将药粉撒布于包衣锅内，在包衣锅转动下将水喷入，使药粉全部成湿润的小颗粒，再加入少量细粉，继续滚动一定时间，使小颗粒坚实、微密，再喷水撒粉，如此反复进行操作，即成规则的丸模。经筛选后再继续成型。或先将适量的水倾于锅内，再加入适量药粉，均匀撒布于整个锅内，然后用刷子自相反方向轻轻刷下，即得疏松的块状物，用手轻轻揉搓，使大的破碎，继续反复操作即可成丸模。

5.加大成型 模子制成后反复转动竹匾，并交替加水加粉，不断地转动药匾，整个基本动作即是揉团、撞翻交替进行，以加强丸粒硬度与圆整度，直至丸粒逐渐加大成型，符合要求为止。

6.选丸 用适宜的药筛筛选均匀一致的丸粒，过小的丸粒再泛大，过大的、畸形的应分离出来做适当处理。

7.盖面 盖面的目的是使丸粒表面致密、光洁，色泽一致。常用的方法有干粉盖面、清水盖面和清浆盖面三种。

8. 干燥　因水丸水量较大，应及时干燥（60°以下）。干燥时应逐渐升温，并不断翻动，以免产生阴阳面。

四、水丸制备注意事项

1. 泛丸　泛丸是指药物细粉用适宜的液体赋形剂使其湿润、粘连成颗粒，并吸附细粉逐步加大的过程，是小量生产或特殊品种制备的主要形式，设备简单，但操作繁难。处方中不宜作粉者可用适当的方法制成赋形剂，也可以处方中部分药物提取浓缩作粉料或赋形剂使用而成浓缩泛丸。①泛丸罐要保持清洁，喷水、撒粉位置要固定。②吸水过多而黏结成饼状的丸块，应及时使用刷子搓碎。③每次用蒸馏水及用粉量宜少，在开始时，以上两次蒸馏水后上1次粉为佳。④对质地特别黏的品种，要特别注意丸粒的圆整度和结饼。⑤加粉要等药粉或粉粒均匀湿润后，要等药粉全部附于粉粒表面后方可喷水。⑥掌握加蒸馏水和加粉量，蒸馏水过多容易产生丸粒黏结，粉过多容易黏结成团。一般以表面湿润和将药粉全部黏附为宜。⑦在加药粉后应轻泛以免粉尘飞扬损耗和影响分布均匀，加蒸馏水后要用重力泛以免粘连。⑧对不成形和较大的结块可喷蒸馏水打成糊状再泛制丸。⑨为使丸粒均匀，在每次加粉前可将丸粒滚揉至泛丸罐的一边，并将这边急速翘起，把下层较小的丸粒翻到上面，然后将药粉加在上面，这样可以增加小丸粒黏附药粉的机会。也可倾斜滚揉后的泛丸罐，并轻轻振动上面的大丸粒使其向下滚，这样大小丸粒基本各占一边。将药粉加在小丸粒上，同时也增加蒸馏水，使小丸粒多黏附药粉，缩小丸粒差度，使丸粒均匀地加大。

2. 新手操作的常见现象　新手操作中药手工泛丸，常像突然失明的盲人学走路一样心中无数，即使有老药工现场指导及熟读了相关教科书，也是"瞎驴拉磨"，出现药模或多或少、成品丸药大小不均、赋形剂有剩余等现象。

3. 丸模起点　在丸药起模过程中，开始粉粒黏附在药匾刷水区，用干刷刷下而黏成大小不等、形状各异、球形较少的颗粒，随着水粉的轮换加入、颗粒普遍增大、球形逐步增多，黏附在药匾刷水区的颗粒越来越少，至不需要借助于干刷刷下时，即是丸模起点。从此颗粒较少粘连及被药匾吸附，按照原有的水粉加入操作，丸模数量剧减，使丸模数量控制成为可能。起点前颗粒以相互粘连和被吸附药匾为主，起点后丸模以吸附细粉、增大增圆为主要形式。

4. 体积原理　球形的体积与直径的立方呈正比。假如丸模的直径已是成品丸药的1/3，则起模用粉量应为总粉量的1/27（3.7%）；如为1/2，则用粉量约为 1/8（12.5%）。了解了丸模大小（已用粉量）与成品丸药（总粉量）的关系，在手工泛丸过程中就会心中有数。一般丸模起点阶段用粉量控制在 1/10 内（丸模直径达成品丸药的一半），成模阶段用粉量在 1/3 内（丸模直径达成品丸药的2/3）。起点阶段主动有意识控制数量，成模、成型阶段心中有数，通过特定方式提前调控成品丸药，大大增加丸药操作成功率。

五、水丸的研究进展

水丸是一种传统剂型，但在临床上仍有较为广泛的应用。近年来，医药工作者对水丸进行了一系列研究，且取得了一定的进展，总结如下。

1. 起模方法 泛丸起模式是利用水的润湿作用诱导出药粉的黏性，使药粉之间相互黏着成细小颗粒，并在此基础上层层加大而成丸模的工艺过程。新的起模方法如下：①传统泛丸需要用双手来回不停地旋转摇动竹匾进行，对技术要求高，产量小并且也不美观；现在都使用包衣机进行制丸，效率高，产量大，制备出的水丸相对也比较美观。②有学者将水丸泛丸的起模→泛丸工序改为用适宜的赋形剂（依据药物性质分别选用水、适宜浓度的乙醇或 4%～10% 的桃胶水溶液）与原料药细粉直接混合制坯，然后用浓缩丸机径行切割制丸。③有学者使用 CMS-Na 进行泛丸，取得了不错的效果。其工艺为：将原药材按要求处理后混合均匀，粉碎，1/3 细粉过 120 目筛，2/3 粗粉过 60 目筛；粗、细粉分别混合，按规定量加入 CMS-Na 混合 60 分钟；采用颗粒机起胎，每千克药粉加凉开水 490～500mL，制成软材，过 10 目筛，反复过 3 次筛，置水丸罐内泛丸至规定的丸重。④有的学者使用黄米为母核起模，取得了较为理想的结果。其工艺为：按标准量称取小米［计算方法：$X=10×a/100$，其中 a 为药粉的总重量（kg），X 为起模用小米的总重量（kg），例如，有 30kg 的药粉，制成 1g10 粒大小的药丸，则需要用小米 0.75kg 起模］，用水淘干净后，加入煮沸的 10 倍量开水中（水过少则小米易结块，不易开花，影响质量），用勺子搅动防黏结，煮至小米开花即可，倒去热水，并立即用冷开水浸泡，用勺子搅动，使温度一致，然后倒掉，如此三次，沥去多余的水分，即可。在糖衣锅未开通电源的情况下，在锅底层先铺上一层药粉，再铺一层预处理后的小米，然后再加一层药粉，再铺一层小米，直至小米用完。开通电源，随着糖衣锅的旋转，药粉与小米充分混合，使药粉均匀地黏附在小米上。取出药粉与小米，置于药筛中，筛去多余的药粉，即得。

2. 包衣 水丸的包衣采用的仍然是锅包衣法，多采用活性炭、蜂蜜包衣。

包衣过程如下：将干燥的素丸置包衣锅内，开通电源加入适宜的蜂蜜，用戴橡皮手套的手逐渐搅动，使蜂蜜均匀分布在丸剂表面，以丸剂润湿为度，然后加入活性炭，继续用手搅拌，使之均匀地吸干丸剂表面的蜂蜜，再加蜂蜜、加活性炭，如此反复 2～3 次，直至药丸均匀地被活性炭包裹，色泽一致，无花斑。

水丸的包衣材料有朱砂粉、滑石粉、甘草炭、地黄炭、生地炭、药用炭（活性炭）、甘草粉末、黑色氧化铁、黑色氧化铁和滑石粉、药材提取浓缩液、青礞石加硝石煅后细粉、百草霜、药粉加滑石粉、滑石粉 – 四氧化三铁、青黛和土茯苓细粉、胭脂红加滑石粉及红色氧化铁和滑石粉、黑氧化铁和滑石粉的糊精液、滑石粉包内衣再用朱砂粉和滑石粉包外衣、药材细粉等。现在水丸的包衣技术基本和片剂一样，采用糖衣和薄膜衣（详见糊丸包衣）。

3. 打光工艺　水丸一般用水和药粉打光。有学者介绍了一种用蜂蜡打光的方法，具体为：在包衣后的丸粒接近干燥时，操作者一只手持蜂蜡在包衣锅上方，逆包衣锅转动的方向，紧贴锅壁转动，同时用戴橡皮手套的另一只手在包衣锅内搅拌，继续转动，待药丸开始发亮，并发出有节奏的沙沙声时，停止蜂蜡的打光。继续转动包衣锅，直至药丸表面乌黑发亮、色泽均一为止。

六、水丸存在的问题

水丸制作简便，临床应用广泛，但仍然存在一定的问题，具体为：①水丸易污染；②过筛不勤、大小悬殊；③重量不均；④定期检查抽检不到位；⑤黏性较大，不易操作等。

七、实例

例 1　白龙圆

［处方］藁本（去土），细辛，白芷，川芎，甘草。

［制法］上为细末，各等份，用药四两，入石膏末一斤（系煅了者），水搜为圆。

［功能主治］治男子、妇人一切风，遍身疮癣，手足顽麻，偏正头疼，鼻塞脑闷，大解伤寒，治头风。

［注］本方载于《太平惠民和剂局方》。

例 2　半夏圆

［处方］白矾（枯过）十五两，半夏（汤洗去滑，姜汁罨一宿）三斤。

［制法］上捣为细末，生姜自然汁为圆，如梧桐子大。

[功能主治] 治肺气不调，咳嗽喘满，痰涎壅塞，心下坚满，短气烦闷，及风壅痰实，头目昏眩，咽膈不利，呕吐恶心，神思昏愦，心忪而热，涕唾稠黏，并皆治之。

[注] 本方载于《太平惠民和剂局方》。

例3 小地黄圆

[处方] 人参（去芦）、干姜（炮）各等份。

[制法] 上为末，用生地黄汁圆如梧桐子大。

[功能主治] 治妊娠酸心吐清水，腹痛不能饮食。

[注] 本方载于《太平惠民和剂局方》。

例4 小驻车圆

[处方] 当归（去芦）二两，诃子（炮，去核）一两，干姜（炮）、黄连（去须）各三分。

[制法] 上为细末，用阿胶一两三分，水煎成汁，搜和为圆，如粟米大。

[功能主治] 治小儿冷热不调，或乳哺失节，泄泻不止，或下痢鲜血，或赤多白少，腹痛后重，肠胃虚滑，便数频并，减食困倦，一切泻痢。

[注] 本方载于《太平惠民和剂局方》。

例5 大芦荟丸

[处方] 芦荟（研）、木香、青橘皮、胡黄连、黄连、白芜荑（去扇，秤）、雷丸（破开，白者佳，赤者杀人，勿用）、鹤虱（微炒）各半两，麝香二钱（另研）。

[制法] 上为细末，粟米饮丸，绿豆大。

[功能主治] 治疳杀虫，和胃止泻。

[注] 本方载于《小儿药证直诀》。

例6 碧天丸

[处方] 枯白矾二分，铜绿（研）七分，瓦粉（炒黑）一两。

[制法] 上先研白矾、铜绿令细，旋旋入粉同研匀，熟水和之，共为一百丸。

[功能主治] 目疾累服寒凉药不愈，两眼蒸热，如火之熏，赤而不痛，满目红丝，血脉贯睛，瞀闷昏暗，羞明畏日，或上下睑赤烂，或冒风沙而内外眦皆破。

[注] 本方载于《兰室秘藏》。

例7 防风通圣丸

[处方]防风50g，荆芥穗25g，薄荷25g，麻黄50g，大黄50g，芒硝50g，栀子25g，滑石300g，桔梗100g，石膏100g，川芎50g，当归50g，白芍50g，黄芩100g，连翘50g，甘草200g，白术（炒）25g。

[制法]以上十七味，滑石粉粉碎成极细粉，其余防风等十六味粉碎成细粉，过筛，混匀，用水制丸，干燥，用滑石粉包衣，打光，干燥，即得。

[功能主治]解表清里，清热解毒。用于外寒内热，表里俱实，恶寒壮热，头痛咽干，小便短赤，大便秘结，瘰疬初起，风疹湿疮。

[注]本方载于《中国药典》（2015年版）。

例8 加味左金丸

[处方]姜黄连36g，制吴茱萸36g，黄芩18g，柴胡36g，木香18g，醋香附72g，郁金36g，白芍54g，醋青皮54g，麸炒枳壳54g，陈皮54g，醋延胡索54g，当归54g，甘草18g。

[制法]以上十四味，粉碎成细粉，过筛，混匀，用水泛丸，干燥，即得。

[功能主治]平肝降逆，疏郁止痛。用于肝郁化火、肝胃不和引起的胸脘痞闷、急躁易怒、嗳气吞酸、胃痛少食。

[注]本方载于《中国药典》（2015年版）。

第四节 蜡 丸

一、蜡丸的特点

蜡丸系指饮片细粉以蜂蜡为黏合剂制成的丸剂。蜂蜡的主要成分不溶于水，制成丸剂后在体内释放药物极慢，可延长药效，并能防止药物中毒或防止对胃肠道的强烈刺激，这与古人所说"蜡丸取其难化而旋旋取效或毒药不伤脾胃"相吻合。现代许多药物以蜂蜡为骨架材料制成各种缓释、控释制剂，是在古代用药经验基础上的一次质的飞跃和发展。目前蜡丸品种不多，主要原因是无法控制其释放药物的速率。

二、蜂蜡

制备蜡丸用的辅料为蜂蜡，蜂蜡要经过炼制后才可以使用。

1. 一般蜂蜡质量要求　一般蜂蜡的质量要求收载在国标（GB/T 24314-2009）中。蜂蜡，又称黄蜡、蜜蜡。蜂蜡是由蜂群内适龄工蜂腹部的 4 对蜡腺分泌出来的一种脂肪性物质。在蜂群中，工蜂利用自己分泌的蜡来修筑巢脾、子房封盖和饲料房封盖。巢脾是供蜜蜂贮存食物、培育蜂儿和栖息结团的地方，因此，蜂蜡既是蜂群的产品，又是其生存和繁殖所必需的物料。其又有感官指标、理化指标两个方面的要求。见表 1-5、表 1-6。

表 1-5　蜂蜡感官指标要求

项目	要求
颜色	乳白、浅黄、鲜黄、黄色、橘红色
气味	具有蜂蜡应有的香味，无异味
表面	无光泽，波纹状隆起
断面	砸开断面，结构紧密，细腻均匀，颜色均一，无斜纹

表 1-6　蜂蜡理化指标要求

项目	一级品	二级品
杂质 /% ≤	0.3	1.0
熔点 /℃	62.0 ～ 67.0	
折光率（75℃）	1.4410 ～ 1.4430	
酸值（以 KOH 计）/（mg/g）≤	东方蜂蜡 5.0 ～ 8.0 西蜂蜡 16.0 ～ 23.0	
皂化值（以 KOH 计）/（mg/g）	75 ～ 110	
酯值（以 KOH 计）/（mg/g）	东方蜂蜡 80.0 ～ 95.0 西蜂蜡 70.0 ～ 80.0	东方蜂蜡 70.0 ～ 79.0 西蜂蜡 60.0 ～ 69.0
碳氢化合物 /%	16.5	18.0

2. 药用蜂蜡质量要求　《中国药典》（2020 年版）共收载两种药用蜂蜡——蜂蜡及白蜂蜡。蜂蜡收载在《中国药典》（2020 年版）一部中，白蜂蜡收载在《中国药典》（2020 年版）四部中。要求如下：

蜂蜡

蜂蜡为蜜蜂科昆虫中华蜜蜂 *Apis cerana* Fabricius 或意大利蜂 *Apis mellifera* Linnaeus 分泌的蜡。将蜂巢置水中加热，滤过，冷凝取蜡或再精制而成。

【性状】本品为不规则团块，大小不一。呈黄色、淡黄棕色或黄白色，不透明或微透明，表面光滑。体较轻，蜡质，断面砂粒状，用手搓捏能软化。有蜂蜜样香气，味微甘。

白蜂蜡

本品系由蜂蜡（蜜蜂分泌物的蜡）经氧化漂白精制而得。因蜜蜂的种类不同，由中华蜜蜂分泌的蜂蜡俗称中蜂蜡（酸值为 5.0 ～ 8.0），由西方蜂种（主要指意蜂）分泌的蜂蜡俗称西蜂蜡（酸值为 16.0 ～ 23.0）。

【性状】本品为白色或淡黄色固体，无光泽，无结晶；具特异性气味。本品在三氯甲烷中易溶，在乙醚中微溶，在水或无水乙醇中几乎不溶。相对密度：本品的相对密度为 0.954 ～ 0.964。熔点：本品的熔点（通则 0612 第二法）为 62 ～ 67℃。折光率：本品的折光率（通则 0622）在 75℃时为 1.4410 ～ 1.4430。酸值：本品的酸值（通则 0713）应为 5.0 ～ 8.0（中蜂蜡）或 16.0 ～ 23.0（西蜂蜡）。碘值：本品的碘值（通则 0713）应为 8.0 ～ 13.0。皂化值：本品的皂化值（通则 0713）应为 85 ～ 100。

【检查】地蜡、石蜡与其他蜡类物质：取本品 3.0g，置 100mL 具塞圆底烧瓶中，加 4% 氢氧化钾乙醇溶液 30mL，加热回流 2 小时，取出，插入温度计，立即将烧瓶置于 80℃热水中。在水温下降过程中不断旋转烧瓶，观察烧瓶中溶液的状态，当溶液温度降至 65℃时，不得出现大量浑浊或液滴。

脂肪、脂肪油、日本蜡与松香：取本品 1.0g，置 100mL 烧瓶中，加 3.5mol/L 氢氧化钠溶液 35mL，加热回流 30 分钟，取出，放冷至蜡分层，溶液应澄清或为半透明状；取上述溶液滤过，滤液用盐酸酸化，溶液应澄清，不得出现大量浑浊或沉淀。

丙三醇与其他多元醇：取本品 0.20g，加氢氧化钾乙醇溶液（取氢氧化钾 3g，加水 5mL 使溶解，加乙醇至 100mL，摇匀，即得）10mL，加热回流 30 分钟，取出，加稀硫酸 50mL，放冷，滤过，用稀硫酸洗涤容器和残渣，合并洗液和滤液，置同一 100mL 量瓶中，用稀硫酸稀释至刻度，摇匀，作为供试品溶液。取 10mL 纳氏比色管两支，甲管中精密加入供试品溶液 1mL，加 0.05mol/L 高碘酸钠溶液 0.5mL，混匀，放置 5 分钟，再加品红亚硫酸试液 1.0mL，混匀，不得出现沉淀；然后将试管置 40℃温水中，在水温下降过程中不断旋转试管，观察 10 ～ 15 分钟；乙管中精密加入 0.001% 丙三醇的稀硫酸溶液 1mL，与甲管同时依法操作，甲管中所显的颜色与乙管比较，不得更深（以丙三醇计，不得过 0.5%）。

重金属：取本品 1.0g，依法检查（通则 0821 第二法），含重金属不得过百万分之二十。

砷盐：取本品 1.0g，置凯氏烧瓶中，加硫酸 5mL，小火加热至完全炭化后（必要时可添加硫酸，总量不超过 10mL），小心逐滴加入浓过氧化氢溶液，待反应停止，继续加热，并滴加浓过氧化氢溶液至溶液无色，放冷，加水 10mL，蒸发至浓烟发生以除尽过氧化氢，加盐酸 5mL 与水适量，依法检查（通则 0822 第一法），应符合规定（不得过 0.0002%）。

3. 蜂蜡的药用历史 蜂蜡出自《神农本草经》。《名医别录》：“白蜡，生武都，生于密房木石间。”《本草经集注》：“此蜜蜡尔，生于蜜中，故谓蜜蜡。蜂皆先以此为蜜，煎蜜亦得之。初时极香软，人更煮炼，或加少醋酒便黄赤，以作烛色为好。今药家皆应用白蜡，但取削之，于夏月日暴百日许，自然白；卒用之，亦可烊纳水中十余过，亦白。”《本草图经》：“蜡，蜜脾底也，欲啖，当合大枣咀嚼即易烂也。”《本草纲目》：“蜡乃蜜脾底也。取蜜后炼过，滤入水中，候凝取之。色黄者俗名黄蜡。煎炼极净，色白者为白蜡。非新则白而久则黄也。与今时所用虫造白蜡不同。”

（1）中华蜜蜂，蜂群由工蜂、蜂王及雄蜂组成。工蜂全体被黄褐色毛。头略呈三角形。胸部 3 节。翅 2 对，膜质透明。足 3 对，有采集花粉的构造。腹部圆锥状，有毒腺和螯针。腹下有蜡板 4 对，内有蜡腺，分泌蜡质。蜂王体最大，翅短小，腹部特长，生殖器发达，专营生殖产卵。雄蜂较工蜂稍大，头呈球形，尾无毒腺和螯针，足上无采贮花粉构造，腹无蜡板及蜡腺。

（2）意大利蜜蜂，体似中华蜜蜂，但较之为大。

（3）蜂蜡的化学成分及药理作用：蜂蜡（蜜蜡）主要成分可分为 4 大类，即酯类、游离酸类、游离醇类和烃类，此外还含微量的挥发油及色素。在酯类中有软脂酸蜂花酯（myricyl palmitate，约占 80%，是蜂蜡主要成分）、蜡酸蜂花酯（myricyl cerotate）、落花生油酸蜂花酯（myrcyl hypogaeate）；在游离酸类中有蜡酸（cer otic acid，约占 15%）、二十四酸（lignoceric acid）、褐煤酸（montanic acid）、蜂花酸（meli ssic acid）、叶虱酸（psyllic acid）、落花生油酸（hypogaeic acid）、新蜡酸（neocerotic acid）即廿五酸；在游离醇类中有正廿八醇（n–Octacosanol）、蜂花醇（myricyl alcohol）；在烃类中有二十五烷（pentacosane）、二十七烷（heptacosane）、二十九烷（nonacosane）、三十一烷（hentriacontane）及不饱和的蜂花烯（melene）。以上所举，是一概略，例如所含脂酸可能包括从 C24 至 C34 的偶数碳的正脂酸，醇类可能包括从 C24 至 C34 的偶数碳的伯醇。黄、白两种蜂蜡的成分，基本相同。蜂蜡据称尚含一种芳香性有色物质，名为虫蜡素（cerolein）。

蜂蜡具有活性氨清除作用，中国产蜂蜡对来自芬顿体系的·OH 和来自 X/XO 系的 O_2 均有清除作用。2.5μg/mL 以上浓度完全抑制脂质过氨化，还可浓度依赖性抑制 SOD 诱导。同时蜂蜡及其乳浊液有抑菌和防腐作用。且将肝素 $100 \sim 150mg$ 悬浮在蜂蜡 $0.5 \sim 1.5mL$ 内，静脉注射给予，可使肝素抗凝血作用时间延长。

三、蜡丸的制备工艺

蜡丸一般采用塑制法制备，其工艺流程为：物料准备→制丸块→制丸条→分粒→搓圆→干燥→整丸→质量检查→包装。蜂蜡与蜂蜜是同时出现的，最早载于《神农本草经》。但是蜡丸的记载相对较少，见于宋代的《太平惠民和剂局方》、刘完素的《黄帝素问宣明论方》及李东垣的《脾胃论》等少数典籍。

1. 炮制　见蜜丸。

2. 粉碎　见蜜丸。

3. 炼蜡　蜡丸制备过程中用到的赋形剂是蜂蜡，需要炼制后才能使用。蜂蜡的采集多在春、秋二季完成。养蜂者通过加强蜂群饲养管理，促进蜜蜂多泌蜡、多筑腺，然后将使用多年的老巢脾、筑造的赘脾、割掉蜂房的蜡盖、台基以及摇蜜时割下来的蜜盖等收集起来，经过人工提取，一般是将取去蜂蜜后的蜂巢，放入水锅中加热熔化，除去上层茧衣、蜂尸、泡沫等杂质，趁热过滤，放冷，蜂蜡即凝结成块，浮于水面，取出，即为黄蜡。黄蜡再经熬炼、脱色等加工过程，即成白蜡。

古代记载有两种蜂蜡的除杂方法，现代记载有一种蜂蜡的除杂方法：①将蜡熔化作汁，以重绵滤去滓，以好酒一升，于银、石器内煮蜡熔，数沸倾出，候酒冷，其蜡自浮，取蜡称用。②将蜡熔化作汁，以重绵滤去滓，以好醋一升，于银、石器内煮蜡熔，数沸倾出，候酒冷，其蜡自浮，取蜡称用。

蜂蜡的提纯需要先融化再纯化。封盖蜡一般很干净，但融化时上面总有许多黑色的废渣。旧巢脾比新巢脾废渣更多，颜色更黑。因此，最好将两种蜂蜡分开。蜂蜡的融化方法有许多种，常用融蜡器有日光蜂蜡提纯器，用蒸汽或热水的各种蜂蜡提纯器、双层蒸锅。蜂群少时，采用日光蜂蜡提取器较好，但这种方法只有在夏天晴天时才起作用。蜂蜡的提纯需要先融化再纯化。封盖蜡一般很干净，但融化时上面总有许多黑色的废渣。旧巢脾比新巢脾废渣更多，颜色更黑。因此，最好将两种蜂蜡分开。蜂蜡的融化方法有许多种，常用融蜡器有日光蜂蜡提纯器、用蒸汽或热水的各种蜂蜡提纯器、双层蒸锅。蜂群少时，采用日光蜂蜡提取器较好，但这种方法只有在夏天晴天时才起作用。日光蜂蜡提取器的基本要求是：隔热好的木制箱子；一个金属插槽或框用于盛蜡，通常用不锈钢，但不用铁，因为铁污染蜂蜡；过滤废渣的过滤网，过滤网下面有收集蜂蜡的容器；双层透光滑门或窗。顶框用黑色有利于吸热，前面装上车轮，便于移动。通常日光融蜡器每年可以处理平均六群蜂。为了扩大容量，可在原有基础上进行改装，基本框架不变，外层板 5mm 厚，并用聚亚安酯油漆。采用木制边框，在金属盘上装一个缓冲器，用环氧树脂将各部分黏合起来。直接使用热源，蜂蜡不易融化，必须用水浴。蜂蜡是易燃物质，因此避免在有火源的地方操作。一旦蜂蜡都融化了，在 64℃下应持续一段时间，然后用细棉布、干净的旧手帕、医用纱布等过滤。

4. 制丸块 传统蜡丸的制备方法均为塑制法，制丸块是塑制法的关键工序。制丸块又称和药、合坨。理想的丸块应能随意塑形而不开裂，手搓捏而不黏手，不黏附器壁。影响制丸块好坏的关键因素是所用蜂蜡的种类、和药的温度及用蜜量。丸块温度必须保持在 60～70℃，过高或过低皆无法分剂量和成型。蜡丸的含蜡量高低也直接影响着溶散和疗效，实践经验证明，植物药物多的处方用蜡量宜稍高，药粉与蜂蜡比例约 1：1；植物药比例小、矿物药比例大的，以及含有结晶水的矿物药如白矾、硼砂等，用蜡量应偏低，药粉与蜂蜡的比例一般为 1：0.5；矿物药比例虽大，但不含结晶水，或含少量结晶水的可用 1：0.7～1：0.8。

5. 制丸 蜡丸传统的制作方法为：先按照上述方法将蜂蜡精制备用，然后再与药粉修合。凡春夏修合，用清油一两，于铫内熬，令末散香熟，次下酒煮蜡四两，同化作汁，就锅内乘热拌和前项药末；秋冬修合用清油一两半，同煎煮热作汁，和匮药末成剂，分作小铤子，以油单纸裹，旋圆服饵。

制丸是蜡丸成型中的最后环节，其又包括制丸条、分粒和搓圆三个工艺环节。传统蜜丸多用手工制丸，丸剂产量低，对制丸人员的要求较高。手工制丸如果不经过严格的训练、经验不够丰富的话，很难制备出符合蜜丸相关要求的蜡丸。为了克服蜜丸制备过程中的上述问题，出现了许多制丸设备。现在绝大多数蜡丸的制备都是靠蜜丸机制备出来的。

6. 干燥、灭菌 同蜜丸。

7. 包装 同蜜丸。

8. 注意事项 由于蜂蜡本身黏性小，主要是利用它熔化后能与药物细粉混合，稍冷，待凝结时具有可塑性而能制成丸块。所以在整个操作过程中要控制温度。下药料时，若温度过高，药粉与蜡分层，无法混悬，过低又来不及混合，制不成丸块。搓丸时，丸块温度必须保持在 60～70℃，过高或过低皆无法分剂量和成型。

四、蜡丸的研究进展

传统蜡丸肇始于晋代的蜜蜡丸，唐代首次出现纯蜡作黏合剂的蜡丸，但这些与后世的蜡丸不论在制作和使用上都有明显不同。蜡丸到宋代才逐渐成熟，制作工艺逐渐改良而趋于完善，同时理论上也纠正了以前的一些错误观点，达到一个新高度。宋代以后，虽然蜡丸的使用更加频繁，也创造了许多著名的蜡丸，但是其制作工艺却没有太大的改进，基本上都是沿袭宋代的已有成果。

五、蜡丸存在的问题

蜡丸现在品种相对较少，主要由于其使用的赋形剂蜂蜡的关系。蜂蜡不溶于水，在体内、体外释放都十分的缓慢，在相同时间内的释放量不足糊丸、蜜丸、水丸的一半。因此，限制了蜡丸的应用范围。

六、实例

例1 感应圆

[处方]百草霜（用村庄家锅底上刮得者，细研）二两，杏仁（拣净者，去双仁者，去尖，汤浸一宿，去皮，别研极烂如膏）百四十个，南木香（去芦头）二两半，丁香（新拣者）一两半，川干姜（炮制）一两，肉豆蔻（去粗皮，用滑皮仁子）二十个，巴豆（去皮、心、膜，研细，出尽油如粉）七十个。

[制法]上除巴豆粉、百草霜、杏仁三味外，余四味捣为细末，与前三味同拌，研令细，用好醋匮和，先将蜡六两熔化作汁，以重绵滤去滓，以好酒一升，于银石器内煮蜡熔，数沸倾出，候酒冷，其蜡自浮，取蜡称用。凡春夏修合，用清油一两，于铫内熬，令末散香熟，次下酒煮蜡四两，同化作汁，就锅内乘热拌和前项药末；秋冬修合，用清油一两半，同煎煮热作汁，和匮药末成剂，分作小铤子，以油单纸裹，旋圆服饵。

[功能主治]治虚中积冷，气弱有伤，停积胃脘，不能转化，或因气伤冷，因饥饱食，醉酒过多，心下坚满，两胁胀痛，心腹大疼，霍乱吐泻，大便频并，

后重迟涩，久痢赤白，脓血相杂，米谷不消，愈而复发。又治中酒呕吐，痰逆恶心，喜睡头旋，胸膈痞闷，四肢倦怠，不欲饮食。又治妊娠伤冷，新产有伤，若久有积寒吃热药不效者。又治久病形羸，荏苒岁月，渐致虚弱，面黄肌瘦，饮食或进或退，大便或秘或泄，不拘久新积冷，并悉治之。又治小儿脾胃虚弱，累有伤滞，粪白鲊臭，下痢水谷，每服五粒黍米大，干姜汤下，不拘时候。前项疾证，连绵月日，用热药及取转并不成效者。

［注］本方载于《太平惠民和剂局方》。

例2　卢氏异方感应圆

［处方］黄蜡（真者）十两，巴豆（去皮，研为粉，用纸数重裹捶，油透再易纸，至油尽成白霜为妙）百粒，乳香（锉，研）三钱，杏仁（去皮、尖，研细，依巴豆法去油）七十枚，丁香（怀干）、木香（湿纸裹，煨）、干姜（炮）、肉豆蔻（面裹，煨）、荜澄茄、槟榔、青皮（汤洗，去瓤，炒）、百草霜（筛细）、片子姜黄各一两。

［制法］上除巴豆粉、百草霜、杏仁、乳香外，余并为细末，却同前四味拌合研匀。先将上项黄蜡十两，于银石器内熔化作汁，用重绵滤去滓，以无灰好酒一升，于银石器内煮蜡熔，数滚取起，候冷，其蜡自浮于酒上，去酒不用。春夏修合用清麻油一两，秋冬用油一两半，于大银器内熬，令香熟，次下酒煮蜡，同化作汁，乘热拌和前项药末十分均匀了，候稍凝，分作剂子，用罐子盛之，半月后方可服。如服，旋圆如萝卜子大，任意服之。

［功能主治］常服健脾进食，永无寒热泻痢之疾。盖消磨积滞以渐，自然无疾，遇酒食醉饱，尤宜多服，神效不可述。

［注］本方载于《太平惠民和剂局方》。

例3　神应丸

［处方］丁香、木香各二钱，巴豆、杏仁、百草霜、干姜各五钱，黄蜡二钱。

［制法］上先将黄蜡用好醋煮取渣秒，将巴豆、杏仁同炒黑烟尽，研如泥，将黄蜡再上火，春夏入小油五钱，秋冬入小油八钱，溶开，入在杏仁、巴豆泥子内同搅，旋下丁香、木香等药末，研匀，搓作锭子，油纸裹了，旋丸用。

［功能主治］治因一切冷物、冷水及潼乳、酪水所伤，腹痛肠鸣，米谷不化。

［注］本方载于《脾胃论》。

例4　三黄宝蜡丸

［处方］藤黄120g，雄黄90g，天竺黄90g，京大戟90g，血竭90g，刘寄奴

90g，儿茶 90g，朴硝 30g，当归 45g，麝香 9g，水银 9g，黑铅 9g，琥珀 6g，乳香 9g。

[制法] 以上 14 味，藤黄用豆腐制，或将藤黄用荷叶包好，用麻线扎紧，放入罐或铜锅内，加水并加豆腐煮 2 小时，取出，去豆腐、荷叶，干燥，研细，过筛。黑铅置锅中炒热，熔化，加入水银不断搅拌，至不见银白色水银粒子成砂状，取出，研细。朴硝风化脱水。雄黄水飞或研成极细粉。麝香与琥珀共研细粉。其余各药混匀研成极细粉，再与以上各细粉陆续配研，混合均匀。领取精制黄蜡 720g 加热熔化，和药粉，制蜡丸，每丸重 3g，蜡壳封固。

[功能主治] 活血祛瘀，解毒消宁。用于跌打损伤，恶疮疔疮，破伤风，瘀血阻滞；外敷治蛇虫咬伤。

[注意]

（1）本品含水银、黑铅、藤黄、雄黄等毒性药材，制成蜡丸是适宜的。

（2）水银为一种毒性大的液态金属，表面张力大，难于分散，为此，需先将水银与加热熔化后的黑铅混合，制成铅汞剂，冷后易于粉碎。

（3）本品水银、黑铅、雄黄等含重金属药物，质地重，且都有毒，为使均匀混合，操作时应严格按照等量递增法混匀，过筛。

（4）本品为有毒药物，为使用安全，应按照规定做可溶性汞盐、铅盐和砷盐的限量检查。

[注] 本方载于《医宗金鉴》。

例 5　妇科通经丸

[处方] 巴豆（制）80g，干漆（炭）160g，香附（醋炒）200g，红花 225g，大黄（醋炒）160g，沉香 163g，木香 225g，莪术（醋煮）163g，三棱（醋炒）163g，郁金 163g，黄芩 163g，艾叶（炭）75g，鳖甲（醋煮）163g，硇砂（醋制）100g，穿山甲（醋制）163g。

[制法] 以上 15 味，除制巴豆外，其余醋香附等 14 味粉碎成细粉，过筛，与制巴豆混匀。每 100g 粉末加黄蜡 100g 泛丸。每 500g 蜡丸用朱砂粉末 7.8g 包衣，打光，即得。

[功能主治] 破瘀通经，软坚散结。用于气血瘀滞所致的闭经、痛经、癥瘕，症见经水日久不行、小腹疼痛、拒按、腹有癥块、胸闷、喜叹息。

[注意]

（1）本品活血破瘀力强，同时巴豆等有毒，制成蜡丸后，既能缓慢释药，延长药效，1 日服药 1 次，又可防止药物中毒。

（2）制备时需注意保温，趁热操作，以防凝固。

［注］本方载于《中国药典》（2010 年版）。

第五节　丸剂的质量控制标准

蜜丸的质量控制是指蜜丸成品的质量控制。传统蜜丸质量控制基本靠经验，人为因素影响较大。近代以来，对蜜丸质量控制方法不断提高，规定了一些比较明确的指标。《中国药典》（2020 年版）附录规定了水分、重量差异、溶散时限及微生物限度作为质量控制的指标。此外，也出现了一些新的质量控制指标，分别说明如下。

一、一般指标

一般指标指的是《中国药典》规定的指标，包括水分、重量差异、溶散时限及微生物限度。

1. 水分　照水分测定法（通则 0832）测定。除另有规定外，蜜丸和浓缩蜜丸中所含水分不得过 15.0%。

2. 重量差异　以 10 丸为 1 份（丸重 1.5g 及 1.5g 以上的以 1 丸为 1 份），取供试品 10 份，分别称定重量，再与每份标示重量（每丸标示量 × 称取丸数）相比较（无标示重量的丸剂，与平均重量比较），按表 1–7 的规定，超出重量差异限度的不得多于 2 份，并不得有 1 份超出限度 1 倍。

表 1–7　重量差异规定表

标示重量（或平均重量）	重量差异限度（%）
0.05g 及 0.05g 以下	±12
0.05g 以上至 0.1g	±11
0.1g 以上至 0.3g	±10
0.3g 以上至 1.5g	±9
1.5g 以上至 3g	±8
3g 以上至 6g	±7
6g 以上至 9g	±6
9g 以上	±5

3. 溶散时限

（1）大蜜丸　除另有规定外，大蜜丸不检查溶散时限。

（2）小蜜丸　除另有规定外，取供试品 6 丸，选择适当孔径筛网的吊篮（丸剂直径在 2.5mm 以下的用孔径约 0.42mm 的筛网；在 2.5～3.5mm 之间的用孔径约 1.0mm 的筛网；在 3.5mm 以上的用孔径约 2.0mm 的筛网），照崩解时限检查法（通则 0921）片剂项下的方法加挡板进行检查。除另有规定外，小蜜丸应在 1 小时内全部溶散。

溶散时限与小蜜丸的含水量也有一定关系，小蜜丸的含水量越高，溶散越好；水分越低，溶散越差，甚至会出现无法溶散的情况。所以，为了保证小蜜丸能够获得理想的溶散时限，应当合理控制小蜜丸中水分的含量，水分不能太低。唐小辉研究了丸剂溶散时限与水分的关系，结果当蜜丸中水分含量在 11.3%～14.0% 时，溶散时限为 40～45 分钟，符合相关规定。

此外，一些新的方法用于蜜丸溶散时限的考察，例如溶出度法。樊宏伟等利用溶出度法对复方中药喉咽清进行了考察，结果发现加入崩解剂的蜜丸具有更好的溶出度及溶散时限。

4. 微生物限度　蜜丸的微生物限度照《中国药典》（通则 0108）检查。由于蜜丸属于含药材原粉的制剂，其微生物限度规定见表 1-8。

表 1-8　蜜丸微生物限度规定

项目	指标
细菌数 ≤	30000 cfu/g
霉菌和酵母菌数 ≤	100cfu/g
大肠埃希菌	0/1g
大肠菌群 <	100 个 /1g

二、其他质量控制方法

1. 鉴别

（1）显微鉴别　用显微镜对药材或饮片的切片、粉末、解离组织或表面制片，以及含饮片粉末的制剂中饮片的组织、细胞或内含物等特征进行鉴别的一种方法。此法适用于：①药材或饮片形状鉴别特征不明显或外形相似而组织结构不同。②药材或饮片呈粉末状或已破碎，不易辨认或区分。③凡含饮片粉末的制剂。④用显微化学方法确定药材或饮片中有效成分在组织中的分布状况及其特征。在进行显微鉴别时，首先要将样品制成适于镜检的标本。对于完整的药材或饮片可制成各种切面的切片，对于粉末药材或饮片（包括丸、散等成方制剂）可直接装片或做适当处理后制片。

由于蜜丸里面含有大量的生药粉，可以使用显微鉴别的方法对其进行质量控制。张三平利用纤维鉴别对柏子养心丸中肉桂进行了鉴别，从而实现了对柏子养心丸的质量控制。张丽娟等利用显微鉴别的方法实现了黄连上清丸的质量控制。其通过鉴别黄连上清丸中的黄连、栀子、连翘、蔓荆子、防风、荆芥穗、白芷、黄芩、菊花、薄荷、大黄、黄柏、桔梗、川芎、旋覆花、甘草、石膏等实现了对黄连上清丸中的质量控制。

（2）薄层鉴别 系将适宜的固定相涂布于玻璃板、塑料或铝基片上，成一均匀薄层；待点样、展开后，根据比移值（R_f）与适宜的对照物按同法所得的色谱图的比移值（R_f）做对比，用以进行药品的鉴别、杂质检查或含量测定的方法。薄层色谱法是快速分离和定性分析少量物质的一种很重要的实验技术，也用于跟踪反应进程。

《中国药典》（2020年版）收载的蜜丸几乎都有薄层鉴别的方法。以青果丸中绿原酸的薄层鉴别说明薄层的操作方法。其方法如下：去青果丸6g，研碎；或取大蜜丸1丸，剪碎。加甲醇40mL，超声处理40分钟，滤过，滤液蒸干，残渣加水20mL使溶解，通过D101型大孔树脂柱（内径2cm，柱高为15cm），用水50mL洗脱，弃去水洗液，再用20%乙醇50mL、40%乙醇40mL依次洗脱，分别收集洗脱液，40%乙醇洗脱备用；将20%乙醇洗脱液蒸干，残渣加甲醇1mL使溶解，作为供试品溶液。另取绿原酸对照品，加甲醇制成每1mL含1mg的溶液，作为对照品溶液。照薄层色谱法（通则0502）试验，吸取上述两种溶液各5μL，分别点于同一含4%醋酸钠的羧甲基纤维素钠溶液为黏合剂的硅胶G薄层板上，以乙酸丁酯－甲酸－水（2∶1∶1）的上层溶液为展开剂，展开，取出，晾干，置紫外灯（365nm）下检视。供试品色谱中，在于对照品色谱相应的位置上，显相同颜色的荧光斑点。

2. 含量测定 含量测定属于定量质量控制的方法。所谓定量就是指测定物质所含各成分的数量。现在已经用于蜜丸质量控制的含量测定方法有紫外法、毛细管电泳法、液相色谱法及指纹图谱法等。

（1）紫外法 紫外吸收法是选定一定波长的光照射被测物质溶液，测量其吸光度，再依据吸光度计算被测组分的含量。理论根据是吸收定律，它是朗伯定律和比尔定律结合而成，故称朗伯比尔定律。它是所有吸光度法的理论基础。王琼珺等用紫外分光光度法对丹皮酚进行了含量测定，根据含量测定的结果，区分出了两种六味地黄大蜜丸。

（2）毛细管电泳（capillary electrophoresis，CE） 又称高效毛细管电泳（high performance capillary electrophoresis，HPCE），是一类以毛细管为分离通道、以高压直流电场为驱动力的新型液相分离技术。毛细管电泳实际上包含电泳、色谱及其交叉内容，它使分析化学得以从微升水平进入纳升水平，并使单细胞分析，乃至单分子分析成为可能。赵新峰使用毛细管电泳结合质谱联用对六味地黄丸中熟地黄、山茱萸、泽泻及牡丹皮等中的指标成分进行了定性、定量分析，从而实现了六味地黄丸的质量控制。

（3）液相色谱法 是用液体作为流动相的色谱法。1903年俄国化学家M.C.茨维特首先将液相色谱法用于分离叶绿素。其通过测定样品中指标成分的含量来达到质量控制的目的。液相色谱法是现在应用最为广泛的一种定量控制方法。徐韧柳等通过测定厚朴酚和和厚朴酚的含量，实现了对开胸顺气丸（大蜜丸）的定量控制。戴敬等通过测定陈皮中橙皮苷的含量，实现了对女金丸的质量控制。赵勇等通过测定柚皮苷、淫羊藿苷的含量，实现了对藤黄健骨丸的定量控制。

（4）指纹图谱法 中药指纹图谱是一种综合的、可量化的鉴定手段，它是建立在中药化学成分系统研究的基础上，主要用于评价中药材以及中药制剂半成品质量的真实性、优良性和稳定性。中药及其制剂均为多组分复杂体系，因此评价其质量应采用与之相适应的、能提供丰富鉴别信息的检测方法。建立中药指纹图谱将能较为全面地反映中药及其制剂中所含化学成分的种类与数量，进而对药品质量进行整体描述和评价。现在已经用于蜜丸质量控制的方法主要有两种，红外光谱指纹图谱及液相色谱指纹图谱。田进国等利用红外光谱技术，建立了同仁大活络丹与同仁牛黄清心丸的指纹图谱，实现了同仁大活络丹与同仁牛黄清心丸的指纹图谱质量控制。纪宏利用液相色谱法建立了知柏地黄丸的质量控制方法，实现了知柏地黄丸多指标成分的质量控制。

传统丸剂的质量控制主要凭借经验，主观性较强，对人员的要求也比较高。近代以来，随着科学技术的发展，尤其是色谱、光谱技术的发展，使得各种新的方法可以用于丸剂的质量控制。色谱、光谱技术均可以对丸剂进行定性、定量分析，然又各有所长。光谱技术在鉴别方面具有优势，色谱方法在定量分析方面特点鲜明。用于丸剂质量控制的光谱技术有显微鉴别（定性）与紫外光谱

（定量）。用于丸剂质量控制的色谱技术有薄层色谱技术（定性）与液相色谱技术（定量）、毛细管电泳技术及指纹图谱技术。随着科技的发展，新的技术将不断涌现，例如蛋白组学、基因组学，将其用于丸剂的质量控制，会将丸剂的质量控制提高到新的水平。

第六节　丸剂的药理毒理研究

李东垣谓"丸者缓也，不能速去之，其用药之舒缓而治之意也"。古人对丸剂的释药性质描述与现代缓释制剂的特征基本一致。丸剂释药缓慢，但是作用持久；另外，丸剂能够延缓毒剧药物在体内的吸收，有利于减少毒副作用。现代药理研究表明，其在解热镇痛、抗菌消炎、镇静安神、舒张血管、调节肾功能和抑制肿瘤细胞生长等方面均有优异的表现；毒理研究表明其可以拮抗肝毒性，不损害脏器，安全性高。

一、丸剂的药理研究

1. 解热镇痛作用　李氏等进行了羚羊清肺丸大鼠解热实验，结果显示，灌服羚羊清肺丸 1.5、3.0、6.0g/kg 2 小时后，可有效降低由啤酒酵母引起的大鼠体温升高，高剂量组在给药 4 小时后仍然保持明显的降温作用；相关结果与空白对照组相比具有显著差异。蒋氏等采用动物实验验证了牛黄清心丸的降温和解热作用，方法为小鼠灌胃牛黄清心丸 4.5g/kg，2 小时后与对照组相比，给药组大鼠的体温显著下降；在解热实验中，牛黄清心丸大鼠腹腔注射 0.2g/kg、0.5g/kg，1 小时后可有效降低由啤酒酵母引起的大鼠体温升高，其药效可以持续 6 小时以上。

周氏等采用热板法和醋酸扭体法评价了左金总生物碱的镇痛药效，研究中小鼠灌胃给药左金总碱，高剂量组 0.16g/kg、中剂量组 0.08g/kg、低剂量组 0.04g/kg、吗啡组 0.02g/kg 和空白对照组；分别测定小鼠痛阈（热板法）和扭体次数（扭体法）。结果显示，在热板法研究中，不同剂量左金总碱均能明显提高小鼠痛阈；在扭体研究中，左金总碱同样表现出较强的镇痛作用。姚氏采用热板法进行安康丸煎液的小鼠镇痛研究，对比单独腹腔注射罗通定以及罗通定和安康丸煎液混合给药的镇痛效果，结果安康丸煎液可以增强罗通定的镇痛作用和镇痛作用的持续时间。温氏采用热板法和扭体法，以阿司匹林为阳性药进行了益督丸的小鼠镇痛效果评价，结果益督丸高剂量 6g/kg、低剂量 2g/kg，5 天连续灌胃给药，均可产生一定的镇痛作用。李氏将桃红舒筋健骨浓缩丸设为高、中、低3个剂量组，灌胃给药量分别为3.2、1.6、0.8g生药/kg体重，阳性药罗通定对照组给药剂量为0.02g/kg，连续给药7天，结果在小鼠扭体实验中桃红舒筋健骨浓缩丸各给药剂量组均显示有镇痛作用，且镇痛作用随剂量的增加而增强。

2. 抗炎作用 么氏评价了羚翘解毒丸对巴豆油所致的小鼠耳肿胀模型的炎症抑制作用，结果小鼠灌胃给药4.0g/kg和8.0g/kg羚翘解毒丸，耳肿胀抑制率分别为5.8%和18.5%，说明灌胃羚翘解毒丸对小鼠耳肿胀具有明显的抑制作用。段氏采用大鼠慢性增生性炎症模型评价了乳瘤散结丸的抗炎作用，结果与空白对照组相比，动物灌服乳瘤散结丸2.4g/kg和4.8g/kg均产生显著抗炎效果；其中，对照组肉芽肿块重量为37.4mg，乳瘤散结丸2.4g/kg和4.8g/kg给药组肉芽肿块重量分别为30.5和20.0mg。上文介绍的桃红舒筋健骨浓缩丸具有较强的镇痛作用，其抗炎效果同样显著；在二甲苯致小鼠耳肿胀试验中，灌服桃红舒筋健骨浓缩丸3.2、1.6、0.8g生药/kg，均可产生明显的抗炎效果；其中，给药后模型对照组的肿胀度为7.27mg，阿司匹林组肿胀度为2.83mg，灌服桃红舒筋健骨浓缩丸高、中、低3个剂量组的肿胀度分别为3.34mg、3.55mg、3.77mg，抗炎作用与阳性药较为接近。闫氏等评价了血毒丸对巴豆油所致小鼠耳肿胀的影响情况，结果表明，高剂量灌服血毒丸2.4g/kg，可以有效抑制炎症反应，降低剂量后药效随之减低；其中，模型对照组小鼠耳肿胀度为15.46mg，高剂量血毒丸组（2.4g/kg）小鼠耳肿胀度为15.46mg，低剂量组（1.2g/kg）小鼠耳肿胀度为14.31mg。李氏评价了血毒丸对二甲苯致小鼠耳郭肿胀的影响，结果表明虽然与前者使用的炎症模型不同，但是获得的相关研究结论基本一致，高剂量组耳轮廓增重111.9%，低剂量组耳轮廓增重159.2%，模型对照组耳轮廓增重162.0%。

3. 镇静安神 齐氏等研究了柏子养心丸对阈上剂量戊巴比妥钠所致小鼠睡眠时间的影响情况，结果与空白组相比，给药组可以显著延长小鼠的睡眠时间，各给药组小鼠的睡眠时间依次为空白组115.4分钟、养心丸组152.8分钟和安定组165.6分钟；另外，柏子养心丸对阈下剂量戊巴比妥钠所致小鼠睡眠时间的影响情况同样显著，各给药组小鼠的入睡率依次为空白组25%、养心丸组80%和安定组95%。以上结果说明柏子养心丸具有良好的镇静催眠作用。天王补心丸由丹参、当归、石菖蒲、党参、茯苓、五味子、酸枣仁、柏子仁、甘草、朱砂等16味中药组方而成，该方剂始载于宋代《妇人大全良方》卷六，具有滋阴养血、补心安神之功效，主要用于治疗心悸健忘、失眠多梦、大便干燥等。现代药理研究显示，阴虚小鼠灌胃给药天王补心丸 3.24g/kg 30 分钟后，对阴虚小鼠 5 分钟内的自主活动计数有抑制作用；另外，天王补心丸可以对小鼠的戊巴比妥钠催眠作用产生显著影响，其中模型组和天王补心丸低剂量组（0.81g/kg）、中剂量组（1.62g/kg）、高剂量组（3.24g/kg）的维持睡眠时间依次为 6.29 分钟、9.38 分钟、12.43 分钟和 13.62 分钟。孙氏等评价了交泰丸对小鼠自主活动的抑制作用，并探讨了交泰丸对硝酸士的宁诱发小鼠惊厥的影响。结果表明连续 7 天灌胃给药交泰丸中剂量组（4.0g/kg）和高剂量组（8.0g/kg）均能有效抑制小鼠 5 分钟内自主活动次数，相关作用呈剂量依赖性；在抗惊厥实验中，交泰丸各剂量组可明显延长硝酸士的宁诱发惊厥的潜伏期，其中模型组 5.6 分钟、交泰丸高剂量组（8.0g/kg）12.5 分钟，这一作用同样具有剂量依赖性。上述研究充分证实了交泰丸具有显著的镇静安神和抗惊厥作用。

4. 舒张动脉血管　通脉养心丸来源于张仲景《伤寒论》，以炙甘草汤为基础，由医家加减化裁而来，具有养心补血、通脉止痛之功效，主要用于冠心病、心绞痛及心律不齐等病症的治疗。现代药理研究表明，通脉养心丸具有舒张动脉血管、保护心肌细胞和抑制血栓形成等作用。陶氏采用过氧化氢所致 H9c2 氧化损伤模型评价通脉养心丸组分的心肌保护作用，并采用液质联用的方法鉴定了有效组分的化学信息。研究结果显示有甘草酸、甘草香豆素、甘草异黄酮、新甘草酚和甘草利酮等，可能是通脉养心丸抗氧化应激损伤的药效物质基础。周氏等评价了通脉养心丸提取物对大鼠肠系膜动脉的舒张作用，结果表明通脉养心丸提取物能有效舒张苯肾上腺素收缩的大鼠肠系膜动脉，最大舒张率为 64.71%，而且通脉养心丸提取物的血管舒张作用具有内皮依赖性。赵氏探讨了通脉养心丸对大鼠实验性血栓形成的影响，其研究结果显示口服 20g/kg 连续 4 天灌胃给药，可以显著抑制血栓形成。

5. 肾功能调节　现代药理研究表明，金匮肾气丸对糖尿病、肾小球硬化症、肾小球肾炎和泌尿系统感染等均具有治疗效果。金氏研究表明，金匮肾气丸对 2 型糖尿病肾病大鼠具有较好的治疗效果，灌胃金匮肾气丸 600mg/kg、800mg/kg 剂量组，动物的血糖、尿白蛋白排泄率、血清结缔组织生长因子（CTGF）含量等指标均呈良性改变，说明金匮肾气丸具有一定的降低血糖和保护肾功能。王氏采用"恐伤肾"小鼠模型，研究情绪应激对小鼠免疫功能的影响，结果表明金匮肾气丸可以显著改善模型鼠的胸腺重量、胸腺指数、脾重量、脾指数和血清免疫球蛋白含量，说明金匮肾气丸能够改善"恐伤肾"小鼠的免疫功能。慢性肾小球肾炎是发生于肾小球的自身免疫性疾病，症状为蛋白尿、血尿和高血压等症状。王氏采用肾小球肾炎大鼠模型评价了金匮肾气丸对该疾病的治疗效果，其研究结果显示，金匮肾气丸各剂量组模型鼠24小时尿蛋白、血清尿素氮和肌酐等指标与模型对照组相比显著提高，相关研究证实金匮肾气丸对肾小球肾炎具有治疗作用。

6. 抗肿瘤　六神丸来源于雷允上的"雷允上诵芬堂方"，具有清凉解毒、消炎止痛之功效，由人工牛黄、珍珠、麝香、冰片、蟾酥和雄黄组成。临床上六神丸对白血病、消化道恶性肿瘤、肺癌和乳腺癌等的治疗作用受到人们的认可。药理研究表明六神丸对白血病细胞、乳腺癌细胞及肝癌、食管癌、胃癌和肺癌细胞均有一定的抑制作用。李氏等评价了六神丸对S180小鼠移植瘤、人移植性肝癌BEL-7402的抑制情况，结果显示S180移植瘤模型鼠低（75mg/kg）、中（150mg/kg）、高剂量（300mg/kg）灌胃给药，与阴性对照组相比各组均表现出了显著的肿瘤抑制作用，其肿瘤抑制率分别为35.1%、47.8%、43.2%；在对人移植性肝癌BEL-7402的影响上，中剂量和高剂量六神丸组肿瘤的相对肿瘤体积（RTV）出现了显著减小，相对肿瘤增殖率（T/C值）分别为38.1%和39.0%，表明中、高剂量六神丸对人移植性肝癌BEL-7402具有一定的抑制作用。为进一步探明六神丸的肿瘤抑制机制，学者们从抑制肿瘤血管新生的角度，对六神丸的起效机理进行了探究；在肿瘤治疗中，如果能够有效阻断肿瘤的血管新生，可以切断其能量和营养来源，从而抑制肿瘤的发生、发展、转移和复发。此外，六神丸大鼠含药血清对MCF-7细胞增殖有明显抑制作用，含药血清能显著抑制MCF-7细胞的碱性成纤维生长因子（b-FGF）、基质金属蛋白酶-9（MMP-9）表达，该结果显示六神丸可通过抗血管生成机制抑制癌细胞生长，其给药剂量和药效呈正相关。

二至丸出自清代《医方集解》，由女贞子和旱莲等药味组成，具有滋补肝肾之功效，主治肝肾阴虚、口苦咽干和头昏眼花等症。临床上将二至丸和其他化疗药物联合用药，可以提高药物的肿瘤治疗效果，并降低化疗药物的毒副作用。余氏等采用体外评价方法，研究了二至丸对结肠癌HCT116细胞增殖及凋亡的影响，其研究发现20%含药血清二至丸组能抑制结肠癌细胞增殖，抑制率为16.76%；另外，10%二至丸与5.19μg/mL奥沙利铂联用可产生更强的HCT116细胞抑制效果，抑制率为70.31%；说明二至丸与化疗药物联用可以显著提高药物的抗肿瘤效果。王氏评价了二至丸对人结肠癌细胞侵袭转移作用和细胞迁移作用的影响，研究表明二至丸血清体积分数为10%和20%时，穿膜细胞减少，抑制 HCT116 细胞的侵袭；同时，二至丸能够抑制 HCT116 细胞的迁移，并可以增强奥沙利铂抑制肿瘤细胞迁移的能力。相关研究验证了二至丸与化疗药物联用的药效优势。

二、丸剂的毒理研究

丸剂的毒性小、安全性高，还可以拮抗肝毒性、保护脏器。如同仁牛黄清心丸长期毒性试验结果显示其脏器无可见病理变化；益督丸的急性毒性试验结果显示动物毛色和大小便无异常。

同仁牛黄清心丸源于宋代《太平惠民和剂局方》，由当归、川芎、甘草、山药、羚羊角和冰片等 27 味中药组成；具有益气养血、镇静安神、化痰息风之功效，用于治疗由于气血不足、痰热上扰引起的病症。杨氏等评价了同仁牛黄清心丸的毒性情况，急性毒性研究表明，小鼠每天 2 次灌胃 0.14g 生药 /10g，连续给药 14 天，小鼠全部存活，且重要脏器无明显异常，其最大耐受剂量为 28.24g 生药 /（kg·d）；长期毒性研究表明，同仁牛黄清心丸大鼠连续灌胃给药 13、26 周以及停药 4 周观察期间，高、中、低剂量组的动物状况良好，皮毛光泽，体重增长正常，并且受试期间动物的血常规及生化各项指标正常，尿液和脏器指数无异常，试验结束后大鼠经系统解剖检查，无可见病理变化。上述研究说明同仁牛黄清心丸具有较高的安全性。

益督丸由杜仲、菟丝子、续断和鹿角胶等组成，用于腰肾亏惫和腰腿痛症。温平康对益督丸进行了毒理研究，急性毒性研究显示，一次性灌胃给药相当于成人临床常用量的 630 倍，小鼠出现嗜睡症状，4 ～ 5 小时后恢复正常，观察 7 天，动物无死亡；最大耐受量试验显示，小鼠每日给药 3 次，给药剂量相当于成人每次用量的 915 倍，动物毛色和大小便未见异常，连续观察 7 天，无死亡。以上研究说明益督丸安全无毒。

六神丸源于"雷允上诵芬堂方"，组方包括牛黄、珍珠、蟾酥、明雄黄、麝香和冰片 6 味中药，具有解毒、消肿、止痛之功效，用于烂喉丹痧、咽喉肿痛和喉风喉痈等。沈氏等对六神丸毒性情况进行了评价，其小鼠急性毒性研究表明该方的 LD_{50} 为 656.6mg/kg；亚急性毒性研究显示，家兔按临床成人口服剂量的 12.5 和 25 倍连续灌胃给药 20 天，期间动物的一般状态良好；病理研究显示高剂量组对家兔心肌细胞产生可逆性影响，其他各脏器无明显损伤，停药 7 天后再观察心机细胞无明显损伤。

万氏牛黄清心丸出自明代万全所著《痘疹世医心法》，组方包括朱砂、黄连、黄芩、栀子、郁金和牛黄六味中药，具有清热解毒、镇惊安神之功效，主治热入心包、热盛动风症和症见高热烦躁等。由于方中含有有毒成分朱砂（主成分 HgS），其用药安全性受到人们的关注。高氏对万氏牛黄清心丸的肝毒性进行了系统研究，对比了朱砂组、万氏牛黄清心丸全方组和减方组（不含朱砂）的大鼠肝毒性情况，结果显示：①各组大鼠的一般状况正常。②空白对照组、朱砂组、全方组和减方组的肝汞含量依次为 0.17μg/g、5.11μg/g、0.52μg/g 和 0.25μg/g，朱砂组的肝汞含量显著高于其他各组。③空白对照组、朱砂组、全方组和减方组的肝功能指标依次为谷丙转氨酶（ALT）36.67IU/L、44.20IU/L、29.88IU/L 和 26.83IU/L，肝汞含量高的朱砂组，实验动物的 ALT 值也较高。④病理结果显示，朱砂组动物的肝细胞索紊乱，部分肝细胞肿胀、炎症细胞浸润。以上研究结果表明，单独使用朱砂可显著提高肝汞量，对肝脏产生一定毒性作用；但是，含有朱砂的万氏牛黄清心丸，由于该方中其他药物的拮抗作用可以降低 HgS 的肝吸收和肝毒性。

第七节　丸剂的临床应用

本章共包含四种丸剂类型，蜜丸、水丸、糊丸和蜡丸，其中蜜丸在临床中应用最为广泛，其次是水丸，糊丸、蜡丸在临床应用较少。上述丸剂治疗的疾病主要有肝病、胃肠疾病、心血管病、妇科疾病、男科疾病、儿科疾病、眼科疾病、骨科疾病及糖尿病等。

一、蜜丸的临床应用

蜜丸在临床应用最为广泛，其涉及的疾病有肝病、胃肠疾病、心血管病、妇科疾病、儿科疾病、眼科疾病、骨科疾病及精神类疾病等。

兰州军区总医院传染科应用五味子蜜丸治疗 75 例传染性肝炎，其近期有效率达 94.7%。古氏应用肝复康蜜丸治疗慢性肝炎 58 例，其中治愈 53 例（91.3%），有效 5 例（8.7%），无效 0 例，有效率 100%。王氏用青黄丸治疗 300 例肝炎患者，共治愈 255 例，显效 42 例，无效 3 例，总有效率 99%。

吉林医科大学一院（现吉林大学白求恩第一医院）内科应用矾蜜丸治疗溃疡病 213 例，其中有效 193 例（91.6%），无效及疗效不定者各 10 例（4.2%）。樊氏应用复方润肠丸治疗肛肠手术后的大便干结，共选择 491 例，其中男性 356 例，女性 135 例，总有效率 100%，一般第一次服用后 8 小时左右就能排出软便。鲍氏应用平胃宁蜜丸治疗萎缩性胃炎 125 例，男性 61 例，年龄为 25 ～ 78 岁，平均为 55.4 岁；女性 64 例，年龄为 23 ～ 73 岁，平均为 45.8 岁。经初步治疗观察，平均每例患者服药 80 丸，可收到较满意疗效，服药后症状均有改善。

杨氏用心脑舒蜜丸治疗心绞痛 100 例，其中稳定性心绞痛 80 例，不稳定性心绞痛 20 例；男 70 例，女 30 例；年龄在 25 ～ 73 岁，病程 1 年以内 50 例，1 ～ 5 年 30 例，6 ～ 10 年 13 例，10 年以上 7 例。结果显效 55 例（随访 1 ～ 3 年未复发），有效 40 例，无效 5 例，总有效率 95%。谢氏用抗栓通络丸治疗心脑血管疾病 85 例，其中男 53 例，女 32 例，年龄 46 ～ 79 岁；临床诊断为脑梗死 61 例，中风先兆 24 例。结果显效 41 例，有效 33 例，无效 11 例，有效率为 87.06%。

王氏应用乳结消蜜丸治疗乳腺增生 184 例，均为中青年女性，年龄最小者 26 岁，最大者 54 岁；病程最长者 12 年，最短者 2 个月。结果治疗组 134 例中治愈 72 例（55%），显效 38 例（28%），有效 16 例（12%），无效 8 例（5%），总有效率为 95%。唐氏应用乳癖消蜜丸治疗乳癖 198 例，其中女性 196 例、男性 2 例，结果治愈 71 例，占总病例数的 35.83%；显效 120 例，占总病例数的 60.6%；无效 7 例，占总数的 3.53%，总有效率 96.45%。

贾氏应用骨质增生蜜丸治疗骨关节炎 110 例，其中男性 69 例、女性 41 例；腰椎 87 例，头椎 3 例，膝关节 14 例，踝关节 5 例，髋关节 1 例；年龄以 40 岁以后者为多。结果显效 98 例（89.1%），良好 6 例（5.5%），进步 4 例（3.6%），无效 2 例（1.8%），显效和良好共占 94.6%，无一例恶化。贺氏应用加减蜜丸治疗腰椎间盘突出 80 例，其中男性 47 例，女性 33 例；年龄 27 ～ 75 岁，平均年龄 45 岁；病程 3 个月 ～ 10 年，平均 4 年，总有效率 97.5%。甘氏用通关启痹蜜丸治疗腰椎间盘突出症，结果治疗组完全恢复 10 例，显著有效 9 例，好转 2 例，无效 1 例，优良率 86.4%。

柳氏应用健脾开胃丸治疗小儿厌食症 26 例，其中男 17 例、女 9 例；年龄 2 ～ 6 岁；病程为 3 个月 ～ 3 年。结果治愈 15 例，好转 8 例，无效 3 例，总有效率为 88.46%。

郭氏应用血府逐瘀丸治疗视网膜静脉阻塞，结果治愈 26 例，好转 24 例，无效 3 例，有效率 94.3%。邹氏应用癫痫蜜丸治疗癫痫 57 例。刘氏应用加味地黄丸治疗鹅掌风 100 例，结果痊愈 85 例，好转 12 例，无效 3 例，有效率 97%。包氏应用蒙药瘀紫蜜丸治疗特发性血小板减少性紫癜 12 例，其中痊愈 6 例，好转 4 例，无效 2 例，总有效率 83.3%。

二、水丸的临床应用

水丸在临床上的应用也较多，其涉及的疾病有肝病、胃肠疾病、心血管病、糖尿病、妇科疾病、男科疾病、眼科疾病等。

杨氏应用化瘀逐水丸治疗肝硬化腹水 12 例，显效率 25%，总有效率 75%。对主要症状和体征，如腹水、腹胀、食欲不振、黄疸、蜘蛛痣、乳房发育等的消除率均达 70% 以上，对肝功能主要指标的改善率均达 60% 以上，部分患者能完全恢复日常工作和一般体力劳动，认为化瘀逐水丸对代偿期肝硬化有较好的疗效。刘氏应用宣肺利水丸治疗肝性胸水 30 例，结果治疗组显效 20 例（66.7%），有效 5 例（16.7%），无效 5 例（16.7%），总有效率 83.3%。

江氏应用肠特灵水丸治疗慢性溃疡性结肠炎 282 例，随机分为肠特灵水丸组 168 例，参苓白术散组 114 例，两组均治疗 3 个月，对两组临床疗效比较，肠特灵水丸组总有效率为 89.8%；两组治疗前后临床症状及肠道黏膜变化比较，差异均有显著性（$P < 0.05$）。

阿拉坦乌拉应用蒙药杜仲 10 味水丸治疗高血压病，15 天有效 16 例，总有效率 53.3%；30 天有效 23 例，总有效率 76.7%。范氏应用心肌宁水丸治疗病毒性心肌炎，治疗 4 周后，治疗组总有效率 86.67%；在改善中医证候（心悸、胸闷、气短、乏力、咽痛等）疗效和改善患者临床症状方面，治疗组优于对照组（$P < 0.05$），在改善异常心电图的作用方面亦优于对照组（$P < 0.05$）；同时治疗组对患者的血清心肌酶、左心室功能方面亦有明显的改善作用（$P < 0.05$）。说明心肌宁水丸治疗病毒性心肌炎有较好的临床疗效。陈氏应用降脂水丸治疗血脂异常，将 115 例高脂血症患者随机分为对照组 50 例和治疗组 65 例，观察 2 组患者治疗前后血脂指标血清总胆固醇（TC）、甘油三酯（TG）、低密度脂蛋白（LDL-C）、高密度脂蛋白（HDL-C）的变化。结果治疗后 2 组的 TC、TG、LDL-C 均明显下降，与治疗前相比，差异均有显著性意义（$P < 0.01$）；2 组的 HDL-C 也显著上升，与治疗前相比，差异均有显著性意义（$P < 0.01$）；治疗后治疗组总有效率为 90.8%，对照组为 82%，2 组总有效率比较，差异均有显著性意义（$P < 0.05$）。说明在中医辨证论治基础上运用中药治疗高脂血症能增强临床疗效，适合推广应用。

崔氏应用肾白宁水丸治疗糖尿病肾病蛋白尿，将临床中的 60 例糖尿病肾病（DN）患者随机分为肾白宁治疗组和蒙诺（福辛普利）对照组，治疗组在基础治疗的同时给予中药"肾白宁",每次40粒(相当于生药5.5g),每日3次口服;对照组在基础治疗的同时给予西药福辛普利10mg,每日1次。疗程1个月,连续观察3个月。结果肾白宁水丸治疗后使早期DN患者临床症状和体征明显改善,尿蛋白、空腹血糖(FBG)、糖化血红蛋白(HbA1c)等均较治疗前下降,内生肌酐清除率(Ccr)、血脂、血流变学等项指标都有明显改善。马氏用糖肾康水丸治疗Ⅲ期糖尿病肾病气阴两虚夹瘀证,将60例Ⅲ期DN气阴两虚夹瘀证患者随机分为治疗组和对照组,每组各30例,对照组给予DN基础治疗,治疗组给予DN基础治疗联合糖肾康水丸治疗,疗程为12周。观察2组患者治疗前后各项中医证候积分及空腹血糖(FPG)、餐后2小时血糖(2hPG)、血清胱抑素C(Cys-C)、尿中微量白蛋白(mALB)和尿蛋白排泄率(UAER)的改善情况,并评价2组患者的综合疗效和安全性。结果治疗12周后,治疗组的总有效率为100.00%,对照组为46.67%,治疗组的综合疗效明显优于对照组,差异有统计学意义($P < 0.05$);治疗后,2组患者各项证候积分及总积分均较治疗前明显降低($P < 0.05$),且治疗组在降低尿频量多有泡沫、腰膝酸软、四肢乏力等证候积分及总积分方面明显优于对照组,差异均有统计学意义($P < 0.05$);治疗后,2组患者的FPG、2hPG、Cys-C、mALB和UAER水平均较治疗前明显降低($P < 0.05$),且治疗组的降低作用均明显优于对照组,差异均有统计学意义($P < 0.05$);治疗期间,2组患者均未出现明显的毒副作用和不良反应事件,且2组的安全性指标也均无显著性改变。

张氏应用乳康水丸治疗乳腺增生,选取2017年1月～2018年1月医院外科门诊收治的120例女性乳腺增生症患者作为研究对象,将其随机分成两组,治疗组给予乳康水丸,对照组给予小金胶囊治疗。结果乳康水丸治疗女性乳腺增生症的总有效率93.33%与小金胶囊总有效率81.67%对比,差异有统计学意义($P < 0.01$)。王氏应用太太欣水丸配合治疗慢性附件炎,120例慢性附件炎患者随机分为治疗组和对照组各60例,治疗组采用太太欣水丸口服配合心理疗法治疗,每次7g,日2～3次;对照组采用口服妇乐冲剂治疗,每次9g,日2次,两组均40天为1个疗程,3个疗程后观察疗效。结果治疗组腹痛、腰痛、带下增多、痛经、附件增厚、附件包块、附件压痛等症状与对照组比较有显著性差异($P < 0.01$);不孕症状与对照组比较有差异($P < 0.05$);治疗组临床治愈率与对照组比较有显著性差异($P < 0.05$)。

樊氏应用乐宝水丸治疗肾阳虚型勃起功能障碍,120例肾阳虚型勃起功能障碍(ED)患者随机分成对照组和治疗组,对照组给予西医常规治疗,治疗组予以乐宝水丸口服，两组均以 4 周为 1 个疗程，治疗 2 个疗程，观察治疗前后的临床疗效、中医症状评分，并对血清睾酮（ST）、雌二醇（E2）、阴茎内血管功能参数（PSV、EDV、RI）等指标进行比较分析。结果治疗组的总有效率为88.33%，与对照组比较，差异有统计学意义（$P < 0.05$）；两组患者血清睾酮（ST）、雌二醇（E2）水平升高，血清卵泡刺激素（FSH）、黄体生成素（LH）水平降低（$P < 0.05$）；阴茎内血管功能参数（PSV、EDV、RI）升高，治疗组优于对照组（$P < 0.05$）。证明乐宝水丸治疗肾阳虚型勃起功能障碍疗效显著，副作用少。

敖氏应用明目七味水丸治疗糖尿病早期白内障，结果治疗组有效率为87.03%，对照组有效率为48.2%（$P < 0.05$）。杨氏应用增视Ⅱ号水丸治疗白内障术后干眼，选择医院收治的白内障超声乳化及人工晶体植入术后的干眼患者80 例，按 1∶1 的比例随机分为两组，对照组给予贝复舒滴眼水 1 天 4 次，点眼；治疗组给予增视Ⅱ号水丸 1 天 3 次，1 次 9g，口服。两组均以 1 个月为 1个疗程，治疗 2 个疗程后判定疗效，所有患者随访 3 个月，结果治疗组在中医症状疗效、干眼症状疗效、眼部体征疗效对比方面，均优于对照组，增视Ⅱ号水丸治疗白内障术后干眼疗效确切。

马氏应用丹萍皮炎水丸治疗面部脂溢性皮炎 120 例，患者均为黑龙江省中医研究院皮肤科门诊面部脂溢性皮炎患者，其中女性 64 例，男性 56 例，年龄 25 ～ 50 岁，平均年龄（30.63±5.63）岁；发病时间 1 个月～ 3 年，平均（2.78±0.89）个月。经丹萍皮炎水丸治疗后痊愈 77 例（64.17%），好转 38 例（31.67%），无效 5 例（4.16%），总有效率为 95.84%，治疗期间未发现有明显不适感。

三、糊丸的临床应用

糊丸的临床使用较少，主要用于癫痫和肝癌的治疗。邹氏应用巴豆粉糊丸治疗儿童癫痫，选取 45 例 7 ～ 13 岁癫痫患者，以去油巴豆粉小量（0.03g）久服联合中药汤剂辨证加减为主要治疗手段，6 个月为 1 个疗程，服药 2 年后观察临床疗效。结果 45 例患者中 43 例完成两年治疗，有效者 34 例，总有效率75.56%；23 例显效，显效率为 51.11%；临床症状完全控制者 10 例，控制率22.22%；无效者 11 例。结论：巴豆粉小量久服治疗儿童癫痫疗效确切，且未发生明显的毒副作用。罗氏用二十五味珊瑚丸治疗癫痫病，共收集到 176 例症状性癫痫患者，平均年龄（26.2±10）岁，男性较女性多（男∶女 =2∶1），除发作年龄的比较有统计学意义，其他基线指标的比较均无统计学差异，表明四组间均衡性较好，结果二十五味珊瑚丸可以减少癫痫发作次数，缩短癫痫发作持续时间。

四、蜡丸的临床应用

临床应用蜡丸治疗的疾病有结核病、梅核气、乳癖等。赵氏应用巴蜡丸治疗耐药结核病，5 例耐药结核病患者，男 2 例，女 3 例，年龄 25 ～ 45 岁，其中肺结核空洞伴咯血 2 例，肾结核 1 例，腹腔结核 1 例，胸腰椎结核 1 例。均经正规抗结核治疗 2 年以上无效，其中腹腔结核抗结核治疗达 3 年半，胸腰椎结核抗结核治疗达 4 年，结果均有效，有效率 100%。李氏应用蜂蜡丸治疗梅核气，患者均为女性，发病年龄在 20 ～ 65 岁之间，病程最短者 1 年，最长者 10 年。结果治愈 16 例，占 76%；显效 3 例，占 14%；有效 2 例，占 10%；有效率为 10%，治愈和显效率为 90%。

丸剂是历史悠久的传统制剂之一，传承至今从未间断过，为历代医家继承与发扬；当今社会，丸剂仍然是中药制剂的一种重要形式，在临床上防病、治病的过程中发挥着举足轻重的作用。系统研究丸剂的制备工艺及质量控制方法，将有助于我们更好地了解丸剂，使得丸剂更好地为临床服务；将有助于我们在继承丸剂传统制剂工艺的同时，利用新的方法改变丸剂制备工艺中的某个环节或某几个环节，从而加快丸剂的起效时间，减少丸剂的服用量，增强患者的顺应性；将有助于我们在继承丸剂传统质量控制方法的同时，利用新的质量控制方法对丸剂的质量进行控制，从而使丸剂的质量均一、稳定，保证丸剂具有稳定的疗效。

第二章 散剂的现代研究

中药散剂系指药材或药材提取物经粉碎、均匀混合制成的粉末状制剂。散剂是我国古老的传统剂型之一，历经数千年发展，目前仍是常用中药剂型。在我国最早的医药典籍《黄帝内经》中已有散剂的记载，在《伤寒论》《名医别录》《神农本草经》等医学古籍中也有散剂的相关记载。例如，关于散剂的粉碎方法，陶弘景《名医别录》中有"先切细曝燥乃捣，有各捣者，有合捣者"的论述。沈括在《梦溪笔谈》记载："欲留膈胃中者，莫如散。"

散剂可内服也可外用，具有制备工艺简便、剂量准确、服用方便、起效迅速、疗效确切、生产过程环保和经济等优点，但也存在使用率低、口感不佳、质量不稳定等问题。目前，在《中国药典》（2020年版）一部中收载了较多散剂，如十二味翼首散、七厘散、小儿化毒散等。

散剂的分类主要有以下几种方式：①按用途可分为口服散剂和局部用散剂。口服散剂一般溶于或分散于水、稀释液或其他液体后服用，也可直接用水送服。局部用散剂可供皮肤、口腔、腔道等处应用；专供治疗、预防及润滑皮肤的散剂也可称为撒布剂或撒粉。②按药物组成可分为单散剂和复方散剂。③按药物性质可分为含毒性药物散剂、含液体成分散剂、含共熔成分散剂及眼用散剂。根据散剂类型的不同在制备时要注意粉末的粗细、粒度大小及患者的适用程度。散剂曾在漫长的中医药学发展过程中起着举足轻重的作用，现在散剂也因为能保留较多的有效成分而在临床上广泛应用。

本章将从制备工艺、质量标准、药理毒理、临床应用4个方面对中药散剂的现代研究进展进行系统梳理，以期为该传统剂型的应用与发展提供参考。

第一节 散剂的制备工艺研究

散剂作为传统中药剂型，在临床治疗时具有明显的剂型特点，其制备工艺及体内释药都有独特的规律，但是在临床应用过程中也发现其存在很多不足之处，例如，患者服用量大、制备工艺不够精致，这些都会导致质量不可控及患者服用后疗效差等问题，因此散剂的制备工艺研究尤为重要。散剂的制备工艺流程包括原料的准备、粉碎、过筛、混合、分剂量、包装与贮存、灭菌、质量检查。

一、一般散剂的制备

1. 原料的准备 中药散剂投料前要对药材进行前处理，按现行版《中国药典》要求对药材进行净制、切制、炮制，也就是说，根据药材的性质进行适当的处理，如洗净、干燥、切割或初步破碎后投料。赵明敬在中药传统散剂的制备方法中曾指出处方所用药必须是处理干净的中药饮片，在用药时生用者或是特殊制法都要标明，要特别注意所用中药的干燥温度及粉碎程度，因中药所含的有效成分不同，在混合时也要多加注意，避免成分的流失或者出现毒性增加的现象。总之，原料的准备是散剂制备中的基础步骤，要严格按照现行版《中国药典》规定选用合适的中药材并对其进行适当的处理，确保药品安全有效、质量可控，以发挥独特的疗效。在原料的准备中，水分的控制至关重要，使药材保持适当的水分主要有三个原因：一是可以保持中药材的药效；二是有利于储存药材；三是水分的多少与微生物是密切相关的，如果水分过高，微生物污染机会就会越多，得到的中药散剂质量就会越差。当各中药混合制成散剂，每味中药中提取物是不同的，这时水分控制就会更加严格，否则会造成中药散剂的发霉等问题。因此，需要对水分进行严格把控，以免影响散剂质量。

2. 粉碎 粉碎是散剂制备过程中不可或缺的一步，是指借机械力或其他方法将大块固体物质、固体药物碎成一定粒度的粉体的操作。根据医疗用途、药物组成和药物性质对散剂进行了分类，不同用途的散剂其粉碎程度不同，同时因为药物的性质也决定了粉碎方法的不同。

（1）粉碎目的 粉碎是制备散剂的基础，粉碎后可以增加药物的表面积，促进药物溶解吸收，提高药物生物利用度，还有利于调剂和便于服用等目的。当然也会有例外，杨明等在对散剂的设计技术研究中提出，药物在粉碎后，中药中的挥发性成分会因为失去细胞结构的保护导致药效降低，因此可以通过中药粒子技术将挥发性成分和纤维性药材共粉，防止成分挥发。

（2）粉碎方法

①干法粉碎：是将药物进行适当干燥，使含水量降低到一定限度（一般应＜5.0%），以满足粉碎要求。干法粉碎适用于大多数散剂，包括单独粉碎和混合粉碎，单独粉碎一般适用于贵重药物、毒性药物、氧化性与还原性强的中药，以及刺激性强的药物；混合粉碎是将硬度相似的药物全部或部分混合在一起的方法，其中特殊的混合粉碎方法包括串料粉碎、串油粉碎和蒸罐粉碎。串料粉碎适用于黏性大的中药，比如乳香、没药、玉竹等；串油粉碎适用于大部分种子类药物，比如苦杏仁、核桃仁、火麻仁等，这些药物含有大量油脂性成分，所以在粉碎时要按照步骤进行，避免后序操作无法进行；蒸罐粉碎主要是将动物的皮、筋、骨，以及像熟地黄、酒黄芩、红参这样的植物药进行蒸制后再与其他药物混合的方法。

②湿法粉碎：系指往药物中加入适量水或其他液体并与之一起研磨粉碎的方法（即加液研磨法）。其中液体的选择非常关键，要秉持所用的液体与药物不发生反应、不妨碍药物本身疗效这一原则。该方法主要是利用水或其他液体以小分子渗入药物颗粒的裂隙，减少其分子间的引力而利于粉碎，适用于有刺激性或有毒性的药物，因为在药物中加入液体后可以避免粉尘飞扬。例如，珍珠、炉甘石、朱砂等采用的水飞法就属于湿法粉碎。谢勇等在湿法超细粉碎技术的研究进展中提出，经过湿法超细粉碎之后颗粒会比较细，质量好，分布均匀，因而具有比表面积大、表面活性高、化学反应速度快、溶解速度快、烧结体强度大，以及独特的电性、磁性、光学性等优点。

③低温粉碎：系指将冷却到脆化点温度的物质在外力作用下破碎成粒径较小的颗粒或粉体的过程。作为一种新的粉碎方法，其特点比较鲜明，不但可以适用于软化点低、熔点低的物料，还可以适用于富含糖分、具有一定黏性的药物，可以保留药物中的挥发性成分从而获得的粉末也更细。低温粉碎有多种方法，既可以先冷却再粉碎，也可以将药物与干冰混合后再粉碎。吴丰顺在对低温振动超微粉碎甘草的实验研究中提出采用低温粉碎技术，可以避免有效成分易挥发、融化、熔融、效率低等问题，保持药物的有效成分和组成不变，提高物料细度、流动性等粉体学特征，从而提高药材的使用质量和效率。最后实验结果显示，与常温粉碎相比，低温粉碎不仅能在更短的时间内得到超微粉体，而且粉末粒径分布更窄，流动性更好。

④超微粉碎：亦称为超细粉碎，一般指利用机械或流体动力方式克服固体内部凝聚力使之破碎，从而将物料颗粒粉碎至 10～25μm 的操作技术。超微粉碎可以将药物粉粒研磨到微米及以下，但超微粉碎对粉体要求极高，不但粉体要很细而且其粒径分布也要均匀。比如生水蛭经超微粉碎后，粒度为普通散剂1/4 的占到了 90%，同时，腥味也降低了，颜色变浅，质地更为细腻，利于患者服用，且药效进一步提高；虽然超微粉碎后可使得其吸收与口感等得到改善，但也有可能会引起表面能和稳定性等的变化，建议结合这些方面探索超微粉的最佳粒度范围。刘志安等在治疗骨折中应用超微粉体技术，将实验分为对照组、超微粉组和普通粉组，在治疗 6 周后检测生化指标并进行分析，结果发现超微粉组的血钙水平最接近正常值，说明使用超微粉碎技术治疗骨折是有效的，其可以促进药物释放和骨折愈合，取得了更好的治疗效果。

（3）粉碎原则　散剂制备过程中任何一个环节都要遵循一定的原则，其中，在粉碎过程中最主要的原则有五点：①粉碎过程中要及时过筛，以避免过度粉碎，还可节省能源消耗。②在制备散剂时，要根据其用途和分类不同控制粉碎力度。③药物在粉碎后其主要作用及发挥的疗效不能改变。④中药必须全部粉碎应用，较难粉碎的部分（纤维、叶脉等）不能随意丢弃。⑤注意粉碎时的人身安全，要防火防爆。张定堃等提出，在粉碎时要注意有效率和成分的损失，对于纤维性强、对温度要求高的药物需格外注意；对于不同药物成分要选择不同的粉碎方法，避免出现不必要的麻烦。

（4）粉碎设备　粉碎设备有研钵、球磨机、冲击式粉碎机和流能磨等，应根据物料的性质适当地选择粉碎设备。其中，柴田式粉碎机适用于纤维性及坚硬中药的粉碎；万能磨粉机对于根茎皮类、非组织性、结晶性的药物比较适用；球磨机一般适用于树胶、树脂和结晶性的药物，而且在粉碎时不同于别的机器，其既可以用于干法粉碎又可用于湿法粉碎。总之，可用于粉碎的机械设备有很多，各有不同的适用范围及优缺点，需根据剂型的不同及制剂的差异个性化选择，同时，在使用时都要注意机器的正常运转及清洁问题。

徐瑛等分析了一些常用粉碎设备（包括机械冲击式粉碎机、气流粉碎机、球磨机等）在中药粉碎中的应用情况，发现中药粉碎设备存在的一些问题：①现有研究主要强调的是粉碎粒度，对超细粉碎研究较多，对粗粉碎方面研究较少；②产品趋同化严重，重设备轻工艺；③粉碎效率不高；④药品的生产有其严格的质检标准，一般的粉碎设备并不能直接适用于药品的生产。建议在开发设备方面，除了应符合可行性、可靠性、经济性等要求外，还需注意粉碎设备的规范化、标准化、科学化、体系化，使产品质量监控贯穿整个粉碎工序，以满足不同剂型及不同制剂的粉碎需求。

3. 筛析　筛析是固体粉末的分离技术，对提高物料的流动性和均匀混合具有重要影响。当物料的粒径差异较大时，会造成流动性下降，并且难以混合均匀。

（1）筛析的目的　筛析作为散剂制备工艺的一个环节，要本着粉末干燥、振动、最适中和选择适宜筛目的原则进行过筛。对于筛析的目的分为三点：一是通过过筛可以将药粉混合，起到处方中各药物粉末混合均匀的作用；二是把已粉碎好的药物颗粒按照标准分为不同的等级，以便制成所需的散剂；三是在筛析过程中要把符合要求的药粉及时过筛，避免再次细碎，这样可以增加效率。

（2）药筛的规格　按照《中国药典》（2020 年版），药筛的选用不能影响制剂的质量，根据需要分为编织筛和冲眼筛，根据颗粒的粉碎程度不同选择合适的药筛。在《中国药典》（2020 年版）中将药筛分为 9 个规格，一号筛至九号筛，筛号越小，筛孔内径越大；反之，筛号越大，筛孔内径越小，粉末也越细。比如，一号筛筛目为 10 目，筛孔内径（2000±70）μm；九号筛筛目为 200 目，筛孔内径（75±4.1）μm，一般以目数来表示粉末的粗细，即每英寸长度所含有孔的数目。在散剂中内服散剂要通过 80 ~ 100 目筛，用于消化道溃疡的散剂通过 120 目筛，儿科外用散剂通过 120 目筛，眼用散剂最为谨慎，粉质更加细腻，通过 200 目筛。

（3）粉末等级　经过筛选过后粒度比较均匀，但是像富含纤维的这类中药在粉碎后因为粉粒形状不一样，一些不合格的粉粒也会通过筛网，为了避免这一现象，控制粉末的均匀度，《中国药典》（2020 年版）进行了粉末分等，具体分等见表 2-1。

表 2-1　粉末的分级标准

等级	标准
最粗粉	能全部通过一号筛，但混有能通过三号筛不超过 20% 的粉末
粗粉	能全部通过二号筛，但混有能通过四号筛不超过 40% 的粉末
中粉	能全部通过四号筛，但混有能通过五号筛不超过 60% 的粉末
细粉	能全部通过五号筛，并含能通过六号筛不少于 95% 的粉末
最细粉	能全部通过六号筛，并含能通过七号筛不少于 95% 的粉末
极细粉	能全部通过八号筛，并含能通过九号筛不少于 95% 的粉末

除以上几个方面，筛分器械也很重要，一般要按照粉末的要求来选用。常用的筛分设备有振荡筛分仪和旋振动筛。旋振动筛设备的分离效率高，常用于规模化生产中的筛分操作。

4. 混合　混合是散剂制备的关键工序，是两种固体粉末相互均匀分散的过程，在混合时必须注意混合时间，混合操作以含量的均匀一致为目的。在固体混合中，粒子是分散单元，不可能得到分子水平的完全混合。因此应尽量减小各成分的粒度，以满足固体混合物的相对均匀。并根据组分的特性、粉末的用量和实际的设备条件，选择适宜的方法。

（1）混合方法　根据药材质地、药物的不同性质及比例量的不同，在混合时所选用的方法也不同。主要的混合方法有 3 种，即搅拌混合、研磨混合和过筛混合。其中搅拌混合只适用于少量药物配制，如果药物剂量大，容易造成混合不均匀；研磨混合适用于晶体药物，不适用于吸湿性和爆炸性成分的混合；过筛混合可用于几种组分的药物混合，但对于密度相差悬殊的组分，需在过筛后加以搅拌才能混合均匀。

在制备散剂时，常用的药粉混合方法有打底套色法和等量递增法。打底套色法是指将量少的、质重的、色深的药粉先放入乳钵中（混合之前应首先用其他色浅的、量多的药粉饱和乳钵），进行"打底"，然后将量多的、质轻的、色浅的药粉逐渐地、分次地加入乳钵中轻研并使之混合均匀，即"套色"。等量递增法则是指先取量少组分和等量的量大组分，同时置于混合器中混合均匀，再取与混合物等量的量大组分混合均匀，如此倍量增加，直至量大的组分加完为止。这 2 种方法所用设备均为乳钵。打底套色法就是将量少色深的药物粉末放入仪器中，再将色浅量多的药物放入仪器中混合均匀，但该方法由于违背等量均匀的原则，现已很少用；等量递增法较打底套色法混合效果要好，一般适用于毒性药物、贵重药物及剂量小药物的散剂。在使用等量递增法时，若各组分的密度相差较大，混合时一般先将密度小者置于乳钵内，再加入密度大者等量研匀，这样可以避免密度小的组分浮于上部或飞扬，密度大的组分沉于底部；若各组分的色泽深浅悬殊时，一般先将色深的组分放入乳钵中，再加入色浅的组分等量混匀。

王瀛峰等以人工麝香为模型探索了中药贵重药材的混合方法，因人工麝香质地黏湿、流动性差，先用适宜辅料混合进行物理性质改善，再用等量递增法使之与其他成分混合，并测定主要药效成分麝香酮，结果表明采用适宜辅料对质地黏湿的中药材进行物理性质改善后再混合，能解决该类药材粉末难以混合的问题。冯怡课题组在对某散剂开发过程中发现，低含量成分难以实现批间一致性，这可能是因为在制剂过程中涉及手动搅拌、等量递增法、过筛混合等混合步骤，致使可能存在混合不均匀的情况。

（2）影响混合的因素　在散剂制备时，影响混合效果的因素很多，物料中各组分的粒度大小、外形、密度、含水量、黏附性和团聚性都会影响混合过程，其中主要有以下4个方面：①组分比例。在散剂制备时，组分比例会在很大程度上影响药物的混合效果，尤其当组分比例悬殊时，极易引起混合不均匀，这种情况虽然可通过选择适宜方法混合来尽量避免混合不均匀，但混合不均匀的风险依然存在。②药物密度。药物各方面的理化性质都有可能会影响混合的效果，其中药物密度是不太容易注意到的一点，但是当两组分密度相差特别大时，要注意先放密度小的再混合密度大的药物，以免混合不均匀。③药物色泽。当一个散剂处方中各药物组分色泽相差较大时，极易造成混合不匀，此时，一般会采用打底套色法，但该方法的缺点是侧重色泽，而忽略了粉体粒子等比例量容易混合均匀的情况。④其他。相对于药物的密度、色泽等问题，药物粉末本身的粒径、含水量、黏附性等性质也会对混合均匀性产生很大的影响。此时，可尝试在混合时先放入粒径大的，再放入粒径小的；对于混合过程中粉末之间的黏附性，可通过放入润滑剂来解决。

5. 矫味　制备散剂时，由于药物粉碎后比表面积增大，使得其臭味、刺激性也会相应增加，故可通过对药物进行矫味处理，以提高患者的依从性。常用的矫味方式较多，例如，将有臭味的药品装入胶囊供患者服用、加入芳香性生药或芳香性矫味剂、加稀释剂缓和散剂的臭味等。顾维彰研究散剂矫味时提出，可以采用调剂学方法和制药学方法对散剂进行矫味，比如将有臭味的药品用糯米纸包处理、加入油糖剂或芳香散剂、改制成丸剂和片剂后包糖衣等，这些方式处理后都可以达到矫味的目的。

6. 分剂量　分剂量是将混合均匀的散剂按所需剂量分成等量份数的过程或操作。该操作是决定所含药物成分剂量准确程度的最后一步。分剂量的常用方法主要有重量法和容量法。重量法是指用秤或天平逐包称量。该方法剂量准确，但效率偏低，适用于含有贵重细料药和毒性药物的散剂。容量法目前一般使用的散剂分量器是以木质、牛角、塑料或金属制成的一种容量药匙，有的会在药匙内装有活动楔子，以用于调节所需剂量。该方法在少量制备时可使用。在工业化生产中，常采用散剂自动包装机、散剂定量分包机等设备，这些设备均是利用容量法的原理设计的，但使用过程中应注意及时检查设备速度等参数并及时加以调整。

7. 包装　根据原国家食品药品监督管理局的规定，要对制成的散剂包装，避免药物质量降低。散剂的粒度小且比表面积大，容易出现潮解结块、变色、降解或霉变等不稳定现象，除另有规定外，散剂应采用不透性包装材料并密闭贮存。主要的包装有纸袋、空硬胶囊、玻璃瓶、塑料袋和复合膜等，不同用途的散剂选用不同的包装，避免散剂中有效成分的散发和药效的下降。同时，需注意以下几点：复合膜厚度均匀性的控制，复合膜的高阻隔性、低异味、低吸附性，复合膜包装机适应性。李启奖等指出了关于散剂自动包装机包装的几项注意事项，根据散剂易吸附、易吸潮、易产生静电等特性，得出由于包装样品内容物的不同，复合膜结构也多样化的结论。在散剂生产时可根据药物性质选择不同的包装机，科学把控使其符合需求。

8. 贮存　在贮存环节，主要是针对含挥发性药物或易吸潮药物的散剂应密封贮存。贮存一般遵循的原则是减少温度、光线及微生物对散剂的影响。比如小儿化毒散，处方中含有冰片、雄黄等药物，本品为棕黄色的粉末，在贮存时要注意密闭防潮。同时，中药中因含有挥发性成分、有毒成分及易吸潮的成分，所以在贮存时要格外注意，比如用于烧伤治疗的散剂，如果是非无菌制剂的，在贮存时应在标签上标明"非无菌制剂"；多剂量包装的散剂应附分剂量的用具；含有毒性药的内服散剂应单剂量包装。这些都是在贮存时应该注意的，这样才可保存药效，保证质量。此外，散剂的贮存场所应尽量选择干燥、避光、空气流通的库房，分类保管并定期检查。

二、特殊散剂的制备

1. 含毒性药物的散剂　毒性药物的应用剂量小，不易准确称量且称取费时，易引起剂量误差。因此，为保证剂量准确，常在毒性药物中加入一定比例的辅料制成倍散（亦称稀释散），包括 5 倍散、10 倍散、100 倍散等。倍散的稀释比例可按药物的剂量而定，如剂量在 0.01 ～ 0.1g 者，可配制成 10 倍散（取药物 1 份加入辅料 9 份）；如剂量在 0.01g 以下，则应配成 100 或 1000 倍散。倍散配制时，应采用等量递增法稀释混匀后备用。

在倍散的辅料选择时，应选无显著药理作用、不与主药发生反应且不影响主药含量测定的惰性物质。常用的辅料有乳糖、淀粉、糊精、蔗糖、葡萄糖、硫酸钙等，其中以乳糖最为常用。为了保证散剂的均匀性及易于与未稀释原药粉区别，一般选用食用色素如胭脂红、靛蓝等着色剂对稀释散进行着色，且着色剂应在第一次稀释时加入，随着稀释倍数增大，颜色逐渐变浅，可以用于区分倍散的浓度。

2. 含低共熔混合物的散剂　低共熔现象是指当两种或更多种药物混合后，有时出现润湿或液化的现象。如薄荷脑与樟脑、薄荷脑与冰片，含有这些物质时，可采用先形成低共熔物，再与其他固体粉末混匀或分别以固体粉末稀释低共熔组分，再轻轻混合均匀。一般在研磨混合时出现液化现象较快，但在许多场合下，液化现象需一定时间后才出现，且共熔现象的发生常与药物品种及用量相关，混合物润湿或液化的程度则主要取决于混合物的组成及温度。

处方中常见的低共熔组分有水杨酸苯酯、麝香草酚、薄荷脑、樟脑等。在制备含低共熔混合物的散剂时，应根据形成低共熔混合物后对药物药理作用的影响，以及处方中其他固体成分数量的多少而定。一般有以下 3 种情况：①若药物形成低共熔物后药理作用增强，则建议直接采用低共熔法混合，但应通过实验确定减少剂量；药理作用减弱时应分别用其他稀释剂稀释，避免出现低共熔。②药物形成低共熔物后若药理作用无变化，如薄荷脑与樟脑、薄荷脑与冰片，或处方中固体成分较多时，可采用先形成低共熔混合物，再与其他固体成分混合，使分散均匀。或者分别以固体成分稀释低共熔成分，再轻轻混合，使分散均匀。③当处方中含有挥发油或其他足以溶解低共溶混合物的液体时，可先将低共熔混合物溶解，采用喷雾法喷入其他固体成分中，使之混合均匀。

3. 含液体药物的散剂　复方散剂中有时含有挥发油、非挥发性液体药物、酊剂、流浸膏、药物煎汁等液体组分。应根据其性质、用量及处方中其他固体组分的比例而采用不同的处理方法：①液体组分用量较小时，可利用处方中其他固体组分吸收后研匀。②液体组分用量较大，处方中固体组分不能完全吸收，可另加适量辅料（如磷酸钙、淀粉、蔗糖等）进行吸收。③液体组分用量过大，且属于非挥发性药物，可加热蒸去大部分水分后再用其他固体粉末吸收或进一步水浴蒸发，加入固体药物或辅料后，低温干燥后研匀。

4. 眼用散剂　一般配制眼用散剂的药物多经水飞或直接粉碎成极细粉且需通过《中国药典》（2020 年版）九号筛（200 目），以减少机械刺激。另外，眼用散剂要求无菌，故配制的用具应灭菌，配制操作应在清洁、避菌环境下进行。成品经过灭菌后密封保存。

三、灭菌

中药散剂由于是粉末入药，在操作过程中极易滋生微生物，这是传统中药散剂最容易出现问题的检查项目。微生物在环境中普遍存在，在散剂制备过程中，原料、辅料、包装材料、环境、人员均有可能导致微生物限度超标。其中，原料所带的大量微生物是中药散剂染菌的主要来源，加强原料前处理是散剂卫生质量控制的关键；制剂过程是散剂再次染菌的重要途径，在散剂的制备中必须严格遵守操作规程。《中国药典》（2020年版）四部也对散剂的微生物进行了相关限度规定。因此，在散剂的实际生产过程中，一定要对其进行灭菌处理。

灭菌是指用物理或化学方法将所有致病和非致病的微生物、细菌的芽孢全部杀死的操作。常用的灭菌方法有物理灭菌法、滤过除菌法、化学灭菌法等。其中，物理灭菌法又可细分为干热灭菌法（火焰灭菌法和干热空气灭菌法）、湿热灭菌法（热压灭菌法、流通蒸汽灭菌法、煮沸灭菌法、低温间歇灭菌法）、紫外线灭菌法、微波灭菌法、辐射灭菌法。目前，在工业化生产中，中药散剂的灭菌常采用物理灭菌法中的辐射灭菌法。辐射灭菌法又称为电离辐射灭菌法，是采用放射性同位素放射的γ射线杀灭微生物和芽孢的方法。其作用机制是通过直接作用于生物的蛋白质、核酸、酶等，促使化学键断裂，引起分子发生变化，从而使微生物细胞生长和分裂停止，导致死亡；或者间接作用于生物体内的水分子，引起水的电离和激发，生成自由基，再作用于生物活性分子，引起微生物死亡。

目前，常利用^{60}Co辐射源放出的γ射线对医药产品进行灭菌处理，该方法的使用需重点关注辐射剂量，因为辐射剂量的确定与灭菌效果密切相关。在确定辐射剂量时，需要考察被灭菌物性质、药物剂型、微生物种类和数量、有效成分含量等因素。苏德模等在对中成药的辐射灭菌进行研究后发现，散剂经2kGy辐射，细菌数降低率＞90%。张强等考察了^{60}Co辐射对柴葛退热散主要成分含量及灭菌效果的影响，结果发现当辐射剂量为3kGy时，灭菌效果良好，3kGy辐射剂量也被认为是散剂的最大耐受剂量。另外，有时候为了保证灭菌质量及辐射对散剂外观性状的影响，可以尝试进行二次辐射。例如，王鸿坡等对复方松花粉散剂的^{60}Co辐射研究发现，经^{60}Co二次辐射（辐射剂量分别为2、1.5kGy）灭菌时，散剂的外观无变化，且能完全达到规定的卫生标准。

第二节　散剂的质量标准研究

根据《中国药典》（2020年版）规定，散剂在质量检查时需要进行以下几个方面的检查，主要包括：①粒度［照粒度和粒度分布测定法（单筛分法）测定〕。②外观均匀度。③水分。④干燥失重。⑤装量差异。⑥装量（多剂量包装的散剂，应按最低装量检查法进行检查）。⑦无菌〔除了程度较轻的烧伤（Ⅰ°或浅Ⅱ°外），用于烧伤、严重创伤或临床必需无菌的局部用散剂，应按照无菌检查法进行检查〕。⑧微生物限度（采用微生物计数法、控制菌检查法以及非无菌药品微生物限度标准进行检查）。

一、散剂的质量要求

1. 粒度　粒度检查是散剂质量检查中很重要的一项，根据《中国药典》（2020年版）规定，散剂的粒度要根据散剂的类型及用途不同进行划分，具体为内服散剂为细粉，应过五号筛；儿科和外用散剂是最细粉，过七号筛；像烧伤和严重创伤的外用散剂要过六号筛，粉末重量不少于95%；眼用散剂是最细粉，过九号筛。粒度在检查中也会出现很多问题，很多学者在研究过程中对其原因进行了总结。陈桂莲等人研究中药散剂在生产过程中质量控制时提出要确定合理的粉碎度，就要采取科学的制备方法，不同性质的药物检查方法也不一样，治疗时相对应的疗效发挥也不一样。

2. 外观均匀度　外观均匀度是散剂的必检项目，散剂应干燥、疏松、混合均匀、色泽一致。散剂出现花纹、色纹或明显的颗粒主要是由于不同中药饮片粉末的含水量和松密度不一致、粒径差别大、机械震颤导致不同药粉因粉末不同造成的，进而导致产生脱混、分层等问题，例如富含糖类、挥发油或者脂肪的饮片先单独粉碎会黏附在设备上，并堵塞筛网，造成药材和设备的损耗，出现成品粗细不均的情况。如果不对散剂性状有所要求，会导致药品疗效降低、质量不达标等问题。根据《中国药典》（2020年版）的规定，在散剂外观均匀度检查时，取供试品适量，置光滑纸上，平铺约5cm²，将其表面压平后在明亮处观察，色泽应均匀，无花纹与色斑。李小万在对散剂结块原因及防止措施研究中指出，粒度分布不均匀是导致结块的内部因素，温度、湿度、压力这些外部因素也会使颗粒间形成"晶桥"，增加结块频率，因此要改善外观分布不均的问题就要在生产环节主要控制药物生产的温度、湿度、药粒的粒径及均一性、药粒的流动性等。

3. 水分　《中国药典》（2020年版）明确规定散剂的水分不得超过9%。水分测定可以采用烘干法、甲苯法、减压干燥法，比如红外线干燥器可以测定水分，而且不同方法适用不同的中药。烘干法适合不含或少含挥发性成分的中药；甲苯法适用于含挥发性成分的中药；减压干燥法适用于含有挥发性成分的贵重中药。

4. 装量差异　装量差异是药物制剂均匀度检测指标之一，在散剂中，如果是单剂量包装的散剂就要按照《中国药典》（2020 年版）的规定进行装量差异检查，多剂量包装散剂要进行最低限量检查。平均装量或标示装量在 0.1g 及 0.1g 以下的装量差异限度为 15% 左右；0.1 ～ 0.5g 的装量差异限度在 10% 左右；0.5 ～ 1.5g 的装量差异限度在 8% 左右；1.5 ～ 6g 的装量差异限度在 7% 左右；6g 以上的装量差异限度在 5% 左右。

5. 装量　装量是检查数个最小单位的药品的重量均匀度。散剂的装量限度根据《中国药典》（2020 年版）规定，标示装量 20g 以下，每个容器的装量都不少于标示装量的 93%；标示装量在 20 ～ 50g，每个容器装量不少于 95%；标示装量在 50g 以上，每个容器装量不少于 97%。

新疆维吾尔自治区人民医院对分包质量进行了研究，分装时使用的容器在实际使用时会造成一定的误差，他们经过长期的摸索实验发现药物粉末的松散度对装量是有影响的，同时指出提高分包技术，也是提高散剂分包质量的重要因素。李毅竦在兽用中药散剂和片剂重量差异情况分析中对散剂、片剂的重量差异限度进行了检验，用统计学处理进行考察分析，经过分析得出只要控制好药物质量，重量差异的合格率会大幅度提高，同时对散剂和片剂要同样重视。

6. 无菌检查　散剂不经煎煮，以药材粉碎入药，药材在采收、运输、储存过程中受各种因素影响，存在污染微生物的风险，因此，散剂较之其他剂型对微生物限度的控制更为重要。散剂均有微生物限度要求，如果是用于烧伤、严重创伤或临床必须无菌的局部用散剂，则应按照无菌检查法进行检查，这主要是为了保证药品的安全性和有效性，是各类制剂制备中不可缺少的单元操作。中药散剂生产制备时必须在一个无菌的环境，散剂的生产周期一般都比较短，为防止产品质量不合格，过去很多学者根据散剂的不同用途提出了不同灭菌方法和措施，包括微波灭菌、紫外线灭菌、辐射灭菌等，也可以采用联合灭菌。

无菌检查应该在无菌条件下进行，整个检验过程也遵循无菌操作，根据《中国药典》（2020 年版）规定，一般采用薄膜过滤法或直接接种法来检测，对于供试品检测必须保证没有微生物的污染，同时进行无菌检测主要是保证药物的安全有效，避免不合格药物的产生。

7. 微生物限度检查　微生物限度检查主要是检查非规定灭菌制剂及其原料、辅料受微生物污染的程度，包括细菌数、霉菌数、酵母菌数及控制菌检查。微生物限度标准是基于药品给药途径和对患者健康潜在的危害以及中药的特殊性而制订的，微生物限度检查时整个过程必须严格遵守无菌操作。

微生物检查在散剂中是必要的，微生物可能存在于任何环境中，任何不注意的操作或者原料药的处理不当都是微生物超标的原因。在中药散剂中，这也是最容易出现问题的一项检查，而且微生物种类越多，药品变质、失效的可能性越大，所以对于微生物的检查要格外重视。但是对于微生物检查原因的研究并不是特别多，参考内容较少，但是对于微生物检查及限定是必要的。

许曾在对中药散剂质量问题分析中指出，微生物在环境中是普遍存在的，中药原药材、辅料、包装材料及整个生产环境都会携带微生物，导致微生物超标，他针对这一系列问题提出在采购原辅料及包装时都要把好关，对于不耐高温难清洗的包装材料要用紫外线等手段进行控制。同时，也对微生物检查不合格做了解释，可能是药材原料清洁消毒不到位、环境洁净度未达标、制备设备清洁不完全、物料包材受到污染等。在保证各环节不出错的情况下及装量差异在合格范围内，做好微生物检查是必要的也是必须做到合格的。周萃等在《医疗机构中药散剂生产工艺管理对制剂微生物控制的价值探讨》中通过对中药饮片的清洁、灭菌、粉碎设备护理等各个步骤环节的研究，说明了每个环节都有可能造成微生物污染，控制好微生物对中药散剂乃至中药各剂型的研发都有重要意义。

二、散剂药效成分的含量测定

目前，常采用高效液相色谱法（HPLC）对散剂中指标成分进行定量分析，并以此作为散剂的质量控制标准之一，以保证用药安全性和有效性。周晓明等运用 HPLC 测定蒙成药塔日努苏木朱尔散剂中大黄酚的含量，选择大黄酚作为质量控制指标，整个实验通过空白阴性试验、线性关系考察、稳定性试验及精密度试验的测定，结果加样回收率为 100.4%，RSD 为 1.96%，此方法能够精密检测大黄酚的含量。刘芳等采用 HPLC 测定连翘四味汤散剂中连翘苷的含量，选择连翘苷作为指标性成分，用高效液相色谱法进行线性关系考察、精密度试验、稳定性试验、重复性试验、回收率试验，结果显示，连翘苷在 0.026～0.624μg 呈良好的线性关系，加样平均回收率为 100.84%，RSD 为 4.30%，该方法可作为连翘四味汤散剂质量检测方法。

章金凤建立蒙药麻黄 –4 汤散剂的含量测定方法，采用 HPLC 进行阴性对照试验、线性关系考察、加样回收试验及样品含量测定，结果显示，盐酸麻黄碱在 0.10008～1.0008μg 呈良好线性关系，平均加样回收率为 100.29%，因此本方

法可以作为麻黄 -4 汤散剂质量标准的依据。蔡芳等采用 HPLC 测定明目六味汤散剂盐酸小檗碱含量，采用 C$_{18}$ 色谱柱，进行线性关系考察、稳定性及精密度考察、阴性试验，结果显示，盐酸小檗碱在 0.04 ～ 0.8μg 呈良好的线性关系，平均加样回收率为 101.53%，说明 HPLC 简便、重复性好，对于明目六味汤散剂中盐酸小檗碱的含量检测起到了良好的作用。景冬樱等利用 HPLC 测定了凹凸棒石散剂的士的宁浓度，并用重量法对凹凸棒石散剂进行了含量测定。

当然也有部分学者通过建立反向 HPLC（RP-HPLC）、薄层色谱法对散剂药效成分进行含量测定。比如李建梅等采用 RP-HPLC 测定开西尼孜散剂中没食子酸和鞣花酸的含量，同样选择合适的色谱柱，进行线性关系考察、稳定性及重复性试验、加样回收率试验等，结果显示，平均加样回收率分别为 99.3% 和 98.8%，方法精密度 RSD 分别为 1.4% 和 1.7%，说明 RP-HPLC 也可以为开西尼孜散剂质量评价提供实验依据。

对于含有毒性药物的散剂如半月清散剂和复方炉甘石散剂，必须对其中的毒性物质的含量进行控制。对散剂中的指标成分进行含量测定，尤其是含有毒性药物成分的散剂，要对毒性成分进行含量限度控制，以保证用药安全。

三、散剂中无机化合物的测定

无机化合物的测定主要是对微量元素和重金属的测定，微量元素的生理生化功能非常广泛，可以作为生物大分子的组成成分或辅助成分，或用于激素、维生素的构成，对维持机体正常的生命活动具有重要意义。中药中的这些微量元素一般都能促进机体的功能，它们有的是酶的活性因子，起着激活酶的作用；有的参与激素的生理作用，促进激素发挥作用；有的对组织的生长、黏膜修复及免疫功能的调节有特殊作用。因此在中药做成散剂时，这些无机元素也变得更加不可忽视。

对于无机化合物的测定有多种方法，比如高效液相色谱法、原子吸收分光光度计法、原子吸收光谱法、火焰原子吸收法等。刘乐乐等用原子吸收分光光度计对地格达 -4 散剂中的无机化合物进行了测定，整个实验将配制好的样品放置于电热板加热硝化至样品无色，冷却定容于 50mL 容量瓶中，作空白对照检测，结果显示，无机元素含量的排列顺序为 Ca > Mg > Fe > Mn > Zn > Cu，说明散剂中对人体有益的无机成分含量比较高，这与其药性理论相一致。肖桦等利用高效液相色谱法测定了马蹄香散剂中微量元素的含量，通过对氨基酸和微量元素的测定，结果显示，元素钙、磷、镁和硫含量顺序为马蹄香＞乳酸菌素片＞亿活＞思连康＞金双歧＞妈咪爱＞贝飞达＞合生原，表明马蹄香中微量元素含量较丰富，马蹄香和不同的微生态制剂所含微量元素各有自己的特点。侯杰等利用火焰原子吸收法和氢化物原子荧光法对黎药裸花紫珠散剂中的铅、镉、砷、汞、铜 5 种重金属及有害元素进行限量检查，以元素浓度为横坐标，吸光度或者荧光值为纵坐标进行线性回归，得到各元素的标准曲线，结果测得砷、铅、汞、镉、铜元素质量分数平均值分别为 2.918、10.015、0.631、0.297、0.0447ng/g，*RSD* 分别为 0.35%、0.13%、2.97%、1.26%、0.82%，表明该方法精密度良好。

潘娟等采用微波消解－石墨炉原子吸收光谱法测定 9 种中兽药散剂中铅含量，采用微波消解技术处理样品，取市场抽检的 9 种中兽药散剂制备成试样溶液，对其进行测定，结果线性范围为 5.00～80.00μg/L（*r*=0.9978），检出限为 0.39μg/L，加样回收率为 87.1%～96.3%，*RSD* 为 1.9%～6.9%，说明用此法测定中兽药散剂中铅含量是可行的。

四、散剂中非法添加物的测定

目前，在散剂的质量检测过程中，有时候会检查到非法添加物，这些非法添加物可能会影响药物疗效，或者出现副作用。为减少这种情况的发生，有效控制散剂质量，现药品监督部门常采用分析技术对非法添加物进行检查，并设定一定的含量限度。

李莉等利用 HPLC 测定了中药散剂中的喹乙醇、乙酰甲喹（喹乙醇被明确禁止用于家禽及水产养殖；乙酰甲喹作为一种抗菌药，长期用会有毒性反应甚至会引起死亡）含量，其对 8 种散剂中添加的这 2 种化学成分进行考察研究，经过标准曲线的建立、稳定性试验和回收率试验等，发现用 HPLC 测定可以很好地将化学成分和有效成分分离且简便可行。刘素梅等通过建立 UPLC-DAD 检测中药散剂中的磺胺类药物（磺胺类药物为化学合成抗菌药，但是使用超标会出现中毒现象），其利用二极管阵列检测器进行样品的全波长扫描，用色谱峰的面积进行定量计算，结果发现磺胺类药物在 0.2～200mg/L 呈良好的线性关系，提示该方法可以很快地检测出散剂中是否含有非法添加物磺胺类药物。除了上述提及的非法添加物外，还有四环素、吗啉胍、布洛芬等，在散剂中添加过量都有可能会引起不好的后果。因此在质检时要对这些非法添加物进行检测，并对其进行含量限度，可采用 TLC、HPLC、LC-MS 等技术进行检测，以提高药效，保证用药安全。

五、散剂的溶出特征研究

溶出度是指药物从固体制剂在规定溶剂中溶出的速度和程度。溶出度是制剂质量控制的一个重要指标，很多中药以散剂形式入药，其有效成分从药材细胞中释放出来才能发挥药效作用，所以研究中药散剂成分如何突破细胞壁对于中药发挥药效有很大的意义。散剂一般易分散，便于吸收，这与溶出度是息息相关的，只有通过不断的研究，用最有效的方法测定药效成分的溶出，在散剂的制备及质量控制上发挥更大的作用，才能使散剂越来越完善。在散剂的体外溶出特征研究中，很多学者采用不同的方法对其进行测定，比如紫外分光光度计法、高效液相色谱法等建立某味散剂的溶出度方法，得出数据观察分析，为散剂的溶出度研究提供新的思路。

刘洋等在川芎散剂体外溶出特征研究中，采用桨法，以阿魏酸为指标，利用紫外分光光度计法测定了川芎散剂在 5 种介质中的溶出量，通过绘制溶出曲线得出川芎散剂在酸性到中性再到碱性溶剂中的溶出量是增加的，且时间是逐渐缩短的。庞青云等研究消旋卡多曲口服散剂溶出度方法的建立，实验设计用 11 种溶出介质进行筛选，绘制溶出曲线，用 HPLC 测定散剂的溶出度，最终选用了 20% 十二烷基硫酸钠（SDS）作为消旋卡多曲溶出介质，用溶出度方法学试验进行检验，最终确定溶出度是符合要求的，小于 70%，为水溶性差制剂的溶出度方法提供了新思路。蔡光先等研究生脉超微颗粒与其散剂的体外溶出度，采用分光光度法测定了散剂中人参总皂苷、总多糖的体外累计溶出度，对对照品溶液、阴性空白液及供试品溶液进行测定，80 分钟时生脉散的溶出率在 94% 左右，而生脉超微颗粒的溶出率为 99%，虽然生脉散的溶出率不如超微颗粒，但也都符合要求而且溶出率在 90% 以上。青防肿痛外敷散剂在外用消肿方面的研究表明，其与凝胶剂均具有缓释释药效果，在整体经皮渗透过程中，外敷散剂较凝胶剂可以显著提高青藤碱的经皮渗透量及透过速率。

六、散剂的卫生质量控制

药品是治疗疾病的一种特殊的商品，与人的生命息息相关，在生产过程中要符合 GMP 的要求，在整个制备过程中需避免微生物的污染，提供无菌环境，保证用药安全，因此制药卫生很重要，也是最基本的要求。结合散剂分散度大、比表面积大、易染菌等特点，《中国药典》（2020 年版）也对其进行规定，中药散剂的口服制剂，每克本品细菌数不得超过 10 万个；霉菌数不得超过 500 个。

以慢萎散为例的中药散剂染菌途径研究证明，制剂过程是散剂再次染菌的重要途径，应该加以重视。其中制剂中的无菌环境又尤其重要，《中国药典》（2020年版）收载的灭菌方法主要有湿热灭菌法、干热灭菌法、辐射灭菌法、气体灭菌法和过滤除菌法。其中干热灭菌法又包括火焰灭菌法和干热空气灭菌法，一般适用于耐高温的物品；湿热灭菌法适用于热不稳定的药品；辐射灭菌法适用于穿透力强、不耐热药物的灭菌，比如制成散剂的原料药不受辐射破坏，这时就可以用此法进行灭菌；气体灭菌法是化学灭菌法，主要是利用气体灭菌，适用于不能用滤过除菌及加热灭菌方法的药物灭菌；滤过除菌法主要用于液体制剂的灭菌，散剂很少用。也有报道比较了单纯低温间歇法、紫外线照射法和紫外线 +75% 乙醇 3 种散剂灭菌方法，最终结果表明紫外线 +75% 乙醇是比较推荐的方法。

总之，在散剂的制备过程中要想控制好卫生质量，就要严格进行热原检查、无菌检查和微生物限度检查，做好最基础的一环，这对用药安全有十分重要的意义。

第三节　散剂的药理毒理研究

一、散剂的药理学研究

药理学在阐明药物作用及作用机制、改善药物质量、提高药物疗效、减少不良反应、研究开发新药等方面发挥着重要作用。通过整理散剂的现代药理作用文献报道，发现其主要用于免疫调节、镇静、抗凝血、抗病毒等方面。

1. 免疫调节　免疫调节一般是指机体识别和排除抗原性异物，维持自身生理动态平衡与相对稳定的生理功能。中药散剂可以在一定条件下起免疫调节的作用。卢银让等通过对五岳灵芝宝散剂的动物实验研究，设计高、中、低 3 个不同剂量组和对照组，30 天后对小鼠进行免疫指标测定，发现无论是小鼠碳粒廓清试验、细胞转化试验，还是细胞吞噬鸡红细胞试验，各剂量组的散剂均能提高单核 – 巨噬细胞功能，且脏体比值为阴性，证明了其散剂具有一定的免疫调节作用。许卫红等对复方微生态散剂建立药效学研究，实验分为对照组和复方微生态散剂组，进行 t 检验得出数据，通过对胃液、免疫器官重量及免疫功能和应激刺激的分析，发现其可明显增强网状内皮系统的吞噬功能和免疫器官的重量。陈湘宏等研究四味藏木香散剂对免疫功能低下小鼠的影响，实验分为空白组、模型组、四味藏木香散剂（高、低剂量）组和阳性药组，观察小鼠腹腔巨噬细胞吞噬功能、小鼠溶血素的形成，数据显示高剂量的四味藏木香散剂使得小鼠的吞噬指数为 1.87 ± 0.41，表明散剂能增强小鼠腹腔巨噬细胞的吞噬百分比和吞噬指数、促进溶血素抗体的生成等，表明该散剂对小鼠的免疫功能有一定提高作用。

2. 心脑血管作用 心脑血管疾病是死亡率较高的一类疾病，心血管疾病主要症状表现为胸闷、双下肢水肿、四肢无力等；脑血管疾病常见脑出血、脑缺血等症状。在心脑血管方面研制了很多药物供临床使用，其中中药散剂也取得了比较好的疗效。毕力格等研究八味清心散剂对动物心血管的作用，将大鼠分为对照组、散剂组（高、低剂量）、胶囊组4组，观察小鼠心肌缺血的程度，结果表明药物具有明显的抗心肌缺血和明显降低再灌注引起的心肌损害导致的血清酶升高作用。祝晓光等研究脑复灵散剂对小鼠心脑缺血的保护作用，将小鼠分为普萘洛尔组、对照组和散剂组三组，通过对小鼠断颅、结扎双侧总动脉等方法检测了脑复灵散剂对心脑缺血的药效，结果显示其具有抗心脑缺血的作用。

3. 镇静作用 中药镇静药主要包括安神药和平肝息风药，比如大黄、麻黄、细辛、独活、猪苓等。这些中药主要起着平肝潜阳、安神定志、息风止痉的作用，在使用时要适量，否则可能会出现不良反应。一般在制成具有镇静作用的中药散剂时，高剂量的具有镇静作用中药成分会比低剂量成分有更好的效果，很多前辈学者也对此进行研究说明。

毕力格等在研究八味清心沉香胶囊与散剂对动物镇静作用的对比中，利用抖笼法测定小鼠10分钟内静止时间，将小鼠分为对照组，散剂组，胶囊高、低剂量组，对比活动抑制率，结果散剂52.1%，胶囊高剂量组72.2%，胶囊低剂量组66.7%，对照组为23.4%。虽然与同等剂量的散剂比较，胶囊优于散剂，但是散剂也可明显加强戊巴比妥钠的镇静作用，对抖笼法小鼠也有明显的镇静抑制作用。

4. 抗凝血、抗血栓 血瘀证是临床比较常见的一类疾病，包括冠心病心绞痛、急性心肌梗死、弥漫性血管内凝血、脑中风、灼伤、骨折等，主要与微循环障碍、血流动力学异常和结缔组织代谢异常等因素有关。中药中能够起活血作用的都可以用来抗凝血治疗，如丹参、桃仁、红花、赤芍、牡丹皮及动物药水蛭等都有活血作用，以活血药为主制成的散剂处方有抗凝血作用。林晓珊等研究比较生水蛭的普通散剂、超微粉和制水蛭的超微粉对小鼠抗凝血、抗血栓作用，对水蛭水煎剂、1/2煎剂剂量的普通散、超微散、制水蛭超微散的药效进行比较分析，并考察其安全性，发现散剂经超微处理后抗凝血和抗血栓的作用被增强。

5. 抗炎镇痛作用 抗炎镇痛类的散剂可以防止剧烈疼痛引起的生理功能紊乱，临床上在治疗相应疾病时有重要意义。刘斌等研究虫类散剂对大鼠炎性颈神经根白细胞介素 -1（IL-1）和 IL-6 的影响，建立大鼠模型，分为对照组和实验组，两周后处死观察各项指标，结果神经根炎性肉芽肿质量、神经根 IL-1 及 IL-6 含量明显低于对照组，表明虫类散剂具有治疗该类疾病的作用。张文娟等研究了独一味环烯醚萜苷散剂的组织相容性，在大鼠背部设置两个切口，一个为对照组，一个为散剂组，一周后进行观察，结果显示散剂组炎性细胞浸润数较对照组少，纤维包膜程度较对照组轻，基本可以完全吸收，表明该散剂具有良好的组织吸收性、炎症刺激小等特点。王俊丽等在金铃子散汤剂和散剂的药效学研究中，将小鼠分为四组，给予相同剂量的药物，观察小鼠身体扭动情况，金铃子散散剂和汤剂 16.8、8.4g/kg 剂量对小鼠有明显的镇痛作用，可明显减少醋酸所致小鼠扭体反应次数，提高小鼠痛阈值，降低醋酸致小鼠腹腔毛细血管的通透性，具有良好的镇痛抗炎作用。张艳玲等研究妇血宁浓缩散剂的药理作用，将小鼠分为 4 组，分时间段给予相同剂量的不同药物，5 分钟后观察小鼠身体扭动情况，妇血宁组的小鼠身体扭动次数明显降低，说明妇血宁浓缩散剂具有明显的镇痛作用。于百灵等建立药效学研究妇血宁浓缩散，也是将小鼠分为 4 组，10 分钟后观察小鼠的身体扭动情况，根据结果得出妇血宁浓缩散能减少醋酸引起的小鼠扭体次数，有镇痛作用；能抑制蛋清引起的小鼠足肿胀，有抗炎作用。

6. 止血作用 具有止血作用的中药很多，比如大蓟、小蓟、白茅根、羊蹄、苎麻根等。一般散剂应用都是外用适量，研末外掺或调敷，当散剂外敷时，因为表面积大，病痛流血部位愈合快。当然关于散剂在止血方面的应用也有很多不错的研究。张艳玲等研究妇血宁浓缩散剂的药理作用，将小鼠分为 4 组，分时间段给予相同剂量的不同药物，断尾后观察小鼠出血时间，10.0g/kg 剂量的妇血宁相对于 5.0g/kg 的妇血宁明显缩短了出血时间，表明妇血宁浓缩散剂对大鼠离体子宫有兴奋作用，通过促进子宫肌肉收缩，压迫内膜螺旋动脉以止血，又可使坏死未脱落的内膜完全脱落，及时排出，即可达到止血的目的。

7. 促进胃肠道运动作用 胃肠不适是每个年龄段都会出现的疾病，轻者自愈，严重者需要服药才会减轻这种症状。散剂入胃后会依附于胃黏膜，排空非常慢，以此起到局部治疗的作用。从宏观角度来说，散剂成本低，易携带，起效也快，即古语所说的"散者散也，去疾病用之"。下面对促进胃肠道运动的散剂进行总结。许卫红等通过对复方微生态散剂建立药效学研究，对小鼠进行了复方微生态散剂对胃排空作用的影响测定，结果发现散剂能够加速胃排空，增强胃蛋白酶活性。张佳雯等研究了蔬通消化散剂对小鼠润肠通便的作用，将小鼠分为正常对照组，模型对照组，阳性对照组，蔬通消化散剂低（1g/kg）、中（3g/kg）、高（9g/kg）浓度组，进行小鼠排便实验，结果表明蔬通消化散剂可以减少便秘小鼠首次排黑便时间，增加便秘小鼠小肠墨汁推进率，具有良好的促进排便和促进肠道蠕动功能。

8. 抗菌、抗病毒作用 细菌感染是很多疾病发生的根源，人体受到细菌、病毒的侵袭后，身体机能会逐渐下降。为改善患者病情，临床常应用具有杀菌、抑菌活性的药物，其中中药散剂在抗菌、抗病毒方面发挥着重要作用。例如，白俊英等考察了甘石创愈散、七厘散、云南白药、去腐生肌散4种散剂的抗菌作用，结果发现只有甘石创愈散对大肠埃希菌、绿脓杆菌、变形杆菌、伤寒杆菌、金黄色葡萄球菌均较为敏感，但这4种散剂都具有抑菌作用。胡振英等采用琼脂扩散法和平板划线法测试了一种复方中草药散剂的抗菌效力，结果发现除克雷伯杆菌外，其对金黄色葡萄球菌、副伤寒沙门菌、绿脓杆菌等8种细菌均有较强的抑制作用。南淑玲等进行了升降散散剂抗流感病毒作用的研究，设计了预防性给药、感染后给药及混合后给药3种给药方式，结果发现升降散能减轻肺病变、抑制流感病毒在鸡胚内增殖，提示该散剂具有抗病毒作用。李威等研究了痰嗽清散剂的抑菌作用，使用M-H液体培养基将其配制成生药质量浓度分别为300、200、150、100、75、50、25、12.5g/L的药物培养基，以最低抑菌浓度（MIC）为评价指标，结果发现该散剂对肺炎双球菌、甲型和乙型链球菌、金黄色葡萄球菌和大肠埃希菌均有不同程度的抑制作用，提示痰嗽清散剂有较好的抑菌作用。

9. 降血糖作用 高血糖对人类健康的危害极大，对于高血糖患者来说，必须要对血糖水平进行自我监测，并使用药物进行有效控制，中药散剂在这方面已有应用报道。如张春华等对医院制剂降糖灵浓缩散剂进行了药效学实验，将小鼠分为空白组、模型组、降糖灵组和优降糖组4组，采用葡萄糖氧化酶法测定血糖值，结果发现降糖灵浓缩散剂灌胃给药5天可使葡萄糖性高血糖小鼠的血糖明显下降，并可使正常大鼠肾上腺素性高血糖显著减低，说明该散剂对上述2种模型动物均具有明显的降糖作用。

10. 止咳化痰作用 止咳化痰类药物具有减轻咳嗽症状、润肺的作用，临床主要用于治疗咳嗽严重且喉咙伴有痰液的患者。据记载，白芥子、皂荚、旋覆花等中药及清气化痰丸、柴胡达原饮、蒿芩清胆汤等中药复方均具有止咳化痰作用，其中部分复方以散剂形式应用于临床。例如，张丽等将小鼠随机分成模型组、阳性对照组（炎见宁片，0.29g/kg）及清咽利肺散剂低、中、高剂量组（13.7、27.3、54.6g/kg），通过氨水引咳实验、气管酚红排泌实验考察清咽利肺散剂的止咳化痰作用，结果发现与模型组比较，清咽利肺散剂高剂量组能明显延长咳嗽潜伏期、降低酚红排泌量，表明该散剂具有良好的止咳化痰作用。高寒等为了探索痰嗽清散剂的镇咳和祛痰作用，利用吸入二氧化硫（SO_2）诱发小鼠咳嗽及腹腔注射酚红的方法，将小鼠分为空白组、阳性对照组及痰嗽清高、低剂量组4组，以小鼠咳嗽潜伏期（注入 SO_2 至首次咳嗽的时间）、2分钟内的咳嗽次数及小鼠气管内酚红排泌量为评价指标，结果发现该制剂具有良好的祛痰、止咳作用，为痰嗽清散剂的作用机制研究奠定了基础。此外，还有学者结合临床实际，比较了同一复方不同剂型的药效差异，以满足患者不同的用药需求。如周长凤等通过镇咳实验和祛痰实验比较了沙棘五味口服液与散剂的药效差异，结果发现沙棘五味口服液及散剂对浓氨水诱发的小鼠咳嗽均具有明显抑制作用，且二者的祛痰作用显著。

11. 其他 除了以上药理作用研究外，散剂还有其他药理活性研究的报道，如娃娃宁泡腾片散剂可改善大黄所致脾虚、细辛散剂具有呼吸抑制作用、芝麻素散剂具有抗衰老和降血脂作用等。

二、散剂的毒理学研究

随着科学技术的进步，科研人员开始对药物的毒性进行研究。与西药毒理学相比，中药毒理学研究起步较晚，而且中药组方灵活、化学成分复杂，致使研究深度及广度均存在一定差距。散剂作为中药四大传统基本剂型之一，具有悠久的应用历史，对其进行毒理学研究，可为中药的合理用药、临床安全提供参考。肝脏是人体的物质代谢中心，一般而言，药物在肝脏中的浓度要高于其他靶器官，但任何药物都有一定的有效剂量，超出这一范围就有可能会产生不良反应。因此在制备散剂时，必须要注意剂量与药物不良反应之间的关系，以及药物成分对患者可能造成的影响，重视中药的毒理学研究，以保证临床用药安全，减少药源性肝病。

1. 散剂对药物毒性的影响 部分散剂处方中可能含有《中国药典》（2020年版）中标记为"有毒"的中药，因此在临床应用时需特别注意其安全性。通过整理相关文献研究发现，制剂处理或处方配伍可在一定程度上降低或者消除药物毒性，为散剂的临床应用提供安全保障。例如，付勇强等选择北细辛为研究对象，采用 Bliss 法及最大给药量测定法考察其散剂、水煎剂、挥发油对小鼠的急性毒性，结果发现北细辛散剂、水煎剂的最大给药量分别为 4.8、240g/kg（以生药量计），北细辛挥发油的最大给药量为 2.53mL/kg。说明基于该实验结果，按当时《中国药典》（2010 年版）规定的剂量（1～3g）应用于临床应该不会产生毒性反应；同时，说明北细辛散剂的急性毒性强度高于挥发油和水煎剂，因此，在《中国药典》（2020 年版）一部中，细辛【用法与用量】项下注明散剂每次服 0.5～1g。张旭等考察了含朱砂散剂清心散、益元散对大鼠脑功能、肝功能及肾功能的影响，实验设置空白组、清心散组、益元散组、朱砂组，灌药后检测血清中的丙氨酸氨基转氨酶（ALT）、天门冬氨酸氨基转氨酶（AST）、尿素氮（BUN）、肌酐（Cr）水平，并对肝肾组织进行病理学观察，结果发现朱砂组 ALT 水平较其他 3 组显著升高，但 4 组之间 AST、Cr 水平的差异则均无统计学意义；同时，朱砂组病理切片中可见炎性浸润，但清心散组、益元散组的脑、肝、肾形态与功能则均未见明显不良影响。结合相关报道推测清心散对大鼠脑、肝、肾的保护作用可能与组方中的单味药对朱砂中可溶性汞溶出的抑制作用有关，但该结论还有待进一步的研究证实。

2. 含毒性药的散剂 细辛是临床常用中药之一，散剂是其主要临床用药形式之一，但在细辛散剂、水煎剂、挥发油的半数致死量研究中发现，细辛散剂的毒性最大，因此，在临床应用时须特别注意。有研究利用网络毒理学、代谢组学和转录组学等对细辛散剂的肝毒性机制进行探索，结果发现长期服用高剂量细辛散剂对大鼠肝脏有一定损伤，且这种损伤与给药剂量呈正相关性，其机制与氨基酸代谢、胆汁酸代谢、p53 信号传导途径等密切相关。董小艳等观察了细辛散剂长期毒性对大鼠肝肾功能的影响，该研究将大鼠随机分为空白组和细辛散剂高、中、低剂量组（每天灌胃剂量分别为 0.27、0.81、1.35g/kg），检测灌胃给药 28 天后各组大鼠的肝肾功能指标，包括 ALT、白蛋白、球蛋白、总胆红素、BUN 和 Cr，结果发现与空白组比较，细辛散剂呈剂量依赖性地影响大鼠肝功能，且仅高剂量组灌胃会对大鼠肾功能造成损伤，提示细辛散剂长期毒性可对大鼠肝肾功能造成一定损害。此外，有研究证明散剂在治疗小鼠急性肝损伤方面有积极作用，如芝麻素散剂。

第四节　散剂的临床应用

散剂是我国的传统剂型之一，也是固体剂型中分散程度最大的制剂，因其疗效确切、服用方便、见效快，在临床上使用较为广泛。许多中药加工制成散剂后，在中医药理论指导下，可辨证施治应用于临床，在治疗肿瘤、口腔疾病、呼吸道疾病等方面疗效确切。

一、在肿瘤中的应用

中医对肿瘤的认识历史悠久，早在《黄帝内经》中就已有"瘤"及相关疾病名的记载，在中医理论中属"积聚""癥瘕"范畴。在中医药对肿瘤的防治中，散剂现代应用较多，有许多学者利用中药复方散剂取得了不错的临床疗效。例如，高春媛等摘译了胃癌术后服用补中益气汤复方提纯散剂的案例，临床观察后发现绝对治愈切除组没有复发病例，非治愈切除组有不能坚持服药者，会有复发现象，而且在胃癌术后化疗期间，服药后副作用明显减少，说明补中益气汤复方提纯散剂在切除病灶的情况下对治疗胃癌有很好的疗效，可以最大程度避免不良反应的产生。鲁广梅自制中药散剂用于治疗肝癌，其处方为西洋参、蜂花粉、人中黄、三七、乌梢蛇各 200g，全蝎 100g，大黄 50g，肝癌患者在配以化瘀通利方剂及此散剂 4 个月后症状明显减轻，10 个月后肝功能恢复正常，从中医角度来看，此病是本虚标实之证，在全方汤、自制散剂合用之后，可共奏其功，取得不错的临床疗效，可为肝癌的治疗提供有益借鉴。

疼痛是肿瘤的主要症状之一，会直接影响患者的治疗效果和生活质量，使用西药易导致耐药性，而中药散剂可有效改善癌痛，临床疗效确切。如李光耀总结了 50 例不同类别肿瘤患者在内服、外敷合用中药拔毒化症止痛散后的临床疗效，结果发现患者疼痛症状完全缓解、部分缓解、轻度缓解分别占比 80%、16%、4%，总有效率达到 100%，说明拔毒化症止痛散可有效改善癌痛，减轻患者痛苦。

二、在肠胃疾病中的应用

肠胃病在消化科最为常见，其表现为反复多次，严重者伴有恶心、呕吐、腹泻等不适，严重影响患者的生活质量和身心健康。目前，关于中药治疗肠胃疾病的研究报道较多，其中有较多学者发现使用散剂治疗肠胃病的临床疗效明确。例如，悦随士等将 112 例上消化道出血患者分为对照组和治疗组，观察白及散剂治疗上消化道出血的临床疗效，对照组给予凝血酶，结果发现治疗后两组患者轻度、中度出血的止血时间及平均止血时间差异有统计学意义，止血率则无显著性差异，说明白及散剂止血效果与凝血酶相近，但止血时效优于凝血酶，且用药期间未发现有不良反应，提示白及散剂在治疗上消化道出血方面疗效良好。张丹等使用半夏泻心汤散剂治疗慢性胃炎时取得了良好的临床疗效，该研究未选择传统汤剂而是使用散剂，是因为慢性胃炎的病程一般较长，临床常表现为虚实并见、寒热错杂，而散剂可以长时间滞留在胃中，能长时间发挥药效且服用方便。

大多数肠胃疾病是由幽门螺杆菌（Hp）引起的，甚者发展成胃癌。虽然现代医学有针对 Hp 的治疗方案，但并不能根除。Hp 属中医学"邪气"范畴，治疗时重在扶正祛邪，临床上可单独采用中药治疗，也可联合西药进行治疗。例如，郑丽玲等将 150 例 Hp 感染相关性胃病患者随机分为对照组和治疗组，每组 75 例，对照组采用奥美拉唑肠溶胶囊、阿莫西林胶囊、甲硝唑片的三联疗法，治疗组在此基础上加服四六煮散剂。服用 1 个月后进行胃镜检查，发现治疗组 Hp 清除率、痊愈率和总有效率均显著高于对照组，说明四六煮散剂联合西药三联疗法在治疗 Hp 相关性胃病中发挥了中西医结合治疗的优势，并取得了满意的效果。同时，在治疗 Hp 阳性消化性溃疡方面，单独使用中药散剂亦可取得不错的临床疗效。如白晓莉等将 200 例 Hp 阳性消化性溃疡患者随机分为对照组和治疗组，每组 100 例，治疗组给予玉胃康散加味方，对照组服用奥美拉唑、阿莫西林、甲硝唑，且两组患者在治疗前 1 个月内均未接受其他抗 Hp 药物、抗生素、非甾体类消炎镇痛药治疗。在治疗 19 周后复查，结果发现治疗组 Hp 根除率为 92%，对照组根除率为 86%；胃镜检查中治疗组总有效率 91%，对照组总有效率为 69%，说明玉胃康散剂在消除 Hp 及远期疗效方面明显优于西药三联疗法，值得临床推广应用。此外，慢性萎缩性胃炎也是肠胃病中的一种，普遍认为其是胃癌前期的征兆，具有病程长、病证繁多等特征，在治疗时不易根除且多易复发，但中药散剂在这方面有一定的临床应用报道。如程璐等在治疗 Hp 慢性胃炎时采用随机平行对照疗法，A 组使用标准的三联疗法；B 组在 A 组基础上用中药散剂，即三七粉、元胡粉、沉香粉进行冲服；C 组和 D 组都是中药汤剂辨证，但治疗周期分别为 4 周和 2 周。停药 30 天后进行观察，结果发现 A~D 组的 Hp 根除率分别为 75%、100%、93.75%、93.35%，说明散剂联合标准三联疗法优于单纯的标准三联疗法，证实散剂在治疗慢性浅表性 / 萎缩性胃炎时可加速 Hp 的根除，缩短治疗时间。

溃疡性肠胃炎属于慢性肠胃病中的一种，发病勤、病程长，并伴有一系列副作用。林瑞芳等在治疗溃疡性肠胃炎时采用中药散剂保留灌胃法进行治疗，将 85 例溃疡性结肠炎患者随机分为基础治疗组、中药散灌肠组、配合中药散灌肠组 3 组，经过治疗后发现，配合中药散灌肠组、基础治疗组、中药散灌肠组的总有效率分别为 93.3%、90%、85%，配合中药散灌肠组总有效率最高，说明中药散剂治疗溃疡性肠胃炎有很好的疗效。此外，余永谦等在治疗消化性溃疡出血方面用自制的强胃散剂取得了较好的疗效，将 60 例患者分为对照组和治疗组，治疗组用强胃散剂，对照组用西咪替丁，在治疗期间均不加用其他止血、抗酸类药物，结果治疗 1 周后观察发现，治疗组患者病症明显减轻且无不良反应，而对照组有 9 例患者无效，但改服强胃散剂后出血停止，说明强胃散剂具有止血、促进创面愈合、抑制胃酸等作用，在治疗胃出血方面的疗效明显优于西咪替丁。

三、在创伤外科中的应用

散剂临床应用较为广泛，尤其是外科领域，因为外科创伤一般愈合时间长且伤口容易糜烂，许多学者在研究创伤外科的治疗用药时，发现散剂对其有不错的疗效。蝮蛇咬伤是常见的危急重症，耽误治疗时机就会有性命之忧，治疗时若用药不对也无法将毒素排出。王万春等为观察蛇伤外敷散超微散剂持续湿润箍围疗法治疗蝮蛇咬伤的临床疗效，评价其临床安全性并规范蝮蛇咬伤外治治疗方案，采用随机双盲对照试验将 150 例蝮蛇咬伤患者分为 A~E 共 5 组，每组 30 例，A 组采用蛇伤外敷散超微散剂适量，保持持续湿润；B 组采用蛇伤外敷散超微散剂适量，待其自然干燥；C 组采用蛇伤外敷散普通散剂适量，保持持续湿润；D 组采用蛇伤外敷散普通散剂适量，待其自然干燥；E 组采用安慰剂适量，待其自然干燥。治疗结束后，A~E 组总有效率分别为 93.1%、89.3%、89.3%、88.9%、70%，说明蛇伤外敷散超微散剂持续湿润箍围疗法可以有效改善蝮蛇咬伤患者局部症状。

下肢慢性溃疡是创伤外科疾病的一种常见病，由于其多发或反复发作，给患者身心造成了巨大折磨。西医认为静脉高压是下肢溃疡发生的主要原因；中医则认为筋脉不利，耗伤气血，久而化热，或因损伤染毒，湿热之邪侵袭下注，发为疮疡，治疗时多以外治为主。韩晓丽等在治疗下肢慢性溃疡时将 60 例患者等分为对照组和治疗组，治疗组撒适量的臁疮散于创面，后用纱布包裹；对照组给予康复新液湿敷于患处，再用处理过的凡士林纱布覆盖溃疡面。4周后进行指标观察，结果治疗组总有效率为90.00%，对照组总有效率为80.00%，说明臁疮散治疗下肢慢性溃疡确有疗效，能缩小溃疡面积，改善病情且安全无副作用。痔疮手术虽较为简单，但术后容易引起并发症，如疼痛、出血、感染及肛门狭窄等，这些并发症给人们的生活带来较大困扰，因此，探索快速治疗痔疮术后并发症具有一定的研究意义。丰培学等应用金玄痔疮熏洗散剂治疗混合痔疮术后并发症取得了较好的效果，对照组患者使用复方荆芥熏洗剂，结果发现金玄痔疮熏洗散剂在创面愈合、镇痛效果、镇痛维持时间等方面均优于对照组，说明该散剂组方切合痔疮术后的病机。

褥疮是长期卧床患者易得的一种疾病，是由于局部组织长期受到压迫，发生持续缺血、缺氧、营养不良而致组织溃烂坏死，其具有发病率高、病程扩张快、难以自愈和自愈后易病发的特点。我国逐渐进入老龄化社会，随着人口老龄化的进展，褥疮发病率有逐渐增加的趋势，而散剂在该疾病临床治疗上具有独特优势，相关临床研究报道较多。例如，张玉翠等采用自制的血竭散剂治疗褥疮获得了满意疗效，其将36例患者进行创面处理后，将血竭散剂撒在创伤表面，经过2个疗程的治疗后，创面治愈率占92.19%，且治疗越早，效果越好，说明血竭散是治疗褥疮的有效药物，可促使伤口的愈合，疗效显著且未见不良反应。痤疮是一种常见的皮肤病，一般多见于青少年，但该病的根治率很低，而且一旦发病时间会较长，半年至数年后或许会自然减轻或痊愈，这属于皮肤损伤的一种，可使用中药散剂进行治疗，但治疗周期较长。例如，贾华魁使用中药黄连联合地榆制成散剂治疗60例痤疮患者，对照组60例患者给予维胺酯胶囊，疗程均为4周，统计临床指标后发现观察组总有效率为95%，对照组总效率为75%，而且观察组治疗结束后6个月随访时的治愈病例复发率也显著低于对照组，说明中药黄连联合地榆制成散剂外用治疗痤疮临床疗效显著且复发率较低，值得临床推广应用。急性软组织损伤系指人体运动系统、皮肤以下骨骼之外的组织所发生的一系列急性挫伤或裂伤，治疗时应根据疾病的轻重情况，选择相应的治疗方法。早期主要以缓解症状为主，即考虑止血、消肿止痛；中后期则可以选择中医药进行干预治疗，如局部外敷、按摩等具有特色的疗法。例如，沈忠华使用自拟散剂治疗急性软组织损伤，其组方为栀子、黄柏、乳香、没药、当归、红花各100g，血竭、蒲黄、三七各50g，樟脑30g；取适量药膏均匀涂抹于棉垫上敷于患处，结果378例不同部位急性软组织损伤患者，显效83.3%，有效14.8%，无效1.85%，说明此散剂在治疗急性软组织损伤方面有确切疗效，组方中诸药相辅相成，共奏活血散瘀、消肿止痛之功。

四、在代谢性疾病中的应用

代谢性疾病是因代谢问题引起的疾病，主要原因有代谢障碍和代谢旺盛等，涉及的疾病主要有糖尿病、糖尿病酮症酸中毒、高血糖高渗综合征、低血糖症、坏血病等。目前，代谢性疾病的治疗以西药为主，但通过临床研究证实，散剂在这方面也具有一定疗效，可作为西医治疗的辅助用药。例如，李波为探讨舒活散剂改善早期糖尿病下肢血管病变（LEADDP）的作用机制，采用西医内治和中医外治相结合的方法治疗 LEADDP，将 60 例患者分为对照组和治疗组，对照组给予胰岛素控制血糖、硫辛酸注射液改善神经损害并加白开水泡洗患肢，治疗组在对照组基础上加用舒活散剂泡洗病变部位；经 2 个疗程（30 天）治疗后，治疗组和对照组的总有效率分别为 93.8%、56.8%，综合试验前后患者症状改善情况、实验室检查指标数据变化及不良反应发生情况，说明舒活散对 LEADDP 患者的临床症状具有确切改善作用，尤其在改善下肢感觉异常方面有比较明显的优势。叶青为了进一步评估舒活散的临床疗效，采用前瞻性随机单盲对照试验观察 LEADDP 介入手术治疗后的 40 例住院患者，患者分为对照组和试验组，两组都以控制血糖、血脂、血压等治疗为基础，试验组加舒活散剂熏下肢病变处，经 2 个疗程治疗后观测试验前后患者症状改善情况及实验室检查等指标，并详细记录不良事件、不良反应；结果试验组有效率达 95%，对照组有效率为 65%，说明在糖尿病下肢血管介入治疗后，结合使用中医药可弥补血管介入术的缺陷性，提示中医药在 LEADDP 介入术后的治疗中具有广阔前景。此外，有研究人员使用散剂治疗高脂血症，获得了不错的临床疗效。在患者服用脑得生散剂 4 周后，测量其血脂水平、体质量指数（BMI）及中医证候积分，结果发现患者血脂水平明显降低、BMI 有所减少，说明脑得生散剂能用于治疗高脂血症，可改善其血脂水平和中医证候评分。

五、在妇科疾病中的应用

妇科疾病是女性常见病、多发病，包括外阴疾病、阴道疾病、子宫疾病、卵巢疾病、宫颈糜烂等，其种类众多，不同疾病的治疗方式有所不同，主要治疗方式包括药物治疗、手术治疗、物理治疗等。其中药物治疗最为常用，尤其是在妇科炎症方面，中药散剂的干预治疗应用较多。例如，叶青芸等观察了外用血竭散剂治疗慢性宫颈炎的临床疗效，将 116 例患者分为两组，治疗组 60 例患者给予血竭散剂，对照组 56 例患者在给予常规药物治疗基础上加激光治疗，结果发现两组患者皆恢复较好，但治疗组未出现任何不良反应，对照组则出现了出血感染现象，说明血竭散剂可用于治疗宫颈糜烂。夏玉凤配制儿茶散和黄蜈散用于治疗宫颈糜烂，其中Ⅰ度糜烂敷黄蜈散，Ⅱ度和Ⅲ度糜烂先敷儿茶散，再敷黄蜈散，结果发现 132 例患者在服用 1~3 个疗程后总有效率为 93.18%，且没有 1 例产生不良反应，证实 2 种散剂治疗宫颈糜烂疗效确切且使用方便。

　　此外，在其他妇科疾病方面，散剂也有相关的应用报道。例如，姜翠玲选取母乳喂养的产妇 160 例，随机分为实验组和对照组，每组 80 例，对照组采取温热敷、按摩等常规护理措施，实验组在对照组基础上于产后第 2 天服用通乳散剂来辅助治疗乳房胀痛，比较产后 4 天内的乳房硬度和疼痛程度，结果发现通乳散剂对辅助治疗产后乳房胀痛具有良好作用且见效快。张丽萍等观察了骨质疏松中药方 1 号散剂（淫羊藿、续断、骨碎补、怀牛膝各 10g，三七、女贞子各 5g）联合护理措施干预绝经妇女骨质疏松症的临床效果，结果发现 87 例患者经中药治疗联合护理干预 6 个月后，总有效率为 95.4%，说明该散剂联合护理干预绝经妇女骨质疏松症取得了一定疗效，而且服用简单易行。南成勋自拟乳块消散剂加减治疗 86 例乳癖患者，治疗一段时间后总有效率达 96%，但需坚持服药 3 个月以上。

六、在心血管疾病中的应用

　　据《中国心血管健康与疾病报告 2021》统计，我国心血管病人数达到 3.3 亿，每 5 例死亡中就有 2 例死于心血管病。随着人口老龄化和代谢危险因素持续流行的双重压力，心血管疾病负担仍将持续增加，因此，心血管疾病的防治工作非常重要。目前，中医药已广泛应用于心血管病的防治，取得了显著的成绩，并形成了临床特色和优势。散剂作为中药的传统剂型之一，在防治心血管疾病方面已有较多临床应用。例如，陆宗良等将 114 例高脂血症患者分为对照组和治疗组，治疗组服用决明子散剂，对照组给予安慰剂胶囊，疗程均为 8 周，结果发现治疗组治疗前后各血脂指标明显改善，且改善幅度明显优于对照组，说明决明子散剂具有良好的调血脂作用。轩国成等采用中药散剂治疗脑梗塞，对照组 156 例患者给予维脑路通注射剂，治疗组 400 例患者内服中药散剂（处方为红参、黄芪、当归、鹿角胶、土鳖虫、壁虎、红花、三七参、远志），连续用药 1 个月后进行观察，结果治疗组的治愈数约为对照组的 3 倍，说明该散剂能缩短脑梗塞的病程且用药安全。张文佑等采用自制的中药散剂治疗冠心病心绞痛患者 120 例，并设置对照组（复方丹参片，40 例），4 周后治疗组、对照组的总显效率分别为 79.2%、52.5%；而且从临床症状来看，治疗组的症状明显减轻，说明研制的中药散剂治疗冠心病心绞痛疗效确切，能够减轻临床症状，提高免疫力。

七、在儿科疾病中的应用

散剂历代应用颇多，是古代防治疾病的重要剂型之一。近代以来，随着许多新剂型的应用与推广，使得散剂在临床上应用有所减少，但是在儿科领域，散剂因其制作简便、服用方便、吸收较快等特点，临床应用仍较多，涉及腹泻、肺系疾病、厌食症等不同儿科疾病。例如，徐君英等应用黄芪建中汤散剂加味敷脐治疗小儿脾虚型泄泻，结果发现治疗组 150 例患儿给予黄芪建中汤散剂加味敷脐治疗的总有效率高于对照组 150 例患儿口服妈咪爱冲剂的总有效率。林玉平等将 180 例肺炎喘嗽急性期患儿分为单纯西医治疗组、郁甦散剂组和麻杏石甘汤组，后两组皆在西医治疗的基础上进行，结果观察到郁甦散剂组和麻杏石甘汤组在退热、咳嗽、喘息症状改善等方面均优于对照组，结合有效率数据可知，郁甦散剂对肺炎喘嗽急性期患儿治疗效果较好，比单纯西医治疗更佳。宋桂华研究中药散剂配合推拿疗法治疗小儿厌食症，选择 68 例小儿厌食症患者用三甲散治疗，随症加减，配以推拿手法，结果总有效率达 95.6%，说明中药散剂联合推拿疗法可用于治疗小儿厌食症，临床疗效确切且无不良反应。

此外，中药散剂还可配合其他药物用于治疗儿童食积型便秘、小儿紫癜性肾炎、小儿目劄等。如王俊侠等为了观察王氏保赤丸散剂敷脐治疗儿童食积型便秘的效果，将 60 例患儿随机分为治疗组和对照组，观察组在基础治疗之上加用王氏保赤丸散剂敷脐治疗，14 天后观察组总有效率为 93.10%，明显优于对照组的 51.85%，说明王氏保赤丸散剂可用于治疗儿童食积型便秘。金莉花等为观察云南白药散剂加用中药经验方对小儿紫癜性肾炎尿红细胞（RBC）、尿蛋白（PRO）的影响，将 80 例符合纳入标准的患儿随机分为对照组和治疗组，对照组采用荆花消紫汤，治疗组采用云南白药散剂加服荆花消紫汤治疗，3 个月后评定疗效，结果治疗组 RBC、PRO 的总有效率明显高于对照组，说明荆花消紫汤用于治疗小儿紫癜性肾炎时，配合使用云南白药散较单用荆花消紫汤疗效更优。目劄是因风邪侵目或精血不足、目失濡养所致，病因多是肺阴不足，虚火上炎，此病多见于小儿且常采用外治疗法，但治疗上存在一定局限性。因此，王真珍为了比较中药散剂与传统西药治疗小儿目劄的临床疗效，将 62 例患儿随机分为

2组，对照组行传统西药治疗，实验组用中药散剂治疗，比较两组的中医症 – 征积分表积分变化，结果发现实验组的积分显著低于对照组，说明运用中药散剂治疗小儿目劄可使患儿的临床症状及体征得到好转，且经济简便，适合在基层中医院推广应用。

八、在肝胆疾病中的应用

肝胆疾病是常见多发慢性病，包括病毒性肝炎、脂肪肝、胆石症等，不同疾病的临床表现各有不同，一般治疗原则是针对病因进行治疗，治疗方式有药物治疗和手术治疗。通过对散剂临床应用的梳理，发现其可以用于治疗肝胆疾病。例如，陈经建等观察了7115散剂对乙型肝炎病毒转阴的临床疗效，将127例患者分为7115散剂治疗组和猪苓多糖加乙肝疫苗治疗的西药治疗组，3个月后进行疗效评定，结果7115散剂治疗组和西药治疗组的总有效率分别为81.4%、36.6%，说明该散剂可使肝功能复常且治疗中无不良反应发生。韩世发设计了阿德福韦酯联合复方虫草散剂治疗慢性乙型肝炎的临床试验，治疗组使用阿德福韦酯联合复方虫草散剂，对照组单用阿德福韦酯治疗，1年后观察指标，结果发现治疗组的疗效明显优于对照组，说明阿德福韦酯联合复方虫草散剂用于慢性乙型肝炎的治疗时，能明显改善症状、恢复肝功能，并能增强抗病毒作用。

此外，散剂还可应用于非酒精性脂肪性肝病、胆病及肝郁脾虚证的治疗。如蒋锐等采用参七散剂治疗非酒精性脂肪性肝病，将50例患者随机分为2组，治疗组给予参七散剂治疗，对照组给予易善复治疗，结果治疗2个月后，治疗组和对照组的总有效率分别为88.0%、76.0%，说明参七散剂治疗非酒精性脂肪性肝病的疗效确切。额尔登巴雅尔观察了熊胆 – 十一味散剂治疗胆病的临床疗效，与消炎利胆片进行对照，结果发现该散剂的治疗效果与对照药相似，说明熊胆 – 十一味散剂也可用于治疗慢性胆病，但该方中含有川乌，临床使用时须注意用量。邹本良等比较了逍遥散与其汤剂治疗肝郁脾虚证的临床疗效，将42例患者随机分为逍遥散汤剂对照组和逍遥散散剂治疗组，根据主要症状改善情况，发现逍遥散散剂要优于逍遥散汤剂，尤其是便溏不爽症状，证实逍遥散散剂在临床上较汤剂更有优势。

九、在免疫性疾病中的应用

免疫性疾病是免疫调节失去平衡影响机体的免疫应答而引起的疾病，其病因和发病机制有很多研究与假设，但与中枢的调控失调肯定有关。目前，免疫性疾病的治疗多使用肾上腺皮质激素类制剂，但存在一定的局限性。散剂作为我国传统剂型之一，应用历史悠久，在某些免疫性疾病治疗方面具有一定优势，且已有相关的临床研究报道。例如，鼻息肉是免疫性疾病的一种，其常规治疗方法是手术切除，但庞建霞使用水蛭牙皂散（取水蛭、猪牙皂角各 10g，焙黄研成细粉）治疗该病效果较好，临床使用时需要注意用量。此外，斑秃是一种非瘢痕性脱发，以青壮年多见，一般用生发剂进行治疗。陈志清等则以 13 名斑秃患者为例，采用吞服生发汤散剂合骨碎补外用治疗斑秃，结果总有效率达84.6%，说明该方式治疗斑秃效果较好，尤其适合于服用汤剂不便的患者，值得临床推广应用。

十、在骨关节疾病中的应用

骨关节疾病包括退行性关节炎、类风湿关节炎、骨质增生、肩周炎等。其中类风湿关节炎是一种病因未明的慢性、以炎性滑膜炎为主的系统性疾病，在发病过程中可伴有体重减轻、低热及疲乏感等全身症状，其全球发病率为0.3%~0.7%。目前主要采用药物治疗，如消炎镇痛药、激素、生物制剂及小分子靶向药物等，但一般治标不治本，中医药在这方面具有一定的应用优势。如高芳采用类风湿散剂治疗 32 例类风湿关节炎患者，对照组 30 例患者给予甲氨蝶呤、美洛昔康、白芍总苷等药物，1 个月后进行疗效对比，结果治疗组总有效率为 93.73%，显著高于对照组的 76.67%，表明类风湿散剂治疗类风湿关节炎疗效确切。急性骨折肿胀疼痛也是骨关节疾病的一种，临床研究证实，双柏散在四肢骨折肿胀疼痛中具有较好疗效。在此基础上，杜永伟等观察了双柏散配合定向透药治疗急性骨折肿胀疼痛的疗效，患者分为给予双柏散治疗的对照组、双柏散配合定向透药治疗的观察组，15 天后进行疗效评价，结果对照组总有效率为 67.27%，明显低于观察组的 90.91%，说明双柏散配合定向透药可进一步提高该散剂对骨折及其所引发疼痛的治疗效果。椎间盘源性下腰痛是临床上极为常见的多发病，其最主要的临床特点是坐的耐受性下降，疼痛常在坐位时加剧，该病会反复发作且发作时疼痛难忍，因此，亟需疗效显著的药物来进行治疗。韦艳燕采用中药散剂热敷治疗椎间盘源性颈痛并进行疗效观察，将 240 名患者分为 2 组，对照组予推拿、理疗、静滴中成药等常规治疗，治疗组在对照组施治的基础上辨证加用中药散剂热敷，结果治疗组总有效率 99.17%，对照组总有效率 85.83%，提示在常规治疗基础上加以中药散剂会使疗效更显著，可明显减轻患者疼痛且无不良反应。

十一、在内分泌系统疾病中的应用

内分泌系统疾病是内分泌腺或内分泌组织本身的分泌功能和结构异常时发生的症候群，主要包括甲状腺肿大、甲状腺功能亢进症（以下简称"甲亢"）、肾脏内分泌疾病等，针对此类疾病，散剂已有一些临床应用报道。例如，针对甲亢临床治疗存在不良反应大、患者耐受性差等问题，王娟观察了甲巯咪唑联合银甲散中药颗粒散剂治疗甲亢的临床效果，选取60例研究对象，给予观察组患者银甲散中药颗粒散剂联合甲巯咪唑治疗，给予对照组患者甲巯咪唑治疗，结果对照组的总有效率76.7%明显低于观察组的93.3%，说明该散剂联合甲巯咪唑治疗甲亢效果显著，可促进患者功能恢复。此外，郭宗录采用中药散剂防治2型糖尿病，以自拟消渴散为基础方，并根据病因病机及患者体质随症加减，经过长年的临床观察，患者血糖平稳，疲倦感消失，说明消渴散能达到标本兼治的效果，对控制病情起到了较好作用。

十二、在神经系统疾病中的应用

神经系统疾病包括脑血管疾病、周期性麻痹、进行性肌营养不良等。癫痫作为神经性疾病的一种，发病率较高，发作时四肢不受控制，且会严重影响患者的日常生活。有研究人员采用中药散剂治疗癫痫，取得了不错的临床疗效。例如，喜斌等使用复方石菖蒲散剂治疗152例癫痫患者，与给予苯妥英钠或丙戊酸钠治疗的对照组进行比较，治疗1年后，治疗组总有效率明显高于对照组。宗玉祥则采用穴位埋线加中药散剂治疗青少年癫病，76名患者在取穴埋线的基础上配以中药处方癫痫散使用，1~3个疗程结束后，治愈总有效率达98.7%，疗效显著。

面瘫亦属于神经系统疾病，其一般是由正气不足，脉络空虚，卫外不固，风邪乘虚入中经络，导致气血痹阻，面部少阳脉络、阳明经筋失于濡养，以致肌肉纵缓不收而发，通常表现为口歪眼斜、流口水、见风流泪等，中医临床常采用针灸治疗。据报道，散剂结合针灸治疗可进一步提高面瘫治愈率。例如，王平采用牵正散加减散剂配合针灸治疗100例周围性面瘫患者，一段时间后观察，治愈率达92%，总有效率达100%。李小红用针刺结合中药散剂治疗周围性面瘫，经过几个疗程后，治愈率达96%，说明该联合治疗方式疗效显著。

十三、在口腔疾病中的应用

口腔疾病是由于口腔在外界理化因子损害、病原侵入、牙颌面发育异常及全身性疾病等情况下出现的病理现象。其种类很多，常见的有口腔溃疡、牙痛、口腔炎等，治疗时一般采用局部用药结合口服用药或饮食疗法，但应根据具体情况选择合适的药物。目前，散剂用于治疗口腔疾病的临床报道较多，涉及口腔溃疡、原发性疱疹性口炎（PHS）等。如董文娟利用自制的中药复方散剂 [青黛、白及、炉甘石、细辛、冰片、珍珠粉、鸡蛋皮（炒黄），研成细粉] 治疗复发性口腔溃疡，对 150 名患者进行给药分析，对照组局部含化华素片，试验组将中药复方散剂撒敷于患处，用药 3 天后试验组总有效率为 96%，显著高于对照组的 77%。PHS 常规以对症治疗为主，虽可改善症状，但病程较长，中药应用以内服为主。韩成冰等为探索更加有效的治疗方式，采用口疮灵散剂治疗 PHS 患者，结果愈合时间明显缩短，最长 5 天，最短 2 天，为临床提供了一种经济且疗效良好的 PHS 治疗方法。

十四、在呼吸系统疾病中的应用

呼吸系统疾病的病变部位涉及鼻部、气管、肺部、胸腔等，患者多以咳嗽、胸痛、呼吸受阻等为主要症状，其属于常见病、多发病，故散剂的相关临床研究报道较多。例如，吴骁选取 79 例过敏性鼻炎患者，治疗组口服参苓白术散，对照组联用开瑞坦、玉屏风颗粒，观察患者连续服用药物 1 个月及停药 1 个月后的症状，结果治疗组、对照组总有效率分别为 94.87%、82.5%，说明参苓白术散散剂能很好地治疗过敏性鼻炎。薛玉凤等为了观察清毒退热散剂治疗急性上呼吸道感染的临床疗效，选择上呼吸道感染患者 600 例，治疗组服用清毒退热散剂，对照组给予银黄口服液，结果治疗组总有效率为 98.96%，对照组总有效率为 86.67%，且两组均无不良反应发生，说明清毒退热散剂治疗急性上呼吸道感染的疗效显著可靠。殷海昌等使用喉痛一天灵散治疗急性扁桃体炎、慢性扁桃体炎、急性咽喉炎、慢性咽喉炎患者，1 个疗程后总有效率 93.02%，该散剂对急性炎症的治疗效果较慢性炎症更好，且服用方便，无明显不良反应。

十五、在皮肤病中的应用

散剂还被广泛用于治疗皮肤病，包括一些顽固性皮肤病，如银屑病、湿疹等。寻常型银屑病俗称牛皮癣，属于慢性且易复发的炎症性皮肤病，其致病因素复杂多样且难以根除，会严重影响人们的生活质量。付辉明将香芹草、红藤根、红花、三七各等份制成中草药散剂，用于治疗 26 例局限性牛皮癣患者，结果 23 例 1 次用药后痊愈，3 例数月后复发，但再次给药后痊愈，说明该散剂治疗牛皮癣疗效确切、不易复发，适用于基层医疗单位推广应用。湿疹是炎症性皮肤病，与患者的生活环境及其自身的免疫力和抵抗力有一定关系，若用药不当或处理不及时，会加重病情，导致难以治愈。2008 年，为了做好地震灾区湿疹患者的治疗工作，靳青等将 1873 例患者随机分为治疗组和对照组，治疗组给予青城散剂，对照组给予皮炎平乳膏，2 周后进行数据统计，结果治疗组总有效率为 96.89%，明显高于对照组的 85.57%，说明自拟青城散剂治疗湿疹的效果良好。

综上所述，散剂作为我国传统剂型之一，目前仍在临床上广泛使用，在出血症、皮肤性疾病、妇科疾病等方面具有良好疗效，并且具有制法简便、剂量可灵活调整、携带方便等优点，给疾病的临床治疗带来了便利性。通过对中药散剂制备工艺、质量检测、药理作用、临床应用等的现代研究进行整理与分析，发现中药散剂仍在中医临床疾病防治方面发挥着重要作用，但相较于其他中药传统剂型，散剂在继承的基础上缺乏长足的创新与发展。随着现代科学技术的不断发展与进步，虽然有一些新技术与新设备已被广泛应用于中药散剂的研究中，如超微粉碎技术、中药粒子设计技术等，但散剂的发展与应用仍相对落后，亟须借鉴其他传统剂型的发展路线，并结合散剂自身的剂型特点，加大基础研究，包括制备工艺和设备、药理作用、物质基础等方面，以及应用于中医优势病种的临床随机对照试验（RCT）研究，以期为散剂服务于人民健康卫生事业提供科学依据。

第三章 黑膏药的现代研究

膏药的现代定义指的是由饮片、食用植物油与红丹（铅丹）或官粉（铅粉）炼制成膏料，摊涂于裱褙材料上制成的供皮肤贴敷的外用制剂。前者称为黑膏药，后者称为白膏药。临床上黑膏药最开始只是用于治疗疮疡病，随着时间的推移，其处方和制备工艺日趋完善，所治疗的疾病种类也日渐丰富，一直到现代还可见其在医院骨科、外科等及民间应用的身影；另外，现代研究表明膏药与口服制剂相比，体内毒性低，而且膏药使用方便，患者顺应性好。其制作工艺可以归纳如下："一丹二油，膏药呈稠，三上三下，熬枯去渣，滴水成珠，离火下丹，丹熟造化，冷水地下，其形黑似漆，热则软，凉则硬，贴之即粘，拔之即起。"歌诀中对膏药的制备工艺和质量评价方法进行了说明。随着现代制药技术的发展，人们发现传统黑膏药存在着诸多问题，例如制备中的污染问题、铅含量高以及有效成分破坏严重等问题。为了减少污染、增强膏药的疗效、拓展膏药的使用范围，广大药学工作者对传统黑膏药制备工艺"炸料、炼油、下丹成膏、去火毒、摊涂"进行了一系列的改进性研究，并取得了一系列研究成果，有力地促进了黑膏药的现代应用，使得传统经皮制剂技术得以发扬光大。在黑膏药的质量控制方面，以往人们大多依靠经验进行判断，导致膏药质量稳定性较差，时常出现诸如膏体过硬、延展性能差、黏度低、对皮肤黏敷能力不理想，以及摊涂剂量不一致等问题。从20世纪60年代起，历经半个多世纪的时间，我国科技工作者采用现代技术手段对膏药软硬度、含铅量和内在质控方法进行了大量实验研究，并取得了长足的进步，有力地把控了黑膏药的质量关，使黑膏药能够适应新形势下人们对药品的严格要求。

基于现代药学研究技术在传统膏药中的广泛应用，膏药在制备工艺、质量控制、药理毒理和临床应用上都得到了快速发展，传统膏药在传承基础上有了很大提高。鉴于白膏药从品种应用到现代研究文献资料均较少，本章主要针对黑膏药的现代研究进行系统阐述。

第一节　黑膏药的制备工艺研究

　　膏药通常分为黑膏药和白膏药两种，它们的传统制作步骤主要包括"炸料、炼油、下丹成膏、去火毒、摊涂"；黑膏药和白膏药二者在制备上的差异主要在下丹这一步，黑膏药采用红丹（四氧化三铅）进行下丹操作，白膏药采用官粉（碱式碳酸铅）进行下丹操作，进而得到相应的黑色和黄白色膏药制剂。下面对黑膏药制备工艺的现代研究进展情况进行系统的论述和分析。

一、"炸料"工艺现代研究

　　"炸料"又称炸药，是指将处方中的粗料捣碎或剪成小段，以植物油加热炸至外黄内焦，滤去药渣从而获得药油的过程。炸料是传统黑膏药炼制工艺中的起始环节，通过这一步骤的操作可以将药物有效成分提取到植物油中。由于中药材的药物成分非常复杂，有效成分的极性分布范围非常广泛，药材中既有低极性的有效成分，如甾体、萜类、蒽醌和木质素类成分等，又有极性较大的有效成分，如黄酮、生物碱、酚酸性成分和各有效化学成分形成的苷类物质等。由于炸料所采用的提取介质为低极性的植物油，根据相似相溶原理，传统的高温炸料方法很难将药物中的有效成分全面高效地提取出来，水溶性好的大极性有效物质无法被高效提取，会显著影响药效的发挥。相关研究结论验证了传统炸料提取方法的不足。赵洪武等采用薄层扫描法对不同药材提取方法制备的如意金黄散黑膏药的有效成分进行了测定，结果显示，传统炸料方法制备的黑膏药中小檗碱等成分的含量小于新工艺法制备的如意金黄散黑膏药中的小檗碱含量，这一研究有力地说明了传统炸料法对药物提取的局限性。

　　传统的高温（200～350℃）炸料对药物有效成分会造成一定的影响，如游离生物碱、黄酮苷、蒽醌等，虽然可以被提取出来，但是在高温下这些有效成分会被破坏或转化成其他未知物质；另外，炼油后的下丹过程也是一个放热过程，皂化反应会产生大量热量使得油温进一步提高，更不利于有效成分在热油中的稳定存在。在这样的制备条件下很难保证膏药药效的正常发挥，而且有效成分分解后的未知产物众多，不利于保证用药的安全性。陈馥馨等采用薄层法、紫外分光光度计法和化学鉴定法，研究了不同炸料温度对大黄、黄芩、马钱子和川乌有效成分的影响；研究结果显示，200℃或100℃以下炸料，不能大量地浸出有效成分,但200℃以上炸料,又会对药物有效成分造成破坏,黄芩中的黄芩苷在200～300℃下炸料后会发生分解而无法被检测到。沈祖襄等采用红外光谱法、气相色谱法和薄层鉴别法,对传统膏药药油中的马钱子、麻黄醉仙桃的有效成分进行了检测,结果发现相关有效成分,包括麻黄碱、马钱子碱、士的宁、东莨菪碱和阿托品等成分均发生了变化,部分成分已经无法在传统膏药药油中检测到。以上研究可以充分证明,传统高温炸料工艺无法保证有效成分的高效提取。

为了克服黑膏药传统制作工艺中,药物有效成分提取不完全以及高温对有效成分的破坏等问题,广大药学工作者结合现代药材提取新技术有针对性地进行了大量的研究工作,建立了多种药材提取方法。人们可以根据药材性质的不同、药材中有效成分的不同来选择特异性的提取方法,从而降低提取温度和提取时间,这样不但降低了能耗、减少了生产成本,而且还可以大幅提高有效成分的提取效率,为膏药药效的发挥奠定了坚实的物质基础。目前,在膏药制备中,采用的药材提取方法主要有传统炸料方法、浸渍法、渗漉法、回流提取法、煎煮法、超滤法、水蒸气蒸馏法及综合提取方法等,其中综合提取方法是结合各提取方法的优势,通过多个提取方法的结合达到药物有效成分提取最大化的一种有效成分提取方法。与传统炸料方法相比,现代的药物提取媒介主要以水、乙醇及其二者的混合物为主,在具体应用中人们根据被提取物性质的不同,通过调整水和乙醇的比例,来改变提取溶媒的极性,从而满足对不同极性范围有效成分的充分提取,以达到提取工艺的要求。

下面对药材提取的新方法进行举例说明。刘明乐等在抗纤软肝膏的制备中,采用水煎法和传统炸料方法相结合进行药材提取。他们将处方中炮山甲、醋炮山甲和黄芪等13味药材,进行水煎以提取药物中的大极性水溶性成分;再将药渣烘干后进行传统炸料方式处理,提取药材中的小极性脂溶性成分;通过两次提取,可以最大化地提取药材中的有效成分。赵洪武等对金黄散黑膏药的提取方法进行了研究,如意金黄散的处方如下:天花粉、大黄、黄柏、甘草、白芷、南星、厚朴、陈皮、苍术和姜黄。传统方法是采用油炸方法(200～220℃),药材加入热油后,熬至表面呈深褐色、内呈焦黄色为止,该方法制备的黑膏药中,小檗碱、大黄素和姜黄素的药物含量均小于0.003mg/g;但采用综合提取制备的黑膏药,其各有效成分的含量得到了至少10倍的提高。具体操作中赵洪武等将富含挥发油的厚朴、陈皮、苍术、姜黄采用水蒸气蒸馏法进行挥发油的提取;由于天花粉、大黄、黄柏、甘草、白芷、南星中的有效成分极性分布范围较广，提取过程中他们先采用 75% 乙醇回流提取脂溶性成分，再采用水煎煮的方式对药材中的水溶性成分进行提取。上述实例可以说明，采用新的提取方法可以大幅提高药材中有效成分的提取效率，为进一步提高药效提供了有力的物质基础。

二、"炼油""下丹"工艺现代研究

在传统黑膏药制备工艺中，"炸料"完成后的下一个操作步骤就是"炼油"和"下丹"。"炼油"操作是通过加热过程使药油本身的化学性质发生改变，使药油有利于与铅丹发生皂化反应的一种处理过程。"下丹"就是将铅丹加入炼油，使二者发生皂化反应生成油酸铅的过程。"炼油"和"下丹"操作是影响膏体外观、黏度及质量的重要因素，其中炼油过程油的老嫩程度对膏体的质量起着至关重要的作用。在传统黑膏药制备工艺中，药工根据自己的经验来判断炼油的程度，炼油初期常见的观察指标主要有油的颜色和油花的变化情况，炼油后期往往以"滴水成珠"来判断是否炼油完成，滴水成珠具体标准为"沾取药油少许滴干水中，待油滴散开后又集聚时为度"。炼油完成后，就需要及时下丹以形成外观光亮、黏性适中的黑膏药膏体。炼油和下丹成膏过程的化学本质是聚合反应、缩合反应和皂化反应。炼油时随着温度的增加，油脂分子中的双键发生氧化和聚合反应，在此之后化学反应继续深入进行，两分子的甘油二酸酯发生脱水缩合反应形成醚；反应过程中油的分子量增大、疏水性增强、黏度增加、内聚力也随之变大，在炼油的最后阶段即可出现滴水成珠的现象。下丹过程是铅的氧化物，例如，章丹——四氧化三铅，在高温下与脂肪酸和甘油三酯等发生油脂皂化反应生成铅皂——高分子脂肪酸铅，反应过程释放出大量热量，从而促进皂化反应的发生，下丹完成后油的稠度和内聚力进一步得到提高。操作中，皂化反应越完全，游离的脂肪酸越少，膏药则越老，反之制得的膏药基质越嫩。

清代吴师编著的《理瀹骈文》中指出"膏以药帅，药以助膏"，这一观点阐明了膏药基质与药物的相互问题；从另一角度分析，膏药基质的炼制对药物疗效的发挥起着至关重要的作用，具体来说对炼膏用油的选择就显得十分关键。炼制膏药基质时常用油为植物油，动物油脂一般不宜使用；植物油中最常用的是麻油，其性清凉，有消炎、清热作用，而且麻油的沸点低，炼制过程中不易起沫，可有效避免溢锅现象的发生；另外，用麻油熬制的膏药基质具有外观光亮、黏性适中和对皮肤刺激性小等优点。除麻油和香油外，豆油、桐油、糠、花生油、菜籽油、大槽油、棉籽油和葵花籽油等也可以用作黑膏药的制备，但部分油品操作中难度较大，炼油过程中易产生大量泡沫，有明显的溢锅现象，而且炼制的膏体质量不易控制；另外，这些油品在下丹过程易产生大量浓烟，对环境的影响较大。研究发现，炼油过程中的起沫现象一般是油脂中的杂质所导致，常见杂质有蛋白黏液、脂肪酸、磷脂和色素等。为了去除油品中的各种杂质、缓解炼油中的起沫现象，人们对油品进行了精炼处理。章臣桂等采用碱处理法对大槽油、菜籽油和棉籽油进行了精制，他们采用碱液中和油中的游离脂肪酸生成胶态离子膜，生成的膜性物质可以进一步吸附油中的蛋白质和磷脂等杂质，经过过滤处理得到上述油品的精制产品；以大槽油为例，采用精制后的大槽油制备的膏药，在外观和黏度上均得到改善。通过对油品的处理和优化，拓宽炼膏用油来源，在提高黑膏药产品质量和降低药品生产成本上具有现实意义。

"下丹"操作中所用铅丹的化学本质为四氧化三铅，人们又将其称为红单、黄丹、章丹、东丹和陶丹等，黑膏药制备中通常要求铅丹的四氧化三铅含量在95%以上；而且在使用前需要将其炒至干燥，放冷后过120目筛筛除部分杂质。人们常用的下丹方式主要包括火下下丹法和火上下丹法。火下下丹法的操作：将炼好的油撤离火源，不再进行加热（油温约为290℃），此时放入铅丹，利用皂化反应放出的热量完成下丹操作；火上下丹法的操作：将油进行微炼后，边加热边下丹，铅丹全部加入后继续熬炼至成膏状。在进行火上下丹时，由于离火后温度不会很快下降，皂化反应还会持续进行，因此操作人员要特别注意火候的把握，以保证制备的膏药老嫩适中，如操作不当很可能导致膏药偏老。在铅丹用量上，通常选择的油丹比例为：1：0.32～1：0.42，在此基础上具体的铅丹用量还需根据季节的不同加以调节，夏季时铅丹用量需要适当增加，而冬季铅丹用量则需适当减少。上述两种下丹方式，铅丹必须干燥，以防止入锅后铅丹的飞溅，并需保证铅丹均匀分散于炼油中，以防止膏药中铅丹聚合生成"红斑"。但在实际操作过程中，干燥的铅丹在油中容易形成颗粒聚团现象，既不利于皂化反应的进行，加大了对膏药老嫩度的控制难度，又不利于保证膏药的质量稳定。针对这一问题，研究人员开发出了"低温湿法下丹"：将炼制好的植物油加热至100℃，按重量1：1投入铅丹，不断搅拌形成均匀的粥状物，待用；进行下丹操作时，在不断搅拌中将丹油粥状物加入低温炼油中并进行文火加热，加热温度需要达到丹油发生皂化反应时的温度条件。低温湿法下丹可以有效避免膏中夹生丹的情况发生，有利于皂化反应的完全，可以有力保障黑膏药基质的质量稳定性。不论采用哪种下丹方法，铅丹的用量原则是宁少勿多，炼制的膏药如果偏嫩可以通过补加铅丹的方式，继续熬炼以获得老嫩适中的黑膏药基质；相反，如果铅丹加入过多导致炼制的膏药过老，则很难有补救方法，为保证质量，此锅膏药基质只能按报废处理。

　　从化学组成来讲，黑膏药属于含铅或铅化物制品，四氧化三铅的含量大于20%，因此在膏药的使用过程中，存在着潜在的铅中毒隐患。有研究指出，铅的无机化合物透过完整皮肤的可能性较小，但在皮肤存在皮损时，长时间贴敷黑膏药，就会有铅化物进入体内，随着贴敷时间增加，进入体内的铅量就会越大。为了解决上述问题，人们进行了大量研究，寻找可以替代四氧化三铅的物质。研究发现，氧化锌和四氧化三铁可以起到类似铅丹的作用，在高温下这两种物质可以与炼油发生皂化反应，形成无铅黑膏药膏体。下面对无铅膏药进行举例说明。王玉龙等采用氧化锌代替铅丹进行无铅丁桂膏的研究，他们以膏体的软化点为评价指标，通过正交试验设计，对炼油温度、氧化锌/炼油比例和下丹的时间进行了优化，制备出了软化点和持黏力适宜的无铅丁桂膏，可以代替传统的含铅黑膏药发挥治疗作用。汤为民等采用四氧化三铁替代铅丹，进行膏药的炼制；在四氧化三铁与炼油的反应过程中，油中的脂肪酸与四氧化三铁可以生成油酸铁，这种物质对人体无毒无害，而且在成膏后，四氧化三铁还可以发挥磁性热疗功能，对疾病的治疗有良好的辅助作用。无铅黑膏药的出现，为膏药的发展提供了新的动力，可以完全规避人们对铅中毒的担忧，有效扩大膏药的使用范围，为膏药走出国门创建了良好的基础。

三、"去火毒"工艺现代研究

　　部分患者在使用膏药治疗的过程中，贴敷部位易出现红斑、丘疹、发痒、红肿等局部过敏现象，造成这种现象的刺激因子称为"火毒"。现代研究表明，在炼油和下丹过程中产生的小分子醛、酮和低级脂肪酸，是造成黑膏药"火毒"主要的物质基础。这些物质分子量小，而且具有一定的毒性，在长时间贴敷中会逐渐进入皮肤内部，造成一定的过敏反应。因此，膏药在滩涂之前，必须进行去火毒操作。目前，去火毒的方法主要有水浸法、喷水法、炸水法和喷水浸渍法。其中，水浸法是传统去火毒方法，该方法的历史悠久，但是操作过程复杂，需要消耗大量时间；喷水法、炸水法和喷水浸渍法，是在水浸法基础上开发出的快速去火毒方法。

　　传统的去火毒方法是在"炼至成膏"时，将膏油以细流状倒入盛有大量冷水的容器中，经过不断揉捏和挤压制成团块，在冷水中浸泡 7 ～ 10 日，每天均需换水，在摊涂前还需将药膏在阴凉处存放数周。传统的水浸法去火毒耗费了大量的人力物力，增加了生产成本，给大生产带来负面影响。为减少去火毒的时间，简化处理流程，人们对去火毒的方法进行了创新。20 世纪 80 年代初湖北省襄阳市中医医院采用喷水法去火毒制备黑膏药，取得了理想的效果；该方法将去火毒时间缩短为 1 天，而且在长时间的临床应用中没有发生局部刺激性问题。1986 年鲁汉兰等将喷水法的操作过程公开发表在《中药通报》杂志。下面将其报道的喷水法进行简要的介绍和分析：在下丹的后期，将冷水喷于药锅中，此时冷水在热锅中迅速沸腾并发出声响，伴有大量的黑烟冒出，待水溅膏药的声响消失后再进行二次喷水，每次的用水量不宜过多，如此反复操作 4 ～ 5 次，即可完成去火毒操作。为探索喷水法去火毒的内在机理，有学者对未去火毒的黑膏药基质、水浸法去火毒的黑膏药基质、喷水法去火毒的膏药基质和喷水法烟雾水溶液的 pH 值进行了测量，并对这几种样品内的醛酮进行了定性鉴别。结果显示，两种去火毒方法处理的黑膏药基质酸碱性为中性，且醛酮反应为阴性，喷水法烟雾水溶液和未去火毒样品显酸性，且醛酮反应显阳性；从结果可以看出，去火毒后黑膏药中的酸性物质和醛、酮等小分子物质被去除。因此，可以推测水浸法和喷水法的去火毒原理相似，二者均利用水对小分子醛、酮和低级脂肪酸的溶解特性，对其进行去除。传统方法与喷水法相比，实际是一种热处理方法，在高温条件下上述小分子物质可以快速溶解于水，并随着水分的蒸发而飘散出来，从而达到快速去火毒的目的。快速去火毒的另一方法是炸水法，这一方法与喷水法具有相似之处，与冷水浸泡法相比，两者都属于热处理方法，具体操作方法：在下丹过程中，当下丹量达到规定量的一半时，向热锅中喷入适量冷水，待水蒸气和黄烟散尽后，继续下丹，然后再喷适量的冷水至药锅中，如此反复直至成膏。采用该方法制备的黑膏药经过大量的临床应用，未发现一例过敏反应者。将冷处理和热处理方法相结合的去火毒方法就是喷水浸渍法，此方法是将喷水法与冷水浸渍法相结合，即将喷水法制备的膏药基质再用冷水继续浸泡 5 天，得到去火毒的黑膏药。与冷水浸渍法相比，该方法可以在相对较短的时间内，更为全面地去除膏药中的燥性成分。

四、摊涂工艺研究

膏药基质熬炼完成后，进一步的操作就是膏药的摊涂，传统的膏药摊涂采用手工方式进行，药工根据经验将膏药摊涂在背衬上，常用的背衬为狗皮、羊皮、牛皮纸和布等。在工业化生产的今天，手工摊涂不但产量低，而且还存在着药量不稳定、重量差异大等缺点。因此，为解决由于涂布所带来的质量稳定性问题，人们发明了多种定量涂布设备，例如黑膏药定量摊涂机和黑膏药自动摊涂机等。在传统制备工艺中，膏药的质量好坏通过感官经验来加以评定，这种评价方式主观性强、可靠性差。为了寻找科学合理的评价方法，药学工作者进行了大量的研究工作。传统方法中关于药工判断膏药的老嫩有如下描述：取一小块膏药"用手拉扯之如成丝则为嫩"，"如脆短则为老"，"以能被拉长而在一定程度时折断为合适"。通过感官指标判断虽然方便，但很难保证膏药的质量稳定。为寻找判断膏药质量的理想评价指标，1962 年我国科研人员借用判断沥青质量的方法，通过膏药软化点的测定来评价膏药的"老嫩"，从而对膏药的质量进行定量评价。陈馥馨等进一步研究了膏药软化点和针入度两个指标与膏药老嫩的相关性，研究结果显示，软化点和针入度与凭经验鉴定的膏药老嫩具有极显著的相关性，并认为这两个评价指标可以作为鉴定膏药老嫩的定量评价指标。为全面保证黑膏药的质量稳定性，《中国药典》（2010 年版）对黑膏药的质量要求进行了明确说明，从感官指标来说，膏药的膏体要"油润细腻、光亮、老嫩适度"，其中"黑膏药应乌黑无红斑，白膏药应无白点"；从定量评价角度，《中国药典》（2010 年版）对膏药的软化点和重量差异进行了明确规定；另外，《中国药典》（2010 年版）还对膏药的制备工艺和原材料的处理方法制定了规范。

五、基质的改性及展望

传统黑膏药在使用前须将膏体烘软后才可贴敷，较为不便，影响患者的顺应性，并且使用后膏药基质容易在皮肤残留，污染衣物。为了改善这种情况，药学工作者根据黑膏药基质的特性，在基质中加入了增黏剂和增塑剂，并通过正交试验和均匀设计试验，对增黏剂和增塑剂的用量进行了系统优化，制备出了黏度大、软化点低的改良黑膏药基质。

随着材料技术和制剂技术的进步，各类新型的外用贴剂不断涌现，其中具有代表性的剂型主要包括橡胶膏剂、巴布剂和压敏胶贴片，这些剂型与传统黑膏药相比具有释药性能优异、舒适性高、无刺激性、安全性好和环境污染小等诸多优势，相应的药品已在国内外得到了大量应用，成为市场的主体。黑膏药与之形成了鲜明的对比，由于传统黑膏药存在制备中的污染问题、铅含量高以及有效成分破坏严重等问题，不但得不到国际认可，在国内也逐渐淡出人们的视线。黑膏药正面临着前所未有的挑战，为了保护祖国传统医学瑰宝，发挥传统医学的优势，广大药学工作者做了大量的工作来改进黑膏药的配方和制备工艺，通过不断的创新与挖掘，将新型制剂技术与传统制剂学方法相结合，使黑膏药能够适应新形势下人们对药品的严格要求，从而开发出具有传统医学特色的新型经皮制剂，使黑膏药能够走出国门，为人类的健康造福。

第二节　黑膏药的质量标准研究

黑膏药是祖国医学宝库中的传统剂型之一，具有悠久的历史。目前仍广泛应用于临床治疗。过去由于黑膏药制备大多依靠经验判断，导致膏药质量不稳定，如有的膏药过硬，延展性能差，黏度低，对皮肤黏附能力降低而易脱落；有的则又太软，容易滑脱，定位黏附力弱，且易污染衣服；每贴膏药重量差异太大，面积、薄厚不匀，剂量不一致；还有的膏药对皮肤易产生瘙痒、红斑、丘疹、发疱和浮肿等副作用。从 20 世纪 60 年代起，历经半个多世纪的时间，我国科技工作者对黑膏药的质量标准进行了大量实验研究，取得了长足的进步。

一、黏度的判断

传统药工制备膏药时凭经验判断"老""嫩"的方法有两种：①将膏药一小块，用手拉扯如成丝则为"嫩"，如脆断则为"老"，以能被拉长而在一定程度时折断为合适。②将膏药贴于皮肤上，以能黏住而又能全部揭下为合适，不黏或贴上不易揭下而部分残留在皮肤上为"老""嫩"不当。"老""嫩"问题是膏药制备工艺和质量的关键性问题，药工未经过长期的锻炼不易掌握。1962 年北京医学院（现北京大学医学部）药剂学教研组膏药研究小组首次提出借用沥青的检查指标——软化点的测定方法探索膏药"老""嫩"的客观指标。作者首先考察了软化点测定方法对膏药的适用性，包括升温速度和测定方法的精密度等，并为测定膏药的软化点制定了操作规程：取均匀的样品，用水浴或油浴熔化，倾入环球式软化点测定仪的环内（注意熔化膏药的温度与环的温度不能相差过大，以免环内样品冷后收缩，与环脱离），在室温放冷（约 20 分钟），用热药刀切平，放在测定仪的架上，浸入烧杯水中，放置约 15 分钟，使膏药温度与水温相平，然后按每分钟上升 2℃的速度加热，读取球落到底板时的温度。两环之差允许在 0.5℃以内，同一样品测定两次，允许误差在 1℃以内。

此后，林育华等又对影响膏药软化点测定的若干因素进行探讨，包括防黏剂、熔化时间、冷却时间、恒温温度和升温速度等。结果认为用软化点测定法检查膏药"老嫩"规格，可把若干因素确定在以下范围内：①防黏剂用凡士林与黄蜡的混合物熔化后在玻璃板上涂一薄层。②熔化时间：取 6.5～7.0g 样品，放 10mL 小烧杯内，浸入（115±2）℃油浴中加热 10～15 分钟，搅令全熔。③冷却时间：样品熔化灌环，室温放置 10 分钟，转放自来水中约 10 分钟，即可冷透。④恒温温度：可随室温而定。⑤升温速度：以 3℃/min 较方便。

1989 年陈馥馨等试用 WQD-Ⅰ型滴点·软化点测定仪测定膏药的软化点，通过实验自制数种膏药样品，并与环球式软化点测定仪做比较，结果认为应用 WQD-Ⅰ型滴点·软化点测定仪与环球式沥青软化点测定器测定中药膏药软化点，两者绝对数值虽不相同，但有较为接近的平行关系。鉴于应用 WQD-Ⅰ型用量少，操作简便，可自控升温速度，自动显示数据，故可以代替环球式软化点测定器测定膏药的软化点。

2000 年之后，又有武淑梅等采用 SYD4202 型沥青软化点测定仪（上海地质仪器厂制造）测定膏药的软化点，该仪器组成包括远红外线加热器、烧杯、金属架、金属环、金属球、温度计等。方法：取膏药 10g，在水浴中融化（如带裱褙用刀刮下），倾入环球式软化点测定仪（图 3-1）的环内，注意融化膏药的温度与金属环的温度之差应小于 50℃，放至室温，用快刀切平，放在测定仪金属架上，浸入烧杯水中，20℃放置 15 分钟，使膏药温度与水温相近，然后以每分钟水温上升 2℃的速度加热，读取金属球落至底板时的温度，即为膏药的软化点（二环落球温度差应在 0.5℃之内）。选用生产量较大的独角膏作为测定样品，为了使膏药软化点测定准确，对被融化的膏药倾入金属环后在室温放置的时间进行了考察，通过考察发现，膏药注入金属环之后，应当放置 16～24 小时再测定软化点，测得结果准确。放置时间相同，软化点变化很小，同时也看出，独角膏生产过程中的油丹比例不变，生产工艺一致，其软化点也较稳定。在实际生产中，药厂将独角膏的软化点定为（54±0.5）℃，作为检验项目之一，经长期大量生产证实，对保证膏药质量有效。因此建议《中国药典》、药厂增加膏药软化点测定项目。

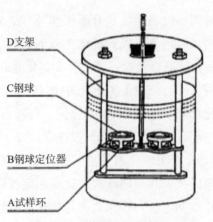

D支架
C钢球
B钢球定位器
A试样环

图 3-1　环球式软化点测定仪

2008 年赵康虎等采用 CYC1 型膏药软化点测定仪对膏药软化点测定最佳条件进行选择，通过试验考察测定过程中环样熔化后室温下放置时间、初始温度下环样预热时间和升温速率对测定结果的影响。结果认为环样应在室温下放置 1 小时以上，在初始温度（37±0.5）℃下预热 15 ～ 30 分钟，并控制升温速率在（1.0 ～ 1.5）℃/min 测定，结果准确可靠、重现性好。

2011 年赵立彦等采用 CYC-2/3 型膏药软化点测定仪（上海圣科仪器设备有限公司）测定了杜记独角膏（铁岭市杜记膏药厂生产，规格 10 克/块）半成品和成品的软化点。半成品：指皂化工序结束后，在夹层锅中直接取样。成品：半成品经过去火毒、水蒸气加温软化、制条、切块、包装后取样。经过 20 批次样品的测定，制订了半成品软化点的标准值为 38 ～ 48℃，成品软化点标准值为 48 ～ 56℃。

2019 年徐洪峰等采用软化点、剥离强度、针入度等检测指标与传统经验方法进行相关性研究，研究了接骨止痛膏的内控标准，认为软化点在 58.64℃时接骨止痛膏手感软硬适中，黏贴性良好。于红等通过分析河南省洛阳正骨医院黑膏药基质软化点和生产工艺参数的相关性，建立了以软化点来确定黑膏药生产工艺参数的方法，认为软化点是控制黑膏药软硬程度和质量的一个非常重要的因素。

《中国药典》（一部）从 2005 年版开始在附录膏药剂型下收载了软化点指标，标志着衡量膏药"老嫩适度"有了一个客观的指标。《中国药典》（2015 年版）收载黑膏药剂型共 6 个品种，其中狗皮膏、暖脐膏、定喘膏和拔毒膏增订了软化点指标，而阳和解凝膏与阿魏化痞膏则仍未制定软化点指标。此外中国中医科学院中药研究所张建宝等在新药开发品种骨刺止痛膏的质量标准研究中采用了软化点指标，并规定了骨刺止痛膏的软化点范围。张清等在黑膏药疮疡膏的质量标准研究中规定了软化点范围。部分膏药品种的软化点范围见表3-1。

表3-1　部分膏药品种的软化点范围

编号	名称	软化点（℃）	来源
1	狗皮膏	45～65	《中国药典》（2015年版）
2	暖脐膏	55～70	《中国药典》（2015年版）
3	定喘膏	57～67	《中国药典》（2015年版）
4	拔毒膏	50～65	《中国药典》（2015年版）
5	骨刺止痛膏	55～60	文献
6	疮疡膏	60～70	文献
7	独角膏	48～56	文献

二、铅含量的测定

"无红斑"是《中国药典》制剂通则中黑膏药项下规定的质量要求之一，其实质就是膏药中不应含有未与油脂反应的铅丹。膏药出现"红斑"的原因可能是铅丹用量过多，或是熬炼火候不够。因此，规定膏药应"无红斑"确实可在一定程度上控制膏药的质量，但仅凭肉眼观察存在很大误差。1987年杨桦等首次通过实验建立了将膏药样品经两种不同方法预处理后，以EDTA络合滴定法测定铅含量，然后通过比较两法中的铅含量差异是否显著，判断膏药是否"无红斑"的方法。并且应用两种方法分别对有红斑和无红斑的样品进行铅含量测定，从而初步提出检验"无红斑"的客观标准，同时探讨了实验条件并进行回收率测定。此方法的原理是：膏药基质的组成主要为脂肪酸铅盐，为铅丹（Pb_3O_4）在高温下与植物油分解的脂肪酸作用而成，反应式为：

$$2Pb_3O_4 \longrightarrow 6PbO + O_2$$

$$2C_{17}H_{33}COOH + PbO \longrightarrow (C_{17}H_{33}COO)_2Pb + H_2O$$

因此膏药基质中化合了的铅应当是以二价形式存在。对于溶解法来说，脂肪酸铅盐被有机溶剂溶解，加水萃取后，可以用络合滴定法测定铅含量。由于Pb_3O_4不溶于有机溶剂，所测得的这部分铅不包括未与油脂反应的铅丹，而在灼烧法中，全部含铅化合物均在500℃高温下变为PbO，并通过络合滴定法测定出来。这就是两种方法测定有红斑的膏药含铅量结果不同的原因。

陈馥馨等应用上述方法对来自全国 22 个药厂的 52 种市售膏药样品进行了铅含量测定，测定结果应用统计学方法计算比较二法的差异。结果大部分（30种）符合经验鉴定，少部分（22 种）经验认为合格；应用含铅量测定法检出肉眼检定不出的铅丹混入膏药中，其中 17 种虽经统计处理二法测定值有显著差异，但二法所得平均铅含量差值仅为 0.5400，此少量铅丹肉眼是不易检出的，说明此法较经验鉴定更为准确精密。

2008 年马熙借鉴上述方法的原理，采用炽灼法和溶解法两种前处理方法，进行 EDTA 络合滴定，测定狗皮膏中的铅含量，炽灼法测得铅含量在 17% ～ 24% 之间，溶解法测得铅含量在 15% ～ 24% 之间。炽灼法和溶解法两种前处理方法在测定四川成都某医院制剂时，测定结果差异明显，炽灼法测定结果大于溶解法测定结果。作者认为由于溶解法测得铅含量仅是脂肪酸铅盐的铅含量，不包括未与油脂反应的红丹。实验中，目测四川成都某医院制剂有明显红斑，即未与植物油化合完全的红丹，进一步验证了可通过溶解法和炽灼法测得的狗皮膏中铅含量的差异判断狗皮膏炼制过程中丹油的化合程度。且《中国药典》（2010 年版）（一部）附录膏药项下明确规定"膏药应乌黑，无红斑"，故用两法测定铅含量并计算差值，用于判断油脂与红丹化合反应的程度，可作为狗皮膏的质量控制依据之一。

三、质量检测方法

由于膏药基质和制备方法的特殊性，膏药剂型的内在质量检查存在较大困难。2010 年版之前的《中国药典》收载的膏药品种，皆没有规定鉴别及含量测定项目，对药品内在质量的控制就没有客观的标准。随着中药新药开发研究的迅猛发展，对药品质量标准的要求不断提高，对膏药的鉴别和含量测定方法的研究也变得越来越迫切。

一般膏药处方中所含药材在制备时分为两部分，一部分为粗料药，另一部分为细料药。粗料药用植物油经"熬枯去渣"后，原有化学成分可检出的可能性较小，而细料药是在下丹成膏后再向膏中加入的，故目前大多数研究文献均为关于膏药中细料药的定性或定量检测方法的建立。此外，还有一部分是工艺改进后，药材用现代方法提取后加入基质中的定性或含量测定方法的建立。以下为几个研究实例。

1. 骨刺止痛膏　1992 年张建宝等针对新药开发品种骨刺止痛膏的质量标准

进行研究时，首次建立了对膏药进行预处理后再进行显微、理化鉴别的方法，对骨刺止痛膏中几种主要细料药分别进行了定性鉴别，方法简单，结果可靠，对控制该产品的内在质量有着重要意义。同时，为其他品种的质量分析方法研究提供了借鉴。

（1）作者对骨刺止痛膏中加入的细料药沉香、花椒和穿山甲采用了显微鉴别的方法进行定性鉴别。方法是取样品12g，置沙氏提取器中，加氯仿适量，回流提取至氯仿液无色，取出残渣，置显微镜下观察。

沉香：韧型纤维常单个散离，无色或淡黄色，边缘平整或微波状，末端细尖，长短不一，长380～1270μm，直径20～35μm，壁厚3～6μm；纤维管胞成束，呈长梭形，末端狭细，直径23～29μm，壁稍厚，木化，径向壁有具缘纹孔，纹孔口相交成十字形或人字形。花椒：种皮表皮细胞红棕色，表面观呈多角形，垂周壁薄或略呈链珠状增厚；果皮表皮细胞胞腔内含类圆形橙皮苷结晶；内果皮细胞呈短纤维状，作镶嵌排列，直径13～24μm，壁厚3～7μm。穿山甲：无色或淡黄色无定形碎块，多有大小不等的圆孔，见图3-2。

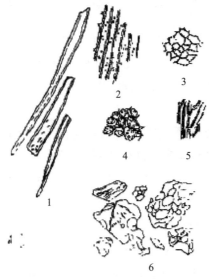

图3-2　沉香、花椒及穿山甲的显微鉴别图（×220）

1. 韧型纤维；2. 纤维管胞；3. 种皮表皮细胞；4. 橙皮苷；5. 内果皮细胞；
6. 穿山甲无定型碎块

（2）对细料药中的白芥子采用了薄层定性鉴别的方法：取本品36g，置沙氏提取器中，加氯仿适量，加热回流至氯仿液无色，取出残渣，晾干后加甲醇

20mL，加热回流 2 小时，滤过，滤液浓缩至约 2mL，作为供试品溶液。另取没有兑入白芥子粉末的本品同上操作，作为阴性对照溶液。再取白芥子对照药材粉末 0.5g，同上操作，作为阳性对照溶液，照薄层层析法（《中国药典》1990 年版一部附录 57 页）试验。

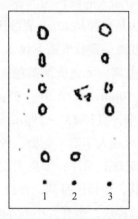

图 3-3　白芥子的薄层层析图
1. 骨刺止痛膏；2. 白芥子药材对照；3. 阴性对照组

（3）对细料药中的磁石采用灰化后进行铁离子定性鉴别的方法：取本品 2g，置坩埚中，在电炉上加热至无烟后，于 500℃炽灼 1 小时，放冷，加盐酸 5mL 溶解残渣，滤过，取滤液 10 滴，加水 20mL 稀释。取稀释液 2 滴于白色点滴板上，加亚铁氰化钾试液 2 滴，即显淡蓝色。

2. 平乐活血接骨止痛膏　2001 年郭畅等对平乐活血接骨止痛膏中的细料三七和动物药（野猪皮和地龙）进行了薄层鉴别。三七和野猪皮、地龙是制成细粉加入膏药基质中的，没经过油炸，所以选作定性鉴别的项目。方法如下：

（1）三七的鉴别　取成品活血接骨止痛膏膏质 10g，加 50g 洗净干燥的硅藻土，加热搅匀，用 100mL 石油醚回流溶解脂溶性成分，滤过，残渣中加入 95% 乙醇 80mL 回流提取，提取液浓缩到 5mL 时加 5mL 石油醚萃取，分出下层，下层用 5mL 水饱和正丁醇萃取，萃取液蒸干，残渣用 2mL 甲醇溶解，为供试样。另取三七皂苷 R1 和人参皂苷 Rg1 制成 0.5mg/mL 的甲醇溶液，为对照品溶液。供试样溶液与对照品溶液各取 5μL 点于同一加有羧甲基纤维素钠的硅胶 G 板上，按薄层层析法（《中国药典》1995 年版一部附录）以氯仿 - 甲醇 - 水（6.5∶3.5∶1）混匀静置分层后的下层为展开剂展开，晾干后，喷以 10% 硫酸乙醇溶液，105℃显色 10 分钟，在供试样色谱中与对照品色谱斑点的对应位置上有相同的紫色斑点。

（2）甘氨酸的鉴别 取活血接骨止痛膏膏质 3g，加入洗净的玻璃粉 20g，加热搅匀，用 20mL 石油醚回流洗去脂溶性成分，残渣用 80% 乙醇加热至沸腾提取 3 次，每次 20mL，所剩残渣加 6mol/L 盐酸 30mL，加热溶解药物，滤出盐酸溶液，加热回流水解 12 小时，滤过，滤过液蒸发到 10mL，用 15mL 氯仿萃取，蒸干后，残渣用 1mL 10% 异丙醇溶解为供试样。另取甘氨酸制成 0.5mg/mL 的 10% 异丙醇溶液，为对照品试液。取供试样和对照品溶液各 2μL 点于同一含羧甲基纤维素钠的硅胶 G 板上，按薄层层析法（《中国药典》），以正丁醇 - 冰醋酸 - 水为展开剂展开，晾干后，喷以 0.5% 的茚三酮 - 丙酮溶液，在供试样色谱中与对照品色谱斑点的相应位置上有相同的紫红色斑点。

3. 疮疡膏 2008 年张清等研究了黑膏药疮疡膏的质量标准。作者采用乙醇回流提取法对方中的白芷、川芎、红花、当归、大黄、升麻、土鳖虫粗粉药材进行提取，醇提部分减压回收乙醇后与贵重药材血竭细粉混合于文火熔化的去火毒的膏中，搅匀后，分摊于纸上。采用薄层色谱法对疮疡膏中大黄、白芷、川芎、当归、血竭进行定性鉴别。

（1）大黄的薄层色谱鉴别 取本品 3g，剪碎，置三角锥形瓶中，加乙醇溶液 30mL，置 80℃ 水中超声提取 30 分钟，滤过，滤液蒸干，残渣加水 20mL 使溶解，再加硫酸 2mL，水浴加热 30 分钟，立即冷却，用乙醚分 2 次振摇提取，20mL/次，合并乙醚液，蒸干，残渣加甲醇 1mL 使溶解，作为供试品溶液。另取大黄对照药材 1g，加甲醇 20mL，超声提取 15 分钟，滤过，取滤液 5mL，蒸干，残渣加水 10mL 使溶解，再加硫酸 1mL，水浴加热 30 分钟，立即冷却，用乙醚分 2 次振摇提取，20mL/次，合并乙醚液，蒸干，残渣加甲醇 1mL 使溶解，作为对照药材溶液。再取大黄酚对照品，加甲醇制成每毫升含 1mg 的溶液，作为对照品溶液。按处方中药味比例，自配不含大黄的群药，按制备工艺制成空白样品，再按供试品溶液制备方法制成空白溶液。吸取上述溶液各 5μL，分别点于同一以羧甲基纤维素钠为黏合剂的硅胶 H 薄层板上，以石油醚（30～60℃）- 甲酸乙酯 - 甲酸（15：5：1）的上层溶液为展开剂，展开，取出，晾干，置紫外光灯（365nm）下检视。供试品色谱中，在与对照药材色谱相应的位置上，显相同橙黄色荧光主斑点；在与对照品色谱相应的位置上，显相同的橙黄色荧光斑点，空白无干扰。见图 3-4。

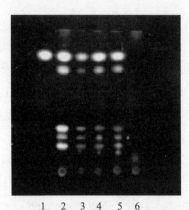

图 3-4　大黄薄层色谱鉴别图谱
1.大黄酚对照品；2.大黄对照药材；3 ~ 5.三批供试品溶液；6.空白对照

（2）白芷的薄层色谱鉴别　取本品 5g，剪碎，置三角锥形瓶中，加甲醇 50mL，回流提取 40 分钟，滤过，滤液蒸干，残渣加水 10mL，使溶解，滤过，滤液置分液漏斗中，用乙醚提取 3 次（20、20、10mL），合并乙醚液，挥干，残渣加甲醇 1mL 使溶解，作为供试品溶液。另取白芷对照药材 1g，置三角锥形瓶中，加甲醇 10mL，超声提取 15 分钟，滤过，滤液蒸干，残渣加水 15mL，使溶解，滤过，滤液置分液漏斗中，用乙醚提取 3 次（20、20、10mL），合并乙醚液，挥干，残渣加甲醇 1mL 使溶解，作为对照药材溶液。取欧前胡素对照品，加醋酸乙酯制成每毫升含 1mg 的溶液，作为对照品溶液。按处方中药味比例，自配不含白芷的群药，按制备工艺制成空白样品，同供试品溶液制备方法制成空白溶液。吸取上述溶液各 5μL，分别点于同一以羧甲基纤维素钠为黏合剂的硅胶 G 薄层板上，以石油醚（30 ~ 60℃）– 乙醚（3 : 2）为展开剂，在 25℃以下展开，取出，晾干，置紫外光灯（365nm）下检视。供试品色谱中，在与对照药材色谱相应的位置上，显相同颜色的荧光斑点；在与对照品色谱相应的位置上，显相同颜色的荧光斑点，见图 3-5。

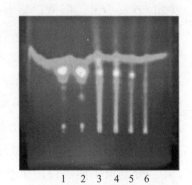

图 3-5　白芷薄层色谱鉴别图谱
1.欧前胡素对照品；2.白芷对照药材；
3 ~ 5.三批供试品溶液；6.空白对照

（3）川芎、当归的薄层色谱鉴别　取本品 3g，剪碎，置三角锥形瓶中，加乙醇溶液 40mL，回流提取 30 分钟，加入乙醇 30mL，放冷，倾出上清液，加乙醇溶液 40mL，加入活性炭 1g，超声 5 分钟，静置，滤过，滤液蒸干，残渣用乙醚 2mL 使溶解，作为供试品溶液。另取川芎、当归对照药材各 1g，分别加乙醇溶液 10mL，超声提取 15 分钟，滤过，滤液蒸干，残渣用乙醚 2mL 使溶解，作为对照药材溶液。按处方中药味比例，自配不含川芎、当归的群药，按制备工艺制成空白样品，同供试品溶液制备方法制成空白溶液。吸取上述溶液各 5μL，分别点于同一以羧甲基纤维素钠为黏合剂的硅胶 G 薄层板上，以环己烷 – 醋酸乙酯（17：3）为展开剂，展开，取出，晾干，置紫外光灯（365nm）下检视。供试品色谱中，在与对照药材色谱相应的位置上，显相同颜色的荧光斑点，空白无干扰。见图 3–6。

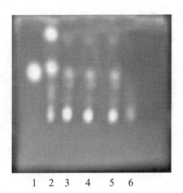

图 3–6　当归、川芎薄层色谱鉴别图谱

1.当归对照药材；2.川芎对照药材；3～5.三批供试品溶液；6.空白对照

（4）血竭的薄层色谱鉴别　取本品 3g，剪碎，置三角锥形瓶中，加乙醇溶液 3mL，置 80℃水中超声提取 30 分钟，滤过，滤液蒸干，残渣用石油醚（30～60℃）2mL 使溶解，滤过，滤液作为供试品溶液。另取血竭对照药材 0.2g，加乙醇溶液 10mL，超声提取 15 分钟，滤过，滤液蒸干，残渣用石油醚（30～60℃）2mL 使溶解，作为对照药材溶液。按处方中药味比例，自配不含血竭的群药，按制备工艺制成空白样品，同供试品溶液制备方法制成空白溶液。吸取上述溶液各 5μL，分别点于同一以羧甲基纤维素钠为黏合剂的硅胶 G 薄层板上，以氯仿 – 甲醇（95：5）为展开剂，展开，取出，晾干。供试品色谱中，在与对照药材色谱相应的位置上，

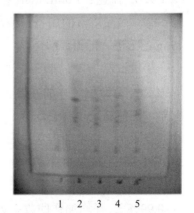

图 3–7　血竭薄层鉴别色谱图

1.空白对照；2.血竭对照药材；

3～5.三批供试品溶液

显相同颜色的斑点，空白无干扰。见图 3-7。

4. 祖师麻膏药

（1）2010 年毛著鸿等研究了祖师麻膏药质量标准。祖师麻膏药收载于《卫生部药品标准（中药成方制剂）》第十八册，由祖师麻经提取而成的干膏粉及其他膏料组成，具有祛风除湿、活血止痛之功能。作者采用 TLC 法鉴别祖师麻膏药中祖师麻药材；采用 HPLC 法测定紫丁香苷的含量。

1）薄层色谱鉴别：取本品 10g 剪碎，加水 100mL，加热回流 2 小时，倾出提取液，蒸干，残渣加乙醇 5mL 溶解，滤过，滤液作为供试品溶液。另取祖师麻对照药材 1g，同法制成对照药材溶液。照薄层色谱法（《中国药典》2005 年版一部附录 Ⅵ R）试验，吸取上述两种溶液各 5μL，分别点于同一硅胶 G 薄层板上，以甲苯 – 乙酸乙酯 – 冰醋酸（5：4：1）为展开剂，展开，取出，晾干，在氨蒸气中熏后，紫外光灯（365nm）下检视。供试品色谱中，在与对照药材色谱相应的位置上，显相同颜色的荧光斑点，阴性溶液无干扰，结果见图 3-8。

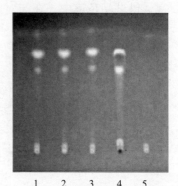

图 3-8　祖师麻的薄层鉴别

1～3. 祖师麻膏药供试品（批号 20090708、20090809、20090810）；4. 祖师麻对照药材；5. 阴性样品

2）紫丁香苷含量测定

①色谱条件：色谱柱：以十八烷基硅烷键合硅胶为填充剂，kromasil C_{18} 色谱柱（250mm×4.6mm，5μm）；流动相：乙腈 – 水（8：92）；流速：1.0mL/min；柱温：室温；检测波长：223nm。

②对照品溶液的制备：精密称取紫丁香苷对照品适量，加水制成每 1mL 含 15μg 的溶液，即得。

③供试品溶液的制备：取本品 5 张，精密称定，除去背衬，剪碎，混匀，取约 5g，精密称定，加硅藻土 5g，乙腈 25mL，研匀，滤过，用少量乙腈洗涤容器，洗液滤过，弃去滤液，滤渣在 80℃烘至乙腈挥尽，剪碎，连同滤纸一并放入烧瓶中，精密加入水 50mL，称定重量，加热回流 1 小时，放冷，再称定重量，用水补足减失的重量，滤过，取续滤液，即得。

④结果：上述实验中紫丁香苷在 0.064 ～ 1.28μg 范围内线性关系良好（$r=0.9998$），平均加样回收率为 99.2%，RSD 为 1.59%（$n=6$），认为本法可以准确地进行定性、定量检测，有效地控制该制剂的质量。

（2）2011 年兰州大学张晓萍等经过研究建立了采用高效液相色谱法同时测

定祖师麻膏药中的祖师麻甲素和紫丁香苷，方法简便、灵敏度高、结果准确、重现性较好，可以作为该制剂的质量控制依据。

①色谱条件与系统适用性试验：色谱柱：CAP-CELL PAK MG C18（250mm×4.6mm，5μm）；PAD检测器；以乙腈 -0.4% 磷酸（10∶90）为流动相；体积流量 1.0mL；检测波长 225nm；柱温 30℃。

②对照品溶液的制备：精密称取祖师麻甲素对照品 8.88mg，置 100mL 量瓶中，用 85% 甲醇溶解并定容至刻度，备用。精密称取紫丁香苷对照品 5.70mg，置 100mL 量瓶中，用甲醇溶解并定容至刻度，备用。分别精密吸取上述祖师麻甲素对照品溶液 10mL 和紫丁香苷对照品溶液 1mL，置 100mL 量瓶中，用 85% 甲醇定容至刻度，摇匀，作为混合对照品溶液。

③供试品溶液的制备：取本品，除去背衬，剪碎，混匀，取约 5g，精密称定，精密加入水 50mL，称定质量，超声（频率 40Hz，功率 250W）1 小时，放冷，再称定质量，用水补足减失的质量，摇匀，滤过，取续滤液。滤液用 0.45μm 滤膜过滤，即得。

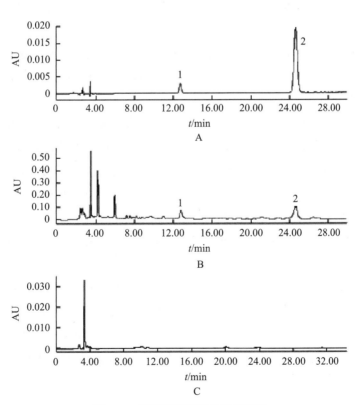

图 3-9　祖师麻膏药高效液相图谱

A. 对照品；B. 祖师麻膏药样品；C. 阴性样品；1. 紫丁香苷；2. 祖师麻甲素

④结果：祖师麻甲素、紫丁香苷进样量分别在 0.0888 ～ 0.2664μg 和 0.0057 ～ 0.0171μg 范围内呈良好的线性关系，祖师麻甲素 r=0.9996，紫丁香苷 r=0.9993，平均回收率分别为 1.33% 和 1.76%。本方法快速、简便，结果准确可靠，重现性好，可用于祖师麻膏药的质量控制。

表 3-2　祖师麻膏药样品测定结果（n=3）

批号	祖师麻甲素平均质量分数（mg/g）	RSD（%）	紫丁香苷平均质量分数（mg/g）	RSD（%）
20100503	0.1756	0.34	25.0124	1.08
20100504	0.2236	0.26	28.3488	1.29
20100505	0.1934	0.19	26.9942	0.97

5. 狗皮膏　2013 年王森等首次采用高效液相色谱法测定狗皮膏中有效成分桂皮醛和丁香酚的含量，建立了 HPLC 法测定狗皮膏中丁香酚和桂皮醛含量的方法。

①色谱条件：Phenomenex-Luna C18 色谱柱（4.6mm×250mm，5μm）；流动相乙腈 -0.1% 磷酸（45：55）；流速 1.0mL/min；检测波长 280nm；柱温 40℃；进样量 20μL。

②对照品溶液的制备：取桂皮醛对照品适量，精密称定，置 25mL 棕色量瓶中，加甲醇至刻度，得质量浓度为 14.1692g/L 桂皮醛对照品母液。取桂皮醛对照品母液 1mL，置 100mL 棕色量瓶中，加甲醇至刻度，得 141.692mg/L 的桂皮醛对照品溶液 A。取丁香酚对照品，精密称定，置 25mL 棕色量瓶中，加甲醇至刻度，得质量浓度为 21.3208g/L 丁香酚对照品母液。取丁香酚对照品母液 1mL，置 100mL 棕色量瓶中，加甲醇至刻度，得质量浓度为 213.208mg/L 的丁香酚对照品溶液 B。

③供试品溶液的制备：取狗皮膏 3 贴，置 -10℃冰箱中冷冻 30 分钟取出，去除外包装，剥离药物，将药物混匀，取 2g，精密称定，置锥形瓶中，精密加入甲醇溶液 10mL，称定质量，超声处理 30 分钟，再称定质量，用甲醇溶液补足减失的质量，置 -10℃冰箱中冷冻 30 分钟，取出，摇匀，用 0.22μm 的滤膜过滤，即得。

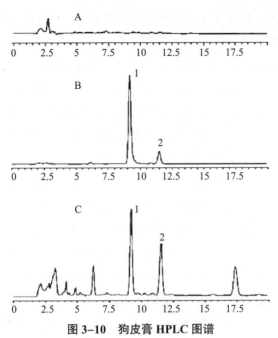

图 3-10 狗皮膏 HPLC 图谱
A.阴性对照；B.对照品溶液；C.供试品溶液；1.桂皮醛；2.丁香酚

表 3-3 狗皮膏中桂皮醛和丁香酚的含量测定

批号	桂皮醛（μg/g）	*RSD*（%）	丁香酚（μg/g）	*RSD*（%）
20120201	7.81	1.49	1.21	0.12
20120701	8.13	0.17	1.16	0.24
20120903	8.86	0.15	1.07	0.67

④结果：桂皮醛在 0.14169～14.169mg/L，丁香酚在 1.06604～106.604mg/L 质量浓度与峰面积均呈良好的线性关系；桂皮醛和丁香酚的平均回收率分别为 102.98%（*RSD* 1.33%）、95.40%（*RSD* 0.40%）。从实验结果可看出，该方法简便、快速、准确，重复性好。所测 3 批狗皮膏样品中，桂皮醛的含量在 7.87～8.86μg/g，丁香酚含量在 1.07～1.20μg/g，鉴于样品批次不够，需要累积样品进一步进行试验，确定狗皮膏中有效成分桂皮醛和丁香酚的含量限度。

6.其他 2005 年杜倩研究了复方止痛膏的质量标准，其中采用薄层层析法，以丁香酚、桂皮醛和氢溴酸东莨菪碱为对照品，建立了丁香、肉桂、洋金花的定性鉴别方法；以乌头碱为指标，采用比色法，建立了总生物碱的含量测定方法，同时考虑到乌头碱为有毒成分，在检查项下规定了酯型生物碱的含量上限；

另采用气相色谱法，建立了丁香酚的含量测定方法，并规定了最低限量。张莉莉等对骨病活血膏中的血竭进行了薄层鉴别试验，认为采用该方法可对制剂中的血竭进行鉴别，操作简单，检测结果可靠。张玉革研究了活血祛瘀膏的质量标准，对其中的大黄、当归、红花、肉桂建立了薄层层析鉴别方法用于制剂的质量评价。张博华对小儿咳喘贴黑膏药成品中的檀香粉末进行了显微鉴别，并采用 HPLC 法测定了成品中芥子碱硫氰酸盐的含量。色谱条件为：用十八烷基硅烷键合硅胶为填充剂，以乙腈 −0.08mol/L 磷酸二氢钾溶液（10∶90）为流动相，流速 1.0mL/min，柱温选择 25℃，检测波长选择 326nm，进样量为 10μL。初步建立了小儿咳喘贴黑膏药的质量标准，通过十批中试含量测定结果，最终确定了本品的含量限度为芥子碱硫氰酸盐不得少于 0.17mg/ 贴。以上研究报道反映了目前膏药内在质量标准的发展现状，即对于膏药中加入的细料药或提取物采用显微、薄层层析方法进行定性鉴别及采用高效液相法进行有效成分定量测定都是可行的。而经过炸料的药材尚缺乏定性定量的质量控制方法。

在 1963 年版的《中国药典》中，膏药（外贴膏）与外敷膏及内服膏统称膏剂，合并收录。随着科技的发展和检测技术的提高，膏药的质量标准在不断完善。《中国药典》（2010 年版）对黑膏药剂型的质量要求为："黑膏药应乌黑光亮、油润细腻、老嫩适度、摊涂均匀，无红斑，无飞边缺口，加温后能黏贴于皮肤上且不移动。"检查项下规定了软化点测定和重量差异限度。对膏药膏体外观、贮藏条件及检查项目等进行了相应描述和规定，但具体的控制项目只有重量差异和软化点，未有反应膏药内在质量的指标，膏药质量标准亟待提升。笔者查阅了国内大量相关文献，膏药的研究多停留在制备工艺的改进上，对膏药质量的研究较少见，经分析可能与下列因素有关：①膏药的处方复杂，多为几十味中药组成。从单味中药来看，许多成分未检测出来；几十味中药组成的复方更是复杂，而且不同中药的成分相互作用，产生新的物质，故难以选择代表性的成分进行研究。②膏药制剂工艺特殊。膏药在制剂过程中，大部分药味经过高温油炸，其成分多被破坏；膏药基质特殊，有植物油与铅丹高温形成的铅皂，还含有多余的铅丹和植物油，黏性大、吸附性强、难以清洗，分析时样品的处理比较麻烦。种种原因，使膏药的研究分析较少，质量标准不完善。因此，虽然近年来黑膏药的质量标准有一些研究进展，但仍有待于进一步提高并逐步收入《中国药典》。

第三节　黑膏药的药理毒理研究

在处方组成上，传统膏药与汤药有两点明显不同：一是膏药一般药味偏多，有时甚至可达七八十味，汤药通常一二十味；二是许多处方都含多种毒剧药，而汤药如含毒，通常味少量小。清代吴尚先就认为："膏中……虽苍术、半夏之燥，入油则润；甘遂、牵牛、巴豆、草乌、南星、木鳖之毒，入油则化，并无碍。又炒用、蒸用皆不如生用。勉强凑用，不如竟换用。"这也是膏药的特色。除此之外，由于膏药是由植物油和铅丹（主要为四氧化三铅）经过高温加热制备而成的，导致膏药基质中含有铅丹，因此膏药的安全性和有效性都是临床使用中的关注点，也是膏药研究的重点。

截至目前，对比其他剂型例如汤剂、丸剂，膏药的现代药理研究相对较少，这主要是因为：①膏药独特的"炸枯"工艺（即用植物油高温将药料炸至表面呈深褐色而内部焦黄，此时的温度甚至可达二百多度），造成大部分药料中的已知成分受到破坏，导致很难测出原来的成分，无法研究药物在机体作用下发生的变化及变化规律，包括药物在体内的吸收、分布、代谢和排泄过程，特别是血药浓度随时间变化的规律、影响药物疗效的因素等。②在新药申请中，研究膏药剂型的一直较少，发表的药理研究也较少。除了新药研究以外，膏药药理研究也主要集中在几个老品种上。

尽管研究难度很大，研究人员仍克服重重困难，尝试采用现代药理方法研究膏药的药效和毒理。从目前已发表的文献来看，膏药药理研究主要分为药效评价和毒理研究两个方面。其中药效评价研究又可分为体内和体外两部分。体内研究主要集中在膏药对小鼠的镇痛、抗炎作用方面，另外还有报道对动物微循环和骨骼方面的影响；体外研究主要以膏药的体外抑菌作用和离体动物皮肤的透皮吸收研究为主。

膏药为外敷制剂，因此毒理研究分为皮肤急性刺激性试验和长期毒性试验。在皮肤刺激性试验中，采用家兔进行皮肤刺激性研究，利用豚鼠进行皮肤过敏研究；在长期毒性方面，采用大鼠长期贴敷膏药，观察其体征并检测血、尿及脏器中的重金属含量，同时做病理检查，来综合评价膏药的安全性。

一、药效评价

1. 镇痛 一般应用于骨伤科的膏药具有止痛的功效，所以膏药对动物的镇痛作用与临床上的疗效有极大的相关性。一般认为小鼠因热刺激、电刺激所产生的疼痛与锐痛较为接近，而用化学刺激物注入小鼠腹腔内产生的疼痛与钝痛较接近，所以研究者多用小鼠进行膏药镇痛实验研究。中国中医科学院中药研究所的陈馥馨采用小鼠尾电刺激法，实验过程中为了防止小鼠啃食或蹭食涂于背部的膏药，将小鼠关入特制笼中，把骨刺止痛膏涂在露在装置外面的小鼠尾部，5小时后揭掉膏药，电击小鼠尾测定小鼠痛阈值。实验发现膏药贴上后即能起到镇痛作用，揭掉后其镇痛作用逐渐减弱直至恢复正常，而且未含药的膏药基质也具有一定的镇痛作用。

成都中医药大学的研究生赵贵琴采用热板法和扭体法研究狗皮膏药的镇痛作用。在热板法实验中，小鼠连续外用敷药5天，末次给药后，将小鼠放在热板仪（55℃）上，记录因疼痛而舔后足的时间；结果发现狗皮膏大剂量组2小时后即可提高小鼠痛阈值，3小时最为明显，提示狗皮膏对热刺激所致疼痛有较好的抑制作用。扭体法是另取小鼠，于腹腔注射醋酸溶液，计算扭体反应出现的时间及次数；结果发现狗皮膏能明显提高小鼠痛阈值，延长扭体反应潜伏期并减少扭体次数，起到了镇痛作用。

南京中医药大学的研究生杜倩在药效学实验中验证了复方止痛膏在临床治疗上的相关作用，同样采用热板法、扭体法进行了镇痛实验。在热板法实验中，小鼠给药后90分钟，膏药即显现出提高小鼠痛阈值的作用，与空白对照组比较具有显著性差异，显示其具有较好的镇痛作用。在扭体法实验中，观察了15分钟之内小鼠扭体次数和扭体潜伏期，并计算抑制率，结果小鼠扭体反应潜伏期延长，扭体次数减少，认为复方止痛膏具有较好的镇痛作用。

2. 抗炎 骨伤科常见患处红肿，表现出炎症反应，因此骨伤科膏药具有活血化瘀消肿的功效。杜倩在研究复方止痛膏抗炎功效时，采用了三种非特异性炎症模型进行。①毛细血管通透性增高模型：这是针对早期炎症，以染料的渗出量为急性（渗透型）炎症抗炎作用的评价指标。方法：采用贴药后1小时的小鼠，静脉注射染料伊文思蓝，随后腹腔注射醋酸致小鼠腹腔毛细血管通透性增高，测定腹腔液中伊文思蓝的含量；实验结果显示贴膏药的小鼠腹腔液伊文思蓝的渗出降低，提示复方止痛膏可减少毛细血管的渗出，具有一定的抗炎作用。②小鼠耳肿胀模型：这是由致炎物质使炎症介质溶解释放，引起毛细血管通透性增加，炎性细胞浸润，造成耳部急性渗出性炎症水肿。方法是对贴药后 1 小时的小鼠，用二甲苯涂一只耳前后两面，造成肿胀，45 分钟后比较两耳重量差值；结果表明复方止痛膏对二甲苯所致耳郭肿胀有明显的抑制作用，具有较好的抗炎作用。③足跖肿胀模型：大鼠贴敷 5 天，末次给药 1 小时后，在大鼠右后肢足跖皮下注射角叉菜胶致炎，在不同时间测定右足跖厚度；结果 5 小时后贴膏药的大鼠足跖肿胀明显减轻，提示复方止痛膏对角叉菜胶致炎具有抗炎作用。杜倩的研究显示，复方止痛膏对二甲苯致小鼠耳郭肿胀、角叉菜胶致大鼠足跖肿胀有明显抑制作用，可减少毛细血管的渗出，具有一定的抗炎作用。

赵贵琴对狗皮膏药的抗炎作用进行的研究也采用了小鼠耳郭肿胀模型，小鼠连续外贴狗皮膏 5 天，末次给药 1 小时后，小鼠耳涂抹二甲苯致肿；实验结果表明，狗皮膏对小鼠耳肿胀具有较好的抑制作用。她还采用一种慢性炎症模型，用琼脂造成小鼠肉芽肿，方法是小鼠给药第 1 天，在左侧肋下皮下注射琼脂液，连续外用给药 6 天，第 7 天称量肉芽肿重量并计算抑制率；结果贴膏药小鼠的肉芽明显被抑制，表明狗皮膏对琼脂所致的慢性炎症有较强的抑制作用。

3. 改善微循环　杜倩将复方止痛膏贴敷在小鼠身上，每日涂敷药物 1 次，连续 5 天，末次给药 1 小时后，肌肉注入乌拉坦进行麻醉，将小鼠固定在显微镜的观察台上，在透色光下，用 50 ~ 100 倍镜观察小鼠耳郭微循环在给药前后的变化；实验显示复方止痛膏对小鼠耳郭微循环具有扩张细动脉、加快微动脉和微静脉血流速度、改善微循环的作用。她又取大鼠每日涂敷药物 1 次，连续 5 天，末次给药 1 小时后，皮下注射肾上腺素，并将动物放入冰水内 5 分钟，取出后立即将大鼠毛擦干，造成急性血瘀模型，第 2 天检测全血黏度、血浆黏度、红细胞压积、红细胞刚性指数、红细胞聚集指数；结果发现复方止痛膏可缓解和改善血瘀大鼠全血黏度值、血浆黏度值以及红细胞聚集指数，具有升高红细胞刚性指数的作用。

4. 促进骨痂生长　为了研究鸡胚地龙接骨膏促进骨折愈合的机理，贵州省黔南布依族苗族自治州中医医院的沈振华进行了动物实验，将 60 只新西兰大白兔制成骨折动物模型，随机分为三组：治疗组 20 只，于患处外贴鸡胚地龙接骨膏；对照组 20 只，口服伤科接骨片；开放组 20 只，不使用任何药物。研究显示，给予鸡胚地龙接骨膏外敷治疗 21 天，新西兰大白兔伤肢完全愈合，骨折线消失，骨髓腔再通，而对照组和开放组动物骨折处未愈合，断端清晰可见；同时鸡胚地龙接骨膏组用药 14、21 及 28 天的 X 线检查显示，骨折修复、生物力学性能抗折力测试、骨痂评分及骨痂内成骨细胞立体定量都显著高于对照组和开放组。这提示鸡胚地龙接骨膏外敷后能使骨折断端间形成大量的胶原纤维，可供较多的骨矿物质沉积，具有促进骨痂生长、提高骨愈合质量、加速骨折愈合的功效。

5. 抑菌 武警湖北总队医院的夏大中对骨炎拔毒膏进行了体外抑菌实验，首先用定性法进行实验，将营养平皿中央打一小洞，分别将一张含有膏药和拔毒生肌散的圆形纸片放入各自的小洞内，再将三种细菌（金黄色葡萄球菌、绿脓杆菌和大肠杆菌）分别接种于各自的平皿上，于35℃暖箱中培养24小时后观察其对三种细菌的抑菌圈直径；结果膏药对三种细菌的抑菌圈均大于拔毒生肌散的抑菌圈，具有明显的抑菌作用，且作用比拔毒生肌散更明显。随后又进行了定量试验，将膏药和拔毒生肌散按倍比稀释法进行，观察其对三种细菌的最小抑菌浓度（MIC）；实验显示膏药对三种菌抑菌作用很强，其MIC都低于拔毒生肌散，比拔毒生肌散的抑菌作用更强。

最后他又进行骨炎拔毒膏与拔毒生肌散治疗大鼠慢性骨髓炎的效应试验。用金黄色葡萄球菌造成大鼠慢性骨髓炎，再从模型中任选10只以骨炎拔毒膏贴敷患处，间日换药一次，作为治疗组；10只用拔毒生肌散以同样剂量和方法进行治疗，作为对照组。待治疗组大鼠创口处均不再流脓、无明显红肿时（治疗42天后），将20只大鼠处理后，进行病理检查。结果显示治疗组与对照组相比，骨组织的病理改变有显著性差异；治疗组、对照组和正常大鼠的肝、肾病理检查结果均未发现明显差异。

二、透皮吸收研究

黑膏药一般为局部外用，已知成分含量较低，其皮肤透过量不高，采用一般的测血药浓度方法可行性较差，因此武汉市中医医院的张义生考虑应用局部微透析的方法进行体外透皮实验，通过模拟体内环境，初步观察小儿咳喘贴中芥子碱的经皮渗透行为。他采用改良的Franz扩散池法，以白芥子中的有效成分芥子碱（以芥子碱硫氰酸盐计）为指标，分别以半透膜、小鼠、大鼠、家兔及裸鼠离体皮肤为渗透屏障，贴敷膏药，在不同时间点取渗透液进行测定，比较不同动物皮肤对膏药透皮吸收的影响。结果显示，芥子碱经四种动物皮肤的渗透性不同，其中芥子碱经裸鼠腹部皮肤24小时累积透过量最大，渗透速率最高，其渗透行为符合零级代谢动力学，渗透方程为 $Y=0.5147X+0.476$，$r=0.9969$；几种渗透膜的平均透皮速率是：裸鼠＞大鼠＞小鼠＞半透膜＞家兔。芥子碱经皮肤的渗透速率比经透析膜的渗透速率大，表明皮肤不是限速因素，药物从基质中的释放才是限速因素，小儿咳喘贴黑膏药是通过控制药物的释放达到长效控释目的的。本实验中，相对于半透膜作为渗透屏障，裸鼠腹部皮肤对于小儿咳喘贴黑膏药中芥子碱的经皮渗透效果更好。张义生推测这可能与黑膏药基质与皮肤分泌的油脂混合，有利于药物成分从基质中释放出来有关。

三、安全性评价

1. 急性皮肤刺激性　武汉市中医医院多位研究者利用动物对膏药进行了安全性评价，其中刘大鹏就儿科用药"冬病夏治"——小儿咳喘贴黑膏药进行了安全性研究。皮肤刺激性实验采用皮肤自体对照的方法，将日本大白兔无破损皮肤局部脱毛，分为空白对照区和供试品给药区，供试品给药区贴敷小儿咳喘贴黑膏药，空白对照区贴敷空白贴，保持 6 小时后，用温水清洗干净残留膏药，观察局部有无红斑和水肿，连续给药 7 天。结果显示，小儿咳喘贴黑膏药对日本大白兔皮肤具有轻微的刺激。又采用豚鼠进行过敏性实验，首先进行致敏接触，豚鼠局部脱毛，左侧分别贴敷空白贴、小儿咳喘贴黑膏药作为空白对照组和供试品组，阳性对照组则涂抹致敏物 2,4- 二硝基氯苯，持续 6 小时后，用温水清洗干净残留膏药，隔日致敏 1 次，共 3 次。随后进行激发接触，末次致敏接触 14 天后，空白对照组豚鼠去毛区右侧贴敷空白贴，阳性对照组豚鼠右侧去毛区涂抹 2,4- 二硝基氯苯，供试品组豚鼠右侧去毛区贴敷小儿咳喘贴黑膏药。保持 6 小时后，以温水洗净贴敷部位皮肤，观察各组豚鼠进行激发接触后有无皮肤变态反应。结果发现，空白对照组与供试品组豚鼠均未出现红斑和水肿，阳性组致敏率为 100%，说明小儿咳喘贴黑膏药对豚鼠皮肤无致敏性，提示该黑膏药制剂较安全可靠。

李力在研究不同摊涂工艺所得鼻炎贴膏药的刺激性和致敏性时，也采用了以上方法。他在做皮肤刺激性实验时，除了采用无破损皮肤进行实验外，还增加了破损皮肤实验：用无菌的针头在受试脱毛皮肤上划"#"伤痕，以肉眼可见伤痕并有微量渗血为度，伤痕间距约为 0.5cm。将新西兰兔的左前脊柱区作为完好皮肤急性刺激试验区，右前脊柱区作为完好皮肤空白对照试验区，左后脊柱区作为破损皮肤急性刺激试验区，右后脊柱区作为破损皮肤空白对照试验区。他将鼻炎贴、空白敷贴分别贴于对应脊柱区，给药 24 小时后除去敷贴，在不同时间观察家兔皮肤红斑、焦痂、水肿及恢复情况，并记录动物各时间点反应级数。结果表明，工艺对膏药的安全性有明显影响：好的工艺制备的膏药可以无明显刺激，且完好皮肤和破损皮肤无差异，也无致敏性；差的工艺制备的则显示轻度刺激，完好皮肤和破损皮肤差异有统计学意义且有轻度致敏性。李力认为，好的较为安全可靠的鼻炎贴制备工艺是热黑膏药阴凉处经过冷透过夜，次日文火加热熔化再摊涂。

李琛采用李力的方法对小儿咳喘贴、坎离贴进行了安全性评价，通过同体比较法对新西兰兔进行皮肤刺激性实验、分组法对豚鼠进行皮肤过敏性实验。在实验过程中，未发现实验动物的活动、饮食、粪便等有明显异常情况，眼、鼻等亦未发现异常分泌物，也没发现涂药部位有色素沉着、出血点。这两种膏药对新西兰兔的完整皮肤与破损皮肤均无刺激性，对豚鼠皮肤均无致敏性，因此认为经过工艺改进的黑膏药小儿咳喘贴与坎离贴安全性得以提高。

王薇以风湿骨痛贴、杨柳以筋伤贴为研究对象，采用同上方法连续多次皮肤给药，对健康家兔进行皮肤刺激性实验，对健康豚鼠进行皮肤过敏性实验。实验结果显示，这两种膏药对家兔完整和破损皮肤均无刺激性，对豚鼠皮肤也无致敏性。

厦门市药品检验所的黄迪对狗皮膏的皮肤用药安全性进行评价研究，取 5 家不同厂家狗皮膏的样品各 2 批，分别进行家兔急性皮肤刺激性实验和豚鼠皮肤过敏性实验。急性皮肤刺激性实验采用皮肤自体对照的方法，将新西兰家兔局部脱毛，左侧去毛区贴狗皮膏，面积约为 $25cm^2$，右侧皮肤作为对照，保持 24 小时后，取下狗皮膏，温水洗净皮肤，连续 72 小时观察有无红斑和水肿。结果 10 批样品中有 7 批出现皮肤刺激反应，除 A 厂家 1 批为中度刺激性，其余为轻度刺激性。采用豚鼠进行过敏性实验时，将豚鼠随机分为空白对照组、阳性对照组和给药组（每批样品 1 组），于给药前 24 小时将豚鼠背部两侧去毛，致敏接触：取狗皮膏贴于左侧去毛区，持续 6 小时，第 7 天和第 14 天以同法各重复 1 次，共 3 次，空白对照组不贴狗皮膏，阳性对照组涂敷 2,4- 二硝基氯代苯溶液。于末次致敏后 14 天，将狗皮膏贴于右侧去毛区进行激发接触，持续 6 小时后取下药物，立刻观察，然后于 24、48、72 小时再次观察皮肤过敏反应情况，记录各时间变态反应分值，同时观察是否有哮喘、站立不稳或休克等严重的全身变态反应，结果 10 批样品均未见皮肤过敏反应。黄迪通过对比实验结果，认为不同厂家间、厂内批次间的狗皮膏存在差异。经过分析发现 5 个厂家在生产过程中的去"火毒"工艺上存在显著差异，清水浸泡时间最短的 A 厂家较其他 4 个厂家更易引起家兔皮肤刺激反应，由此推断产生的皮肤刺激性与狗皮膏生产工艺相关，因此建议清水浸泡去"火毒"时间应不低于 2 天。

2.重金属的影响　成都中医药大学的曾勇博士以临床剂量 14 倍的用量连续

90天对大鼠外敷狗皮膏，结果大鼠体重、饲料消耗量等一般体征参数及血液学、血清生化学、骨髓学、病理组织学等指标均无明显改变，但肾脏系数明显升高，提示其对肾脏功能可能有一定影响。结合透皮吸收实验结果，表明狗皮膏中高含量的重金属铅可透过皮肤而被吸收，其透皮吸收行为符合零级动力学方程，透过量随着剂量和时间的增长而增长。实验还表明，高剂量狗皮膏连续外敷90天，铅可透过大鼠皮肤进入血液循环，使得大鼠血铅明显升高，并可在重要脏器，特别是肾脏中蓄积，使反映肾小管功能的尿NAG（溶酶体酶）活力升高，但并未影响到肾脏的排泄能力和发生器质性改变。所以，在狗皮膏的使用过程中，需要控制疗程及剂量，并对可能造成的不良反应如血铅、尿铅升高和早期肾小管功能损伤相关指标（NAG、P2微球蛋白、肌酐、尿素等）进行严密监测，以达到安全有效用药的目的。

夏大中对骨炎拔毒膏进行了慢性毒理实验，他将42只慢性骨髓炎模型大鼠随机分为用药前，用药2天、2周、4周、6周，停药2周、4周，共7组，每组6只，分别贴敷骨炎拔毒膏，间日换药一次。每组届时先内眦取血标本，继而处理获取肝、肾、患处肌肉和骨标本分别送检。检测指标有：血（ALT、AST、TP、ALb、BUN和Pb、Hg）、尿（β2-MG、ALb和Pb、Hg）以及肝、肾、肌肉（贴敷处局部）、患骨中的Pb、Hg。实验表明，骨炎拔毒膏中的汞与铅均可通过损伤处和皮肤进入体内，并经由尿排出，其中汞进入较慢，排出较快，在停药28天时，已全部排出体外；而铅则进入快，排出慢，尤其是骨铅在停药28天时，仍高于用药前水平。当停药4周后，除骨铅含量仍高于用药前的情况外，其余均达用药前的水平。从实验大鼠肝、肾功能及肾小管功能监测指标以及病理变化情况来看，均未发现汞、铅对大白鼠有明显的损害作用。

黄迪在研究10批不同厂家狗皮膏样品时，除了进行皮肤刺激性实验，还监测了贴药后家兔的血铅浓度变化。方法是采用家兔分别连续贴敷14天，测定贴药前后家兔血铅浓度。结果显示狗皮膏用药1周后血铅值较给药前显著增加，且随着使用时间的延长，血铅浓度呈现上升趋势，提示狗皮膏久贴后可引起血铅升高。建议在药品的使用说明中增加对其贴用时间的规定，并对儿童用药有可能引发的铅中毒进行提示。

综上所述，通过以上现代药理的实验研究，证明了传统黑膏药中的药物能够透皮吸收起到镇痛、抗炎、抑菌等作用。它还是一种缓控释制剂，对家兔、豚鼠皮肤无刺激性或仅有轻微刺激；对大鼠高剂量地连续外敷90天狗皮膏，可见血铅、尿铅升高，但未达到中毒限度。这些研究提示我们在膏药的使用过程中需要控制疗程及剂量，以达到安全有效用药的目的。

第四节　黑膏药的临床应用

　　黑膏药在中国临床应用已有上千年的历史，早在公元315年，晋代葛洪所撰的《肘后备急方》中就记载有黑膏药，其使用的原料及炼制基本工艺一直延续至今，是世界上目前所知最早利用化学合成法发明的制剂。临床上黑膏药最开始只是用于治疗疮疡病，随着时间的推移，其处方和制备工艺日趋完善，所治疗的疾病种类也日渐丰富。本章主要从黑膏药的古代临床应用特点、现代临床应用等几个方面进行介绍。

一、古代临床应用特点

　　一千多年前，中国古代先辈们在生产力落后、对自然认知有限的条件下，发明了黑膏药，因此临床使用也带有了时代特点。

　　1. 外用和内服兼顾　如同汤剂的既可内服又可外洗，在晋代葛洪所撰的《肘后备急方》卷八中的"成膏方"，就记载黑膏药外用贴敷主治"齿疮"，内服治"痔疮"；到了唐代，黑膏药品种日益增多，治疗病种不局限于疮痔，还扩展到骨伤科、内科、产科等。用法上主要为外用，同时有内服或外用兼内服。唐代的《太平惠民和剂局方》中可见万金膏外用治疗骨伤科疾病；琥珀膏外用治疗颈项瘰疬，使用时看患处大小，火燖纸上匀摊，贴患处；云母膏外用治疗一切疮疖、虎豹虫类咬伤等，内服兼外用治疗肠痈（阑尾炎）、瘰疬骨疽及狗、蛇咬等病，还可内服治疗难产、死胎、中暑等病，对云母膏的保存强调"以蜡纸裹，不令风干，可三十年不损药力"。20世纪80年代，中国中医科学院中药研究所的膏药课题组曾经到全国各地进行膏药调研，发现南方有的地区将膏药作为陪嫁的嫁妆送到男方家里，保存几十年，可以传代使用。

　　随着膏药的发展，尤其是褙材品种的丰富，膏药可以涂于褙材上，易于携带且外用贴敷方便，加之现代对于铅中毒问题的担心，因此逐渐不见膏药内服的应用，只剩外用了。

　　2. 药物的变化　膏药中的"膏"（基质）基本没有变化，掺和膏中的"药"变化较大，从有记载的文献看，加入的药物是从无发展到可能含有几十种药物。

　　在唐代孙思邈的《备急千金药方》中收载了一方黑膏药"乌麻膏"，主治

"诸漏恶疮"，与葛洪所撰的《肘后备急方》卷八中的"成膏方"相比，这两个方子有两个共同特点：一是没有加入其他药物，仅依靠油和铅丹合成的基质治疗恶疮；二是没有将膏药摊涂于背材上再贴敷患处，而是直接贴敷，尤其在乌麻膏中描述"一贴不换药，惟一日一度，拭去膏上脓再贴之，以至瘥及止"，也就是说将膏药贴于患处，每日一次，将膏药取下，去掉膏药上的脓液，再贴患处直到病好。可见在最初外用膏药基质时就发现其有拔毒（脓）的功效。

膏药发展到清代达到鼎盛期，全国膏药店林立，走方郎中常以膏药和葫芦为招牌来招揽患者，其中吴尚先撰写的《理瀹骈文》下卷专载膏药 158 方。从中可见加入"药"的特点，一是药味多且治病种类较广。因为在膏药制备中有"熬枯去滓"这一工艺过程，即油与药料高温（280℃左右）炼制，为弥补热破坏的损失，处方中往往等量罗列多种功效相同的药料，如狗皮膏即有七十五种。吴尚先曰"膏药能治病，无殊汤药，用之得法，其响立应"，他认为膏药可治百病，对各种急慢性疾病及内科、外科、妇科、儿科疾病均有很好的治疗效果，特别强调了膏药可以治内症，加入的药随治疗用途而灵活运用，例如清阳膏，列举了头痛、牙痛、吐血、疟疾等三十一种效用，另有附加药方六个，则清阳膏的治疗范围不下六十种。二是重视毒剧药。吴尚先提出："虑其或缓而无力也，假猛药、生药、香药。""膏中用药味，必得气味俱厚者方能得力。虽苍术、半夏之燥，入油则润；甘遂、牵牛、巴豆、草乌、南星、木鳖之毒，入油则化，并无碍。又炒用、蒸用皆不如生用。勉强凑用，不如竟换用。"这些为以后的膏药发展提供了理论及应用基础。

3. 褙材的变化　在膏药的临床应用过程中，最初没有裱褙材料，一般是临用时锅中加热，挑出适量涂于皮肤。发展到后来制备时就涂在布皮、纸皮、动物皮上，极大方便了临床应用，促进了膏药的发展，其中最有特色的为狗皮。辛馨归纳出狗皮的三个特点：其一，狗皮保暖性能强。作为裱褙材料，密度应大且密闭性好，能迫使药物通过人体的汗腺透入腠理，顺达经络，达到治病的目的，而狗皮是最好的密闭材料。您是否注意过，夏天当人们大汗淋漓之时，狗总是躲在背阴凉爽的地方张口吐舌，这是因为它身上没有汗腺，要借嘴、鼻散热的缘故。正因为如此，它的保暖性优于其他有汗腺的兽皮。其二，固定性好。与马皮、羊皮等一些软中带硬的兽皮不同，由于狗皮的密度很大，干燥后偏硬，如果是跌打损伤、骨折复位后的患者贴用，有类似小夹板的作用。其三，狗皮比较耐磨，长时间甚至反复贴用，都不会出现磨损和撕裂现象。除此之外，狗皮的获取比较方便、廉价，可以随处找到。基于以上一些优点，用狗皮做膏药褙材就被传承下来，并变成对外用膏药的通称，所以现代提到黑膏药，大部分人就会联想到狗皮膏。明代医家陈文治《病科选粹》中有一成方名为"狗皮膏"，作为治疗风湿病症的经典成方制剂，在临床上使用400多年，自1990年开始被历版《中国药典》收载，现有多家厂家还在生产。

二、现代临床应用

在现代，尽管随着橡胶膏剂、巴布剂、贴剂及其他内服外用新剂型的出现，膏药的市场在逐渐萎缩，但保留下来的品种都是经过时间和市场检验的。江西中医药大学的陈爱华对现在有质量标准的76个膏药品种的"功能主治"进行了统计，结果见表3-4。

表3-4 现有质量标准的膏药临床疗效统计

功能主治	膏药数量	百分比（%）
化痞消积	4	5.26
镇痛抗炎	1	1.32
止咳定喘	2	2.63
消肿拔毒	13	17.11
温经散寒，补气养血	2	2.63
温里散寒，行气止痛	5	6.58
消肿利水，活血化瘀	1	1.32
醒脑散热，祛风止痛	2	2.63
益气养阴，生津止渴	1	1.32
祛风活络，活血止痛	45	59.21

成方膏药临床应用在现代全部为外用贴敷，借体表对药物的吸收和经络通路，发挥药物活血化瘀、生肌止痛、通经走络、开窍透骨、祛风散寒的功能，从而达到各种治疗目的。从表3-4可见，临床治疗主要集中在骨伤科，功效为祛风活络、活血止痛，其次为外科、皮科，具有消肿拔毒的功效。

千百年临床应用证明了黑膏药的有效性，因此从1977年版《中国药典》开始，膏药作为一种独立的剂型被收载。1977年版《中国药典》共收载了阳和解凝膏（温阳化湿、消肿散结，用于脾肾阳虚、痰瘀互结所致的阴疽、瘰疬未溃、寒湿痹痛）、阿魏化痞膏（化痞消积，用于气滞血凝、癥瘕痞块、脘腹疼痛、胸胁胀满）、狗皮膏（祛风散寒、活血止痛，用于风寒湿邪、气滞血瘀引起的四肢麻木、腰腿疼痛、筋脉拘挛、跌打损伤、闪腰岔气、脘腹冷痛、行经腹痛、湿寒带下、积聚痞块）、追风膏（追风散寒、舒筋活血，用于受风受寒、筋骨疼痛、四肢麻木、腰酸腿软、手足拘挛、肩背疼痛、行步艰难）、暖脐膏（温里散寒、行气止痛，用于寒凝气滞、少腹冷痛、脘腹痞满、大便溏泻）共五种膏药。直到2010年版《中国药典》还保留了阳和解凝膏、阿魏化痞膏、狗皮膏、暖脐膏，新增了拔毒膏（清热解毒、活血消肿，用于热毒瘀滞肌肤所致的疮疡）、定喘膏（温阳祛痰、止咳定喘，用于阳虚痰阻所致的咳嗽痰多、气急喘促、冬季加重）。这些品种也是目前市场上常见的黑膏药品种，疗效显著，治疗范围涉及骨科、内科、外科、妇科疾病。

目前膏药的使用除了成方外，还有民间存在的家传秘方，或是验方，有广泛的应用基础，现代大部分临床研究就是在此基础上进行的。研究人员采用现代制备工艺或遵循古法，制备出有一定质量标准的黑膏药，按照现代药物研究的要求进行临床研究。他们注重对比试验，并进行疗效统计；有些品种还同时进行了实验动物研究，不仅研究药效、治病机理，还进行了急性毒性、长期毒性研究，特别针对黑膏药独有的"铅"毒性问题给予重点关注。以下就黑膏药的常见临床研究进行简单介绍。

（一）在骨伤科疾病中的应用

在骨伤科，黑膏药常应用于人体的各关节部位，如肩关节、膝关节、髋关节等体表外形不规则且经常活动部位。膏药具有良好的黏附性及可塑性，可与病变部位充分紧密接触；而且较厚膏药由于本身的重力及在逐渐降温的过程中体积缩小，对肿胀、增厚、僵硬病灶产生一种柔和的机械压迫作用，能防止组织内的血液渗出，促进渗出液的吸收，同时还具有保温作用；此外，骨伤科膏药还常常加入芳香药味，起到增强透皮吸收作用。因此膏药在骨伤科应用疗效显著。

1. 骨折 骨折是指骨结构的连续性完全或部分断裂，多见于儿童及老年人，中青年人也时有发生。骨折患者典型表现是伤后出现局部变形，肢体等出现异常运动，移动肢体时可听到骨擦音，此外，还有伤口剧痛、局部肿胀、瘀血、伤后运动障碍等表现。西医治疗主要是复位、固定、功能锻炼，涉及的药物主要是口服消炎镇痛类药物。

唐代蔺道人在《仙授理伤续断秘方》中提出"生气血以接骨"的观点，从他注明能"壮筋接骨、活经络、生血气"的药物来看，极大部分是活血化瘀类药物。祛瘀接骨治则是古代医家治伤接骨经验的高度概括。浙江省绍兴市中医院丁关生制备接骨止痛膏的组方就完全遵循了"祛瘀接骨"理论。方中续断、骨碎补补肾、强筋、接骨；麝香行血分之滞，有活血、散结、消肿止痛之功，为疗伤、接骨续筋之要药，共为君药。当归、川芎、生地黄、赤芍、五灵脂、郁金、牡丹皮、三棱、莪术、丹参、紫草、乳香、没药、血竭活血散瘀、消肿止痛为臣，其中川芎、五灵脂、三棱、莪术能行气；生地黄、郁金、牡丹皮、丹参、紫草活血而能凉血；血竭尚能止血，生肌而不留瘀。地骨皮、黄柏、桑白皮、苦参清热解毒；生川草乌、甘松、秦艽祛风通络止痛；陈皮、枳壳理气，助诸药活血之功，取"气行血行"之意；五加皮补肾、强筋健骨；龙骨收固涩，共为佐药。诸药合用，共奏活血止痛、接骨续筋之功。该方治疗108例骨折患者均为四肢新鲜闭合骨折，其中上肢骨折55例，下肢骨折53例。所有病例按就诊顺序分为两组，奇数为观察组，偶数为对照组，各组54例，两组患者的年龄、性别、骨折部位及移位情况大致相同。治疗方法：两组患者均常规采用传统的复位、固定，辅以功能锻炼等方法治疗，在此基础上，观察组加用接骨止痛膏外贴，每张膏药贴1周，14天为1个疗程，3个疗程后观察结果；对照组加用狗皮膏外贴，用法同上。结果治疗组54例，治愈27例，总有效率94%；对照组54例，治愈15例，总有效率74%。

山东省泰安市中医医院的翟献斌在活血化瘀、续筋接骨、补骨健肌的治则下制备泰山接骨膏。方中加入土鳖虫、大黄、三七、乳香、没药、血竭、牛膝、鳖甲等活血引经药，引药深入以活血化瘀；威灵仙、川续断、杜仲、吴茱萸、自然铜、土鳖虫、龟板、淫羊藿、补骨脂、刘寄奴等补肾壮腰以续筋接骨；川乌、细辛、冰片等药物以温经通络止痛。共奏消肿止痛、促进骨痂生长、加速骨折愈合和功能恢复之功。现代药理研究证实，土鳖虫、川续断、自然铜、补骨脂等药对骨的形态、成骨细胞增殖、骨折愈合均有影响。临床上将156例患者随机分为治疗组、对照组，其中治疗组在骨折复位固定7天后开始将泰山接骨膏贴于患处（开放骨折避开手术切口），7天更换1次，4次为1个疗程；对照组不贴药。临床治疗结果显示，治疗组的局部疼痛、压痛、肿胀、关节活动改善明显优于对照组，尤其在促进骨折愈合、缩短治疗时间方面，经统计学处理，治疗组显著优于对照组（$P < 0.01$）。

一直在临床上使用的具有200多年历史的生氏正骨膏系按生氏家传秘方，采用麝香、牛黄、珍珠、三七、鹿茸、冰片、血竭等药熬制而成。清道光年间

《滕县志》对此膏有详细的记载："生作梅，字百魁，自制膏药，为骨科良药。有舒筋活血、消肿止痛、软坚散结、温经散寒、祛风除湿、接骨续筋、强筋壮骨、补肾添精之功。"临床上治疗骨折时，山东中医药大学附属医院的齐尚锋采取动静结合（患处固定与适当活动相结合）、筋骨并重（同时治疗患处的骨与软组织）、内外兼治（同时兼顾患处局部与整个机体的治疗）的治疗原则，先予以手法整复，小夹板外固定，在2周后外敷生氏正骨膏治疗163例骨折患者，痊愈131例（占80.37%），总有效率为98.16%。临床上还发现用生姜将患处皮肤擦至发红再贴此膏，可增强其疗效。

　　鸡胚地龙接骨膏针对骨折损伤后血脉受阻，瘀血留滞经络，局部肿胀、疼痛或骨已接正，筋已理顺，瘀血未净，合而不坚，损伤后期筋骨软弱，筋肉挛缩，关节不利，兼有外邪等症组方。方中乳香、没药、红花、牛膝活血散瘀，行气通经；川续断、西瓜子、自然铜、骨碎补补肝肾，壮筋骨；五加皮、透骨草祛风湿，止痹痛，强筋壮骨；威灵仙、川草乌祛风除湿，通经止痛；生鹿角清营凉血；地丁、金银花清心解毒，消散瘀痛；檀香、冰片走窜之品开窍醒脑；儿茶清热止血；妙用出壳之小鸡血肉有情之品，益气补精生肌，引药入骨肉血脉，为使药。贵州省黔南州中医医院的覃家永治疗270例临床骨折患者，其中治疗组150例，待骨折手法复位后，将鸡胚地龙接骨膏外贴于患处，小夹板外固定，每7日换药1次，4次为1疗程；对照组90例，待骨折手法复位后小夹板外固定，每日口服伤科接骨片，每日3次，每次4片；开放组30例，待骨折手法复位后于患处使用无药物之纱布，小夹板外固定，每7日换药1次。三组共治疗2个疗程。临床研究显示，鸡胚地龙接骨膏在用药7天后，疼痛、肿胀、压痛与治疗前比较有明显改善，具有明显的镇痛消肿作用；第14天碱性磷酸酶活性及骨痂生长质量改善明显优于对照组和开放组。提示鸡胚地龙接骨膏具有促进骨痂生长、加速骨折愈合的功效。

　　在膏药中常可见鲜全鸡的应用，例如白鸡膏、全鸡拔毒膏等。中医学认为公鸡全身是宝，公鸡血可"补中益肾""通经络""主踒折骨痛及痿痹"，公鸡头"养肝益肾，通络活血"，公鸡肉"主久伤乏疮"。江苏省丰县中医医院的李玉海运用本地民间治疗骨折的经验方白鸡膏治疗四肢骨折209例，收效甚好，主药就是新鲜全鸡（除去鸡毛、内脏），另加乳香、没药、血竭等制备成膏药，贴于复位后之骨伤处，然后用夹板或石膏常规固定，1个月后或适时揭下膏药复查。应用白鸡膏的多数患者在1～2天即感觉局部有紧缩感或蚁行感，大部分在1～2天内止痛，1周左右消肿，临床愈合时间与天津医院骨科统计的临床愈合时间比,可提前 2 ~ 3 周。通过临床研究发现白鸡膏治疗骨折具有初期活血化瘀、中期接骨续筋之功效,可"疏其血气,令其调达,而致和平",具有行气活血、消肿止痛、坚骨壮筋的作用,可改善局部血液循环,促进瘀血吸收和骨痂生长,从而达到减轻患者痛苦、缩短骨折愈合时间的目的。

2.骨质增生 人类随着年龄的增长、运动或外伤等原因,负重关节会出现退行性变化和骨质增生。这些增生性改变会造成局部筋骨受损,筋骨营养成分流失,钙化淤积,也会引起局部炎症、疼痛、血流不畅、免疫力低下、新陈代谢失调等现象的发生。若增生在颈、腰椎等处会造成椎间盘变薄和骨赘的形成,骨赘、错位和滑脱的椎体、突出的髓核等压迫刺激局部组织或神经根,产生无菌性炎症甚或粘连,最终导致颈、腰椎病变,产生诸多临床症状。目前西医对本症尚无有效的治疗药物,常采用对症处理,如疼痛时可服一些解热镇痛药,关节肿胀有积液者可给予局部抽取积液或局部封闭等疗法。牡丹江医学院附属红旗医院的周长青采用多味中药制成黑膏药,起到补肾通络、活血化瘀、祛风止痛之功效。其中骨碎补、续断、杜仲等具有补肾通络之功;桃仁、川芎等活血化瘀药可使局部气血运营通畅,虽在治疗初期出现短暂的病情加重,周长青认为这种现象是因局部血流不畅引起的,强力活血化瘀的中药持续作用于患处,局部气血运营通畅,淤积钙化点逐渐自行吸收,局部的新陈代谢得以恢复;威灵仙、木瓜、五加皮、木绵皮、白头翁等祛风止痛的药物,能够刺激神经末梢,通过反射,扩张血管,促进局部血液循环,改善周围组织营养,达到消肿、消炎和镇痛的目的。用法是 5 天换一次药,1 个月为一疗程,治疗 120 例骨质增生病患,疗程 1 ~ 6 个月,痊愈 95 例,显效 17 例,有效 8 例,总有效率 100%。

同样是治疗骨质增生,中国中医科学院中药研究所的陈馥馨认为其发病机理是患者多因素体虚弱、寒湿之邪入侵、气血运行不畅而致。其寒邪重者,疼痛剧烈,甚则痛如锥刺,是因寒邪凝而不散之故;其湿气重者,重着不移,甚或关节肿大、屈伸不利,乃为湿邪黏滞不去,流注肌肉、关节所致。陈馥馨等参考福建著名正骨专家林如高的经验方制成新药骨刺止痛膏,方由生川乌、生草乌、羌活、独活、紫荆皮、铁丝威灵仙、香加皮、赤芍、当归、乳香、沉香、介子、磁石、细辛、花椒、穿山甲等药味组成,具有祛风散寒、通络止痛的功效。临床治疗 400 例骨质增生患者,每周换药一次,持续贴敷 1 个月为一疗程,连续观察治疗两个疗程,显效率 73.6%,总有效率 93.6%。

河财省漯河市第三人民医院的郭焕使用的骨痛膏能够温经通络,尤擅祛风寒湿邪顽痹,并有很强的麻醉镇痛作用。方中细辛温经散寒,与川乌、草乌有协同作用，可增强局部血液循环，达到通则不痛的目的。藤黄、乳香、没药、红花、穿山甲能活血化瘀、消肿散结、通络止痛。木瓜、威灵仙、川断、当归、川芎舒筋活络、行气活血、除湿宣痹。麝香、樟脑辛温走窜、活血定痛，可引药直达病所，助诸药透骨消增。与麻黄、独活、土鳖、全蝎、地龙等多种中药有机结合，有攻有补，攻以治标，消除症状解除疼痛；补以治本，促进血液流通，改善血液和淋巴循环，增加局部新陈代谢，调节和改善骨骼组织的营养状态，抑制骨质增生。共观察治疗 326 例骨质增生患者，用生姜擦净患处皮肤，将膏药贴于患处或病变部位，7 天换 1 次为 1 个疗程，连用 2 个月，结果治愈 146 例（占 44.79%），有效 161 例（占 49.39%），无效 19 例（占 5.83%）。刘树栋采用同样治则，在临床上使用蠲痹膏，膏中生川乌、生草乌、生马钱子祛风通络止痛，治肢体麻木拘挛，有较好的镇痛作用；灵仙、透骨草、皂角刺、姜黄、全蝎、蜈蚣、细辛祛风湿散寒止痛，是治风湿痹痛要药；红花、当归、穿山甲、生乳香、生没药、三棱可逐瘀通经，改善病变部位的血运，有利于病变组织的恢复；白芥子通络止痛、散结消肿；牛膝、骨碎补可益肝肾、壮筋骨；丁香、肉桂、樟脑走窜、渗透力强，可引诸药直达病所。诸药合用，相得益彰，其活血散寒、散结止痛、强筋壮骨之功甚佳。一般颈腰椎增生多贴敷在增生椎节的上下穴位处，膝关节增生贴在两侧膝眼及鹤顶、委中处，每 3 天换药 1 次，每 10 次为 1 疗程。共治疗病患 128 例，经过 3 个疗程，基本治愈 42 例，占 31.8%，总有效率为 93%。

山东省立医院的高秀芝研制的金丹膏以祛风胜湿药为主，如独活、秦艽、寄生、防风等，配以大量活血化瘀的当归、红花、牛膝、桃仁、生白芍、乳香、没药、三七粉、血竭、灵脂及补益的当归、杜仲等，加以通络的地龙，温中散寒的肉桂及理气活血止痛的川乌、草乌。诸药相配以解除神经压迫，松解平滑肌的痉挛，改善微循环的血流，使之"通则不痛"，从而发挥其祛风散寒、活血止痛之功效。针对骨质增生的治疗效果进行初步观察显示，在治疗的 41 例中，显效（自觉症状及体征消失，恢复工作）26 例，有效（觉症状及体征明显减轻，功能改善，病变部位活动接近正常）13 例，无效（症状无明显变化）2 例。

新疆乌鲁木齐市中医院的布爱洁尔对 360 例骨质增生患者进行临床治疗观察，所使用的增生膏组成简单，主药为蓖麻子和槐枝，其中蓖麻子具有拔毒排脓、祛风通络的作用，主要含蓖麻毒蛋白、蓖麻碱、脂酶等，有拔毒消肿作用，能够改善局部血流，促进循环；槐枝清热凉血消肿，与蓖麻油合用，具有祛风通络、消肿止痛、活血凉血的特点。在临床使用中敷于增生处，3 天换药一次，

3 次为一疗程，经 1 ～ 2 个疗程后统计疗效，大约有 20% 的患者上药一次即可完全止痛，显效 181 例，总有效率 91.11%。

河北沧州市第三医院的吴学君在太极神膏中除了应用较大剂量的活血化瘀药，还加用了乌蛇、白花蛇、生山甲等走窜透骨、搜风活络药物，认为此病患者一般病程较长，多属久病顽疾，所以用来增强除痹功能；另外方中马钱子具有通经络、消结肿、止疼痛之功。据现代药理研究，该药中所含士的宁（番木鳖碱）可"兴奋脊位的反射机能"，能促进脊髓、神经的功能恢复，并能改善骨健肌的无力状态，可以起到稳定椎体的作用，有利于骨质增生的控制。用时贴于患处，每 15 ～ 20 天更换 1 次，共治疗 213 例患者，显效 159 例，占 74.6%，总有效率 95.3%。

3. 腰椎间盘突出症 腰椎间盘突出症是骨科常见病，中医学属"痹症"范畴。一般认为病因有以下三种：①急性闪挫，气血瘀滞；②外感风寒湿邪，脉络不通；③久病劳伤，肾气亏损，筋脉失养。上述病因致使腰椎间盘退行性改变，突出的纤维环破裂，髓核突出，压迫脊神经或神经根梢外脂肪组织，导致组织水肿、充血、粘连及纤维组织增生等继发性无菌性炎症的变化。这些炎症再刺激硬膜或神经根鞘膜而引起一系列症状，如腰痛、腿痛或下肢麻木、行动受限等。一般的西医采用输液改善微循环，并辅助理疗，如果已经有明显的压迫表现，则要手术治疗。山东省聊城市张其来的张氏黑膏药重用威灵仙、乌蛇、独活、羌活、牛膝、全蝎等温经通络、散寒祛湿类中药；加入红花、元胡等活血化瘀散结类中药；穿山甲、乌蛇、全蝎兼有活络止痛作用；当归补气血、壮肾阳；牛膝引药下行；麝香、冰片不仅具有较强的止痛作用，还是辛香走窜之品，具有极强的穿透力，可引诸药直达病灶。应用此药的 1344 例腰椎间盘突出症患者，痊愈 744 例（治愈率达 55.32%），总有效率为 94.64%。

湖北枣阳市卫生职业技术学校的常林跃以祛风散寒、温经通络、活血止痛为原则，自制黑膏药方，方中制马钱子专治风湿顽固疼痛，活血化瘀，能改善肌肉无力状态，加快血液循环；麻黄、细辛祛风散寒止痛；川乌、草乌祛风除湿、温经止痛；穿山甲活血散瘀；田七活血化瘀止痛，现代医学研究其对中枢有镇静、镇痛的功效，还能改善微循环；白花蛇、蜈蚣、蚯蚓通络止痛，治诸风痹湿，强腰膝。诸药共同起到消肿、止痛、活血、通络及解除肌肉痉挛等作用。本研究显示单纯使用黑膏药外贴，效果优于电磁波局部照射，且不需要卧床休息，甚至鼓励患者可以适当活动，以加快局部血液循环。治疗组每天贴 1 剂，10 天为 1 疗程，坚持 2 个疗程，治疗 60 例，痊愈 29 例，总有效率为

81.67%；对照组用电磁波治疗，总有效率68.33%。

湖南中医药大学研究生罗文兵使用的百炼膏，以活血祛瘀、通络止痛、清热利湿药物为主，其中大血藤、满天星、血竭三者合用，有活血祛瘀、清热凉血止痛之效，共为方中君药；丹参、虎杖、乳香、没药共辅活血行气之效，为臣药；续断、骨碎补二者合用为佐，功善益肾健骨、活血化瘀、行气通络，针对患者气血凝滞所致腰痛、下肢放射痛等症状具有显著的疗效。临床上在常规治疗的基础上，治疗组30例外敷百炼膏，对照组30例外敷田七镇痛膏，一天一次，一个疗程10天。临床结果显示，百炼膏外敷能有效改善LDH（血瘀证）患者的临床症状和体征，治愈率、总有效率达到33.3%、96.67%，其效果优于对照组的田七镇痛膏，治愈率、总有效率为6.7%、86.67%。

在临床上还有医生将中医特色技术结合黑膏药用于治疗腰椎间盘突出症，取得良好的疗效。例如"钩活术"是钩九针发明者——魏玉锁利用中医针灸特异针的缝钩针发展而来的巨钩针，在特定部位利用外科无菌操作技术，通过松解钩突关节周围的肌肉韧带、筋膜组织，使局部的压力减轻，张力减小，重新建立脊柱平衡，达到治疗目的。王鸿明采用特定穴位的钩活术＋骶管注射＋自制黑膏药外敷综合疗法治疗腰椎间盘突出症患者，在钩治及骶管注射3天后，针孔愈合开始外用自制黑膏药，并且予以外加热每天1小时，使膏药有效成分充分得到透皮吸收，达到舒筋活血、行气通络、温经散寒、祛瘀止痛的作用。共治疗340例患者，其中一次性痊愈172例，2次治疗痊愈90例，3次或多次治疗痊愈48例，有效24例，无效6例，治愈率92.7%，总有效率98.2%；通过电话联系进行随访，随访1～2年无复发。再比如胡怀军采用坐位旋脊扳法复位腰椎紊乱的小关节，然后贴敷活血接骨止痛膏（当归、生地黄、大黄、独活、羌活、连翘、白芷、赤芍、乳香、没药、续断、三七等22味制成黑膏药），达到活血祛瘀、消肿止痛作用，并使肌肉放松，减缓痉挛，减轻疼痛。共治疗67例患者，治愈43例，占64.17%；其中合并腰椎间盘突出症治愈好转共32例，占75%。

4. 软组织损伤　软组织损伤属中医学"伤筋"范畴，是骨伤科临床常见病、多发病，临床主要表现为局部肿胀、疼痛、功能障碍、青紫、瘀斑等。现代医学认为其主要病因是外伤性炎症的反应，损伤后由于组织出血，体液渗出，回流障碍，造成了组织水肿。中医学认为急性伤筋一般有明显的外伤史，肿胀与疼痛是其最主要的表现，是伤后气血俱伤所致，正如《素问·阴阳应象大论》所载"气伤痛，形伤肿""血有形，形伤肿"。溢出之血，瘀而不行，阻滞气机，气滞不通而出现疼痛。株洲市中医伤科医院的李杰以活血散瘀、消肿止痛为原则，使用医院自行研制的伤科黑膏药，以活血化瘀、消肿止痛药物为主，辅以辛凉醒窍、凉血、解痉药物，主要选用生川乌、大黄、当归、三七、桃仁、红花、炮甲珠、冰片、麝香等直达病所，专治跌打损伤、扭伤、骨伤等闭合性软组织损伤，贴于患处，3 天换药 1 次；对照组外贴狗皮膏。连续观察 14 天，两组均在同一条件下观察，治疗组治疗 66 例，痊愈 33 例，总有效率为 96.9%；对照组治疗 59 例，痊愈 21 例，总有效率 86.4%。孙登培在自制孙氏黑膏药中加入血竭、冰片、乳香、没药活血伸筋；红花、当归、田七、穿山甲、牛膝、川芎行气活络，祛瘀止痛消肿；三棱、莪术祛瘀血，通血脉；枳壳开胸气；羌活、独活、威灵仙活血散寒；络石藤通经络，凉血止痛。伤情严重者，内服身痛逐瘀汤加味。诸药合用，具有活血化瘀、消肿止痛作用。临床上治疗 238 例患者，其中肩部损伤 35 例，颈部损伤 18 例，腰部损伤 108 例，胸部损伤 19 例，踝关节损伤 36 例，腕部关节损伤 22 例；使用时将有肿块处全部覆盖，2 天换药 1 次，连用 10 天为 1 疗程。结果共痊愈 236 例，占 99.16%；有效 2 例，占 0.84%，总有效率为 100%。孙登培从现代医学角度认为，此膏药能够消除局部软组织炎症，减少局部组织液渗出，修复毛细血管破裂，从而达到治疗软组织损伤之目的。郭恒采用的治疗大法以破血逐瘀、通络止痛消肿为主，制成续筋接骨膏，其中土鳖虫、没药、血竭、乳香等药为君药，引药入深以达破血化瘀、散瘀止痛、消肿通经络之功；生南星、肉桂具有温阳通脉、化结消肿止痛之功效；木瓜通络止痛、展筋活络；当归、五加皮、杜仲、狗脊、续断补益肝肾、生精健骨；冰片清热止痛兼以消肿；忍冬藤、蒲公英均有利尿消肿之作用。上述药物共奏破血逐瘀、通络止痛、利水消肿之功。临床上贴于患处，每 3 天更换膏药 1 次，连续外敷 2 周，至损伤愈合。临床观察结果表明，续筋接骨膏对缓解损伤后疼痛、降低组织肿胀有明显疗效。

河南省许昌市中医院的张留安临床上利用山甲活血膏治疗急性伤筋 126 例，其治则为凉血止血、行气化瘀、理气止痛。山甲活血膏中所用大黄、山甲、三七、赤芍、栀子等均有凉血止血作用；红花、山甲、木瓜、牛膝、三七、当归、丹参、伸筋草、土鳖虫等，均具有行气活血、化瘀之功；而方中赤芍、白芷、栀子、公英、香附、乳香、没药、黄芩等根据现代药理研究，具有抗炎、解痉、止痛的作用；特别是大黄、栀子、丹参等可改善毛细血管通透性，有利于炎性介质的吸收及减少对组织的刺激而减轻疼痛；另外细辛所含挥发油据现代药理研究证实具有局麻作用及良好的镇痛作用。张留安根据对急性伤筋患者的临床应用观察，认为该药膏具有明显的消肿、散瘀、止痛之功效，治疗的126 例患者均有效，以 5 天为 1 疗程，2 个疗程后显效率为 86.5%。湖南常德市石门县中医院的孙绍裘以同样的治则配制伤痛风湿膏，方中生地黄、当归尾、赤芍、川芎、三棱、莪术、红花、牛膝行气破血、消瘀止痛；乳香、没药、三七、血竭活血止痛；又因血瘀生热，配大黄、栀子清热凉血；石菖蒲、冰片一温一凉，芳香通窍，以达到活血舒筋、消肿止痛之功；方中还有川乌、草乌等祛风湿之品，故还可兼治风湿。贴伤处或穴位处，3 ～ 5 天换药 1 次，10 天为 1 疗程，一般观察 1 ～ 2 疗程，最多观察 3 个疗程。300 例患者中，临床痊愈 85 例，占 28.3%；显效 105 例，总有效率为 90%。江苏省建湖县人民医院的陆惠森临床治疗严重外伤性肿胀 406 例，将当归、全蝎、桃仁、生马钱子、生川乌、生穿山甲、土鳖虫、紫草、血竭、冰片制备成膏药，贴于患处，每隔 5 天更换 1 张，为 1 个疗程。该膏药具有活血化瘀、消炎、消肿、止痛之功效，治愈率为 92.1%，总有效率为 100%。鉴于本膏药具有清热解毒、凉血化瘀之功效，临床用于对流行性急性腮腺炎及痈疮疔毒初起的肿胀的治疗，效果亦非常满意。

5. 颈椎病　颈椎病是指颈椎间盘本身退变，及其继发的一系列病理改变，刺激或压迫邻近的神经根、脊髓、椎动脉及颈部交感神经等组织，并引起各种各样症状和体征的综合症候群，故又称"颈椎综合征"。中医学虽无"颈椎病"之病名，但其症状近似中医学的"痹症""痿症""眩晕""头痛"等，现在临床上将颈椎病基本视归为痹症。在病因学上通常认为是由慢性劳损、外伤、炎症以及风寒湿诸邪之侵袭，凝结于筋脉骨骼，阻塞经络，使气血运行不畅、络脉不通所致。山东省潍坊市五井煤矿职工医院的许永顺自制五龙威灵膏治疗颈椎病 918 例，方中穿山龙、威灵仙、凤仙草、羌活、独活、秦艽等祛风胜湿散寒、活血化瘀通经、消肿止痛，为该方的主药；川乌、草乌祛寒湿、散风邪、温经通脉、消肿止痛，并含有乌头碱，乌头碱对各种神经末梢及中枢神经先兴奋后麻醉，从而可达到止痛的目的；山楂、五味子、乳香、没药、血竭等活血化瘀、消肿止痛，其中重用山楂破气化瘀、舒筋展筋，以缓解肌肉痉挛，改善和减轻周围血管的牵拉刺激和压迫，另外加酸性物质五味子，可使局部产生酸性环境，有助于炎症的消散，或减少钙盐在肌腱、韧带及骨膜等处的沉着，预防或抑制骨质增生的生成与发展。实验证明，该方药可明显促进局部血液循环，迅速改善软骨细胞和组织的血液供应，能较快地解除肌肉痉挛，松解软组织粘连，减轻或消除增生骨质对神经根和周围血管的刺激和压迫，尤其有显著的抗炎、消肿、软化增生骨质及镇痛作用。在临床治疗的 918 例患者中，痊愈 589 例，占 64.12%，总有效率 98.17%。

河南省平舆县前岗正骨研究所徐晓想用活血化瘀的当归、川茸、乳香、没药、三棱、赤芍、桂枝、白芷、桃仁和祛风散寒通络止痛的川乌、草乌、全蝎、威灵仙、白花蛇、狗脊、川断、麻黄熬制成膏药，直接贴在病变部位，治疗颈型、神经根型颈椎病 536 例，治愈 232 例，总有效率 95%。

6. 网球肘 网球肘中医学称"肘劳"，属"伤筋"范畴，西医学称"肱骨外上髁炎"。本病由于肘腕长期操劳，风寒之邪积聚肘节，以气血劳伤或风寒敛缩，脉络、经筋、络脉失和而成，主要是由慢性劳损引起。浙江省长兴县医生徐长有的治疗原则是舒筋通络、活血止痛。方中当归、红花活血祛瘀；桂枝疏通气血经络；细辛行气止痛，并有浸润麻醉作用；生川乌、生草乌祛风散寒止痛；肉桂、丁香、冰片温通经脉；加入的西药曲安奈得经皮肤吸收后不仅可以防止上述中药对皮肤的刺激，而且可以消炎镇痛。中西药有机结合，直接作用于病灶，增加局部血液循环，促进无菌性炎症吸收消散。使用时贴于肘关节痛处，3 天换药 1 次，3 次为 1 疗程（注意肘关节处贴药前用温水洗净，并用力擦至皮肤微红为好）。共治疗 200 例网球肘病例，治愈 132 例，显效 53 例，有效 15 例，总有效率 100%。

7. 肋软骨炎 肋软骨炎是一种常见疾病，分为非特异性肋软骨炎和感染性肋软骨炎。临床中常见的是非特异性肋软骨炎，可占门诊量的 95% 以上，是肋软骨的非特异性、非化脓性炎症，为肋软骨与胸骨交界处不明原因发生的非化脓性肋软骨炎性病变，是表现为局限性疼痛伴肿胀的自限性疾病。肋软骨炎的患者多以胸痛怀疑心脏病就医。经确诊为肋软骨炎后，康健让患者局部贴"7651"膏，由丹参、川芎、三七、薤白、乳香、没药、桂枝、红花、葛根、杜仲、元胡、降香、冰片、全瓜蒌、鸡血藤等组成，其功效主要为活血化瘀、行气镇痛、通经散结、补肝益肾。一般贴后当日见效，3～5 天局部疼痛等自觉症状基本消失，30 例中全部有效，2 例月余后复发，再贴仍有效，随访 5 例 14 个月未复发。此外还用此膏治疗腱鞘炎、关节痛、腕关节扭伤 20 余例，经膏药局部贴敷治疗，消肿止痛疗效较好。

8. 骨髓炎 中医学对骨和关节化脓性感染早有所认识。因其病变深沉，初起皮色不变，漫肿无头，损害以骨骼为主，故古代文献把此病称为"疽"或"骨疽""附骨疽"，这与现代医学所称的慢性骨髓炎的病理变化相似。慢性骨髓炎是由化脓性细菌经血液循环或由损伤处直接侵入骨组织感染所致，其特点是感染的骨组织增生、硬化、坏死、无效腔、包壳、瘘孔、窦道脓肿并存，反复发作，缠绵难愈，病程漫长，有的可长达数十年，虽以多方治疗，多次手术，但仍不易根治，对人体健康危害甚大，实属难治病症之一。夏大中在临床中采用骨炎拔毒膏治疗此病，骨炎拔毒膏以白降丹为主药，溃脓拔毒；辅以铅丹、寒水石以助白降丹清热解毒之功；牛膝、赤芍、乳香和没药有活血止痛，并有生骨之功。将膏药贴敷于患处，无溃疡面者，隔日换药1次；有溃疡面者，每日换药1次；有窦道或死骨者，每日换药1次。经过一段时间治疗后，部分死骨可自行排出，如仍不能排出者，则手术取出，其后继续换药。共治疗慢性化脓性骨髓炎患者245例，结果痊愈病患51例，占总数的20.82%；基本痊愈69例，总有效率为96.33%。同时又对影响疗效的各种因素进行了分析，结果：年龄在14岁左右年龄组治疗效果最佳，达76.74%，认为此时正值青春发育期，新陈代谢旺盛，抗病力强，药物容易透皮吸收直达病处，对致病菌有较强的抑制作用；疗程上以1～1.5年为最好，适当延长疗程，还可以使部分顽症患者获得治愈或好转；病患部位以下肢股骨疗效为最佳，治愈率达60.20%，这与大腿肌肉较发达、血管丰富、骨质营养充足有关；病程越短（＜1年），有效率越高，痊愈和基本痊愈也高。同时夏大中还对骨炎拔毒膏进行了实验研究，实验显示，无论是定性或者定量抑菌实验，均表明骨炎拔毒膏对引起骨髓炎的常见致病菌有很强的抑菌作用，且优于目前疡科常用的拔毒生肌散；从铅、汞在大鼠体内的动态变化趋向来看，表明骨炎拔毒膏可从贴敷处通过浸润和/或经血循达到病灶处；从治疗前后及停药后汞、铅在体内的动态变化情况表明，当停药4周后，除骨铅含量仍高于用药前的情况外，余均达用药前的水平，再结合肝、肾功能及肾小管功能监测指标以及病理变化情况来看，均未发现汞、铅对大白鼠有明显的损害作用。

河北医科大学第三医院的冯文岭独辟蹊径，采用五种树枝：桑树、柳树、榆树、槐树、桃树，再加乳香、没药制备成骨髓炎膏，常规消毒处理创面，再贴此膏，隔日换一次药，治疗300例化脓性骨髓炎，痊愈率70%，总有效率96.7%。

9. 肩周炎 肩关节周围炎是一种炎症性、退行性、扭伤性疾病，而且好发于50岁左右，故又称"五十肩"。主要表现为无菌炎性渗出，软组织增生及粘连，组织学观察为炎症细胞浸润和纤维化，一般用局部封闭治疗抑制炎症反应，促进炎症愈合，效果较好，但对高血压、消化性溃疡、结核病、糖尿病及严重的肝、肾、胰腺病患者禁用。安徽冶金郡十七冶医院（现马鞍山十七冶医院）

的胡耀清认为本病是由于肾气不足，气血亏虚，外伤、劳损致营卫不固，风寒湿邪乘虚而入，气血瘀阻，痰浊内生。本病病机以肾虚为本，血瘀、寒凝痰浊为标，其病理基础是本虚标实。胡耀清制备的康复活血膏，具有补益肝肾、活血化瘀、温经散寒、化痰散结之功效。方中山茱萸、熟地黄、仙灵脾补益肝肾；川芎、水蛭、乳香、血竭、土鳖虫、穿山甲、大黄活血化瘀；川乌、威灵仙、肉桂温经散寒通络；白芥子、莪术化痰散结。治疗组治疗 102 例肩周炎患者，用康复活血膏稍加温后贴于患处，每周换贴 1 次；对照组选取 60 例患者，口服强力天麻杜仲丸（吉林通化盛安堂制药厂生产），每次 5 丸，每日 2 次，同时外贴活血止痛膏（安庆余良卿制药厂生产），每隔 2～3 天换贴 1 次，两组均为两周 1 个疗程，2 个疗程后判定疗效。结果治疗组 102 例患者中，治愈 62 例，占 60.8%，总显效率为 86.3%；对照组 60 例患者中治愈 10 例，占 16.7%，总显效率为 41.7%。两组有显著性差异，因此康复活血膏在总体疗效方面优于对照组。

浙江绍兴市中医院的谢浩洋在临床上使用活洛膏治疗肩周炎，治则上与有胡耀清略有不同，除了采用活血化瘀、行气药物外，还加入了大量清热凉血药如生地黄、牡丹皮和清热解毒药黄柏、大黄、苦参等。临床上共治疗 117 例患者，其中治疗组 59 例，用活络膏外贴患处，持续贴 1 周；对照组 58 例，用麝香镇痛膏外贴患处，24 小时后换另 1 张，持续贴 1 周。期间不服其他药物，配以功能锻炼，1 周后观察疗效。结果治疗组总有效率为 96.61%，对照组总有效率为 84.48%，经统计学检验处理，$P < 0.01$，说明两组结果有显著性差异。

清代名医陈士铎在其外科专著《洞天奥旨》（又名《外科秘录》）中说："跌打损伤疮，皆瘀血在内而不散也。血不活则瘀不能去，瘀不去则骨不能续。"这句话指出了骨伤科疾病的病机特点和活血化瘀的治疗原则。因此主要加入活血化瘀药制成膏药，临床上还常见一贴膏药治疗多种疾病。例如浙江瑞安碧山卫生院的孙亨采用 40 余种药制备少林万应膏，具有活血止痛、舒筋活络、坚骨壮筋、祛风散寒等功效，临床上对骨折、脱位、软组织损伤和慢性劳损等病进行治疗，疗效显著。赵炳煌制备的外伤止痛膏临床上治疗了 806 例患者，主要集中在骨折、脱位、软组织损伤等疾病。福建省漳州市中医院的林向前使用消肿活血膏临床治疗病患 100 例，其中治疗软组织损伤者 65 例，骨折无明显移位者有 30 例，结核或肿瘤等骨病引起者有 5 例，部分患者外敷膏药前曾服用中药汤剂，但疗效不甚理想，经本法治疗后痊愈。

（二）在疮疡外科疾病中的应用

1. 疖疮　中医外科所指的疮疡，包括疔、痈、疖、疖等急慢性皮肤浅层感染，一般波及表皮、真皮、脂肪层，重者累及肌肉层，再深者可到肌腱、韧带。病情轻浅者，仅表现为局部的红肿热痛，1周可愈；重者可伴有高热、头痛、恶心等表现。中医外科将疮疡分为三期：一期成形期，即初期红肿热痛；二期成脓破溃期，即脓汁形成，破溃出头；三期溃疡长肉期，即疮疡逐渐痊愈。哈尔滨市中医医院的王春明利用市售产品全鸡拔毒膏对 103 例疮疡患者进行了临床研究。全鸡拔毒膏具有消肿止痛、祛腐生肌之功效，其中鸡骨拔毒敛疮，去腐生肌；蓖麻仁消肿拔毒，透脓止痛；铜绿、轻粉蚀疮祛腐，收敛生机；乳香、没药活血散瘀，消肿止痛，生肌长肉；公英、地丁苦寒清热，解毒散结。诸药共同作用，能使局部红肿快速消散，或脓肿破溃，出脓通畅，或溃疡长肉迅速，疮面快速修复而痊愈。使用时按照疮面大小，将全鸡拔毒膏贴于疮面，成形期 2 天换药 1 次；成脓期 1 天换药 1 次；溃疡期 1 ～ 2 天换药 1 次。结果全鸡拔毒膏在治疗疮疡的成形期，治愈率为 92.31%；成脓期，治愈率为 92.31%；溃疡期，1 周治愈率 48.00%。从效果上看，使用全鸡拔毒膏治疗疮疡病可以明显缩短治疗时间，提高治愈率，并且可以降低抗生素的使用率。

如意金黄散最早出自明代陈实功所著《外科正宗》，直到现在还在临床中使用，主要由天花粉、大黄、姜黄、黄柏、白芷、厚朴、苍术、陈皮、甘草、天南星等药组成。一般医院多以凡士林为基质配成 25% 软膏，临床广泛用于治疗痈疽发背、诸般疔毒、跌打损伤、湿痰流毒、干湿脚气、妇女乳痈等，效果良好。由于凡士林调膏贴敷不便，易污衣物，透皮吸收效果差，赵洪武首先使用传统方法制备如意金黄散黑膏药，认为能够克服以上不足。临床上共治疗 138 例患者，贴于创面，面积大于病变范围、有全身症状者加用内服药。疖贴敷 10 天，痈 14 天，每天更换一次；疖痊愈率 77.9%，痈痊愈率 72.2%，总有效率 92%。接着在此基础上改进黑膏药药料提取方法，并在基质中加入高分子材料及透皮吸收促进剂——氮酮，制备出改进版的如意金黄散黑膏药。为了比较两种黑膏药的疗效，共进行了 352 例患者的临床对比研究，对疖、痈等患者有效率和治愈率，新法均优于传统黑膏药。

苏宝利自制的"除疮治疡膏药"主要含有羌活、独活、乳香、没药、甲珠、皂角刺、刘寄奴等药，具有清热解毒、活血化瘀、去湿、止血生肌和镇痛作用。用时贴于患部，脓汁多时每日可换 1 ～ 2 次，随着病情好转可减少换药次数，隔日或 3 日 1 次；换药时只需把带有脓汁的表层膏药连同脓汁一起刮掉，再摊一层新的即可。共治疗 104 例皮肤及软组织炎症患者，使用后均获痊愈，只是治疗时间有长有短，短的 3～5 天，长的几个月，但最长不超过 6 个月，大多数在 1～2 周内治愈，只有烧伤及小腿溃疡需时较长。

南宁市第二人民医院的滕西华将珍珠、琥珀、青黛、冰片研成细粉加入膏药基质中，制备成拔毒膏，具有消肿排脓、去腐生肌的功效，治痈疽初起、疔肿、热疖等数百例病患，每日一帖，一般 2～3 次即可痊愈。

2. 褥疮 褥疮是瘫痪患者较常见的并发症，常常合并感染，严重影响患者的预后，其治疗困难，尤其对于Ⅲ溃疡期褥疮的治疗效果欠佳，疗程较长。沈阳军医总医院的宁毅军临床上使用的珍珠膏主要成分为珍珠、全蝎、乳香、没药等，具有拔毒、祛炎、脱腐、止痛、活血、生肌等功效，共治疗 125 例Ⅲ°褥疮患者，分别为癌症晚期患者，脑卒中合并瘫痪、糖尿病、骨折患者。随机将患者分为两组，对照组：对于轻Ⅲ°褥疮者每天涂酒精，每天 3 次，不须包扎；对于重Ⅲ°褥疮者每天用碘酊、酒精消毒后，剪除坏死组织，创面覆盖紫草膏，每天 3 次包扎固定。治疗组：对于轻Ⅲ°褥疮者用碘酊、酒精消毒，创面贴敷珍珠膏，包扎固定，每 3 天 1 次；对于重Ⅲ°褥疮者用碘酊、酒精消毒后，再用无菌剪刀剪除坏死组织，然后将珍珠膏大于创面贴敷。对于有瘘道形成者，应用珍珠膏充分填塞，使药物完全与溃疡面接触，然后包扎固定，每 2 天 1 次。从临床效果来看，轻Ⅲ°褥疮第 1 周的总有效率，治疗组 92.15%，第 2 周总有效率，治疗组为 95%，对照组为 65.17%；重Ⅲ°褥疮第 1 周总有效率，治疗组为 56.11%，对照组为 36.14%，第 2 周总有效率，治疗组为 84%，对照组为 45.14%。因此认为珍珠膏能够促进皮肤的愈合，且能够改善创面的血液循环，从而促进局部皮肤的新陈代谢及细胞功能的恢复。

3. 淋巴结核 淋巴结核，中医学称之为瘰疬，是体现于肌表的毒块组织，是由肝、肺两方面的痰毒热毒凝聚所成。西医认为，人体内有专事于清毒杀毒从而保护血管、组织的淋巴系统，当遭遇来自体内外无法清除杀灭的毒菌时，则凝聚和集结于肌表组织，形成毒瘤。查龙华治疗淋巴结核时将拔瘰药〔轻粉、红升、黄升、丹底、两面针、广丹、砒矾化合物，共研细末加米饭制成小饼〕如芝麻粒大小，置于溃疡面中心，外贴黑膏药后固定，5～7 天后将膏药剥离（坏死组织已附其上），改用生肌散隔日换药 1 次，直至痊愈。共治疗 113 例患者，临床治愈（肿大淋巴结消失，溃疡、窦道愈合）98 例，占 87%；有效（淋巴结缩小，溃疡、窦道愈合）8 例，总有效率达 94%。治愈病例无窦道者疗程

1～3个月，有窦道者4～6个月。

4. 糖尿病坏疽　糖尿病坏疽是临床常见的糖尿病并发症之一，主要临床症状为足部感染、溃疡、深层组织破坏，同时伴有患肢远端神经异常和不同程度的周围血管病变。何春红在控制血糖、改善血液循环、营养神经、抗感染等综合治疗基础上，采用自制何氏黑膏药（化腐祛瘀、煨脓长肉之中药，主要成分为黄芪、当归、黄丹、连翘等）贴敷治疗糖尿病坏疽。临床上将60例患者分为两组，患者血糖控制在6.11～11.1mmol/L时予以清创，双氧水及生理盐水清洁创面，彻底清除坏死组织及死骨，若有脓腔尽早切开、贯通、引流。治疗组根据创面面积，将大于创面面积周围1cm的中药硬膏敷于其上，外以无菌纱布包扎，隔日换药；对照组单纯西医外科清创换药治疗。结果治疗组治愈率63.3%，总有效率93.3%；对照组治愈率30.0%，总有效率66.7%。临床结果显示中药硬膏贴敷治疗糖尿病坏疽可以明显改善创面肉芽生长情况，缩短治疗周期，降低患者的截肢率。

5. 牛皮癣　神经性皮炎，中医学称之为牛皮癣，是一种常见的神经功能障碍性皮肤病，目前发病机理尚未完全阐明，故难以治疗。由于本病病程较长，皮损疹痒剧烈，同时皮肤外观让别人望而不悦，因此常给患者的工作和生活带来诸多不便。西医主要以外用药治疗为主，如皮质类固醇激素软膏、维甲酸类。赵炳南把渗湿、解毒、杀虫、止痒视为治癣大法，在前人黑膏药基础上改进成黑色拔膏棍，具有破瘀软坚、拔毒消肿、杀虫止痒、通经止痛之功效。主要为鲜羊蹄根梗叶、大枫子、百部、皂角刺、鲜凤仙花、羊蹄躅花、透骨草、马钱子、苦杏仁、银杏、蜂房、苦参、山甲、川乌、全蝎、斑蝥、金头蜈蚣、白及、藤黄面、轻粉、碙砂。使用时贴敷患处，每周换药1次，疗程共4周。在完成临床观察的30例患者中，皮损痊愈率为6.70%，显效率为60%，总有效率为96.7%。另外陈凯等曾用黑色拔膏棍治疗12例慢性神经性皮炎，20例慢性湿疹，治疗期间不用任何内服药，3～5天换药一次，10次为一个疗程，经过1～3个疗程，总有效率为100%。

（三）在内科疾病中的应用

1. 呼吸系统疾病　焦向阳取风门、擅中、肺俞等穴敷贴理肺膏治疗200例患者，药物通过经络而直达病所，膏中大戟、南星、半夏燥温化痰而逐饮；麻黄、桔梗、洋金花、枇杷叶、款冬花开宣肺气、祛痰止嗽而定喘；黄芩、地龙清热息风解痉；丁香、沉香、肉桂温肾助阳、降气和中；冬虫夏草、蛤蚧补肾益肺、纳气定喘；铅丹坠痰收膏。诸药相伍，共奏镇咳祛痰、解痉平喘、滋补肺肾之功，肺肾同治，令其"金水相生"，使"正气存内，邪不可干"，起到了扶正祛邪的作用。贴膏药后，6日换药一次，12日为一疗程，200例患者中，痊愈率57%，总有效率占98.5%。

"冬病夏治"是中医学防治疾病的一种富有特色的方法，对于哮喘病、慢性支气管炎、过敏性鼻炎等慢性呼吸道疾病采取三伏天外贴敷药方法，可对慢性患者起到调节免疫、改善肺功能、平喘止咳的效果。武汉市中医医院的雷俊采用自制三伏贴黑膏药，选取以下穴位：大椎、肺俞、定喘、膻中、天突，直接外贴于穴位。农历三伏天的头伏、中伏、末伏进行敷贴治疗，每伏1次，每次贴6小时，年共计3次。治疗呼吸系统疾病200例，显效102例，总有效率93%；其中慢性支气管炎总有效率85.70%，支气管哮喘总有效率96.42%，过敏性鼻炎总有效率88.88%，体虚易感冒总有效率96.66%。临床上发现治疗时间越长，疗效越好，三年以上可达98%。

除了穴位直接贴敷膏药治疗呼吸系统疾病外，临床上还可见结合其他中医特色疗法，进一步提高疗效。

湖北省丹江口市第一医院的瞿群威根据病情找到对应穴位，寒证取百劳、肺俞、膏肓俞；热证取大椎、风门、肺俞，进行火针治疗后再在各穴位上贴敷膏药。所使用膏药中菟丝子、杜仲补肾益气，增强肾的纳气功能；白芥子、细辛、甘遂化痰温肺逐饮；元胡、僵蚕解痉祛风，可缓解支气管平滑肌痉挛；五味子敛肺止咳。全方具有补肾化痰、止咳定喘之功。特别是在穴位行火针刺激后，穴位经气运行旺盛，局部血液循环改善，更利于药物吸收和药效发挥，对于各型咳喘均有较好疗效，使药物外敷的效果优于内服的效果。临床上每次贴3天，连续10次为1个疗程，哮喘患者治愈率和总显效率分别为54.0%和84.0%，慢性支气管炎患者则分别为32.7%和67.3%。

化脓灸可扶正祛邪、调节阴阳，提高机体调节能力，属于非特异性疗法。大量临床应用都证实化脓灸治疗支气管哮喘的疗效显著优于非化脓灸。陈涛将收治的88例哮喘患者分为两组，均采用化脓灸联合黑膏药敷贴疗法。在化脓灸后敷贴黑膏药，可隔绝空气，有助于发灸疮。治疗上先采用化脓灸，化脓后分别贴敷圆形和三角形膏药，每个穴位贴一张黑膏药，两组均每日换药，换药前先对灸疮周围皮肤进行消毒，不将疮面脓液清除。在灸疮结痂后，仍要继续贴膏药，直到灸疮处皮肤完全愈合。临床结果显示三角形膏药组好于圆形组，总有效率分别为93.18%、75%。说明三角形黑膏药敷贴灸疮面，有助于增加脓量，方便脓液流畅，延长灸疮愈合时间，预防赘腐形成，从而使邪气能够缓缓外达，正气得复，增强了疗效。

2. 中风　中风病是临床常见病、多发病，具有发病率高、致残率高、死亡率高、复发率高、并发症多的特点。本病还涉及血脉、经脉，内伤积损，致阴阳偏失、脏腑失调是中风病的主要病机。西医常规治疗，包括抗凝降脂、对症支持、营养神经、控制危险因素等。陈涛在西医治疗基础上发挥黑膏药通经脉、祛风痰、平阴阳、调血气的作用，治疗中风恢复期患者42例，取得较好效果。膏药中含黄芪、薏米、当归、赤芍、川芎、苍术、地龙、五加皮、红花、桃仁、蜈蚣、僵蚕、水蛭等药物。根据病情选穴位，将膏药贴于各穴位上，48～72小时后揭除，揭除1～2小时后再贴新的黑膏药，3贴为1个疗程。进行日常生活能力（ADL）评分后，贴敷组评分显著高于常规治疗组，促进病情康复，改善了生活质量。

3. 胃十二指肠溃疡　湖南津市市南区医院的方理桃运用贴敷膏药化脓的方法刺激中脘穴，促进温中散寒止痛、调和气血，激发经气的流通，增强机体的自身免疫作用和抗病修复能力，从而达到内病外治的目的。方中巴豆性味辛热，入胃及大肠经，能去胃中寒积，外用有腐蚀作用，能使局部皮肤发炎起疱；生南星、生半夏、生乌头有散寒止痛之功。以上几味药各等份，共研细末，拌入自制黑青药中备用。取中脘穴，火针点刺后拔火罐，将膏药烘化后贴敷中脘穴，每5～6天换药1次，2次为1疗程。贴膏药后局部发痒、灼热、起疱、化脓；疗程完毕，外贴生肌膏结痂而愈。共治疗118例中，治愈62例，有效45例，总有效率为90.6%。

4. 肝纤维化　肝纤维化是各型病毒性肝炎和某些肝病病理发展过程中的一部分，是慢性肝炎发展为肝硬化的中间站，阻止早期肝纤维化的形成和发展，对防治肝硬化具有重要的意义。河北省保定市第一中医院的张波选取120例肝纤维化患者，采用随机分组方法分为软肝膏治疗组和朝阳丸对照组，治疗组所用软肝膏主要由百草霜、凤仙子、凤眼草、菖蒲、生鳖甲、生地黄、补骨脂、桑螵蛸、当归、乳香、没药、生牡蛎、蜈蚣、桃仁、三棱、莪术、生大黄、水蛭、胆南星、生草乌、郁金、甘遂、全瓜蒌等药物组成。选取水分穴、肝炎穴和右侧肝俞穴，每5天换药1次，2个月为1个疗程。此方法对乙肝后肝纤维化有良好的治疗作用，治疗后血清透明质酸（HA）、Ⅲ型前胶原肽（PⅢP）、Ⅳ型胶原（ⅣC）等肝纤维化生化指标均有明显下降，临床基本治愈率、显效率和总有效率分别达到22.5%、46.3%和97.5%；对肝区疼痛、脾大的疗效极为显著，总有效率为 100%；对轻度腹水的总效率达到了 87.5%，疗效明显优于采用口服药的对照组，且治疗效果不受病程及年龄大小的影响，并随着治疗时间的延长而提高。

5. 肾衰 慢性肾衰属中医学关格、水肿、虚劳、癃闭等范畴。其病理主要是本虚标实，其中本虚以肾虚为主，涉及他脏则多见脾肾虚损；标实则为湿毒与瘀血，湿与瘀相结合的病理贯穿于慢性肾脏病发生发展过程的始终。江西省金溪县中医院的何子明利用具有补肾助阳、调补气血、逐水泻浊、活血祛瘀作用的药物制备成泻毒保肾膏，其中以甘遂逐水泻浊、大黄化瘀通腑、雷公藤消炎解毒、益母草活血利尿，配以半枝莲、白花蛇舌草、荔枝草、牡蛎、琥珀、大蓟等药物去其湿毒与瘀血；以淡附子温肾暖脾、淫羊藿补肾助阳、黄芪益气利水、何首乌补益气血，配以楮实子、巴戟天、白僵蚕、金樱子等药物补偏救弊，调整阴阳，以治其虚。临床上敷贴神阙、双肾俞穴，因肾俞离肾区较近，可借膏药之力，软化角质层和皮脂的溶解，药物透入皮肤，扩张血管，促进局部的血液循环，改善肾脏病理变化；根据前后配穴法则配伍神阙穴，药物可从俞穴循经络入血脉，通达全身。每 5 ~ 10 天换药 1 次，每 1 ~ 2 周临床记录症状及体征变化 1 次，观察期间除对症治疗（如抽搐、高血压、心衰等）及透析者继续坚持透析外，停用其他药物或治疗手段。2 个月为 1 个疗程，可坚持4 ~ 6 个疗程，共治疗 28 例，其中显效 13 例，有效 14 例，无效 1 例，总有效率 96.4%。

6. 癌症及癌症疼痛 疼痛是 70% 以上中晚期癌症患者必须面临的问题，对于精神上压力巨大的癌症患者，癌性疼痛无异于雪上加霜，使其饱受疼痛的折磨。虽然临床上按照 WHO 推荐的癌症治疗的三阶梯原则进行治疗，效果明显，但长期应用不仅容易成瘾，而且对肝肾等器官产生毒副作用。已有的临床和实验结果表明，中药外治敷贴穴位可有效激活体内痛觉调制系统，发挥镇痛作用，与西药镇痛剂合用则有协同作用，显示了中药或中西医药结合治疗晚期癌性疼痛具有极大的优越性。

昆明老字号"无敌膏"是根据王氏数代家传秘方研制，由血竭、象皮、大枫子等数十味中草药、动植物及虫类药配伍，广泛用于临床已有数十年历史。其主要功能是祛风除湿、活血化瘀、通络止痛、强筋接骨、清热解毒、散结消肿。在临床上主要用于急慢性挫伤、骨折、骨质增生、关节炎、风湿病、腮腺炎、乳腺炎及皮肤红肿、包块等。姚越苏近年来根据其活血化瘀、止痛消肿、清热散结的功效，将此老药新用，用于治疗各种肿瘤 45 例。用时贴敷于肿块处，肝癌可贴敷于右季肋部或疼痛明显的部位，若肿块可于剑下或肋缘下触及，最好贴敷于包块处，1～2天更换药膏，更换时用温水清洗患处，再用上述方法贴上新药膏。无敌膏可重复使用，建议每帖使用2次之内，治疗时间1/2～3个月为限。最终痊愈7例，占15.6%，均为良性肿瘤患者，其中乳腺腺瘤2例、皮下纤维瘤1例、皮下脂肪瘤4例；显效18例，占40%，其中良性肿瘤14例、恶性肿瘤4例（乳腺癌3例、肝癌1例）；有效17例，占37.8%，其中良性10例、恶性7例；无效3例，占6.7%，均为恶性肿瘤，其中肝癌1例、乳腺癌2例。总有效率占93.3%。李慧刚等人治疗肝癌4例，均经省市医院确诊为原发性肝癌，病期已不属早期，不宜手术治疗，尝试贴敷治疗。四例虽同属原发性肝癌，但按其临床表现，中医辨证可分为脾虚、肝郁、湿热、痰凝等不同证型，因此在化癥消肿的同时分别辅以运脾利水、理气解郁、清理湿热、化痰软坚之品。方用山慈菇、蓬莪术、雄黄、土鳖虫、参三七、大黄、蟾酥、月石、大戟、冰片、麝香，制备成细粉加入黑膏药基质中，作为基础方，随症加减其他药物细粉。制备好的膏药在右侧前后肋处外敷（膏药面积约为15cm×25cm，两块），每周更换一次。经外敷膏药治疗，均获得了满意的近期疗效。

　　成都中医药大学附属医院的刘全让用李仲愚万应神帖（由川乌、南星、桂枝、大黄等药组成）穴位敷贴对30例不同癌症所致疼痛的镇痛疗效进行了临床观察，使用时贴在癌性疼痛相应的体表穴区上，每24～48小时更换药贴1次；3日为1疗程，一般观察2个疗程。结果显示，显效10例，有效15例，无效5例，总有效率为83.33%；药贴止痛起效时间最短者为2小时，一般为12小时，最长者24小时。其中5例经用万应神贴后即停止使用止痛剂及麻醉止痛剂，3例用药贴后即减量使用止痛剂，多数患者使用万应神贴后当晚即显示出该药贴的止痛作用。李仲愚万应神贴具有通经活络、化瘀行滞、解毒镇痛的功效，对30例不同癌症所致之疼痛有明显的镇痛效果，对疼痛、压痛、综合疼痛指标治疗前后比较有统计学意义（$P < 0.05$），总有效率为83.33%。河南省社旗县中医院的李林运重用鲜河蟹（河蟹性寒味咸，入心肝肾经，功能清热散血、止痛续骨，主治瘀血肿痛、跌打损伤等），再加入大蟾蜍、木鳖子、生草乌、马钱子、生南星、蜈蚣、水红花子、炙乳香粉、炙没药粉、冰片、藤黄面制成膏药，贴于癌肿痛点，共治疗24例中晚期肝癌患者。结果Ⅰ级疼痛的4例均获显效；Ⅱ级疼痛的15例中显效6例，有效7例，无效2例；Ⅲ级疼痛的5例中显效1例，有效2例，无效2例。可见贴敷膏药对提高晚期癌症患者的生活和生存质量，减少因麻醉止痛剂依赖性所致的毒副作用有着积极的意义，不失为临床外

治的一个好方法。

（四）在妇科疾病中的应用

1. 不孕（输卵管阻塞） 输卵管阻塞是不孕的常见病因，中医学认为是气滞血瘀而致经脉不通，输卵管阻塞，阴阳之气相隔，精卵不得融合故而不孕。曾解所制外贴膏药方中三棱、莪术、红花、乳香、没药、大黄活血祛瘀；地丁、蒲公英、红藤、皂角刺清热，除久瘀之热邪；川乌、草乌、羌活、木通、透骨草胜湿通络，祛久郁之湿邪；川楝子、香附理气通络；大血藤、路路通、两头尖、王不留行、穿山甲活血通络；肉桂温经通脉。合而使气血流通，输卵管通畅，故收较好疗效。曾解在临床上选取经子宫输卵管碘油造影为输卵管不通的10例患者，治疗时将膏药烘热外贴两侧少腹，1帖药连续用5天，连续6帖为1个疗程。结果10例患者用药后9例已怀孕，其中用药2个月怀孕者3例，用药3个月怀孕者6例，1例至今未孕，后做子宫输卵管碘油造影提示双侧输卵管仍未通。

2. 盆腔炎 盆腔炎是妇科常见疾病，急性期可用药物控制，但慢性病变疗效尚不满意。慢性盆腔炎临床以虚证、寒证、血病证为多见。北京中医医院的刘琨按温肾助阳、散寒祛湿、活血化瘀的治则组方制备膏药，方中附子、肉桂温肾助阳散寒；草红花、红娘子活血化瘀；半夏、白芥子、胆南星温化痰湿，消肿散结。共治疗107例患者，下腹部痛为主者贴归来、水道穴，两侧穴位交替使用；以腰痛为主者贴命门、肾俞、气海俞、阳关俞穴；以腰骶坠痛为主者贴关元俞、膀胱俞、上髎、次髎穴；有炎性包块者用大膏药贴敷于局部皮肤上。一般夏天每天换药1次，冬天2天换药1次，12次为1疗程，治疗期间逢月经期停用。结果经3个疗程的治疗，获近期痊愈31例，显效49例，好转22例，无效5例，总有效率为95.3%；5例无效者中，3例经腹腔镜检查为卵巢囊肿，2例经手术证实为子宫内膜异位巧克力囊肿。此膏药对炎性大包块疗效较差。

3. 乳腺增生 乳腺增生病是一种非炎症性疾病，又称乳腺腺病、乳腺上皮增殖症、乳腺纤维组织增生，多与精神情志、遗传、饮食营养及流产等因素导致卵巢功能失调有关。病理变化为黄体分泌减少，雌激素水平相对增高，造成乳腺导管或腺泡以及间质纤维组织不同程度的增生。单侧或双侧发病约占全部乳腺病的2/3以上。随着生活节奏的加快、竞争意识的增强、饮食结构的改变，该病的发病率呈逐年上升趋势，有一定的癌变可能，且与早期乳癌不易鉴别。中医学认为本病多由郁怒伤肝，肝郁气滞，络脉不畅，思虑伤脾，脾失健运，痰浊内生，以致肝脾两伤，痰气互结；或屡孕屡堕，冲任失调，气血失和，至痰凝血瘀而成结块，属乳癖范畴。目前本病治疗，西药多采用激素替代疗法，因其副作用大，患者多无法坚持；中药片剂量小力微，短时间服用效不确切，汤剂不易被接受，长期服用又多伤胃气，均不能作为本病的常规用药。河南省安阳市中医院的庞相荣根据其发病部位局限且居体表，采用膏药贴敷，经皮吸收，直达病所，确为治疗本病的一条有效途径。方中川乌、草乌、天南星、半夏性猛峻烈，辛辣温热，直接刺激局部，激发经气；三棱、莪术、桃仁、乳香、没药活血化瘀，通利血脉，扩张血管，加速血循，使局部充血、水肿得以改善，并能抑制组织内单胺氧化酶的活力，从而控制胶原纤维的合成，使结块变软变小，乃至消失；郁金、元胡疏理壅气、通滞止痛，配川乌、草乌对末梢神经有麻醉作用，可降低其兴奋性；浙贝母、白芥子伍南星、半夏搜化留痰，软坚散结，可使病态组织崩溃分解，促使结块消散吸收；白芷粉辛香透窜，有冲破屏障、引诸药透里之能。膏药贴敷，封盖病变皮肤，保水湿润使角质软化，药力极易透渗入里，作用缓和而持久。以上诸药共投，膏粉同施，共奏通经气、活瘀血、消留痰、化滞气、散结肿、除疼痛之效。按病变部位大小选不同规格的膏药，撒上白芷粉少许，贴敷患处，5～7天换药一次，一个月经周期可贴3次为一疗程。临床共治疗患者100例，其中治愈59例，占59%；好转38例，占38%；总有效率97%。

惠宏武使用开结通络膏，利用经络通路发挥作用，从而达到治疗乳腺增生的目的。他认为乳头属肝经，乳房属胃经所过，胃为气血之海，以降为顺，肝主升必赖脾而升，故膏药外用，必先以胃的功能恢复为先，因脾胃为表里，只有胃气的降气功能正常，脾浊才能得以升清，肝木方能顺达，故肝火型和肝肾阴虚型药味直入肝经，使肝经气血得以顺畅，共使乳腺疾病得以康复。方中选用穿山甲、土鳖虫、三七、全蝎、蜈蚣、牛膝以疏通经络、活血化瘀；生地黄、鹿角胶以补其不足、行气活血，促进乳房部位的气血流畅，使经络通畅，乳腺增生块消除。临床上在经前10天时贴敷膏药，独取阳明经所过病灶部位和乳根穴位，维持至10天为1疗程，3个疗程后判断疗效。共治疗300例，分为肝郁型、肝火型、肝肾阴虚型、气血两虚型，总有效率都在90%左右。

广西医科大学第四附属医院的吴洪文根据医院治疗乳腺小叶囊性增生经验方制备成散结膏，具有理气活血、消瘀止痛、攻毒散结的功效，主要由炙露蜂房、没药、清木香、全蝎、山慈菇、公丁香、香附、白芷、莪术、乳香、郁金、当归、王不留行等中药组成。共治疗312例乳腺小叶囊性增生患者，使用时加温软化，贴于患处，每3天换1帖。结果治愈210例，占67.3%；显效55例，占17.6%；有效37例，占11.9%；无效10例，占3.2%，总有效率为96.8%。

江苏省句容市中医院的蒋跃禾所制备的万应灵膏简单而独特，使用的中药为连根老韭菜、老蒜头、胡椒、连须老葱、老生姜、血余，具有温阳逐寒、消瘀散结的功能。万应灵膏中连须老葱、老蒜头、老生姜、连根老韭菜、胡椒等皆为辛辣走窜、温通之品，其中连须老葱包括葱叶、葱白、葱须三部分，能发表通阳、解毒消肿、祛风散寒；韭菜温阳益肾；蒜头、生姜散寒解毒；佐以胡椒，则有通上彻下、逐寒温中散结之效；血余止血祛瘀散结。用治外科之阴疽、发背、瘰疬、恶核、乳岩、无名肿毒，以及内科之寒痹、胃脘痛、痢疾、疟疾等属于阴邪内结、沉寒痼冷之证，皆可用之，共治疗内外科疾病50多例，常获良效。

（五）在儿科疾病中的应用

1. 咳喘 小儿脏腑娇嫩，易受风寒，致使肺的宣降功能失常，肺气上逆而发生咳嗽；或饮食不洁，过食生冷，致脾胃虚寒，肺寒气逆，亦可致咳；及小儿先天不足，脾肾阴虚，稍受风寒则咳嗽、气喘。治宜益肺气为主，兼顾补脾胃，少佐温肾之味。贾中峰治咳小儿喘多重用山药，配沙参、百合养阴润肺；麻黄宣通肺气；桔梗、杏仁、贝母宣肺降气化痰；紫菀、冬衣温肺降气、止咳平喘；干姜温中；沉香纳气。诸药合用，共奏宣肺化痰、益气平喘之功。然小儿服药困难，因此遵清代吴师机"外治之理即内治之理，外治之药即内治之药，所异者法耳"的理论，制膏贴脐或后心，病情重者可两处同贴，3日换药1次，哮喘患儿10次为1个疗程。临床上治疗283例咳嗽患儿，贴2～4次痊愈者188例，占64%；兼发烧配合其他退热治疗痊愈95例，占36%；171例哮喘患儿贴1个疗程痊愈者112例，占65.4%，贴1个疗程以上痊愈者49例，占28.6%；46例肺炎咳嗽患儿配合抗感染治疗均痊愈。

2. 流行性腮腺炎 痄腮，现代医学叫腮腺炎，多发于冬春季节，儿童易患，呈流行性，多为病毒所致。中医学认为是因为风邪外乘，内有积热，肝胆之火壅阻少阳，经络郁结不散而成，主症为颈肿、齿痛、喉肿、下颌肿。陕西周至县中医院的高付良在临床上将斑蝥、雄黄、白矾、蟾酥制成发泡散，与拔毒膏共同治疗痄腮，使用时发泡散放在拔毒中心，贴在腮肿部位，但要求发泡药沫必须对准肿部最高处。贴药24小时后，除去膏药见肿起，发泡部位水破自流，后用龙胆紫药水外涂即可；如未发泡，再敷1次。结果1次治愈401例，2～3

次治愈 90 例，有效 9 例，治愈率为 98%。张茂启自制腮腺炎膏，处方组成比较简单，血余、全蝎、蛤蟆头、生马钱子、生川乌、生穿山甲、血竭、冰片，具有活血散瘀、消肿止痛之功。腮腺炎一般一帖即可，不须更换，临床上共使用十多年，治愈数百例。

湖北中医药大学附属襄阳医院中药研究室研制的万应膏，由生地黄、当归、乳香、没药及轻粉等十余味中药组成，具有活血、解毒的功效，主要用于腮腺炎、痈疽肿毒、痰核流注等坚硬疼痛未溃者。曹敬兰使用时取青黛清热凉血之性，将青黛加入万应膏中治疗腮腺炎，效果更好。而徐国勇在外贴万应膏的同时，对伴有发热、头痛等全身症状的患者，给予炎琥宁静滴，疗程 3 ~ 5 天。结果治愈 41 例，治疗 72 小时后肿痛消失，体温降至正常，占 68%；好转 17 例，治疗 72 小时后肿痛好转或基本消失，体温接近正常，占 29%；总有效率为 97%。

此外临床上还可见使用传统名方治疗痄腮的，例如山东省梁山县中医院的刘树鹏采用太乙膏，太乙膏原见于明代（1617 年）的《外科正宗》卷一，系由宋朝（1151 年）的《太平惠民和剂局方》中神仙太一膏加味而成，故原名为加味，又因太一与太乙同义，所以又常称其为太乙膏，是治疗痈疽、发背及无名肿毒的外用膏剂。方中生地黄、大黄、玄参、赤芍、鲜槐柳枝清热凉血解毒；当归、血余、乳香、没药养血活血、化瘀止痛；肉桂、白芷温通经脉，消肿散结；黄丹、轻粉、阿魏、木鳖子解毒消积散瘤。诸药配伍，共奏清热凉血、活血化瘀、解毒消肿散结之效。现代中药药理研究证明，生地黄、大黄、玄参、赤芍、轻粉、黄丹有良好的抗病毒及消炎作用，故治疗流行性腮腺炎效果显著。使用时外敷患处，隔 3 ~ 4 天换膏药，颈、颌下淋巴结炎者也可用此膏外敷，疗程 4 ~ 8 天。治疗痄腮 1084 例，其中痊愈 1032 例，占 95.32%；有效 36 例，占 3.32%，总有效率 98.54%。

3. 睾丸鞘膜积液　罗晓峰将肉桂和冰片研成细粉加入膏药基质中，制备成肉桂冰片药膏，取肉桂色红、性温、入血分，冰片色白、性凉、走气分，两药配合有行气活血之功，认为气血旺盛，病则自愈。用本法多年，其中治疗睾丸鞘膜积液 10 例，新生儿头皮下血肿 5 例，均贴敷 1 ~ 3 次即愈，观察 10 余年未见复发。

（六）其他临床应用

1. 鼻炎　是北方常见的一种多发病。轻则鼻塞流涕，重则头痛、记忆力减退，很影响患者的生活和工作。孙钱选取黄柏、黄连、黄芩、大黄、当归、木鳖子、甲珠、元参、蛇蜕、头发、乳香、没药、阿魏等中药，具有清热、解毒、活血等效用，制备成鼻炎膏，治疗鼻炎症 65 例。一般是睡前展开贴于鼻上部，早晨洗脸前揭下（用纸包严，一帖膏药可用 3 ～ 5 天，直至不黏）。鼻炎膏对慢性鼻炎、过敏性鼻炎、干燥性鼻炎、萎缩性鼻炎均有一定的疗效，对单纯性鼻炎及慢性肥厚性鼻炎效果更好，总有效率 87.7%。

2. 前列腺痛　是指具有前列腺感染症状，但无泌尿系感染病史，微生物培养未发现致病菌，前列腺液检查也正常的一组临床综合征，又称类前列腺炎综合征。过去一般将其视为前列腺炎，按感染性疾病抗感染治疗，效果不佳。现代多采用 A1 受体阻滞剂治疗本病，疗效亦不理想。中医学认为其病理机制是气血运行不畅、经络阻滞不通则痛。因此湖南中医药大学研究生姜立伟采用柴胡、红花、三七、延胡索、冰片等五味中药并加入透皮吸收促进剂制成膏药，具有行气活血化瘀、通络止痛的功效。临床上将 80 例前列腺痛患者随机分为治疗组、对照组各 40 例，治疗组五味敷贴膏贴敷于神阙、会阴二穴，每日 1 次，4 周为 1 疗程；对照组以特拉唑嗪口服，首剂 1mg 睡前服，然后 1mg，2 次 / 日，7 天后加大剂量至 2mg，2 次 / 日，4 周为 1 个疗程。分别比较两组治疗 4 周及治疗 8 周后的疗效，结果表明五味敷贴膏治疗前列腺痛疗效显著，能明显改善患者临床症状，其治疗后最大尿流率及平均尿流率与对照组比均有显著差异。

3. 面神经麻痹　属中医学"中风"范畴，多为风邪陡袭，经络损伤。"伤于风者，上先受之"，因而出现口眼歪斜等症状。江西省万载县中医院的刘远坝建议治疗上必须驱逐其风邪，因此采用羌活、白芷、天麻、南星、白附子、松香等中药制备成松香玉真膏，功擅搜风通络，贴于患侧穴位又可阻止风邪再次入侵。治疗时分别贴于患侧下关、颊车、太阳等穴。此外，每 5 天用 75% 的酒精擦揉上述穴位 1 次，更换 1 次膏药，总疗程不超过 30 天。对照组口服维生素 B_1 20mg，日 3 次，烟酸 50mg，日 3 次，强的松 10mg，日 3 次（有强的松禁忌证者不用）；并肌注维生素 B_{12} 0.2mg，每 2 日 1 次，连续治疗观察 30 天。其中治疗组 120 例中，痊愈 102 例，显效 12 例，有效 6 例；对照组 40 例中，痊愈 22 例，显效 6 例，有效 4 例，无效 8 例。

4. 三叉神经痛　是临床常见病，李德富近年来用自拟白乌马钱膏外贴治疗 32 例三叉神经痛，疗效较好。此方中生川乌、生草乌、白芷、马钱子有镇静止痛和麻醉作用；经反复实验，白乌马钱膏中加少许麝香效果更佳。每 3 ～ 5 日贴敷 1 次，一般 1～2 天可减轻疼痛，连贴 2～3 次疼痛可全部消失。经治疗 3 次，痊愈 28 例，占 87.5%；好转 3 例，占 9.4%；无效 1 例，占 3.1%；有效率达 96.9%。

（七）名方应用

目前称为"狗皮膏"的膏药配方有很多种，最具有代表性的是被收载于《中国药典》成方中的"狗皮膏"，国内有多个厂家仍在生产。其处方是由明代医家陈文治《疡科选粹》卷八中收载的传统验方"淮安狗皮膏"加减而成，由 29 味中药组成，具有祛风散寒、活血止痛之功效。可用于风寒湿邪、气滞血瘀引起的四肢麻木、腰腿疼痛、筋脉拘挛、跌打损伤、闪腰岔气，或寒湿瘀滞所致的脘腹冷痛、行经腹痛、寒湿带下、积聚痞块。以下是现代临床应用介绍。

1. 治疗软组织损伤　成都中医药大学药学院的曾勇临床上将 59 例急性软组织损伤随机分成两组，分别使用精制狗皮膏和狗皮膏治疗 3 周，观察治疗前后两组患者症状积分值及疗效。结果显示给药后两组患者的急性软组织损伤症状评分逐渐降低，给药 3 周后，精制狗皮膏组评分下降 86.7%，狗皮膏组评分下降 84.6%，两组的有效率均达到了 100%。结论：精制狗皮膏与狗皮膏均具有良好的抗炎镇痛作用，两者的疗效相当。

福州市按摩医院的徐秀英临床上治疗 40 例足部扭伤患者，用狗皮膏外敷肿胀疼痛明显的部位，加用神灯照射半小时，每日 2 次。结果较重患者 5 天治愈，轻者 3 天治愈。因此认为应用狗皮膏外敷配合神灯治疗，可增强活血祛瘀、行气止痛的作用，促进局部血液循环，加速瘀血斑的吸收，减少渗出，抑制炎症反应。

2. 治疗骨关节炎　浙江省嘉兴市中医医院的朱振康将 64 例腰椎骨性关节炎患者用随机数字表法分为三组，1 组给予狗皮膏局部贴敷，每贴敷 48 小时；2 组给予祛风蠲痹散加狗皮膏局部贴敷；对照组给予西乐葆（塞来昔布）合盐酸氨基葡萄糖口服，三组均连续用药 2 周。采用疼痛视觉模拟评分法（VAS）评价治疗前后腰痛程度，利用功能障碍指数问卷表（ODI）观察治疗前后腰椎功能障碍情况，同时检测三组患者治疗前后血清肿瘤坏死因子（TNF-α）水平。结果 1 组和 2 组患者 VAS 评分、ODI 评分、TNF-α 水平都明显低于西药对照组，提示外敷狗皮膏可明显减轻腰椎骨性关节炎患者腰痛症状，改善腰椎功能，减轻炎症反应，效果优于口服西药组，其中祛风蠲痹散合用狗皮膏效果更优。

3. 治疗外伤性静脉血栓　鲁东大学校医院的王宝琴在临床上使用狗皮膏治疗外伤性静脉血栓18例。患者有软组织损伤史，局部肿胀、压痛，以静脉血管分布区域更为明显，患处贴敷狗皮膏药，3～5天更换一次。结果患者全部痊愈，用药最短7天，最长20天。

三、临床使用的注意事项及其安全性

在临床上，外用贴敷膏药时应该注意以下几点：①可随着贴敷部位的变化，将膏药剪裁成适宜大小后外敷，可贴敷于患处、痛点、穴位等部位。②贴敷部位有较长毛发时，需要先行剃去，以免影响膏药的黏贴牢度，避免更换膏药撕揭时引起疼痛。③贴敷部位应清洁干净，如皮肤未破损，还可取鲜姜将皮肤擦至发红再贴膏药，能增强膏药疗效。④贴前应微温烘烤膏药，不宜大火长时间加热，防止褙材及药物的损失。冬天可将膏药放于暖气片上加温，也可放在正在加热的蒸锅盖上温热片刻。⑤揭膏药时动作要迅速，可将揭下的膏药按在残留于皮肤上的膏药上，重复快速揭下，就能方便地将膏药清理干净。⑥对跌打损伤，应第一时间先冷敷患处，24小时后再贴膏药。因为治疗骨伤科的膏药具有活血化瘀的功效，能够促进血液循环，太早贴膏药，其活血作用会使局部血液循环加速，引起损伤部位血管渗出液增多，反而加重伤情。⑦如果贴膏药后局部皮肤微痒，可暂时除去膏药，或局部涂抹75%酒精止痒，待瘙痒消失可再贴。如出现丘疹、水疱且自觉瘙痒剧烈，可停止贴敷。⑧含有麝香、乳香、红花、没药、桃仁等活血化瘀成分的膏药，孕妇均应禁用。特别是孕妇的脐部、腹部、腰骶部都不宜贴膏药，以免局部刺激引起流产。⑨如需要超过六个月以上的长期贴敷，应适当间断，并定期监测血铅或尿铅变化，防止铅累积中毒。

一般来说，皮肤给药的起效时间与口服相比应该更慢，但从临床研究资料发现，中药膏药如果与中药穴位敷贴疗法相结合，可以改变给药途径，决定药物起效时间快慢的顺序。如韩建伟将制备的复方元胡止痛贴贴敷于患者小腿特定穴位上，对寒邪客胃、肝气犯胃、胃脾虚寒复感外邪所致突发、剧烈胃痛及腹痛（西医消化性溃疡、慢性糜烂性胃炎、痛经病）有很好的止痛效果，一般贴敷15分钟剧烈疼痛可渐渐减轻，20～35分钟内疼痛可消失，且用药量远低于口服给药元胡止痛片的生药用量。由此看来，中药黑膏药贴于皮肤，药物成分不仅仅是透过皮肤进入体循环，再经体循环到达病灶部位产生疗效，还有可能通过经络传导到达病位，并作用到整条经络起速效的结果。

临床上虽然未见急性铅中毒案例，但有些患者会担心铅中毒。章正兴采用疮疡膏治疗 20 例下肢慢性溃疡患者，同时监测贴敷者尿液的变化。其中 19 例用药 4 个月左右，每次不超过 3 张，病患尿铅有增加趋势，但未超过正常值；另 1 例用药达到 8 个月，尿铅超过正常值，但未出现中毒症状。20 例患者尿卟啉都未见明显变化。因此认为膏药每次用量在 30cm² 以内，时间 6 个月以内是安全的，超过 6 个月则要密切注意，如出现铅中毒，可服用承气汤治疗。重庆市奉节县中医院的张友政在用黑膏药治疗下肢慢性溃疡 30 例的过程中，监测了贴敷者的尿铅含量变化。尿铅测定结果表明，用膏药后 1～2 周内，尿铅几乎无变化；用药 1 个月尿铅开始微量增加，但临床上没有尿卟啉变化和铅中毒的症状；停药 2 个月基本恢复用药前水平。同前例一样，认为每次用膏药面积在 30cm² 以内，时间在 6 个月以内则是安全的。中国中医科学院中药研究所的袁桂京定期收集 16 例贴用冠心膏患者的尿液，用双硫腙比色法测定其中尿铅含量，患者 1～4 周尿铅含量都在正常范围波动，证明膏药在皮肤完好条件下连续贴用一个月，膏药中的铅即使经皮吸收也不会引起铅中毒。成都中医药大学赵贵琴进行的 30 例临床试验也表明，以常用剂量的狗皮膏治疗 3 周后，患者血液的生化指标与给药前相比无明显变化，血液中铅的浓度虽有不同程度的上升，但停药后铅在血中的浓度会逐渐减低，所有观察对象血铅测定值均维持在 400μg/L 诊断标准值范围内。此外，狗皮膏治疗 2 周后，患者尿液中铅的浓度也会有不同程度的上升，停药后在尿中的浓度也会逐渐减低，均在规定正常人尿铅浓度范围内，由此认为狗皮膏在临床连续应用 3 周是比较安全的。所以建议连续贴敷黑膏药 6 个月以上时，可适当间断，在维持疗效的情况下，防止铅累积中毒。

贴敷黑膏药后临床上最常见皮肤发痒、变红肿甚至起疱的现象，一般认为这是一种副作用——过敏反应。导致过敏的致敏原主要有两类，一是来源于膏药制备过程中过量的铅丹以及铅丹与植物油在聚合反应过程中产生的诸如醇、醛、酸等小分子物质；二是膏药所含药物接触皮肤和透皮吸收所导致。临床上如出现过敏现象，医生会建议立刻揭掉膏药，严重者可同时服用抗过敏药物。

针对过敏现象，学者们也有不同的看法，康金槐通过十多年的临床研究，对上万例贴膏药患者进行严密观查，发现贴膏药出现痒、红、肿、疱者约占 40%，其中单一出现红、肿者约占 10%，单一出现水疱者仅占 1%～2%，可见主要反应为皮肤瘙痒。在同一患者身上的不同部位同时贴同一种膏药发现，有的部位发痒，有的部位不痒；在同一条腿上，一侧发痒而另一侧则不痒；就一张膏药所覆盖的范围而言，有上痒下不痒、左痒右不痒、四周痒中心不痒等。不同型号的膏药贴在同一人身上的同一个部位时，有的有反应，有的无反应，其程度也各不一样。就季节而言，春夏多见，秋冬少见。有的初贴时痒，之后又不痒；也有初贴时不痒之后反而又痒的。就疗效而言，凡出现痒、红、肿、疱者疗效会相当显著并可明显缩短治愈的时间。其规律是：有反应比无反应好得快，反应重比反应轻好得快。因此认为黑膏药的这些反应既不是火毒也不是过敏，而是珍贵的特殊正药效，这种常规认为的副作用可使病情治愈得更快、更好、更彻底。同样，沈阳抗癌止痛研究所的吴琪在使用速效止痛拔癌膏治疗癌症时，发现一个突出现象，即绝大多数患者用药后，贴药处都出现发痒、红肿甚至流脓淌水现象，而且这种"痒、肿、脓"反应越明显，止痛之效果越佳，肿瘤缩小甚至消失的作用也越突出。但当把速效止痛拔癌膏应用于正常人身上时，却未出现这种"痒、肿、脓"反应，吴琪认为这是毒邪在体内沿经络隧道被逼出体外的表现，或者说是速效止痛拔癌膏拔癌毒外出的作用。此外，吴琪还发现，同一癌症患者贴药在相关腧穴或病灶体表部位而出现"痒、肿、脓"反应，但其他部位却无反应，这可能证明了癌毒出路是沿经络隧道循行的推断。湖南津市市南区医院的方理桃临床上特意在膏药中加入外用有腐蚀作用的巴豆，保证了局部皮肤能发炎起疱。运用此膏药贴敷中脘穴，治疗了118例胃及十二指肠溃疡患者，疗效令人满意，因此认为化脓的方法能够激发经气的流通，增强机体的自身免疫作用和抗病修复能力，从而达到了内病外治的目的。

清代吴尚先撰写的《理瀹骈文》解释膏药机理："一是拔，二是截，凡病所集聚之处拔之则病邪自出，无深入内陷之患；病所经由之处截之则病邪自断无妄行传变之虞。"康金槐强调膏药的"拔"不分内科外科一概适用，特别是颈肩腰腿痛更是如此。"拔"之则病邪出，这里的病邪可理解为风、寒、湿、痰饮、瘀血、水肿、气滞等，这也正是颈肩腰腿痛的主要原因。出现痒、红、肿、疱等现象正是黑膏药"拔"的功能发挥了作用，病邪由内而外、由里出表的结果，是病情好转的征象，同时还避免了病邪深入内陷而加重。因此他提出针对贴膏药的轻反应，"发痒就揭、不痒再贴"，无需过多处理。

综上所述，黑膏药作为中国特有的经皮给药制剂，无论是在古代医书记载中，还是在现代临床研究报道中，都是有良好疗效的。其处方用药因各科病因病机不同而有明显不同，例如骨科多重用活血化瘀药、疮疡多重用清热解毒药、妇科多软坚散结药。针对贴膏药所产生的痒、红、肿等反应，在现代医学无法完全解释清楚的情况下，轻症"发痒就揭、不痒再贴"，重症应暂停贴药，仔细观察、详细记录，分析疗效与反应的关系，同时开展实验研究，逐渐揭示黑膏药治病的机理。

第四章 丹剂的现代研究

丹剂作为中药制剂的传统剂型之一，是中药制剂发展的一个重要里程碑，也是中药制剂独有的一个剂型。但不同于现在的剂型命名规则，丹剂又有其特殊之处——不以制剂的外形作为其剂型的划分依据。传统的丹剂，依据其外形，可以为现代剂型分类中的任意制剂形式，如丸剂、散剂等形式存在。因此，丹剂应定义为一种含汞、砷、铅等重金属的矿物药与其他药物混合后，经高温升华炼制而成的含无机化合物药物的制剂。至于其外观则不拘泥于某一种制剂形式。

丹剂沿用到现在，已从其朴素的化学萌芽阶段，经历去粗取精的历史沉淀，形成相对完善和独立的药物体系。张觉人曾对现存的丹药方剂进行整理，把它们归纳为氯化汞、硫化汞、氧化汞、升丹、降丹、烧丹、对丹（即不经炉火配合的丹剂）七个类型，并整理收罗丹药方剂近300个，收载于《中国炼丹术与丹药》一书中，但由于历史局限等原因，其分类存在交叉等问题。本章以成分类别为主线，对其进行分类整理，按照金属离子的种类不同，分为汞类、铅类及砷类丹剂三类。各类丹剂按照概述、制备工艺研究、质量标准研究、药理毒理研究、临床应用的体例进行编排，以便于读者阅读。

本书虽然将丹剂按照化合物的金属离子构成进行了分类整理，但在临床应用过程中，单一品种的丹很少独立使用，多为多种丹配伍使用，并辅以其他中药，以起到增效减毒等目的。目前中成药中含汞、砷、铅类的制剂品种共260余种（见章末附表），占我国现有中成药品种的比例不足4%。对存有国家标准的含丹类制剂的品种进行统计，发现汞类及砷类丹剂品种最多，尤以含朱砂、雄黄的制剂最多，且二者常联用，如在所有含朱砂/雄黄的制剂中，朱砂、雄黄的组合使用率将近30%（图4-1、图4-2）。

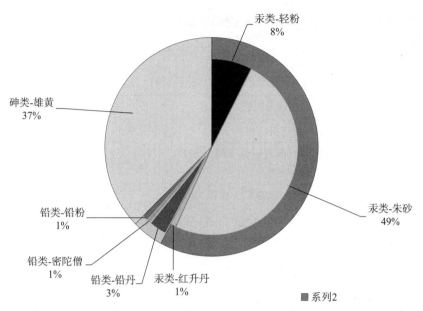

图 4-1 各类丹药在中成药品种中的分布图

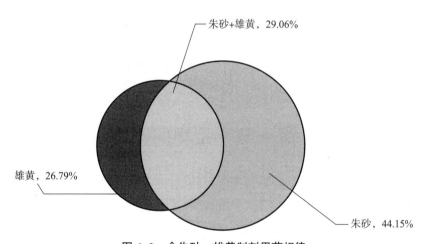

图 4-2 含朱砂、雄黄制剂用药规律

　　此外，在对现有含丹药的中成药品种梳理过程中还发现，并非所有的丹都一直延续使用至今，如白降丹、小灵丹等并未有相关的中成药使用的记载。

　　随着环保意识增强和对于丹剂毒性认识的不断发展，加之现代药物突飞猛进的发展，传统丹剂的发展受到一定冲击，丹药新型药物制剂的研发也几乎停滞不前，但对于一些临床疗效确切的品种，如朱砂，基于其外用具有敛疮、生肌的良好疗效，在临床上作为医院制剂治疗疮疡肿毒，特别是在治疗一些难愈性的皮肤创面方面疾病仍有其卓越的临床价值。常用含朱砂的医院外用制剂见表 4-1。

表 4-1　含朱砂的临床常用外用制剂（院内制剂）

制剂名称	处方构成	备注
朱红膏	朱砂、红粉、凡士林	北京中医医院
一效膏	煅炉甘石、滑石、片栗粉、朱砂、冰片	辽宁中医药大学附属医院
皮粘散	朱砂、炉甘石、琥珀、黄连、冰片等 9 味	四川省人民医院
紫朱软膏	朱砂、紫草、龙血竭、冰片、黄芪、阿胶	上海中医药大学附属曙光医院
七星丹	朱砂、银珠、硼砂、轻粉、冰片、煅石膏、寒水石	成都中医药大学附属医院
生肌 1 号散	朱砂、炉甘石、冰片、朱砂、乳香、血竭、轻粉、白及、没药等	安徽省中医院
王氏生肌丹	朱砂、炉甘石、滑石、黄柏、冰片	四川达州市中西医结合医院

从临床适应证看，丹剂多用于外科、皮肤科及风湿骨痛等方面，上述病症也是丹剂的特色和优势。

第一节　汞类丹剂

汞相比其他重金属，是较早被用于丹药的。《黄帝九鼎神丹经诀》记载的 9 种神丹中，"丹华""神符""还丹""饵丹""炼丹""柔丹""伏丹""寒丹"（原文使用之物依次为真砂、无毒水银、水银、汞、巴越丹砂、汞、汞、流珠）都使用了丹砂或丹砂炼制物——水银（汞）。此外，因丹砂色红，因而也被多数学者猜测最初"丹"的概念形成与丹砂存在某种联系。

目前汞类丹剂依据化学成分的差异，可以分为氯化汞、硫化汞及氧化汞三类。

一、氯化汞类

氯化汞类丹剂，按照其汞存在的价态不同，分为轻粉、粉霜（白降丹）两种，前者主要成分为氯化亚汞（Hg_2Cl_2），后者则以氯化汞（$HgCl_2$）为主。

（一）轻粉

轻粉，又名水银粉（《本草纲目》）、水银蜡（《诸药异名》）、水粉（《药性要略》）、水银灰、汞粉（《开宝本草》）、真轻粉（《外科正宗》）、峭粉。顾名思义，轻言其质（体轻、性脆、易碎），峭言其状（为无色透明，似雪花状之小薄片），腻言其性（味辛，久之有"甜"感），汞言其成分（含 Hg）。轻粉是中医临床应用很早的一种丹剂，主要含氯化亚汞（Hg_2Cl_2）。天然产者，名角汞矿（horn quicksilver），但药用多用人工制成品。历版《中国药典》都对氯化亚汞的含量进行了明确规定，规定其含量不得低于 99.0%。炼制轻粉主要用汞、白矾、食盐，生成升华物轻粉。

1. 外观性状　为鳞片状结晶，形似雪花。银白色，半透明或微透明，具银样光泽。体轻，质脆，用手捻之，易碎成细粉。气无，味淡。遇光颜色缓缓变暗。以片大、色洁白、体轻、具银样光泽者为佳。不溶于水与酸，放在铁片上加热则逐渐变成黄色，最后化为青烟，不留痕迹。

2. 矿物学特征　轻粉的矿物成分为人工合成角汞矿，化学组成为 Hg_2Cl_2，含 Hg 84.9%，Cl 15.1%。陕西省药材公司市售的轻粉，经 X– 射线衍射分析证明其晶体结构相当于天然的角汞矿（2θ 值为 3.157、4.191、1.560、1.963、2.249、2.061 处有特征衍射峰），并含少量黄氯汞矿（terlinguaite）（2θ 值为 2.719、3.494、2.861 处有特征衍射峰）。光谱分析其中尚含有其他金属元素，如少量的 Na、Zn、Pb、Ca、Cu 等。

3. 制备方法　在《千金翼方》中详尽记载了轻粉的炼制方法——"飞水银霜法"，即"水银一斤，朴硝八两，大醋半升，黄矾（硫酸高铁）十两，锡二十两（成炼三遍者），玄精（氯化镁）六两，盐花三斤，上七味，先炼锡迄，又温水银令热，乃投锡中（是炼成合金），又捣玄精、黄矾令细，以绢下之，又捣锡令碎，以盐花并玄精等合和，以醋拌令湿，以盐花一斤藉底，乃布药令平，以朴硝盖上讫，以盆盖合，以盐灰为泥，泥缝际令干，微火三日，武火四日，凡七日去火，一日开之，扫取极须勤心守，勿使须臾间解慢，则大失矣"。

（1）反应原理　不同史料中关于轻粉配方的记载均存在一定差异（表 4-2），尤其是选用的矾的种类存在差异，反应原理也不同。

①以皂矾为原料者，其反应机理如下：

$$2FeSO_4 \cdot 7H_2O \xrightarrow{250℃} Fe_2O_3 + SO_3\uparrow + SO_2\uparrow + 7H_2O \qquad （Ⅰ）$$

$$3SO_3 + 3H_2O \longrightarrow 3H_2SO_4 \qquad （Ⅱ）$$

$$2H_2SO_4+Hg \longrightarrow HgSO_4+SO_2+2H_2O \qquad （Ⅲ）$$

$$HgSO_4+Hg \longrightarrow Hg_2SO_4 \qquad （Ⅳ）$$

$$Hg_2SO_4+2NaCl \xrightarrow{300℃} Hg_2Cl_2+Na_2SO_4 \qquad （Ⅴ）$$

②以明矾为原料者，其反应机理如下：

$$2KAl（SO_4）_2·12H_2O \xrightarrow{200℃} K_2SO_4+Al_2O_3+3SO_3\uparrow+12H_2O \qquad （Ⅵ）$$

$$3SO_3+3H_2O \longrightarrow 3H_2SO_4 \qquad （Ⅶ）$$

其余反应同式Ⅲ～Ⅴ。

③以胆矾为原料的反应机理为：

$$CuSO_4·5H_2O \xrightarrow{300℃} CuO+SO_3\uparrow+5H_2O \qquad （Ⅷ）$$

$$SO_3+H_2O \longrightarrow H_2SO_4 \qquad （Ⅸ）$$

其余反应同式Ⅲ～Ⅴ。

表4–2　古今炼制轻粉的处方组成对比

出处	组成（两）					
	水银	食盐	皂矾	胆矾	明矾	其他
千金翼方	16	48	10			朴硝8，玄精6，锡20
本草品汇精要	1.2	0.8	1.6		0.2	
本草蒙筌	1	0.5	0.7			
医学入门	2	1			1	
本草纲目	1	1			2	
医宗粹言	16	2	2		2	焰硝2
炮制大法	16	2	2		2	焰硝2
本草汇	1	？			2	
本草便读	？	？			？	
药材学 （1960，南京药学院）	6.4斤	3斤		3.8斤		红土10碗
中药学讲义 （1960，成都中医学院）	6.4斤	3斤		3斤		红土10碗
矿物药与丹药	6斤	3斤		3.5斤		
中药大辞典	6.25斤	3斤		3.5斤		红土10碗
中药学 （1978，成都中医学院）	？	？			？	

续表

出处	组成（两）					
	水银	食盐	皂矾	胆矾	明矾	其他
药剂学 （1980，湖北中医学院）	50g	25g	45g			芒硝 15g
中药制剂技术	500g	20g	600g			胎底 600g
天津配方	6.4斤	3斤	5.5斤			红土 10碗
武汉配方	？	？	？			土盐
现代中药学大辞典	62g	62g			124g	红土 200g

注：？－表用量不详。

④亦有将硝酸与汞混合，合成为硝酸亚汞，再加食盐升华而成，或将食盐溶液与硝酸亚汞、硝酸混合，即得氯化亚汞沉淀，其反应原理如下：

$$Hg+2HNO_3 \xrightarrow{20\sim30℃} HgNO_3+NO_2+H_2O \qquad (X)$$

$$2HgNO_3+2NaCl \xrightarrow{20\sim30℃} Hg_2Cl_2\downarrow +2NaNO_3 \qquad (XI)$$

该法较升炼法简单，且反应温度较低，但据临床应用效果而言，认为化合法制得的轻粉效果不如升炼法。

（2）炼制过程注意事项　所用原料要纯净，防止土硝混入食盐，亦防止强氧化剂物质的混入，因为会把轻粉的低价汞氧化成高价汞，从而使毒性增强。水银用量也要适当，如用量过少，则不能反应完全，致使硫酸高汞不能全部转化成硫酸低汞从而使得最终产物为升汞（$HgCl_2$），见反应式XII。同时还应注意启锅时轻拿，防止内壁附着的水银珠滴落。收丹扫粉时应注意避光，防止产物遇光分解（光解原理见式XIII）。

$$HgSO_4+2NaCl \longrightarrow HgCl_2+Na_2SO_4 \qquad (XII)$$

$$Hg_2Cl_2 \xrightarrow{光照} HgCl_2+Hg \qquad (XIII)$$

（3）现代制药工业制丹方法

①将硫酸汞 15 份与汞 10 份混合，使成为硫酸亚汞，加食盐 3 份，混合均匀，升华即得。升华物呈结晶状，与中药传统法制得者相似。此法制得者多供外用。

②硫酸亚汞 10 份和硝酸 1.5 份与蒸馏水 88.5 份混合，加含食盐 3 份的水溶液，即得氯化亚汞沉淀，倾泻上层清液，以蒸馏水洗涤沉淀物，至无氯离子反应为止，过滤，避光微温，干燥。产品为非晶型粉末。该法制得者不含氯化汞，故可作内服。

4. 质量控制

（1）检查项　轻粉主要成分为氯化亚汞，《中国药典》除对其主成分含量进行控制外，还对其杂质进行限制，如对其中的升汞、汞珠及炽灼残渣进行限量检查，以保证用药安全。

（2）含量测定　自1995年版《中国药典》收载轻粉以来，历版《中国药典》均采用滴定法测定氯化亚汞的含量，但在2010年版之前碘滴定液的浓度均为0.1mol/L，2010年版之后则修订为0.05mol/L。规定含氯化亚汞（Hg_2Cl_2）不得少于99.0%。

（3）鉴别项　氯化亚汞的鉴别项，各版《中国药典》均收载了两种方法，一种为汞盐的鉴别方法，具体操作为：加入氢氧化钙试液、氨试液或氢氧化钠试液，即变成黑色。另一种为氯化物的鉴别方法，具体操作为：取本品，加等量的无水碳酸钠，混合后，置干燥试管中，加热，即分解析出金属汞，凝集在试管壁上，管中遗留的残渣加稀硝酸溶解后，滤过，滤液显氯化物的鉴别反应。

（4）辨伪方法　取样品少许置铁片上，加热，本品由白变黄，最后化为青烟，无残痕者为真品。如加热呈黏泡状为硼酸片；加热不融化，且凉后呈白粉状为石膏。

5. 功能主治　外用杀虫、攻毒、敛疮，用于疥疮、顽癣、臁疮、梅毒、疮疡、湿疹；内服祛痰消积、逐水通便，用于痰涎积滞、水肿鼓胀、二便不利。

《天宝本草》记载："味辛凉，无毒，畏磁石，石黄。通大海（便），转小儿疳并瘰疬，杀疮疥癣虫，风疮燥痒。"

《本草拾遗》："通大肠，转小儿疳并瘰疬，杀疮疥癣虫及鼻上酒齄，风疮瘙痒。"

《本草衍义》："下涎药并小儿涎潮、瘰疬多用。"

《医学入门》："消水肿，止血痢，吐风涎。"

《本草纲目》："治痰涎积滞，水肿臌胀，毒疮。"

《本草正》："治瘰疬诸毒疮，去腐肉，生新肉。"

《玉楸药解》："搽疥癣，涂杨梅。"

《医林纂要·药性》："劫顽痰、风痰，消坚积、热毒。"

6. 现代药理研究

（1）抑菌作用　外用有杀菌作用，轻粉水浸剂（1:3）在试管内对堇色毛癣菌、许兰黄癣菌、奥杜盎小芽孢癣菌、红色表皮癣菌、星形奴卡菌等皮肤真菌均有不同程度的抑制作用。

轻粉对金黄色葡萄球菌、大肠杆菌、绿脓杆菌均有抗菌作用，MIC 依次为 1000、125 及 > 2500μg/mL；MBC 依次为 2000、250 及 > 2500μg/mL。提示轻粉对大肠杆菌的抗菌作用最好，其次是金黄色葡萄球菌，对绿脓杆菌只有抑菌作用而无杀菌作用。

（2）泻下及利尿作用　轻粉内服适量能制止肠内异常发酵，且能通利大便。其泻下机制为：甘汞口服后在肠中遇碱及胆汁，小部分变成易溶的二价汞离子。二价汞离子能抑制肠壁细胞的代谢与机能活动，阻碍肠中电解质与水分的吸收而导致泻下。

二价汞离子吸收后，还可与肾小管细胞中含巯基的酶结合，抑制酶的活性，影响其再吸收功能而发挥利尿作用。

（3）对皮肤及黏膜的影响　轻粉直接撒布于兔耳完好的皮肤不产生组织坏死，但如皮肤破损，则会引起浓度依赖性组织变性、坏死。1% ～ 4% 轻粉混悬液对兔耳健康皮肤无损害；2% 以上浓度用于兔耳受损皮肤 2 天后产生组织坏死。

对于黏膜组织，1% 轻粉混悬液仅可使其轻微充血，随浓度加大，刺激性增强，2% 轻粉混悬液可使其产生出血并伴有渗出物，3% 浓度则发生黏膜变性坏死。对于细菌性中耳炎，1% 轻粉混悬液具有较好的治疗效果，治疗一周后即停止流脓，感染部位经检测致病菌呈阴性。

7. 药代动力学　徐莲英等研究了大鼠口服轻粉后大鼠体内的药代动力学行为，结果大鼠单次口服 0.58g/kg 轻粉后，轻粉的口服吸收半衰期为 3.09 小时，峰浓度为 2.15μg/mL，达峰时间为 1.22 小时，表明其可迅速吸收入血。经检测，大鼠心、肝、肾、脾、肺、大脑、小脑等组织均有不同程度的汞量分布，且给药 2 小时后可达峰值，以小脑中含量最低，肾脏含量最高。同时作者还用小鼠研究了多次给药时（35 天，每天灌胃 1 次，灌胃剂量为 2.73mg/d）Hg^{2+} 的组织分布，结果表明随着服药次数的增加，组织中蓄积的汞量基本趋于恒定，唯肝、肾组织中的蓄积量仍在上升，并且蓄积量远大于其他组织。经单次及多次给药实验，均证实了轻粉具有组织蓄积性，尤以肾脏为甚，因此也提示该药物不可久服，尤其是肾功能欠佳者。

8. 毒性　历代药学著作均记载轻粉有毒，其毒性主要表现为汞中毒，主要累及神经系统、肾脏、消化道等，可分为急性和慢性汞中毒两类。急性汞中毒主要表现为口腔溃疡和肾损害，严重者可见肾功能衰竭，偶有糖尿、氨基酸尿；慢性汞中毒表现为易兴奋性、口腔糜烂、肢体震颤等。用阿拉伯胶制成的轻粉混悬液灌胃，小鼠的 LD_{50} 为 410mg/kg，大鼠为 1740mg/kg。中毒小鼠的心、肝、肾均有不同程度的病变，尤以肾小管上皮细胞最显著，有浊肿、脂变、坏死等，卵巢中部分较大滤泡破碎，且有白细胞浸润。

轻粉灌胃给予家兔 1.5g/kg（相当于人用剂量的 50 倍）、0.99g/kg、0.66g/kg，结果家兔在 1 ～ 3 天内全部死亡。尸检肉眼可见各脏器有不同程度的瘀血。各剂量组动物的心肌有轻度浊肿，心肌纤维变粗，横纹消失，大剂量组心肌还可见轻度空泡变性。多数动物可见肺小动脉痉挛，管壁变厚，管腔变小，肺泡壁充血，部分小血管内还有透明血栓形成，肺内有灶性炎症。肝有浊肿、脂肪变性及点状坏死和灶性坏死。肾亦有明显浊肿，近曲小管上皮有坏死、细胞核破碎或溶解。卵巢中卵泡的崩解破坏增多。

轻粉还可引起腹泻，其机制为：在上消化道，轻粉中的一价汞逐渐转化成可溶性高汞分子，使肠黏膜细胞代谢发生障碍，导致水、电解质吸收障碍，从而引起腹泻。

轻粉外用可致接触性皮炎。滥用轻粉治疗银屑病还有可能诱发红皮病型银屑病。

轻粉在汞制剂中是毒性较小的一个品种，但与水共煮则分解成氯化汞和金属汞，二者都有剧毒。在曝光时，颜色渐渐变深，亦发生同样的化学反应而具剧毒。因此应用轻粉不宜做成丸剂，更忌在烈日下晒丸或长期放置。

9. 现代临床研究 轻粉临床上多作外用，用于中耳炎、皮肤病、肛瘘、牙痛及狐臭的治疗等，但文献报道相对较少。

（1）中耳炎 杨振宇等采用 1% 的轻粉混悬液治疗急性或慢性化脓性中耳炎急性发作 50 例，取得了满意的疗效，总有效率为 94%，且未发现毒副作用及刺激性。

（2）肛瘘 将朱砂与轻粉按 1：1 比例混合均匀，后瘘管部位用药，1 周 1 次，4 次为 1 疗程，疗程最短者 2 周，最长 4 周即可痊愈。现代药理研究认为，其治疗肛瘘、促进创面愈合的机理可能与降低创面组织中 IL-6、TNF-α 的含量有关。

（3）皮肤病 韩永胜等采用皮康霜加轻粉散治疗圆癣 200 例，治愈率 78%，好转 19%，二者合用较单用皮康霜效果好。采用皮损外贴轻粉膏治疗 42 例神经性皮炎，总有效率可达 98.3%。

（4）牙痛 取轻粉少许，独头蒜一小片，共同捣成蒜泥，阳溪穴外敷治疗阳明郁热的风火牙痛，一次即可痊愈，不再复发，但对龋齿、牙髓炎等炎症引起的疼痛无效。

（5）狐臭　轻粉外用治疗狐臭多为个例报道，且年代久远，但均认为效果良好，且无不良反应。经查阅，"狐臭散"最早出自《三因极一病证方论》，在《本草纲目》卷40蜘蛛附方亦有记载。

（二）白降丹

白降丹，又名粉霜、水银霜、白雪、白灵砂等，为氯化汞和氯化亚汞的混合结晶，主要是氯化汞。首载于《外科正宗》。本品系由水银、火硝、白矾、食盐等炼制而成。各医家对白降丹的处方组成记载虽有不同，但火硝是升炼白降丹的关键，也是轻粉和白降丹配方的最显著区别。

1. 外观性状　为针柱状聚集体，呈板块状，中间厚，向边缘渐薄，厚0.2～1.2cm。白色或极淡黄白色，一面光滑，一面较粗糙，侧面可见束针状结晶，长短不一，排列不整齐。不透明，具珍珠光泽。体重，质软易碎，碎粉为针柱状。相对密度5.4，无臭，味辛，有大毒。以色白、针柱状结晶、有光泽者为佳。

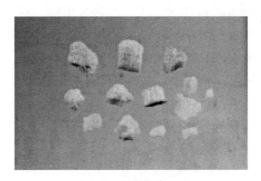

图4-3　白降丹外观图

2. 制备方法

（1）炼丹法　用水银、明矾、食盐、火硝炼制而得。关于其配方组成，各家记载也略有不同（表4-3）。现处方多沿用《医宗金鉴》处方，但用量仍有差异。组成有水银、火硝、白矾、硼砂、食盐、雄黄、朱砂。

1）《医宗金鉴》白降丹炼制方法：朱砂、雄黄各二钱，水银一两，硼砂五钱，火硝、食盐、白矾、皂矾各一两五钱。先将朱砂、雄黄、硼砂三味研细，入盐、矾、硝、皂、水银，共研匀，以水银不见星为度，用阳城罐一个，放微炭火上，徐徐起药入罐化尽，微火逼令干，取起，如火大太干则汞走，如不干则药倒下无用，其难处在此。再用一阳城罐合上，用棉纸截半寸宽，将罐子泥、草鞋灰、光粉三样研细，以盐滴卤汁调极湿，一层泥一层纸，糊合口四、五重，及糊有药罐上二、三重，地下挖一小潭，用饭碗盛水放潭底，将无药罐放于碗内，以瓦挨潭口四边齐地，恐炭灰落碗内也，有药罐上以生炭火盖之，不可有空处，约三炷香，去火冷定开看，约有一两外药矣。炼时罐上如有绿烟起，急用笔蘸罐子盐泥固之。称为"干降法"。

2）现代制法：分降法和升法两种。

①降法：与《医宗金鉴》不同，现代多采用"水降法"。具体操作为：取硝石、皂矾、食盐各一两五钱，研细，加入水银一两，共研至不见星为度，再与朱砂、雄黄细粉各二钱，硼砂细粉五钱研匀。置瓦罐内，用文火熔融，不断搅拌，等均匀地凝结罐底后，停止搅拌，用微火烘干，是谓结胎。将罐覆盖于稍大的瓷碗上，接口处用韧纸浸湿围严，再用煅石膏粉调成糊状密封。另取与瓷碗口直径相等之盆，盛满冷水，将罐碗置水盆上。在罐的周围罩一铁皮圈，罐与铁皮圈之间加入炭火（炭量一次加足），先用武火烧炼 1 小时，续用文火烧炼 2 小时，停火冷却，启罐，刮取白色结晶，即为白降丹。避光贮存。

②升法：如上法结胎后，在罐上放一光底大碗（碗口向上），罐碗接合处如上法封。碗内盛满冷水。然后将罐移置火上烧炼，碗内频换冷水，约烧 2 小时，去火待冷，启罐取丹。

3）升、降法同用：王汉屏通过大量的实践，建立了一种升、降丹同炉操作的方法，同时炼制红升丹和白降丹，有效节约了资源，且炼制时间仅需 1.5 小时，并能提高二者的质量。具体操作如下：

升丹处方：明矾、水银、牙硝各一两。

降丹处方：明矾、青矾、水银、食盐、牙硝各二两五钱，雄黄、朱砂、硼砂各四钱。

用具：一尺一寸口径小生铁锅一口（升丹用），大瓷碗两个（升、降丹各一个），铁罐一只（降丹用），二尺五寸口径瓦缸（装砂降丹用），细沙 3～5 担，碎瓦片若干（约一小篮），大擂钵一只（擂药用），小研槽一个（研药用），铁三脚架一只（架升丹锅用），秤砣一个（约三四斤重即可），棕刷一把（扫药用），小刀一把（括丹用），小炉一只（煮胎用），食盐半斤（封降丹罐口用），熟石膏半斤（封升、降丹口），火钳一把（添炭火用），小扇一把（扇火用）。

操作步骤：

①降丹煮胎：将牙硝、明矾、青矾、食盐、砒石共入研槽研烂，另将水根、朱砂、雄黄放入研钵内研至不晃星为度，然后再将研槽内研好的矾和硝放入研钵内混和擂至极匀，倾入降丹罐内（此时药物为红黄色，有潮湿），坐在已生好

火的小风炉内，文火煮至硝、矾溶解成液体，复又由液体渐成固体（注意火不可太大，大则水跟汞走，太小则硝、矾不能及时溶解，以致下干而上不溶，则必倒丹）。20～30分钟后，待药已成黄绿色固体并无水气上升，则胎已煮好，可由炉上取下。

②装丹：将事前准备好的大碗洗净擦干，将煮好胎的降丹罐翻转过来，盖于碗内，放平，用纸撚将丹罐口与碗相连处塞紧，撒上熟石膏粉铺平，厚度约为3～5cm，再将食盐填满，平至碗口，用手轻轻按紧。

将二尺五寸口径的大缸内装满细沙（距缸口约五寸），在沙中挖一约20cm深的坑，将装好的降丹连碗轻轻坐入沙坑内，四周用碎瓦片叠起来，叠至与丹罐底相平即可。

③将处方量升丹所需药物放入研钵内，同研至不见星，倾入小铁锅内坐在小风炉上用文火慢慢煮之，待硝溶化成液体后再煮十分钟，即可见丹胎渐渐凝为白色固体，表明升丹胎已煮好。将大瓷碗扣上放平，将熟石膏末撒在碗的四周以防泄气，在碗上放约20粒白米，压上秤砣以防瓷碗移动，将细沙放入锅内将碗倒置露出碗底，用手轻轻压平。

④将三脚架放在缸内对准降丹罐底的中央，四周用砖叠成炉状，然后将升丹锅坐在三脚架上，将风炉内煮胎余下的燃炭放在升丹锅下、降丹罐的底上，添炭生火。

表4-3　各家白降丹配伍成分表

方/书名　组成	医宗金鉴	疡医大全	亚拙医鉴	外科图说	方外奇方	种福堂方	仙拈集	外科正宗（许楣附方）	王氏医存	吴梦湘方	张四贤方	吴朝品方	王聘丞方	奇验良方	洞天秘录	张氏家藏抄本	倪静庵方	赖华林方	白碧银方	续命集	外科真诠	外科十三方考	湖海秘录	身验良方
水银	30	60	30	30	27	30	30	30	30	30	30	60	150	30	60	45	30	30	30	30	15	60	60	30
火硝	45	60	30	30	27	75	45	30	60	30	45	45	30	45	60	30	45	30	30	30	18	80	60	45
白矾	45	60	30	30	27	60	45	90	30	30	45	45	30	60	24	45	30	60	15	60	15	60	60	45

续表

方/书名 组成	医宗金鉴	疡医大全	亚拙医鉴	外科图说	方外奇方	种福堂方	仙拈集	外科正宗(许楣附方)	王氏医存	吴梦湘方	张四贤方	吴朝品方	王聘丞方	奇验良方	洞天秘录	张氏家藏抄本	倪静庵方	赖华林方	白碧银方	续命集	外科真诠	外科十三方考	湖海秘录方	身验良方
青矾	45	60	30		27	60	45	30	30	6	18	45	45	18	45	18		45	60		30			45
食盐	6	60	30		27	60	45	9	30	0.6	9	6			9	9	15	30	15		9	30		6
朱砂		9		9		6		15.9	0.6			60			15							24		
辰砂							3								6			6	6					
黑铅	6			6											6				30					
胆矾		15	12															15	15					6
雄黄			15	9	9	6		6	6						9		15				3	9		
硇砂				21	9								6	4.5			15	15	15				15	
白矾	15			1.5			6	15			3			15	3		15	15	15	9	24	15	15	15
硼砂						1.5	15	12	9	6					15		15	15	15			30	15	
红娘												15					15	15	15					

⑤看火：先用文火炼制30分钟，再用中火炼制30分钟，后改用武火炼制30分钟即可，于80分钟左右时移走秤砣，观察米粒颜色，若碗底的米变成焦黑（当有润气，如无或米粒呈枯炭状则太老），则升丹已炼好，轻轻将锅端起放地下候冷（如重放则红丹被震下），冷定后将锅内细沙扒开，将碗翻起，即可得八钱左右鲜红色或黄色的升丹（因文武火先后不同，丹色亦稍有不同，但不妨害效果）。在升丹端起后的同时，可听到缸内降丹罐旁的食盐因受热而发生爆炸

声，候此爆声发生数十声后（约10分钟），即可将缸内炭火退去，待冷定后，将丹罐和碗一起挖出，拨去碗内罐旁封口的食盐和石膏，将丹罐揭起，即可见雪白的牙硝状降丹满碗，小刀刮下，研细即得。约有二两七钱左右。

4）夏氏炼丹法：随着中医外科丹药的不断萎缩，炼丹技术也日渐衰落，目前夏氏丹药制作技艺已被列入国家级非物质文化遗产传统医药项目保护第三批扩展名录。夏氏炼丹法为"干降法"，其特点是在保持了传统火烧炼法的基础上以钢罐代替陶罐作为结胎鼎，大大提高了丹药的产量。具体炼制方法可分为以下几个步骤。

①"炒药结胎"：即将药物在丹锅内炒制令其结成丹胎，胎呈黄绿色蜂窝状。该环节为炼白降丹至为关键的环节。

②封炉：又称糊胎，即先使用牛皮纸封底，然后使用六一泥将接口封固。在烧丹过程中要保持六一泥较为恒定的湿度，使得封口不因干裂开而跑丹。夏氏为确保不会跑丹，在烧炼过程中需使用刷子蘸湿泥水不停地将六一泥刷湿。

③烧胎：用火采用"文武文"方式，夏氏使用传统木炭火。具体方法：先拈数块烧红木炭放于丹罐底部，再添炽炭围于罐的四周，以文火烧之，至2个小时，改用武火，至3.5小时左右即停止加炭加火，尽剩余之炭暖暖养之，候其自然冷却。整个过程共约5个小时。

④开炉取丹：冷后开炉，可见白色丹药踞结于盘上，用铲子将药铲下。操作时丹师需戴上防护眼镜，以防丹屑溅入眼睛伤人。刮下来的丹药还需退火处理，一般是将药物置于阴凉处放置6个月以上使用。经过退火处理的丹药在使用之时就不会对皮肤产生刺激，而未经退火处理的丹药刺激性强，接触人体肌肤会出现刺痛等强烈反应。

（2）化学法 炼丹法制备白降丹需经造胎、结胎、烧炼等步骤，需一定设备，费时，成本也较高，且汞及其化合物的蒸气有剧毒，尚需考虑安全生产问题。鉴于《中国药典》品的氯化高汞（升汞）、氯化亚汞（甘汞）有商品供应，王莉芳等直接将升汞和甘汞按比例在乳钵中研磨混合，可简便而迅速地制备得到白降丹，且该法还可有效避免三氧化二砷含量过高。

3. 质量控制 关于白降丹的成分，文献报道较为混乱，现已明确其为二氯化汞和氯化亚汞的混合结晶，不纯品可杂有氧化汞及三氧化砷。对于这一传统用药，《中国药典》目前尚未收载，加之其现代应用较少，因而其质量标准研究较少。

（1）含量测定 王兆基等参考轻粉含量测定方法，采用滴定法测定了白降丹中二氯化汞和氯化亚汞的含量。具体方法：精密称取粉末样本约 1g，置 250mL 烧杯内，加蒸馏水 50mL，超声震荡 30 分钟，使样本溶解，滤过。用蒸馏水 2×5mL 冲洗不溶物，合并冲洗液和滤液。参照《中国药典》（2005 年版）轻粉项下氯化亚汞的方法测定不溶物中氯化亚汞含量。加 1mol/L 盐酸 2mL 及 50% 亚磷酸 25mL 于先前收集的滤液中，摇匀，置于室温 12 小时。滤过，用蒸馏水 2×5mL 冲洗不溶物。以 1mg 氯化亚汞相等于 1.15mg 二氯化汞作换算，求得二氯化汞含量。在对 5 个不同来源的白降丹样本进行检测时发现，其氯化亚汞及二氯化汞含量范围分别为 24%～38% 及 0.6%～24%。但其中有 4 个样本均检出含高量砷，以三氧化砷计算，含量高达 40%～70%。因此应建立其砷盐限量标准，以保证用药安全。

（2）鉴别反应

①取本品约 0.1g，加水 5mL 与稀硝酸 1 滴，使其溶解，静置。取上清液显汞盐的特征鉴别反应。取上清液，加硝酸，使成酸性后，滴加硝酸银试液，即生成白色凝乳状沉淀，分离，沉淀加氨试液即溶解，再加硝酸，沉淀复生成。（检查氯化物）

②Hg^{2+}：取样品加水，加氨水后有 $HgNH_2Cl$ 白色沉淀，或加 KI，有橘红色沉淀析出。

③X 射线衍射图具有标准的氯化亚汞和二氯化汞的特征峰（图 4-4、图 4-5）。检测条件为：Bruker D8 X- 射线衍射仪；辐射：CuKα；负极管压：4.0kV；负极电流：40mA；扫描范围：5°～55°；扫描速度：5°/min；发散缝宽：1.0；接收缝宽：0.1（图 4-6）。

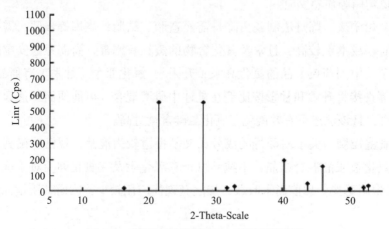

图 4-4　氯化亚汞的标准 X- 射线衍射图谱

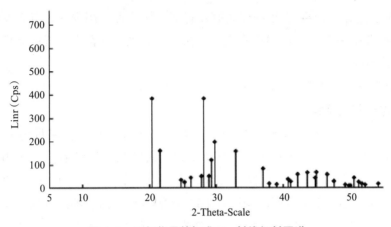

图 4-5　二氯化汞的标准 X- 射线衍射图谱

④差热分析曲线：吸热 290℃（小），250℃始溶解。整个特点同轻粉。

⑤显微鉴别：取碎屑少许，制成油浸薄片，于透射偏光镜下，为无色透明，条柱状；正高突起。斜消光，消光角 26°。正延性。

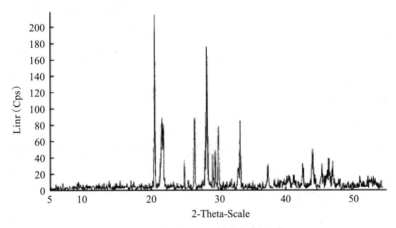

图 4-6　白降丹 X- 射线衍射图谱

⑥为针状结晶聚集而成的块状物，白色或微黄色，与容器接触的一面平滑而光亮，有时微带淡玫瑰紫色；另一面与折断面均呈明显的针状结晶，微有光泽，不透明，质重、易碎、气无、味辣，并有持久性金属味，于闭管中加热至 227℃时，可熔成液体，330℃时升华，能溶于水。其水溶液加 0.5% 硝酸银溶液即生成白色沉淀。

4. 功能主治　有消痈、溃脓、蚀腐、杀虫之效，主治痈疽发背、疔疮、瘰疬、脓成不溃、腐肉难消、风癣疥癞。

《医宗金鉴》记载："此丹疗痈疽发背，一切疔毒，用少许。疮大者用五六厘，疮小者用一二厘，水调敷疮头上。初起者立刻起疱消散，成脓者即溃，腐者即脱，消肿。"

《串雅内编》："降丹乃治顽疮、恶毒、死肌之物。"

5. 现代药理研究

（1）抗肿瘤作用　李红等研究了升降二丹（红升丹：白降丹为 1：1）对小鼠肝癌 H_{22}、肺癌 Lewis 皮下移植模型和小鼠乳腺癌模型的治疗作用。结果显示，升降二丹能明显影响肿瘤重量，使其指数下降（$P < 0.01$），抑瘤率为 38.46%，显示有明显的抑瘤作用。升降二丹能使小鼠体表肿瘤逐渐缩小，延长荷瘤小鼠生存时间，阻止小鼠肿瘤自发转移，增加瘤组织 TNF-α 含量，减少瘤组织癌胚抗原（CEA）含量，对小鼠体表肿瘤有明显的治疗作用；升降二丹能明显减少小鼠肺部结节数，显示对小鼠移植性肿瘤的转移具有一定抑制作用；体外实验用不同浓度红升丹、白降丹作用于 Lewis 肺癌细胞，一定浓度范围内对 Lewis 细胞的生长有明显抑制作用。

（2）抑菌作用　现代药理试验证明，0.5% 浓度白降丹体外对绿脓杆菌有明显的抗菌作用。周邦靖等研究了红升丹、白降丹对化脓性细菌（金黄葡萄球菌、大肠杆菌）的杀菌效力，以石炭酸系数表征其杀菌效力强弱。结果表明，红升丹对金黄色葡萄球菌的石炭酸系数为 166.6，对大肠杆菌的石炭酸系数为 333；白降丹对金黄色葡萄球菌的石炭酸系数为 11，对大肠杆菌的石炭酸系数为 222，提示其具有较好的抑菌效果，但白降丹活性弱于红升丹。

6. 毒性　陈荣明等采用小鼠皮肤创面外用白降丹模型，通过测定肾脏汞含量（原子吸收法）、MDA 含量（硫代巴比妥酸反应法）以及血肌酐、尿素氮等指标，对白降丹的肾脏毒性进行研究，同时对肾脏病理切片进行染色、观察。结果表明创面外用白降丹会引起汞的肾脏蓄积，并呈剂量依赖关系，随用量增大，汞肾脏蓄积增高；白降丹服用剂量升高到一定程度时（0.8mg/ 只，连续给药 15 天），肾脏的脂质过氧化作用明显增强，但低剂量时无明显变化；白降丹外用对血肌酐和尿素氮水平无影响；通过肾脏的病理切片可以发现随外用剂量增大，出现肾小管肿胀、变性、坏死，偶见肾小管坏死，肾小管的损伤以远曲小管为主，表现为曲管上皮微绒毛脱落或呈空泡状，上皮的部分细胞器消失，胞核染色质松解，中心部凝结成块。实验结果虽证实了白降丹具有肾脏汞蓄积及肾损伤作用，但对肾功能无影响。分析认为，白降丹对肾脏损伤的机理可能是：汞在肾脏中蓄积诱发了自由基的产生，肾小管细胞膜上多不饱和脂肪酸在自由基作用下，脂质过氧化作用增强，引起细胞功能障碍，使细胞发生肿胀变性，最终导致肾小管坏死。通过小鼠与人的用药量换算（按体表面积比），推断成人较长时间连续外用白降丹，每次用量不超过 74mg 可能是比较安全的。

7. 现代临床研究

（1）肛周脓肿　文金明将白降丹纱条置入脓腔治疗结核性肛周脓肿患者 52 例，收到满意疗效，未发现毒副作用和不良反应。白降丹换药次数最少 1 次，最多 5 次，平均（2.1±0.5）次；术后愈合时间最短 14 天，最长 25 天，平均（17.5±3.6）天；分别追踪观察半年共 47 例，仅 1 例复发。白降丹对于肛周高危脓肿术后患者的创面愈合亦有积极的治疗作用。

（2）窦道　肖延刚采用白降丹药条治疗窦道患者 28 例，总有效率 100%。其中骨髓炎性窦道 5 例，淋巴结核性窦道 3 例，外科术后异物残留、术后感染窦道 12 例，外伤感染性窦道 4 例，深部脓肿后窦道 4 例。

（3）淋巴结核　赵瑞安采用白降丹纱条治疗颈淋巴结核溃瘘型 44 例，除 1 例由于某种原因中断治疗外，其余 43 例均获痊愈，治愈率达 97.73%。疗程最长者 64 天，最短者 19 天，30～50 天内痊愈者有 36 例；一般用药 3～5 次后，腐脱脓尽，肉芽转佳。

杨德昌用自制的白降丹药条治疗淋巴结结核 525 例，除 3 例因家搬迁不知结果、5 例因不能忍受"白降丹"药条的烧灼样疼痛而放弃治疗外，余 517 例全部治愈，有效率 95%。随访 100 例均无复发。

朱松毅利用白降丹贴敷治愈颈淋巴结核 1 例。将白降丹、熟籼米粉以 1∶3 拌匀，搓成半粒米大小药丸或牙签状药条，放在疮面或插入窦道漏管，外贴太乙膏使不移动，隔天换药 1 次，直至腐去脓净后改用"三仙丹"生肌收口。

（4）偏头痛　孔繁荣等采用白降丹割涂法治疗偏头痛 107 例，结果随访 98 例，痊愈 47 人，显效 31 人，有效 16 人，无效 4 人，总有效率 95.9%。

此外白降丹还有应用于疖肿、淋巴结炎、乳腺炎、蜂窝组织炎等皮肤感染性炎症的报道。

二、硫化汞类

硫化汞类丹药有灵砂和银朱，均系汞的硫化物粗制品。灵砂，由朱砂炼制而成；银朱又名猩红、心红，今为人工制成的赤色硫化汞。灵砂与银朱主要成分相同，都是硫化汞，但所含杂质较少，质量纯净。

朱砂、灵砂及银朱的名称较为混乱，在使用过程中混用、代用等问题也较多，在此对其进行统一区分，以利于读者阅读。

朱砂（原名丹砂）：始载于《神农本草经》，关于其辰砂之名，始出《本草图经》，苏颂曰：丹砂"今出辰州、宜州、阶州，而辰州者最胜，谓之辰砂"。由此可见，辰砂之名指辰州出产的朱砂。苏颂曰：辰砂，"生深山石崖间，土人采之，冗地数十尺，始见其苗乃白石耳，谓之朱砂床，砂生石上"。《中国药典》记载，朱砂基原为硫化物类矿物辰砂族辰砂，主含硫化汞（HgS）。采挖后，选取纯净者，用磁铁吸净含铁的杂质，再用水淘去杂石和泥沙。可知历代都以天然辰砂矿为朱砂。

灵砂：载于《证类本草》，在现代书籍中则认为其为人工合成的朱砂，通称"辰砂"，又称"平口砂"。但这一说法古籍中未见有相关记载。《证类本草》载："水银一两，硫黄六株，细研，先炒作青砂头，后入水火既济炉，抽之如束针纹者，成就也。"由此可知灵砂确为水银与硫黄炼制而成的人工制成品。李时珍云："升灵砂法：用新锅安逍遥炉上，蜜揩锅底，文火下烧，入硫黄二两熔化，投水银半斤，以铁匙急搅，作青炒头。如有焰起，喷醋解之。待汞不见星，取出细研，盛入水火鼎内，盐泥固济，下以自然火升之，干水十二盏为度，取出如束针纹者，成矣。"现代制法为：22%～24%硫黄，100%水银；先文火将硫黄熔化，投入水银急搅，然后加高温度，炼制1～2天，冷却，取出即成。由此可知，古今炼制灵砂，水银与硫黄比例基本一致，约为4：1。

现代常将人工朱砂称为辰砂。人工合成朱砂，又叫还原砂，为硫黄粉和水银经加工而得的硫化汞结晶，中药名为辰砂，又名灵砂，收载于《贵州省中药材标准》（1988年版）中，含HgS不得少于98%。质重、脆。无嗅，无味。与天然朱砂最大的区别有两点，一是扁平块状，两面紧密平坦；二是从侧面观察，晶粒通常组成整齐的栅状。

银朱，李时珍释名曰："昔人谓水银出于丹砂，熔化还复为朱者，即此也，名亦由此。"李时珍曰："升炼银朱，用石亭脂二斤，新锅内熔化，次下水银一斤，炒作青砂头，炒不见星。研末罐盛，石版盖住，铁线缚定，盐泥固济，大火锻之。待冷取出，贴罐者为银朱，贴口者为丹砂。"上述论述明确指出了银朱与朱砂的区别，而且从制法看，灵砂与银朱亦不同，二者硫黄的原料不同，炼制的温度也存在差别，灵砂为慢火锻，银朱为大火锻。其主要成分亦为HgS，但含有一定量的单质硫、砷、硒等杂质。明代宋应星在《天工开物·丹青》对三者的差异亦有描述，认为："凡朱砂、水银、银朱，原同一物。所以异名者，由精粗老嫩而分也。"

笔者认为，朱砂、灵砂、银朱三者虽主要成分相同，均为 HgS，但由于其制法、用料等不同，微量元素存在差异，且其用法、性味、药效均存在一定差异，因此规范其名称，对于规范市场、降低临床用药风险均具有重要意义。

表 4-4　朱砂、灵砂、银朱性味、功能主治对比

品名	性味	功能主治
朱砂	甘寒质重	寒能清热，"重可镇怯"。功能镇心安神，解毒医疮。主治心经有热，惊悸失眠，癫痫狂乱，以及小儿惊风抽搐等症。并能解毒，以治热毒疮疡，痈肿作痛。既可内服，又可外用
灵砂	甘温	功能调阴阳，交水火，安精神，定魂魄。益气明目，通血脉，止烦满。"为扶危拯急之灵丹"。主治虚阳上逆，痰涎壅盛，头眩吐逆，喘不得卧，痛不得寐，霍乱反胃，心腹痛。允为镇坠虚火之专药。但不可久服
银朱	辛温燥烈，有毒	功能杀虫疗疮，祛痰破积。可燥湿提脓，疗疮杀虫，破积散结。外用以治疮疡疔疥，内服可治痰气结胸，并能杀蛔。与轻粉之功相似，但寒温不同，长于外治，用其毒解毒。此外，银朱同蟹壳烧之，可灭臭虫。为防中毒，不宜内服

此外，值得一提的还有蒙药"黑辰砂"，其别名亦称银珠、灵砂、辰砂，由于其颜色呈黑灰色，故称黑辰砂。近代文献报道的关于银朱的研究多为蒙药黑辰砂，应注意区分。黑辰砂亦非天然产物，为硫黄、汞按 1∶1 比例在铁锅内用煤炉加热至 200～300℃，经反复搅拌形成黑灰色为止。与灵砂的区别在于硫黄与汞的比例不同，且其成分为 α- 硫化汞、β- 硫化汞以及硫黄的混合物，三者的含量为硫黄（43%～56%）＞β- 硫化汞（26%～38%）＞α- 硫化汞（7%～27%）。与灵砂的成分差异较大，因此应区别对待。《内蒙古蒙成药标准》中的炮制方法为：取等量的水银和硫黄粉放入用牛羊油擦好的铁锅中加热，用铁器不停地翻动。注意火候，当变稠时立即取下锅来搅动，待变稀后又放在火上加热，这样反复多次后放凉。待凝结后断面呈天蓝色为准。

（一）朱砂

1. 外观性状　本品为粒状或块状集合体，呈颗粒状或块片状。鲜红色或暗红色，条痕红色至褐红色，具光泽。体重，质脆，片状者易破碎，粉末状者有闪烁的光泽。气微，味淡。

2. 质量控制

（1）鉴别试验

1）取本品粉末，用盐酸湿润后，在光洁的铜片上摩擦，铜片表面显银白色光泽，加热烘烤后，银白色即消失。

2）取本品粉末2g，加盐酸－硝酸（3:1）的混合溶液2mL使溶解，蒸干，加水2mL使溶解，滤过，滤液显汞盐（通则0301）与硫酸盐（通则0301）的鉴别反应。

（2）检查

1）铁：取本品1g，加稀盐酸20mL，加热煮沸10分钟，放冷，滤过，滤液置250mL量瓶中，加氢氧化钠试液中和后，加水至刻度。取10mL，照铁盐检查法（通则0807）检查，如显颜色，与标准铁溶液4mL制成的对照液比较，不得更深（0.1%）。

2）二价汞：照汞、砷元素形态及价态测定法（通则2322）中汞元素形态及其价态测定法测定。

①对照品贮备溶液的制备：精密吸取汞元素标准溶液（1mg/mL，介质类型为硝酸）适量，加水制成每1mL含汞100ng的溶液，即得。

②标准曲线溶液的制备：精密吸取对照品贮备溶液适量，加8%甲醇分别制成每1mL含汞0.5、1、5、10、20、50ng的系列溶液，即得。

③供试品溶液的制备：取本品粉末（过五号筛）约30mg，精密称定，置250mL塑料量瓶中，一式2份，一份加人工胃液约200mL，另一份加人工肠液约200mL，摇匀，置37℃水浴中超声处理（功率300W，频率45kHz）2小时（每隔15分钟充分摇匀一次），放冷，分别用相应溶液稀释至刻度，摇匀，取适量至50mL塑料离心管中，静置20～24小时，用洗耳球轻轻吹去上层表面溶液，吸取中层溶液约15mL（吸取时应避免带入颗粒），用微孔滤膜（10μm）滤过，精密量取续滤液2mL置10mL塑料量瓶中，加水稀释至刻度，摇匀，即得。同法制备试剂空白溶液。

④测定法：分别精密吸取标准曲线溶液与供试品溶液各20μL，注入液相色谱－电感耦合等离子体质谱联用仪，测定。以标准曲线溶液测得的二价汞峰面积为纵坐标，相应浓度为横坐标，绘制标准曲线，计算供试品中二价汞含量，即得。

本品含二价汞以汞（Hg）计，不得过0.10%。

（3）含量测定　取本品粉末约0.3g，精密称定，置锥形瓶中，加硫酸

10mL，硝酸钾 1.5g，加热使溶解，放冷，加水 50mL，并加 1% 高锰酸钾溶液至显粉红色，再滴加 2% 硫酸亚铁溶液至红色消失后，加硫酸铁铵指示液 2mL，用硫氰酸铵滴定液（0.1mol/L）滴定。每 1mL 硫氰酸铵滴定液（0.1mol/L）相当于 11.63mg 的硫化汞（HgS）。

本品含硫化汞（HgS）不得少于 96.0%。

3. 功能主治　清心镇惊，安神，明目，解毒。用于心悸易惊，失眠多梦，癫痫发狂，小儿惊风，视物昏花，口疮，喉痹，疮疡肿毒。

（二）灵砂

1. 外观性状　为针柱状集合体，呈扁平块状，完整者呈盆状，上表面平坦，底面圆滑，或一面平坦一面粗糙，有小孔。侧面结晶呈直立针柱状，似栅状排列。红色、暗红色或紫红色，条痕红色，不透明。晶面金刚光泽。体重，质脆而软，易碎。无嗅，味淡。以色红、鲜艳、体重者为佳。

2. 制备方法　现代灵砂的炼制方法仍遵循古法的原理，即水银与硫黄低温炒制生成黑色的 β–HgS（立方晶系），然后经高温炼制转化成红色的 α–HgS（六方晶系）。曾俊超等曾详细报道了我国重庆地区制备灵砂的方法：

（1）炒砂　将粉碎过筛的硫黄置锅中缓缓加热至熔化，徐徐加入水银，用铁铲迅速翻砂，炒至不见水银星点、呈褐黑色的颗粒为止。取出待冷，粉碎过筛备用。

（2）铺碟固封　把炒砂置铁锅（习称升锅或底锅）中堆成圆台形，在顶端中央挖一个深 5～6cm、径 8～10cm 的窝穴，在上覆盖一个口径 16～18cm 的瓦钵。在瓦钵周围如复瓦状盖上口径约 5cm 的磁碟三层，每层间的空隙处再用三角形的磁碟碎片（大小约磁碟的 1/4）盖上，使之最后一层盖住瓦钵的底部。然后在底锅边缘的周围均匀放置五根大小相同的小木棍，再用比底锅小的铁锅（习称天锅）盖上，最后用盐泥固封两锅之间的缝隙。抽出木棍，形成孔洞（习称气眼）。

（3）加温炼制　在炉内底部放入易燃的引火木柴，柴上先放一号焦炭（直径约 10cm），次放二号炭（直径约 8cm），使炭与锅的距离为 5～6cm。把装好料的升锅放置炉上，生火加热。等引火木柴灰化炭下陷后，继用二号炭填充至炭面平整，并用一号炭堆阻炉门。待炭烧红时，再用三号炭（直径约 5cm）填在炭间的空隙中，使之火力小而均匀（俗称文火）。如此保持小火四小时左右。此后火力随着炭燃烧的旺盛而逐渐加大，为测试、控制火力，要随时用硫黄块在盖锅的顶部刻划。刻划后，若硫黄条痕立即燃烧，说明火力过大，锅内温度过高，应在盖锅周围及底部喷洒一定量的冷水或用4～5号炭压火降温；若硫黄条痕在半分钟左右燃烧，则火力适度；若硫黄条痕久不燃烧，则火力过小，应在加炭的同时鼓风升温，直到火力适度为止。火力适度时，炉内温度在450～500℃，以此温度为宜。这样炼制12～14小时停止加热，冷却12小时后取砂。

（4）取砂　先将固封的盐泥刮下，揭开盖锅，逐层取出磁碟，轻敲碟子，碟内凝结的红色针束状的硫化汞团块即被敲落，收集称量，包装后置干燥避光处保存。若有黑色硫化汞，收集起来作为"银渣头子"，在下次炼制时加入，继续炼制。

炼制灵砂温度的掌控尤为关键，其原因在于黑色的 β-HgS 在 386℃时可以转化成红色的 α-HgS，该转化过程在 410℃以上时转化速度加快，但当温度超过 580℃时硫化汞又会分解成硫和汞。

3. 质量控制

（1）检查项

①铁：取本品 1g，加稀盐酸 20mL，加热煮沸 10 分钟，放冷，滤过，滤液置 250mL 量瓶中，加氢氧化钠试液中和后，用水稀释至刻度。取稀释液 10mL，按铁盐检查法检查，如显颜色，与标准铁溶液 4mL 制成的对照液比较，不得更深（0.1%）。

②硫黄或汞球：取本品粗粉 10g，置白纸上铺开成薄层，用 10 倍以上的放大镜观察，不得有汞球，亦不得有硫黄球。

（2）含量测定　《中华人民共和国卫生部药品标准》规定本品含硫化汞（HgS）不得少于 98.0%。具体操作为：取本品粉末约 0.3g，精密称定，置 250mL 锥形瓶中，加硫酸 10mL 与硝酸钾 1.5g，加热使溶解，放冷，加水 50mL，并加 1% 高锰酸钾溶液至显粉红色，再滴加 2% 硫酸亚铁溶液至红色消失后，加硫酸铁铵指示液 2mL，用硫氰酸铵液（0.1mol/L）滴定，即得。每 1mL 硫氰酸铵液（0.1mol/L）相当于 11.63mg 的 HgS。

（3）鉴别

①光学检查：反射偏光镜下呈灰色、微黄色，内反射亮红色。偏光颜色常被内反射掩盖，反射率 27%（伏黄）。斜交解理明显，相当强的非均质性。透射偏光镜下为红色，透明。

②取本品粉末，用盐酸湿润后，在光洁的铜片上摩擦，铜片表面显银白色

光泽。加热烘烤后，银白色即消失。

③取本品粉末 2g，加盐酸与硝酸（3：1）的混合液 2mL 使溶解，蒸干，加水 2mL 使溶解，滤过，滤液显汞盐与硫酸盐的鉴别反应。

4. 功能主治　祛痰，降逆，安神，定惊。主治头晕吐逆，反胃，小儿惊吐噫膈，心腹冷痛，心悸，怔忡，失眠，遗精。

（三）银朱

银朱因其颜色鲜艳如猩血，故又名猩红、心红、水华朱、紫粉霜。为人工制成的赤色硫化汞，由硫黄和汞为原料经加热升华而成。

1. 外观性状　银朱，呈块状之结晶体，大小不等，厚约 1cm，上面具银红色点状结晶，下面底板呈银灰色。体重坠手，易纵面碎裂，断面为纵行状结晶束，有银白色的光泽。无臭，无味。

2. 制备方法　中药银朱现代炼制通常采用干式法和湿式法。

（1）干式法　用水银 20 份，升华硫 4 份，稀氢氧化钾液若干，加热合成。其主要成分为红色 α－硫化汞，同时也含有一定量的钾、氨等物质。

（2）湿式法　采用多硫化钾和金属汞，按照一定比例反应制备。该法合成的银朱游离汞减少，可供内服。

3. 质量控制　银朱的质量标准曾先后收入内蒙古、湖南、上海、四川、河南、宁夏、山东、重庆、天津等省、市地方药材标准或炮制规范中。上述标准中，仅湖南和四川两省规定银朱含硫化汞不得少于 98%，湖南省还规定检测游离汞。

（1）鉴别反应　取银朱粉末 2g，加盐酸与硝酸（3：1）的混合溶液 1 份，使溶解，蒸干，加水 2mL 溶解后，溶液显汞盐和硫酸盐的反应，鉴别反应结果见表 4-5。

表 4-5　银朱鉴别反应结果

试液	反应结果
氢氧化钠	黄色沉淀
碘化钾	猩红色沉淀
氯化钡	白色沉淀
醋酸铅	白色沉淀

（2）加热试验　取样品1g置于坩埚中，在坩埚上覆以盛水的平面皿，电炉加热，样品颜色由红色变为棕色，继而变为黑色，最后消失，同时产生二氧化硫的臭味，待冷却后平面皿底部有细小的汞珠。

4. 功能主治　攻毒，杀虫，燥湿，祛痰。主治痈疽，肿毒，溃疡，湿疮，疥癣，结胸，小儿内钓。

（四）黑辰砂

蒙药中使用的黑辰砂亦非天然产物，是硫黄、汞按1∶1比例高温炒制而成，为α-硫化汞、β-硫化汞以及硫黄的混合物。

1. 外观性状　黑辰砂，顾名思义，色泽为灰黑色，断面天蓝色。

2. 制备方法　《内蒙古蒙成药标准》收载的制备方法：取等量的水银和硫黄粉放入用牛羊油擦好的铁锅中加热，用铁器不停地翻动。注意火候，当变稠时立即取下锅来搅动，待变稀后再放到火上加热，这样反复多次后放凉。待凝结后断面呈天蓝色为准。

3. 质量控制　含量测定：齐惠杰等采用结合血球计数方法测定黑辰砂组分，具体操作为：取一定量黑辰砂粉碎，过200目筛，取50mg，加5mL 1%羧甲基纤维素钠，摇动混匀，边摇边用吸管取一滴混悬液加到血球计数板上，用显微镜观察，按红细胞计数方法检测黑辰砂。镜下可见3种颜色的化合物，红色晶体为朱砂，也称α-硫化汞，黑色晶体为β-硫化汞，黄色晶体为硫黄。文献报道，炒制温度越高，α-硫化汞含量越高，这是由于β-硫化汞在加热至410℃时转变成α-硫化汞，但如果温度过高，达到510℃，则α-硫化汞分解成汞蒸气和二氧化硫。由于炒制过程为敞口操作，故也容易造成汞升华，故黑辰砂中会有大量残留的硫黄。

（五）硫化汞类药物药理研究

关于朱砂、灵砂及银朱及蒙药黑灵砂等含硫化汞类的丹药，其现代药理研究较少，其药理及临床用药多见于古籍记载。

1. 朱砂　甘寒质重，寒能清热，重可镇怯。功能镇心安神，解毒医疮。主治心经有热，惊悸失眠，癫痫狂乱，以及小儿惊风抽搐等症。并能解毒，以治热毒疮疡，痈肿作痛。既可内服，又可外用，如冰硼散，内服用量宜轻。此外，研末作丸剂外衣，有防腐作用。

2. 灵砂　甘温。功能调阴阳，交水火，安精神，定魂魄。益气明目，通血脉，止烦满，为扶危拯急之灵丹。虚阳上逆，痰涎壅盛，头眩吐逆，喘不得卧，痛不得寐，霍乱反胃，心腹痛。允为镇坠虚火之专药，但不可久服。

3. 银朱　辛温燥烈，有毒。功能杀虫疗疮，祛痰破积。可燥湿提脓，疗疮杀虫，破积散结。外用以治疮疡疔疥，内服可治痰气结胸，并能杀蛔。本品与轻粉之功相似，但寒温不同，长于外治，用其毒解毒。此外银朱同蟹壳烧之，可灭臭虫。为防中毒，不宜内服。

4. 黑辰砂　具有镇惊、清热、收敛、破痞作用。

由上述记载可知，朱砂、灵砂、银朱及黑辰砂功效差别较大，因而其临床应用也不尽相同。

（六）硫化汞类药物毒性研究

关于硫化汞类丹药毒性，目前普遍的认识是其毒性与理化性质，如溶解度等密切相关，引起毒性的为药物中少量的游离可溶性汞离子。梁爱华等对汞的毒性机制进行研究，发现中毒原因主要是汞与人体内一些具有重要生理活性的酶的活性中心巯基结合成硫醇盐，从而抑制一系列酶的生理功能，影响正常的新陈代谢。

连续 7 天给予 HgS（1.0g/kg，一天一次）会引起小鼠可逆性的听神经损伤，停药 11 周后即可恢复正常。同时通过检测汞在血液、脏器及脑干中的浓度，证实了汞在各组织均有蓄积，且尤以肾脏蓄积最为严重。同时推测听神经的损伤是由于汞在脑干的蓄积引起，该损伤的机制可能与 $Na^+–K^+–ATP$ 酶活性有关。该反应与 SD 大鼠口服相同剂量得到的结论一致。

辛建臣等人的实验证明，小鼠口服（50g/kg）银朱（相当于临床剂量的 5000 倍）无致死作用，大鼠口服［1g/（kg·d）］银朱连续 90 天无不良反应，但银朱连续口服对个别大鼠肝肾有损害作用。

扎木苏等首次报道了蒙药——自制硫化汞在家兔体内的代谢、分布规律。家兔灌胃硫化汞 1 小时后血汞浓度达峰值，1 ～ 5 小时内消除速率较快，15 小时后消除速率减慢，消除半衰期＞ 27 小时，吸收半衰期为 0.21 小时。表明硫化汞在体内吸收快但代谢缓慢并呈蓄积趋势。

苗培福等采用体外溶出法研究了 pH 值、蛋白质及硫化物对银朱、黑辰砂中汞溶出的影响，通过二硫腙分光光度法测定其在不同化学体系如人工胃液、人工肠液中可溶性汞的含量，揭示银朱及黑辰砂中汞溶出量的影响因素。认为 pH 值对汞溶出影响较大，随 pH 降低，汞的溶出量明显增加；消化道中的胃蛋白酶和胰蛋白酶对汞有一定的结合作用，但该作用并不明显；由于肠道菌群代谢后会产生硫化物，而硫化汞具有与硫形成多硫化物的特性，因此考察了含硫人工胃液、人工肠液对硫化汞溶出的影响，结果表明硫对硫化汞有很好的助溶作用。同时通过对比银朱与纳米化银朱溶出度的差异，证实纳米银朱汞溶出量明显增加。这也提示我们药物的存在状态、服用方式、释放部位等均会对汞的吸收产生影响。

贾晓英等研究对比了传统蒙药制水银（即黑辰砂）与合成 HgS 对 Wistar 大鼠的毒代动力学情况，结果表明单次给药后二者汞的吸收速率常数都远远大于消除速率常数，提示连续给药后在大鼠体内容易产生蓄积。合成的硫化汞与传统炮制的制水银相比，合成硫化汞中汞达峰时间早、AUC 大，均高于传统制水银；与传统制水银相比，合成硫化汞吸收快、消除慢，药物在体内维持时间长，吸收相增大而消除相减小。

三、氧化汞类

关于氧化汞方面的丹药较多，如三仙丹、红升丹等，均为氧化汞丹剂，其次如现代医学中的黄降汞、红降汞等，也属于氧化汞类，仅是炼制方法存在不同。

目前升丹的分类方法有两种，第一种是依据其配制原料和种类的不同，分为小升丹和大升丹。小升丹又称三仙丹，由水银、火硝、明矾 3 种原料组成；大升丹的配方除上述 3 种药品外，尚有皂矾、朱砂、雄黄等。第二种是按其炼制所得成品的颜色不同，可分为红升丹和黄升丹 2 种。

（一）红升丹（红粉）

红升丹是中医外科常用于提脓祛腐的主药，首载于明代陈实功著的《外科正宗》，是升丹中常用的一种。又名红粉（《中药志》）、灵药（《外科大成》）、三白丹（《张氏医通》）、三仙散（《吴氏医方汇编》）、小升丹、三仙丹（《疡医大全》）、升丹（《药奁启秘》）、红升（《外科传薪集》）、小红升（《外科方外奇方》）、生药（《药材资料汇编》）。

红升丹，因其主要成分氧化汞为红色而得名。由于氧化汞具一定腐蚀性和强烈毒性，故临床使用时多将红升丹制成稀释品应用，即另加赋形药（一般为熟石膏粉）或与他药按比例配伍，如"九一丹""八二丹""五五丹"等（即升丹与赋形药按 1∶9、2∶8、1∶1 配伍）。其中最具代表性、使用范围最广的当属九一丹。

1. 外观性状　为橘红色无光辉的粉末，或为带橘红色有光辉的结晶性粉末。片状的一面光滑，略具光泽；另一面较为粗糙，似附一层粉末，无光泽。体重，质硬脆，片状者易折断，断面粗糙，常散有稀疏小细孔。无臭，遇光颜色逐渐变深。以片状、色橙红、有光泽者为佳。

2. 制备方法

（1）传统法　先将硝石、白矾研细拌匀，置铁锅中，文火加热至完全熔化，放冷，使凝结。然后将水银撒于表面，用瓷碗覆盖锅上，碗与锅交接处用桑皮纸条封固，四周用黄泥密封至近碗底，碗底上放白米数粒。重新用火加热，先文火，后武火，至白米变成黄色时，再用文火继续炼至米变焦色。去火，放冷，除去封泥，将碗取下。碗内周围的红色升华物为"红升"（红粉、红升丹），碗中央的黄色升华物为"黄升"，锅底剩下的块状物为"升药底"。

红升丹依配方不同，又有其不同的名称，如仅以水银、火硝、白矾为主药炼制者称三仙丹；加上皂矾、雄黄、朱砂等炼成的丹药，则称为大升丹。而各药物之间的配比，不同文献记载亦各不相同。

关于何种配方更优，任日君等采用正交设计，在对比了汞、硝、矾三种不同的配比后指出，当矾、硝用量大于汞量时，则能使汞完全氧化，收率较高，认为处方中以矾、硝用量大于汞量为佳。优选出的红升丹炼制新工艺为：称取白矾、火硝各36g，水银30g，共置研钵中稍加研磨，平铺锅底，覆碗，封口，壅沙，烧炼。开始用文火升温至150℃，约需30分钟，再武火升至250℃，保持30分钟。离火，放冷，去沙，取碗，刮取附着在碗内壁上的橘红色升华物（红升丹），即可。

史怀春等则采用火硝、水银、枯矾、雄黄四味药按10∶5∶5∶1的比例炼制，炼制方法为：将火硝、枯矾、雄黄分别研成细末，混匀，置于杵钵内徐徐加入水银，擂研至无水银星点为止。然后放入丹锅内，用木片刮平。取一细瓷碗倒扣于锅上，用浸过盐水的纸条塞住碗和锅之间的间隙。再将煅石膏末用盐水调成稠糊状，堆于锅碗之间按平筑紧，待石膏凝固后，再覆上河沙至近碗底处即可。将丹锅平稳地放于炭火炉上，在碗底放湿大米一撮或湿棉花一小团以察火候。为防止丹碗被冲开而走丹，可在碗底上压一块石头或铁块。用炭火烧烤丹锅，火力要一致，并掌握好火候。先用文火（火焰控制在锅底即可）烧炼40分钟左右，再改用武火（火焰以不超过碗底为度）烧炼40分钟左右，待碗底的米或棉花变成黄色时，改文火再烧炼40分钟左右，察看大米或棉花由黄色变成焦黄、近黑色时即可停火。

由于炼丹术产生的特定历史时期，其炼制方法中存在较多的为朴素的经验科学，关于其采用的通过观察米粒变化以控制火候的科学性及其与产品品质的相关性，后人进行了系统研究，发现当温度达140℃时，米粒开始变黄，178℃时变焦黄，190℃时，米粒变焦黑。按传统经验，根据米粒变化，准确准时运用了火候："文火 – 武火 – 文火"过程所用时间分别为50、90、30分钟。所得升丹色红，HgO含量达99.3%，而当温度升高到224℃时，米粒有灰化变白现象，表明火候太过，而此时得到的升丹的颜色发暗，纯度也受到影响。关于火候与产物颜色的关系，认为温度太低，则所得多为黄色升丹；温度太高，丹药分解色变深，上述两种颜色的丹药中HgO含量均偏低。升丹颜色变红所需的温度在200℃以上，但当加热至600℃则被分解成汞和氧。

北京著名的红粉生产世家——白家，素有"红粉白"的美誉，其产品具有红、亮、厚的特点。其公布的炼制工艺如下：

处方：水银10钱，火硝6.25钱，白矾7.5钱，若用硝酸钠代替火硝，按火硝量9折计算。

炼制方法：称取以上配料，将水银倒在锅底，然后将火硝、白矾2种药品在碗内混合均匀倒在水银上，锅内药的四周垫上纸条一圈，将碗扣上，用手捶平碗口的纸条，以手压之不动为合格。碗口外面用小刀塞湿纸条一圈，再用潮湿的砂土将碗埋上，用小刀在锅内碗口的四周塞3～4圈，碗底压上重铁，直火加热，盖火盖30～50分钟，然后用铁钩子将火盖钩去，不可端锅挑火盖，以免发生崩锅危险。在火上加热3～4小时，温度200℃，即可端锅，放通风处冷却，将碗扣出。如果加热至6小时，温度在180℃左右，锅内红粉已成，也可将锅端下，放冷，将碗扣下。

白家炼制法最大的特点在于"套锅炼制"，即第一料炼制后，配第二、第三料重复炼制。具体操作为：第一锅碗内红粉不成，如发黄，用小刀挖一小洞，看看下面靠碗的红粉是否发黄，如发黄，套二次锅，加热时间要延长，温度也要升高到210℃。第一次、第二次套锅时，如发现碗边或其他处有裂缝情况，要套用红粉细粉封严，再套锅加热。

（2）合成法　处方：水银500g，硝酸650～700g。先将硝酸倒入耐酸容器内，再加水银静置。待其反应至无棕红色烟雾出现后倒入不锈钢盘中，砂浴加热（温度控制在100℃以下，使其分解），1～2小时即得红色氧化汞。

3. 质量控制

（1）鉴别反应

①显微鉴别：透射偏光镜下，粒径 0.005mm 者，呈半自形晶或他形晶，可见有正三角形闪光晶体（示假等轴状），暗红色，正高突起。粒径 ≤ 0.5mm 者，以半自形晶为主，可见正方形闪光晶体，带亮黄的红色，看不到解理，似为另一类型转化物。部分颗粒可见假六方生长环的晶体，呈短柱状、六方板状，似有三组解理（理想晶为互垂直的两组）。呈异常干涉色，不全消光。

②理化鉴别：呈汞盐的特征反应。取本品 0.5g，加水 10mL，搅匀，缓缓滴加适量盐酸使溶解，取该溶液 1mL，加氢氧化钠试液（碱性条件），即生成黄色沉淀。

另取上述溶液，1mL，调至中性，加入碘化钾试液，即生成猩红色沉淀，能在过量的碘化钾试液中溶解；再以氢氧化钠试液碱化，加铵盐即生成红棕色的沉淀。

③X- 衍射特征图：在 2.96°（10）、2.83°（6）、2.76°（8）、2.40°（4）、1.81°（3）、1.76°（1）、1.63°（1）、1.49°（2）、1.48°（2）处有明显的特征峰。

（2）含量测定　主要含氧化汞，同时含有少量的硝酸汞，经红外光谱分析，其中还含有锌、铜、钒、钡等微量元素。《中国药典》（2020 年版）规定本品含氧化汞（HgO）不得少于 99.0%。测定方法为滴定法，具体操作如下：取本品约 0.2g，精密称定，加稀硝酸 25mL 溶解后，加水 80mL 与硫酸铁铵指示液 2mL，用硫氰酸铵滴定液（0.1mol/L）滴定。每 1mL 硫氰酸铵滴定液（0.1mol/L）相当于 10.83mg 氧化汞（HgO）。

（3）杂质限量检查

①亚汞化合物检查：取本品 0.5g，加稀盐酸 25mL，溶解后，溶液允许显微浊。

②氯化物检查：取本品 0.5g，加水适量与硝酸 3mL，溶解后，加水稀释使至约 40mL，依法检查（通则 0801）。如显浑浊，与标准氯化钠溶液 3mL 制成的对照液比较，不得更浓（0.006%）。

4. 功能主治　拔毒，除脓，去腐，生肌。用于痈疽疔疮，梅毒下疳；一切恶疮，肉暗紫黑，腐肉不去；窦道瘘管，脓水淋漓，久不收口。

5. 现代药理研究

（1）抑菌作用　红升丹的抑菌作用被认为是其传统功效"提毒作用"的现代药理学表征，其杀菌机制与其他含汞制剂相同，即药物进入病灶组织后，氧化汞缓慢解离成汞离子，与细菌酶的巯基结合，使酶失去活性，导致细菌死亡。体外实验已证实红升丹对常见化脓性细菌，如金黄色葡萄球菌、大肠杆菌、其他葡萄球菌、微球菌、奈瑟菌、肠球菌、霉菌、志贺菌、肺炎及其他克雷伯菌、产气肠杆菌、阴沟肠杆菌、聚团肠杆菌、枸橼酸杆菌等，无论是革兰阳性菌还是革兰阴性菌均具有强大的杀菌作用。

（2）去腐生肌作用　姚昶等实验证实红升丹类制剂促进创面愈合的作用与改善创面微循环有关，可减少创面毛细血管内微血栓形成，刺激创面血管生成，并进一步在细胞学和分子生物学水平上探讨了红升丹提毒祛腐作用机理。通过建立小鼠创面模型，分别于造模后 1、3、5、7 天取创面中心肉芽组织，一半行病理检查，另一半称重、低温匀浆后，用双抗夹心 ELISA 法测 IL-2R、IL-6、TNF 含量。证实了红升丹的提毒祛腐作用正是明显增加创面肉芽的炎症反应，促进炎细胞浸润和创面坏死组织脱落。ELISA 的结果还证实红升丹在促使坏死组织脱落的同时，还调节创面局部生长因子含量，显著增加 IL-2R、IL-6、TNF 含量，表明升丹提毒祛腐作用机制可能是通过调节创面局部肉芽组织中生长因子而发挥作用的。推测升丹通过显著提高创面肉芽中 TNF、IL-6 含量，从而介导创面炎症反应，促进炎细胞浸润，杀菌作用增强，同时又介导产生高浓度 IL-2R，促进细胞有丝分裂，有利于肉芽增殖生长以加速创面愈合。

（3）抗肿瘤作用　红升丹的抗肿瘤作用研究较少，广州医学院（现广州医科大学）病理生理教研室报道过红升丹对实验性肿瘤有一定的抑制作用。李红等通过考察红升丹对肝癌 H_{22}、肺癌 Lewis 皮下移植肿瘤模型和乳腺癌模型的小鼠存活期、肿瘤体积、肿瘤抑制率及脏器指数的影响，发现升丹能使小鼠体表肿瘤逐渐缩小，延长荷瘤小鼠生存时间，阻止小鼠肿瘤自发转移，增加肿瘤组织 TNF-α，减少肿瘤组织 CEA。体外实验也证实了升丹在高浓度可抑制肿瘤细胞的增长，认为其抗体表肿瘤的机制可能与增加肿瘤组织 TNF-α 含量和减少肿瘤组织 CEA 含量有关。

6. 毒性研究　小鼠单次口服红升丹的半数致死量为（120.98 ± 1.71）mg/kg，按急性毒性的分级，红升丹属中等毒性的药物。说明红升丹中的汞化合物（主要为氧化汞）吸收到机体内，可引起中毒致死。局部皮肤创口给药的实验证明红升丹中的汞化物能从伤口吸收；4 小时后，血、脑、肝、肾等组织的含汞量明显升高，内脏中汞的蓄积量随给药剂量的增加而递增，尤以肾脏蓄积最为明显，提示其中毒的靶器官以肾脏最为首当其冲。

陈豪等观察了九一丹治疗乳房慢性炎症性创面的 28 例患者服药后血汞、尿汞的变化情况，结果，患者创面外用九一丹 7 ～ 11 天，每天单位面积用药量 1.2 ～ 2.6mg/cm^2 时，用药后第 1 天血汞、尿汞即上升，用药第 4 ～ 7 天升至高峰，停药后第 1 天血、尿汞浓度即明显下降，血汞可在停药后 14 天内恢复至正常水平，尿汞至停药后 14 ～ 28 天内逐渐下降至接近正常水平，停药后 3 个月尿汞降至正常水平。全部病例均未出现急性、慢性汞中毒的表现，相关安全性指标未见明显波动。

7. 代用品研究　红升丹作为祛腐药用于皮肤溃疡（感染伤口）历史悠久，且疗效显著，但其中的 HgO 可通过伤口吸收，引起汞蓄积和汞中毒。李竞等通过多年的实验，筛选出一种碱性蛋白酶（"致新丹"）作为红升丹的代用品，其作用机制为：通过使坏死组织中的蛋白质水解而达到祛腐生肌的目的，且对正常细胞无明显毒副作用，不致敏。其疗效分别通过家兔实验和临床病例样本得到证实，疗效确切。

8. 临床研究　红升丹为中医伤科要药，临床应用范围广泛，如治疗久溃不愈的化脓性、结核性慢性溃疡、瘘管、尖锐湿疣、带状疱疹、生殖器疱疹等。对包括绿脓杆菌、金黄色葡萄球菌、大肠杆菌、变形杆菌、痢疾杆菌、乙型链球菌、伤寒杆菌在内的多种细菌、病毒、螺旋体等病原体有强大的抑杀作用。

（二）黄升丹

黄升丹与红升丹在医疗上都是作为拔毒排脓、去腐生肌的外用药使用，但是两者药性强弱不一，应用上也稍有差异。因此医药商业部门将两者列为两个品种分开进行收购销售，价格也不相同。黄升丹为炼制红粉时碗盏中央的黄色升华物，碗内周围的红色升华物为"红升"。黄升丹呈片状或粉末状，颜色为黄色至橙黄色，二者外观差异明显。从成分上讲，二者均含氧化汞，但黄升丹纯度不及红升丹，除了含氧化汞以外，尚显硝酸盐反应，此外，还有较多亚汞化合物存在。

关于黄升丹的研究报道较少，主要集中在其质量控制方面，但文献均发表于 20 世纪 80 ～ 90 年代，由于受到技术条件等影响，研究并不透彻。王宜玲等建立了滴定法测定黄升丹中总汞、高汞离子的方法，并采用总汞离子含量减去高汞离子含量的方法计算其中的亚汞离子含量。具体操作为：取样品，用稀硝酸溶解后，以硫氰酸铵液滴定测得黄升丹中高汞含量。另取样品，稀硝酸溶解后，先以高锰酸钾液氧化，使亚汞离子转变为高汞离子，再用硫氰酸铵液滴定测得总汞量。总汞含量减去高汞离子含量即得亚汞离子含量。

陈礼华建立了黄升丹的炽灼残渣标准，以控制其掺伪。其标准为炽灼残渣量不高于千分之一。

赵晓香报道了内服黄升丹，加雄黄、白矾，以米为丸，治疗梅毒的临床疗效，效果较为满意。

四、小结

随着现代科技的发展，汞类制剂的毒性机制及减毒增效研究日趋深入，为该类制剂的临床应用安全性、有效性提供了必要支撑，如硫化汞类的使用宜忌已经给出了较为明确的使用注意。而朱砂作为丹剂使用较为广泛的原料，其在现代制剂中仍广泛应用，特别是在民族药中，应用则更为广泛，此外还有多个含朱砂的成方制制至今仍作为儿童用药在临床上使用，彰显了其悠久的应用历史和确切的临床疗效。后期应继续加大基础研究，从而使这一瑰宝发挥更大的价值。

第二节　铅类丹剂

一、铅丹

铅丹为铅经加工制造而成的四氧化三铅。又名丹（《范子计然》）、黄丹（《抱朴子》）、黄龙肝（《石药尔雅》）、丹粉（《新修本草》）、铅黄（《本草衍义》）、国丹（《秘传外科方》）、虢丹（《续本事方》）、黄虢丹（《普济方》）、东丹（《周慎斋遗书》）及朱粉、朱丹、樟丹等。首载于《神农本草经》，列为下品。主要化学成分为四氧化三铅（Pb_3O_4），或写成$2PbO \cdot PbO_2$，理论上PbO_2的含量为34.9%，但优质品为23% ～ 25%。

铅丹主要用作膏药原料，如《医宗金鉴》的"夹纸膏"、《外科正宗》的"太乙膏"、《外科精义》的"金伤散"、《疡医大会》的"治汤火伤方"、《证治准绳》的"五黄散"、《小儿痘疹方论》的"丹粉散"等治疗疮疡、烫伤、湿疹的外用药均含有铅丹。但在古代，铅丹亦有作内服者，如《普济方》中的"治赤白痢方"及《伤寒论》的"柴胡加龙骨牡蛎汤"。

1.外观性状　为橙红色或橙黄色粉末，不透明，土状光泽。体重，质细腻，易吸湿结块，手触之染指。无臭，无味。以色橙红、细腻润滑、遇水不结块者为佳。

2. 制备方法

（1）将铅加白矾熔化，搅拌，经 8～10 小时后取出冷凝，生成氧化铅块，研末，倒入缸内，加水搅动；取浮在水中的细末，另置一缸静沉。取静沉后的水飞末晒干，入锅内徐徐加热 24 小时，取出研细，过筛即成。

（2）将纯铅置铁锅中加热，炒动使氧化，再放入石臼中研成细粉。倒入缸内加水漂洗，将粗细粉末分开，漂出的细粉再经氧化 24 小时，研成细粉，过筛即得。

3. 质量控制

（1）鉴别反应

1）火试：取铅丹置于坩埚内燃烧，不熔化，无火焰，无冒烟现象，也无臭气。

2）理化鉴别：

①取本品粉末约 0.2g，加入热盐酸后有氯气产生，可使碘化钾淀粉试纸变色，并产生白色氯化铅沉淀（检查铅盐）。

②取本品粉末约 0.2g，加入稀硝酸，使其溶解，过滤后取 3mL 滤液加入铬酸钾试液 2mL，产生黄色沉淀，分离，在沉淀物中加入 2M 氢氧化铵试液或 2M 稀硝酸试液，均不溶解，再加入 2M 氢氧化钠试液，沉淀物立即溶解（检查铅盐）。

③取本品少许，置于火柴杆上燃烧，可见有密集微小铅粒（检查铅盐）。

④X– 衍射特征峰：6.23°（1）、3.37°（10）、3.10°（2）、2.90°（4）、2.78°（4）、2.62°（3）、2.25°（1）、2.03°（1）、1.96°（1）、1.82°（1）、1.75°（2）。

（2）显微鉴别　显微镜下可见红棕色细小碎粒，大块者为红黑色，不透明；偏光镜下呈橙红色，有光泽。

4. 功能主治　解毒祛腐，收湿敛疮，坠痰镇惊。主治痈疽疮疡，外痔，湿疹，烧烫伤。《神农本草经》："主吐逆胃反，惊痫癫疾，除热下气。炼化还成九光。久服通神明。"《名医别录》："止小便利，除热毒脐挛，金疮溢血。"《药性论》："治惊悸狂走，呕逆消渴，煎膏用，止痛生肌。"《日华子本草》："镇心安神，疗反胃，止吐血及嗽，敷金疮，长肉，及烫火疮，染须发，可煎膏。"《本草衍义》："治疟及积久。"《汤液本草》："《本经》云：涩可去脱而固气。成无己云：龙骨、牡蛎、铅丹收敛神气，以镇惊也。"《医学入门·本草》："主中恶，心腹胀痛。"《本草纲目》："坠痰杀虫，去怯，除忤恶，止痛，明目。"《本草正》：

"性重而收，大能燥湿，故能镇心安神，坠痰降火，治霍乱吐逆，咳嗽吐血，镇惊痫，癫狂，客忤，除热下气，止疟止痢，禁小便，解热毒，杀诸虫毒，治金疮火疮，湿烂诸疮血溢，止痛生肌长肉，收阴汗，解狐臭，亦去翳障明目。"

5. 临床研究 现代研究证明，铅丹能直接杀灭细菌、寄生虫，并有抑制黏膜分泌的作用。随着临床研究的不断深入，铅丹的临床应用范围也逐渐扩大，但仍以外用为主，结合其他药物使用。

（1）急慢性支气管炎 焦向阳等于胆南星、清半夏等祛痰止咳定喘药物中加入铅丹坠痰收膏，制成理肺膏贴敷风门、肺俞、膻中等穴位，6 天换药 1 次，12 天为 1 个疗程，治疗急性、慢性支气管炎 200 例。结果痊愈 114 例，显效 58 例，好转 25 例，无效 3 例，总有效率为 98.5%。

（2）淋巴结结核 张扬用铅丹加雄黄、松香、当归制成红膏药方外贴，并内服由当归、白胶香等制成的消坚丸治疗淋巴结结核 58 例，结果治愈 47 例，好转 8 例，无效 3 例，总有效率为 96%。万强用铅丹、珍珠等制成复方珍珠粉外敷，治疗破溃型淋巴结结核 69 例，结果 69 例全部治愈，无 1 例复发。

（3）褥疮 黄思宁以铅丹为主药，加入樟脑等制成红丹膏治疗褥疮Ⅱ、Ⅲ期患者 48 例，结果治愈 43 例，好转 5 例，有效率 100%。

（4）风湿骨痛 孙跃凯用樟丹（铅丹）入轻粉、蟾酥等制成膏药外敷，治疗骨结核及关节结核窦道 150 例，结果痊愈 134 例，好转 14 例，无效 2 例，总有效率为 98.66%。

（5）烧烫伤 邹保新用铅丹加煅石膏等制成一敷康外敷治疗 10% 以下Ⅰ、Ⅱ级烧烫伤均获良效。

（6）宫颈糜烂 姜厚德用广丹（铅丹）加入煅石膏等制成复方桃花散胶囊置于宫颈处，治疗宫颈糜烂 166 例，结果治愈 155 例，好转 9 例，无效 2 例，总有效率为 98.80%。李继章用樟丹加枯矾、黄连等研末炼蜜为丸，塞于宫颈管处治疗宫颈糜烂患者 500 例，结果治愈 350 例，显效 90 例，好转 46 例，无效 14 例。

（7）小儿鹅口疮 庞俊杰报道，用铅丹外敷治疗小儿鹅口疮 28 例，一般 2～4 天即愈。

二、密陀僧

密陀僧，又名陀僧、蜜陀僧（《雷公炮炙论》），没多僧（《唐本草》），炉底

（《本草纲目》），银池、淡银（《药物出产辨》），金炉底、银炉底（《现代实用中药》），金陀僧（《中药志》）。为硫化物类方铅矿族矿物方铅矿提炼银、铅时沉积的炉底，或为铅熔后的加工制成品。其主要成分为氧化铅（PbO），尚含少量砂石、金属铅、二氧化铅等杂质，以及微量的铅、锑、铁、钙、镁等。

1. 外观性状　为不规则块状或厚板状，金黄色或淡灰黄色，带有绿色调，条痕淡黄色。外表面粗糙而常脱落成较平滑面，对光照之闪闪发光。体重，质硬脆，可砸碎，断面不平坦，层纹明显，可层层剥离，具银星样光泽。几乎不溶于水，易溶于硝酸，在醋酸中亦溶解，露置空气中则缓慢吸收二氧化碳变成碳酸铅。气微。以色黄、有光泽、内外一致、体重、质脆者为佳。

2. 制备方法

（1）传统制法　将铅熔融，用铁棍在熔铅中旋转数次，使部分熔铅黏附于上，取出铁棍，浸冷水中，待熔铅冷却后，即成密陀僧。如此反复多次，使密陀僧积聚一定量时，打下即得。

（2）现代制法　将黄丹入铁锅中烈火熔炼，当温度升至400℃以上时，黄丹中一部分氧游离，即成密陀僧，待冷，取出即得。

3. 质量控制

（1）鉴别反应

①易溶于硝酸，通入硫化氢得黑色沉淀（PbS）。

②本品加热到300～450℃时可被氧化生成红色的四氧化三铅，温度再高则又生成氧化铅。

③铅盐检查法：取本品粉末约0.5g，加入10mL稀硝酸，即成乳黄色液体，滤过，取滤液1mL，加碘化钾试液1滴，即生成黄色沉淀，遇热溶解，冷后析出黄色结晶。另取滤液3mL，加铬酸钾试液2mL，即生成黄色沉淀，此沉淀可溶于2M的氢氧化钠试液，但不溶于2M氢氧化铵试液或2M的稀硝酸试液。

（2）含量测定　密陀僧中氧化铅的含量测定多采用EDTA滴定法，均在pH5.8～6.0的酸性介质中，以二甲酚橙作指示剂，但具体方法略有不同。张绍琴等比较了两种常用的氧化铅含量测定方法：

①沉淀分离干扰离子法：取粉末试样约0.10g，精密称定，置250mL烧杯中，加稀硝酸10mL溶解，加热至近干，除去氮的氧化物，冷却，加（1∶1）硫酸6mL、水25mL，煮沸5分钟，取下，冷水中冷却静置1～2小时，中速滤纸过滤，以（2∶98）硫酸洗涤沉淀至无Fe^{3+}（用KSCN鉴定），将滤纸及沉淀

一同放入原烧杯中，加pH 5.8～6.0的HAc–NaAc缓冲溶液35mL，煮沸至硫酸铅沉淀完全溶解，取下，冷却，加0.2%二甲酚橙指示剂3滴，用0.02mol/L EDTA液滴定至溶液由紫红色变为亮黄色，即得。

②联合掩蔽消除干扰离子法：取粉末试样约0.10g，精密称定，置250mL烧杯中，加稀硝酸10mL，搅拌溶解，滴加10%NaOH至出现白色沉淀，滴加50%醋酸使沉淀恰好溶解，依次加入pH 5.8～6.0的HAc–NaAc缓冲溶液25mL、10%NH_4F 20mL、0.3%邻菲罗琳5mL和0.2%二甲酚橙指示剂3滴，用0.02mol/L EDTA液滴定至溶液由紫红色变为亮黄色，即得。

两种方法测得的结果一致，无显著差异，但②法操作更为便捷。

4. 功能主治　功能坠痰、止吐、消积、定惊痫。

5. 现代药理研究　密佗僧膏2%浓度时在试管中对共心性毛癣菌、童色毛癣菌、红色毛癣菌及铁锈色小芽孢菌呈抑制作用；在4%浓度时，对絮状表皮癣菌、石膏样毛癣菌、足趾毛癣菌等均呈抑制作用。水浸剂（1∶3）在试管内对多种皮肤真菌有不同程度的抑制作用。

密陀僧能与蛋白质结合，产生蛋白化铅，有收敛作用，可减少黏液分泌、保护溃疡面，用于治疗溃疡、湿疹、肠炎、下痢等。

6. 毒性研究　小鼠静脉注射密陀僧煎剂的LD_{50}为6.81g/kg，中毒症状有反应迟钝、震颤、肝充血。

三、铅霜

铅霜，色白似霜，故名铅霜，又名铅白霜（《本草图经》），此外还名玄白（《抱朴子·金丹》）、玄霜（《通玄秘术》）、铅唐（《化学药品辞典》）、水银霜（《非金属矿产开发应用指南》）。首载于《日华子本草》，《嘉祐本草》补入玉石部，列为下品。其主要成分为醋酸铅。

1. 外观性状　为针晶或板状结晶体，色白，具金属光泽，体重。于空气中易风化成颗粒或粉末，无金属光泽。无臭，味酸。以色白、具金属光泽者为佳。

2. 制备方法　氧化铅22份，醋酸（36%）12份，将醋酸放入瓷皿，加入氧化铅，先常温，后微加温使之溶解，趁热过滤，放冷，即析出醋酸铅结晶，过滤得结晶，常温干燥。

精制方法：将上述醋酸铅结晶溶于等量沸水，加稀酸少许，趁热过滤，放冷结晶，即得到纯净的铅霜。

3. 质量控制 铅霜主要成分为醋酸铅 Pb（$C_2H_3O_2$）$_2$·$3H_2O$。

鉴别反应：

①易溶于水或甘油，微溶于乙醇，不溶于醚。水溶液有甜味。

②铅盐检查法：取本品 0.5g，加水 2mL 使溶解，将水溶液分成 2 份，1 份加碘化钾试液 1 滴，生成浅黄色沉淀；另 1 份加铬酸钾试液 1 滴，生成深黄色沉淀。

取本品少许，置坩埚中烧之，变成黄色或橙红色粉末。

与硫化氢反应产生黑色沉淀。

③醋酸铅检查法：取本品 0.5g，加水 2mL 振摇，即得澄明溶液，滴加硫酸，即生成白色沉淀（硫酸铅），并放出醋酸气。

4. 功能主治 坠痰，镇惊，止血，解毒敛疮。主痰热惊痫，鼻衄，牙疳，口疮，溃疡。

5. 毒性研究 吸入属剧毒，对实验动物致癌证据充分，人接触可能致癌。成人经口致死量 > 30g。大鼠腹腔注射 LD_{50} 为 0.15g/kg，家兔静注致死量为 50mg/kg，狗灌胃致死量为 0.3g/kg。

不同浓度的醋酸铅可抑制中脑神经细胞生长，同时也影响细胞存活率和细胞的分化。

四、铅粉

铅粉之名出自《开宝本草》，铅粉入药首载于《神农本草经》，名粉锡、解锡。又名胡粉（《皇帝九鼎神丹经诀》），水粉（《范子计然》），定粉（《药性论》），丹地黄、流丹、鹊粉、光粉（《日华子本草》），瓦粉（《汤液本草》），官粉（《本草纲目》），《药材学》中亦称宫粉。早在先秦时代，铅粉已用作白色颜料和化妆粉，简称"粉"，故命名中也以"粉"命名。

1. 外观性状 本品为白色粉末，有时聚成块状，但手捻即散。不透明。体重，质细腻润滑，手触之染指。无臭，味酸。以色白、细腻润滑、无杂质者为佳。不溶于水及酒精，能溶于碳酸及稀硝酸。

2. 制备方法 铅粉主要成分为碱式碳酸铅，多以 $2PbCO_3$·Pb（OH）$_2$ 表示。制法不同，组成也略有变化，如以 $xPbCO_3$·Pb（OH）$_2$ 表示，则 x 可从 1.88 至 2.72。由于原料中常含杂质，故制成的铅粉也含杂质，通常为铁、银、铜、砷、锑、锡等。文献记载的制备方法有以下 3 种：

（1）将卷叠的铅板放入木桶，置于盛稀醋酸的瓷锅上，用炭火徐徐加热，经较长时间，铅受醋酸蒸气的作用，先生成碱式醋酸铅，再遇无水碳酸而成碱式碳酸铅，即为铅粉。

（2）密陀僧100份、醋酸1份及少许水混合，将此混合物盛于水槽中搅拌，则生成碱式醋酸铅，再通过无水碳酸而生成碱式碳酸铅。

（3）醋酸铅379份，溶于4倍量蒸馏水中，过滤；另以结晶碳酸钠286份，溶于10倍量蒸馏水中，过滤。将醋酸铅滤液注入碳酸钠滤液中，即生成碱式碳酸铅沉淀。沉淀用蒸馏水洗净，干燥即得。

3. 质量控制

（1）碳酸盐检查法　取本品0.5g，加稀硝酸5mL，立即产生大量气体，将此气体通入氢氧化钙试液中，即变成白色混浊液体。

（2）铅盐检查法

①取（1）反应后的溶液，滤过，取滤液1mL，滴加碘化钾试液，即生成黄色沉淀，此沉淀溶于热水，冷后又析出黄色结晶。

②取（1）反应后的溶液，滤过，取滤液1mL，滴加铬酸钾试液，即生成黄色沉淀，沉淀在氢氧化铵试液和2M稀硝酸中均不溶解，可溶于2M氢氧化钠试液。

（3）检查化合水　取本品粉末1g，置密闭试管中，灼烧，有水生成。

4. 功能主治　功能消积，杀虫，解毒，燥湿，收敛，生肌。用于疳积，虫积腹痛，痢疾，癥瘕，疟疾，疥癣，痈疽溃疡，湿疹，口疮，丹毒，烫伤，狐臭。

5. 毒性研究　成人经口服用铅粉的致死量为40～50g，豚鼠口服最小致死量约为1.0g/kg，家兔静脉致死量为4mk/kg。

五、小结

铅类丹药目前属于丹药中应用最少的，且随着对铅毒性的认识逐渐深入，其应用主要集中于伤科外用，取其抗菌、收敛之效。但随着抗生素、植物天然抗菌剂的突破，加之铅丹炼制过程中的环境污染问题，其应用呈萎缩趋势。

第三节　砷类丹剂

一、砒石

砒石，原称砒黄，载于《本草纲目》，又名信砒、信石、人言，为氧化物类矿物砷华或硫化物类矿物毒砂、雄黄、雌黄经加工制成的三氧化二砷。砒石分红、白两种，二者三氧化二砷（As_2O_3）的含量均在 96% 以上，但白砒更纯，红砒中尚含少量硫化砷等红色矿物质。砒石高热可升华，故精制较为容易，升华物即砒霜，其主要成分仍为 As_2O_3。白砒毒性较剧，故药用以红砒为主。本书所述砒石专指红砒。

1. 外观性状　天然的砷华结晶属于等轴晶系，晶形为八面体，偶有菱形十二面体。歪晶为粒状、板柱状。微晶呈星状、毛发状，集合体呈钟乳状、皮壳状和土状。无色至灰白色，多数带灰蓝、黄或红色。条痕白色或带有黄色。有玻璃至金刚样光泽，无晶面可见时则为油脂、丝绢样光泽。解理多组完全，交呈棱角，极脆。硬度为 $1 \sim 5$，相对密度为 $3.7 \sim 3.9$。能缓慢溶于水，有剧毒。

人工制得的砒石为不规则块状。淡红色、淡黄色或红黄相间，略透明或不透明。具玻璃样或绢丝样光泽或无光泽。质脆，易砸碎，断面凹凸不平或呈层状。气无，烧之有蒜样臭气。极毒，不能口尝。以块状、色红润、具晶莹直纹、无渣滓者为佳。

2. 制备方法　仅少量砒石为原生矿物，多数砒石为人工制成品。其制备方法为：取毒砂、雄黄或雌黄，砸成小块，燃之，燃烧时产生气态的三氧化二砷和二氧化硫，冷却后，三氧化二砷即凝固析出，二氧化硫则可通过烟道排走。

3. 质量控制

（1）鉴别反应

1）光学检查：透射偏光镜下无色透明，有时呈异常双折射，折射率 $N=1.75$，高正突起，具交错解纹理。正交偏光镜下显均质性，全消光。

2）DSC 扫描：有两个吸热峰，335℃（小），825℃（微）；放热峰 1 个，740℃（小），$230 \sim 740$℃，失重，属砷华。

3）砷盐检查：

①取本品少量砸碎，置瓷蒸发皿中心，外周用铜片围成圈（直径约 2cm、高约 3cm），上面盖玻片，蒸发皿用小火缓缓加热，至玻片上见有白霜样结晶形成，取玻片置显微镜下观察，晶体呈八面体或四面体形。

②取本品少量，置木炭火烧之，发生白色气体，并有蒜臭气，于木炭上显一层白色被膜。

③取本品少量，加水煮沸，使溶解，溶液呈弱酸性，通硫化氢则生成黄色沉淀。

④取升华物少许，置小试管中，加水适量使溶解，加入硫酸（无砷）1滴、锌粉（无砷）少许，在试管口上塞一小团醋酸铅棉花，上盖一张溴化汞试纸，以橡皮套固定，10分钟后，溴化汞试纸变成黄－棕色。

（2）含量测定

①二乙基二硫代氨基甲酸银法（Ag-DDC）：此法文献报道较多，采用分光光度法在510nm波长处测定吸收度。配制不同浓度的标准砷溶液，以含砷量为横坐标，吸收度为纵坐标，绘制标准曲线。从标准曲线上读出供试品溶液中含砷的量。

②氢化物－原子荧光光谱法（HGAFS）：原子荧光光谱法是通过测量待测元素的原子蒸气在特定频率辐射能激发下所产生的荧光强度来测定待测元素含量的一种仪器分析方法，具有检测限低、测量精度好、选择性好、干扰小、线性范围宽等分析特点。由于其灵敏度高，该法主要应用于雄黄及含雄黄制剂中 As_2O_3 限度检测。

（3）电感耦合等离子体质谱法（ICP）　陈青莲等采用ICP-P型光谱仪测定雄黄的水飞、醋飞等不同炮制品中 As_2O_3 的含量，证实了醋飞、醋洗能够显著降低雄黄中 As_2O_3 含量。

4. 功能主治　外用攻毒杀虫，蚀疮去腐；内服劫痰平喘，截疟。用于腐肉不脱之恶疮、瘰疬、顽癣、牙疳、痔疮、寒痰哮喘等症。

5. 现代药理研究　20世纪70年代，以张亭栋教授为首的科研人员首先将砒石中的主要成分三氧化二砷（ As_2O_3 ）应用于急性早幼粒细胞性白血病的治疗，并取得了显著疗效。20世纪90年代，又有多篇文献报道以 As_2O_3 为主要成分的注射液具有明显的治疗急性早幼粒白血病（APL）作用。此后关于 As_2O_3 的抗肿瘤作用成为研究的热点，相继将其用于肝癌、胃癌、肺癌、卵巢癌等。

（1）抗肿瘤作用

1）黑色素瘤：

①对黑色素瘤细胞系的作用：0.031～0.25μmol/L 的 As_2O_3 能明显促进小鼠黑素瘤 Cloudman S91（S91）细胞增殖及集落形成，诱导14天后，大多数细胞处于 G_0～G_1 期，胞核变小、核浆比例增大、核仁减少；0.5～8μmol/L 的 As_2O_3 能显著抑制小鼠 S91 细胞增殖；2～8μmol/L 的 As_2O_3 能明显促进细胞凋亡；16μmol/L 的 As_2O_3 作用96小时后，多数小鼠 S91 黑素瘤细胞死亡。表明 As_2O_3 可明显影响小鼠 S91 细胞增殖、分化、生长周期及凋亡。其作用与浓度具有相关性，低浓度时促进其增殖并有一定诱导细胞分化作用；高浓度时显著抑

制其增殖，并促进部分细胞凋亡。

②整体动物实验：经小鼠荷黑色素瘤 B16 模型验证，5mg/kg 剂量下即可明显降低小鼠瘤体积及瘤重，2mg/kg 剂量下抑瘤率与顺铂相当。同时实验结果还表明联用维生素 C 能明显提高 As_2O_3 抑瘤率，其协同作用机制主要是通过诱导肿瘤细胞凋亡而实现的。

2）结肠癌：

①对结肠癌细胞系的作用：三氧化二砷诱导的人结肠癌细胞（LOVO 细胞）死亡呈现凋亡特征，认为三氧化二砷对 LOVO 细胞增殖抑制的作用可能是通过促进凋亡来实现的。在对 LOVO 细胞周期影响的研究中发现，低浓度三氧化二砷通过干扰细胞 S 期而影响其周期，但高浓度三氧化二砷处理后的细胞 S 期比例下降，凋亡细胞比例即亚 G_1 峰则上升，且前者下降的幅度正好与后者上升的幅度相一致。同一浓度下，随作用时间延长，凋亡细胞所占比例进行性降低。由此推测三氧化二砷可能是选择性地诱导 S 期细胞凋亡及细胞周期中 G_1/S 期的转换，从而决定细胞周期。

As_2O_3 对结肠癌细胞有较强的细胞毒作用，且呈剂量和时间依赖性，其对结肠癌细胞的杀伤率显著高于 5- 氟尿嘧啶（5-FU），但二者之间存在协同效应，联合应用后，对结肠癌的杀伤率明显升高。As_2O_3 作用于体外培养的结肠癌细胞株 SW480，应用显微镜和流式细胞仪观察 As_2O_3 对 SW480 细胞株的形态学改变和诱发凋亡率，发现 As_2O_3 作用于细胞后，可看到较典型的细胞凋亡形态学改变，AO/EB 荧光染色法显示细胞凋亡率为 2.1% ～ 10.6%；其诱导 SW480 细胞凋亡作用呈时间和浓度依赖性，流式细胞仪 DNA 直方图上呈现典型的亚二倍体凋亡峰。As_2O_3 主要作用于细胞周期的 G_2/M 期。经免疫组化检测 bcl-2、Fas 二种基因编码蛋白的表达，发现经 As_2O_3 作用的 SW480 细胞 bcl-2 基因编码蛋白表达减少，Fas 基因编码蛋白表达增加。从而揭示了 As_2O_3 有诱导 SW480 细胞凋亡作用，其机制可能与下调 bcl-2 基因编码蛋白表达、增强 Fas 基因编码蛋白表达有关。

范慧珍等采用不同浓度的 As_2O_3 作用于结肠癌 SW480 细胞后，采用 MTT 法检测细胞的恶性增殖，琼脂糖凝胶电泳和流式细胞仪检测凋亡及细胞周期情况，发现 As_2O_3 可明显诱导细胞凋亡，其诱导凋亡的作用呈浓度依赖性。PLK1 作为肿瘤诊断和治疗的一个重要指标，在结肠癌患者中呈现高表达，经定量 PCR 检测 PLK1mRNA 分析，发现不同浓度的 As_2O_3 均会使肿瘤细胞 PLK mRNA 水平下降，而且呈浓度和作用时间依赖性，且 PLK1 表达量的减少出现在细胞凋亡之前。提示 As_2O_3 诱导 SW480 细胞凋亡可能是其下调 PLK1 表达的结果。

刘天佑等采用 Annexin V-FITC/PI 染色流式细胞术检测 As_2O_3 诱导结肠癌细胞 HT-29 凋亡的情况，也得到了相同的结论，As_2O_3 体外可抑制结肠癌细胞的增殖、诱导凋亡。

As_2O_3 能明显抑制体外培养的人结肠腺癌 LS-174T 细胞增殖，其细胞增殖抑制率随 As_2O_3 浓度增高和时间延长而增大。在 $1.0 \sim 8.0\mu mol/L$ 浓度范围内，As_2O_3 能有效诱导 LS-174T 细胞凋亡，并呈现明显量效和时效关系；$8.0\mu mol/L$ 的浓度为 As_2O_3 诱导 LS-174T 细胞凋亡的合适浓度；当 As_2O_3 浓度过高时，凋亡细胞百分数反而下降。As_2O_3 对 LS-174T 细胞的影响主要表现在：G_1 期细胞比例上升，S 期和 G_2/M 期细胞比例下降，其诱导 LS-174T 细胞凋亡的机理与下调 bal-2 有关。

②整体动物实验：刘天佑等建立 HT-29 细胞裸鼠皮下移植瘤模型，通过监测给予 As_2O_3 后肿瘤体积的变化，以及对肿瘤组织标本 Ki67 染色和 TUNEL 染色，观察肿瘤细胞增殖和凋亡情况。结果发现 As_2O_3 可抑制 HT-29 裸鼠皮下移植瘤的生长，抑制肿瘤细胞的增殖，诱导肿瘤细胞凋亡，结论与体外细胞实验一致。

As_2O_3 对人结肠癌裸鼠肝转移有一定的抑制作用。经 As_2O_3 注射治疗后，荷瘤鼠肝转移灶数目、大小、瘤重及肝脏肿瘤替代率均低于对照组；荷瘤裸鼠生存期延长；荷瘤裸鼠血清、腹水及瘤组织的癌胚抗原（CEA）表达降低。

裸鼠经脾脏接种人结肠腺癌 LS-174T 细胞建立结肠癌裸鼠肝转移模型后，于 10 分钟（早期）、10 天（中期）、20 天（晚期）经尾静脉注射 As_2O_3，早期及中期治疗组裸鼠肝转移结节的数目、大小、瘤重以及肝脏肿瘤替代率和荷瘤鼠的生存时间等均有显著改善，证实了 As_2O_3 对人结肠癌裸鼠肝转移有明显的抑制作用，但以中早期疗效较好。

3）肺癌：

①对肺癌细胞系的作用：邓友平等在研究中证实了 As_2O_3 作用于人肺腺细胞株 GLC-82 后，可抑制癌细胞的生长，使肺癌细胞出现破裂、坏死。其诱导 GLC-82 细胞凋亡主要与下调 C-myc 和上调 p16 及 p53 基因表达有关。

$0.5 \sim 2.0\mu mol/L$ 浓度范围内，As_2O_3 对小细胞肺癌细胞（NeI-H 细胞）均有明显的诱导凋亡作用，其作用的细胞周期为 G_1 期，通过基因蛋白表达测定，认为 As_2O_3 诱导 NeI-H 细胞凋亡的机制为上调 p53 基因表达及下调 bcl-2 基因表达。

As$_2$O$_3$ 对小细胞肺癌 PG 细胞具有时间、剂量依赖性，具有抑制其增殖、诱导凋亡的作用，该作用与下调 bcl-2 和 Pgp 因子表达有密切关系。

As$_2$O$_3$ 对人肺腺癌 A549 细胞具有诱导凋亡的作用，其诱导凋亡的机制与下调 bcl-2 及影响线粒体跨膜电位有关。李怀臣等的研究则认为低浓度（1、2μmol/L）时 As$_2$O$_3$ 诱导凋亡作用并不明显（其主要使细胞阻滞于 G$_1$ 期，同时 G$_2$/M 期细胞显著减少），但能显著提高 A549 细胞对顺铂的敏感性；浓度为 5μmol/L 时，具有一定的抑制细胞增殖作用，但浓度高时，细胞对顺铂的敏感性则无增强作用。各浓度下均可观察到 Fas 基因上调及 bcl-2、MRP、LRP 基因下调，认为 As$_2$O$_3$ 可通过上述途径提高肺腺癌细胞的化疗敏感性。

②整体动物实验：彭鹏等考察了 As$_2$O$_3$ 对 C57BL/6 皮下肺癌移植瘤小鼠的抗肿瘤作用，表现出明显的抑瘤作用。值得关注的是，该研究还发现了 As$_2$O$_3$ 新的作用靶点，能够下调血管内皮细胞生长因子（VEGF）、增殖细胞核抗原（PCNA）的表达，从而抑制肿瘤的增殖。

4）胰腺癌：张兴荣等分别采用体外细胞培养和裸鼠腹腔接种胰腺癌细胞模型，研究了 As$_2$O$_3$ 对胰腺癌细胞株 SW-8902 的作用及其对腹水的影响。结果发现，1～2μmol/L 的 As$_2$O$_3$ 在 G$_1$ 期前出现亚二倍体凋亡峰，DNA 电泳呈现特征性"梯状"条带，细胞核内可见染色质浓缩、碎裂和边集，表明其确有诱导 SW-8902 凋亡的作用，同时在裸鼠体内还发现其能显著抑制胰腺癌裸鼠腹水的生成，延长生存期。通过检测 Fas、Fas-L 基因在 As$_2$O$_3$ 作用前后变化，发现其在作用 2 天后开始上升，3 天可达最高，以后表达量下降，提示这可能是 As$_2$O$_3$ 诱导肿瘤细胞凋亡的途径之一。

5）肝癌：As$_2$O$_3$ 能够影响细胞周期 2 个转换限制点 G$_1$/S 和 G$_2$/M，从而抑制肝癌细胞的增殖。As$_2$O$_3$ 对肝癌细胞株 SMMC7721、QGY-7701、QGY-7703 及 HepG2 均具有抑制作用。

6）头颈部鳞状细胞癌：Lu Gao 等报道了三氧化二砷在 1μM 水平即可抑制头颈部鳞癌的转移，其机制可能为三氧化二砷可直接取代 Clip170 锌指中的锌，导致 hnscc 细胞中 lis1/ndel1/dynein 复合物的破坏，进而导致微管动力学的中断，从而抑制 hnscc 细胞的迁移和侵袭。

7）乳腺癌：Ali Nasrollahzadeh 等报道三氧化二砷和端粒酶抑制剂 BIBR1532 联用，可通过调节 NF-κB 信号通路协同抑制乳腺癌细胞的增殖。

8）多发性骨髓瘤：付明偶等采用三氧化二砷联合维生素 C 治疗多发性骨髓瘤 51 例，有效率 86.27%，其机制可能与下调 MMP-13 和 NF-κB-p65 蛋白表达、上调 C/EBPα 蛋白表达有关。

（2）逆转多药耐药　近年来的研究发现，As_2O_3 能在一定程度上改善或逆转肿瘤细胞的耐药性。其逆转机制可能与下调细胞内 GST-π、MRP 水平有关。

（3）抑制新生内膜增生和再狭窄　Zhao 等报道，As_2O_3 药物涂层支架可促进血管快速再内皮化，并抑制支架植入再狭窄（ISR），其机制可能与 As_2O_3 可通过 YAP 信号和 Rho/ROCK 通路调节 VSMC 表型有关。

6. 毒性研究　三氧化二砷（ATO）和全反式维甲酸（ATRA）是急性早幼粒细胞白血病（APL）患者的标准治疗方法。Soren Niemi Helso 报道了一例严重砷中毒致严重周围神经病变的不良反应。F.Lo-Coco 等的研究则发现 ATO+ATRA 疗法表现出一定的肝毒性。

鉴于 ATO 可能的毒性作用，Liu 等制备了 ATO 缓释微丸，单次给药药代动力学显示，与游离药物相比，缓释微丸的 $AUC_{0-\infty}$ 高 2.3 倍，表明口服生物利用度显著提高；C_{max} 下降了约一半，T_{max} 延长了约 15 个小时。特别是在 96 小时时缓释微丸的 ATO 水平较 C_{max} 仅下降 20%，这表明 ATO 缓释制剂不仅可以降低峰值浓度，而且可以长期保持相对恒定的血液浓度，提示制剂学手段的干预或许能起到增效减毒的目的。

7. 临床研究　目前 As_2O_3 已经成为治疗急性早幼粒细胞白血病（APL）的一线用药。1992 年，孙鸿德等首次报道了 As_2O_3 治疗 APL 的临床研究，共治疗了 32 例 APL 患者，获得了较高的完全缓解率（CR）及 5 年生存率。1997 年，Shen 等进一步将其用于治疗复发的 APL 患者，CR 率可达 90%，由此 As_2O_3 在治疗 APL 中的应用开始被重视。表 4-6 列出了 1996 年以来 As_2O_3 治疗 APL 的临床报道。Ma 等对 2004 年至 2013 年的 216 例临床单用 ATRA 及 264 例 As_2O_3、ATRA 联用治疗 APL 的疗效进行 Meta 分析后，认为二者联用更有利于 APL 的治疗。

谭晓明等采用 As_2O_3 治疗了 25 例肺癌合并胸腔积液患者，并与博来霉素（BLM）做对照，结果二者疗效相当，但 As_2O_3 对于改善患者胸腔积液也具有一定效果，从治疗周期和治疗成本看，As_2O_3 明显优于 BLM。同时 As_2O_3 表现出更低的毒副作用，仅见轻度白细胞降低，但需注意的是，As_2O_3 注射总量超过 100mg 时心悸的不良反应会增多。

表 4-6　As₂O₃ 治疗 APL 的临床研究

应用范围	病例数	方法 As₂O₃	其他治疗	疗程（d）	诱导后治疗	结果 CR 率（%）	达 CR 中位时间（d）	OS	DFS	发表年份
初发诱导	30	10mg/d	/	28	As₂O₃	73	/	/	/	1996
复发	15	10mg/d	部分患者小剂量化疗或 ATRA	28～54	As₂O₃×1 疗程	93	38	＞80%/17 月	＞70%/17 月	1997
初发诱导	11	10mg/d	部分患者化疗	42	As₂O₃+ 化疗或单化疗	73	35	73%/1 年	73%/1 年	1999
复发	47	10mg/d	部分患者化疗或 ATRA	42	As₂O₃+ 化疗或单化疗	85	31	50.2%/2 年	41.6%/2 年	1999
复发	52	0.15mg/（kg·d）	/	≤60	部分患者 As₂O₃×5 疗程	85	59	66%/18 月	RFS 50%/18 月	2001
复发	12	0.15mg/（kg·d）	/	≤60	As₂O₃ 或化疗 +ATRA	100	52	67%/2 年	67%/2 年	2003
复发	20	0.15mg/（kg·d）	无或 ATRA 45mg/（m²·d）	≤56	ATRA+ As₂O₃×1～2 疗程	80	42	59%/2 年	59%/2 年	2003

续表

应用范围	病例数	方法						结果		发表年份
		As_2O_3	其他治疗	疗程(d)	诱导后治疗	CR率(%)	达CR中位时间(d)	OS	DFS	
	20	0.16mg/(kg·d)	/			90	31			
初发诱导	20	/	ATRA 25mg/(m²·d)	直到CR	化疗×3疗程+维持治疗×5疗程	95	45	—	—	2004
	21	0.16mg/(kg·d)	ATRA 25mg/(m²·d)			95.2	25.5			
复发	8	0.15mg/(kg·d)	/	≤60	ATRA×5疗程+As₂O₃+GO	100	39	75%/3年	—	2007
初发诱导	85	0.16mg/(kg·d)	ATRA 25mg/(m²·d)	直到CR	化疗×3疗程+维持治疗×5疗程	94.1	27	91.7%/5年	EFS 89.2%/5年 RFS 94.8%/5年	2009
初发诱导	82	0.16mg/(kg·d)	ATRA 45mg/(m²·d)高危者+GO	≤85	ATRA+As₂O₃+GO×4疗程	92	30	85%/3年	—	2009
初发诱导	72	10mg/d	高危者给予蒽环类基脲或蒽环类药物化疗	≤60	As₂O₃×7疗程	86.11	42	74%/5年	DFS 80%/5年 EFS 69%/5年	2010

续表

应用范围	病例数	方法				结果				发表年份
		As₂O₃	其他治疗	疗程（d）	诱导后治疗	CR率（%）	达CR中位时间（d）	OS	DFS	
初发巩固	45	/	ATRA 45mg/（m²·d）+DNR	60～67	DNR（累计360mg/m²）+Ara-C（2g/m²）+As₂O₃ 0.15mg/（kg·d）×5日/周×6周	/	/	88%/3年	DFS 90%/3年 EFS 76%/3年	2010
初发巩固	244	/	ATRA 45mg/（m²·d）至CR+Ara-C200mg/（m²·d）d3-9+DNR 50mg/（m²·d）d3-6	直到CR	As₂O₃ 0.15mg/（m²·d）×5日/周×5周/疗程×2疗程+（ATRA+DNR）×2疗程	90	/	86%/3年	DFS 90%/3年 EFS 80%/3年	2010
初发巩固	237	/	（ATRA 45mg/（m²·d）d1-7+DNR 50mg/（m²·d）d1-3）×2疗程			90	/	81%/3年	DFS 70%/3年 EFS 63%/3年	2010
初发诱导	197	0.15mg/（kg·d）	/	≤60	As₂O₃×1～4疗程	85.8	30	64.4%/5年	66.7%/5年	2011
初发诱导	77	0.15mg/（kg·d）	ATRA 45mg/（m²·d）	28周	/		34.4	99%/2年	DFS 97%/2年	2013

二、雄黄

雄黄为传统矿物药，始载于《神农本草经》。1985 年版至 2020 年版《中国药典》均记载本品为硫化物类矿物雄黄族雄黄，主含二硫化二砷（As_2S_2）。但关于其化学成分，学界历来是存在争议的。

宋玲玲等对雄黄的化学成分研究进行了系统的考证：

1935 年，Buerger 应用 X-ray 衍射方法，首次确定雄黄的主要成分为 As_4S_4。1944 年，我国结构化学家卢嘉锡等采用电子衍射方法验证了 Buerger 的结论，并应用量子化学和结构化学的理论知识，推测 As_4S_4 的结构为"摇篮形"八元环，且具有 D_{2d} 对称性。随后，在 1952 年、1969 年和 1972 年，Ito、Forneris 和 Porter 等先后分别采用 X-ray 衍射方法确定了湖南石门产雄黄的主要成分是 As_4S_4，完善了该产地的 As_4S_4 的晶体结构和晶胞参数，验证了卢嘉锡等关于 As_4S_4 结构的理论推测，同时将该种晶型的 As_4S_4 命名为 $\alpha-As_4S_4$。1998 年，田金改等应用 X-ray 衍射分析得出，湖南雄黄晶、湖南雄黄的主要成分为 β-雄黄（As_4S_4）和 α-雄黄（$AsS/\alpha-As_4S_4$）的混合物，并以 β-雄黄为主，贵州思南烧黄的主要成分为 As_2S_2。

2010 年，韩墨等采用 X-ray 衍射指纹图谱鉴定方法，确定了雄黄的主要成分为 AsS（α-雄黄）。同年，关君等经过详尽的文献调研和考证，认为雄黄的主要成分为 α-雄黄（分子式为 $\alpha-As_4S_4$）和 β-雄黄（分子式为 $\beta-As_4S_4$），见图 4-7（A）；烧黄（雄黄的提炼加工品）的主要成分为 $\beta-As_4S_4$ 和 As_4S_5 形成的混合物（该混合物的实验式为 As_8S_9）。纯品雄黄 $\alpha-As_4S_4$ 经过光化、氧化后，转化成 $\beta-As_4S_4$、As_4S_5、拟雄黄（pararealgar）和 As_2O_3，拟雄黄（pararealgar）结构见图 4-7B。2011 年，张志杰等采用拉曼光谱和 X-ray 衍射法，结合文献研究，认为我国药用雄黄的晶体结构为 $\alpha-As_4S_4$。2012 年，曹帅等对炮制前后的雄黄进行分析，认为雄黄药材和雄黄饮片均为 α-雄黄（AsS）和 β-雄黄（As_4S_4）的混合体。

综上所述，学界对雄黄的化学成分认定存在差异，但造成这种情况的主要原因之一是 X-ray 衍射分析方法本身的局限性。X-ray 衍射分析方法只能证明一个物相的存在，而不能证明一个物相的不存在。当一个物相的含量低于某个下限值（1% ~ 10%，物相不同，下限值不同）或者当一个物相没有与之对应的 PDF 卡片，或者当实验人员没有发现待检物相与 PDF 卡片之间的细微差别时，X-ray 衍射分析方法就无法检定一个物相的存在。鉴于此，在应用 X-ray 衍射分析法检定雄黄的主要成分时，可能会发生某些物相的雄黄因检测不出来而至今尚未被发现的情况。而且对于雄黄来说，这种情况的可能性极大，因为在雄黄的化学成分中，单就 As_4S_4 而言，可以存在多种同分异构体。这些同分异构体的存在给 X-ray 衍射分析带来了极大的困难，很可能致使某些 As_4S_4 异构体至今未能被发现。

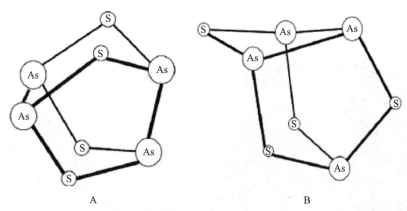

A　　　　　　　　　　　　　B

图 4-7　　α–As_4S_4 和 β–As_4S_4（A）及拟雄黄（pararealgar）（B）的分子结构

1. 外观性状　本品为块状或粒状集合体，呈不规则块状。深红色或橙红色，条痕淡橘红色，晶面有金刚石样光泽。质脆，易碎，断面具树脂样光泽。微有特异的臭气，味淡。精矿粉为粉末状或粉末集合体，质松脆，手捏即成粉，橙黄色，无光泽。

2. 质量控制

（1）鉴别反应

1）理化鉴别：

①取本品粉末 10mg，加水润湿后，加氯酸钾饱和的硝酸溶液 2mL，溶解后，加氯化钡试液，生成大量白色沉淀。放置后，倾出上层酸液，再加水 2mL，振摇，沉淀不溶解。

②取本品粉末 0.2g，置坩埚内，加热熔融，产生白色或黄白色火焰，伴有白色浓烟。取玻片覆盖后，有白色冷凝物，刮取少量，置试管内加水煮沸使溶解，必要时滤过，溶液加硫化氢试液数滴，即显黄色，加稀盐酸后生成黄色絮状沉淀，再加碳酸铵试液，沉淀复溶解。

2）显微鉴别：

①反射正交偏光：雄黄粉末在反射正交偏光下结晶状态完好，解理完全，

显示橙红色，透明，在黑色背景下非常容易辨识，见图4-8A。

②反射单偏光：反射单偏光下雄黄为深红色的晶体，有一定的辨识度，见图4-8B。

③透射正交偏光：雄黄粉末在透射正交偏光下呈现出黄-红的干涉色，辨识度较高，见图4-8C。

④透射单偏光：透射单偏光下，雄黄特征并不明显，在灰白色的背景下为深红色半透明的晶体，见图4-8D。

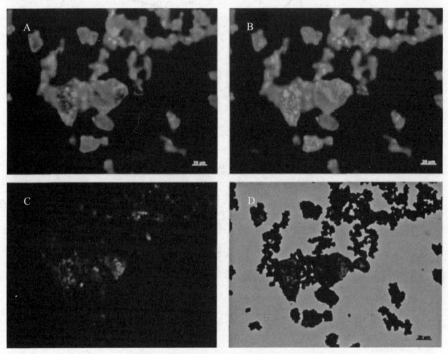

图4-8　雄黄的显微鉴别（湖南石门雄黄）
A.反射正交偏光；B.反射单偏光；C.透射正交偏光；D.透射单偏光

3）拉曼光谱：雄黄样品的拉曼光谱具有4个强度最明显的峰，由强到弱分别位于354、194、183和221cm^{-1}，其中183cm^{-1}和194cm^{-1}处两强峰下部互相连接，呈现双峰状。342cm^{-1}处有一强度较弱的肩峰，375cm^{-1}处亦有一肩峰，但强度极弱，166cm^{-1}处有一强度较弱肩峰。此外，尚有2个极弱小峰出现在125cm^{-1}和144cm^{-1}处。

（2）检查

1）总砷测定：

①《中国药典》法三价砷和五价砷测定：照汞、砷元素形态及价态测定法（通则 2322）中砷形态及其价态测定法测定。

对照品贮备溶液的制备：分别精密量取亚砷酸根溶液标准物质、砷酸根溶液标准物质适量，加水制成每 1mL 各含 2μg（均以砷计）的混合溶液，即得。

标准曲线溶液的制备：精密吸取对照品贮备溶液适量，加 0.02mol/L 乙二胺四醋酸二钠溶液分别制成每 1mL 含两种价态砷各 5、20、50、100、200、500、1000ng（均以砷计）的系列溶液，即得。

供试品溶液的制备：取本品粉末（过五号筛）约 30mg，精密称定，置 250mL 塑料量瓶中，加入人工肠液约 200mL，摇匀，置 37℃水浴中超声处理（功率 300W，频率 45kHz）2 小时（每隔 15 分钟充分摇匀一次），放冷，用人工肠液稀释至刻度，摇匀，取适量置 50mL 塑料离心管中，静置 20～24 小时，用洗耳球轻轻吹去上层表面溶液，吸取中层溶液约 15mL（吸取时应避免带入颗粒），用微孔滤膜（10μm）滤过，精密量取续滤液 5mL，置 50mL 塑料量瓶中，加 0.02mol/L 乙二胺四醋酸二钠溶液稀释至刻度，摇匀，即得。同法制备试剂空白溶液。

测定法：分别精密吸取标准曲线溶液与供试品溶液各 20μL，注入液相色谱－电感耦合等离子体质谱联用仪，测定。以标准曲线溶液测得不同价态砷的峰面积为纵坐标，相应浓度为横坐标，绘制标准曲线，计算供试品中价态砷含量，即得。

本品含三价砷和五价砷的总量以砷（As）计，不得过 7.0%。

②原子荧光光谱法（AFS）/液相色谱－原子荧光联用法（HPLC–AFS）：刘敏敏等采用原子荧光光谱法（AFS）和液相色谱－原子荧光联用法（HPLC–AFS）对雄黄及 5 种不同处方含雄黄复方制剂中总砷含量、可溶性砷含量、可溶性砷的形态进行研究，该法可同步测定 As（Ⅲ）、As（Ⅴ）、MMA（一甲基砷酸）、DMA（二甲基砷酸），但雄黄及含雄黄的中成药中并未测出 MMA 和 DMA。

2）三氧化二砷限度检查：雄黄中含有少量三氧化二砷（As_2O_3），同时 As_2S_2 在加热时也可转化为 As_2O_3，即砒霜，为有毒成分，其测定方法同砒霜项下。

（3）含量测定　取本品粉末约 0.1g，精密称定，置锥形瓶中，加硫酸钾 1g、硫酸铵 2g 与硫酸 8mL，用直火加热至溶液澄明，放冷，缓缓加水 50mL，加热微沸 3～5 分钟，放冷，加酚酞指示液 2 滴，用 40% 氢氧化钠溶液中和至显微红色，放冷，用 0.25mol/L 硫酸溶液中和至褪色，加碳酸氢钠 5g，摇匀后，用碘滴定液（0.05mol/L）滴定，至近终点时，加淀粉指示液 2mL，滴定至溶液显紫蓝色。每 1mL 碳滴定液（0.05mol/L）相当于 5.348mg 的二硫化二砷（As_2S_2）。

本品含砷量以二硫化二砷（As_2S_2）计，不得少于 90.0%。

3. 功能主治　解毒杀虫，燥湿祛痰，截疟。用于痈肿疔疮，蛇虫咬伤，虫积腹痛，惊痫，疟疾。

4. 现代药理研究

（1）抗肿瘤作用　雄黄始终为中药矿物药研究的热点，这与雄黄明确的抗肿瘤效果密不可分。

①白血病：周思彤等比较了纳米雄黄及传统雄黄对白血病 K562 细胞的作用，发现两者均对该细胞有增殖抑制及凋亡诱导作用，且效果呈时间和剂量依赖，但相同剂量下纳米雄黄药效更为显著。

②肺癌：杨玥等比较了雄黄和纳米雄黄对肺癌 A549 细胞株的作用，采用流式细胞术双标记检测凋亡细胞，噻唑蓝（MTT）比色法检测细胞的增殖活性，流式细胞术检测半胱天冬酶 –3（Caspase–3）、兔抗人单克隆抗体 B 淋巴细胞瘤 –2 基因（Bcl–2）、Bcl–2 相关 X 蛋白（Bax）和肿瘤抑制基因 p53 表达水平。结果表明纳米雄黄激活 Caspase–3，促进 p53、Bax 蛋白表达，以及引起 A549 细胞凋亡的效果均优于雄黄。齐元富等认为雄黄抑制 A549 细胞增殖的机制与下调 β –catenin 蛋白和 C–myc RNA 表达、阻断 Wnt 信号转导通路有关。

③肝癌：田野等对比了水飞雄黄和纳米化雄黄对小鼠肝癌细胞 H_{22} 的抑制作用，结果表明，相同剂量下，纳米化雄黄的抑瘤率约是水飞雄黄的 2 倍，认为该差异可能与纳米化后药物的摄取量提高有关。

詹秀琴等对 SMMC–7721 细胞和 Hep A 小鼠实体瘤模型分别给予 3 种不同粒径（49.26、4.88 和 0.28μm）的雄黄，肿瘤细胞单次给药 22.5μg/mL，荷瘤小鼠连续灌胃给药［2.25g/（kg·d）］，共给药 10 天。经对比发现，0.28μm 粒径的纳米雄黄在体内外均能抑制肝癌细胞生长，且作用更强。

④卵巢癌：马淑云等研究了纳米雄黄对人卵巢癌 COC1 细胞的作用，并通过 RT–PCR 结合蛋白免疫印迹法检测了 Caspase–3、Bcl–2、Bax mRNA 的表达水平。结果显示随着时间延长，纳米雄黄通过降低凋亡抑制蛋白 Bcl–2 mRNA 表达水平，上调 Bax、Caspase–3 mRNA 水平，从而促进 COC1 细胞的凋亡。体外培养的卵巢癌 Skov3 细胞作为靶细胞，经流式细胞仪检测细胞凋亡率，结果纳米雄黄可以促进卵巢癌 Skov3 细胞凋亡，其机制也与上调 Bax 表达、抑制

Bcl-2 表达有关，进而抑制细胞增殖，促进凋亡。

⑤B 细胞非霍奇金淋巴瘤：姜爽等比较了纳米雄黄和水飞雄黄对 B 细胞非霍奇金淋巴瘤 Raji 细胞的体外抗肿瘤作用，结果表明，纳米雄黄表现出更好的体外抗 B 细胞非霍奇金淋巴瘤活性。具体表现在：纳米雄黄可抑制 Raji 细胞的聚集生长状态，原子力显微镜（AFM）下可观察到纳米雄黄作用下的 Raji 细胞皱缩，体积变小，膜表面的黏附物质不再向四周伸展，而水飞雄黄作用下的 Raji 细胞变化不明显。透射电镜（TEM）下可观察到纳米雄黄作用下的 Raji 细胞胞内亚细胞器受到破坏，线粒体空泡明显增多，水飞雄黄组变化不明显。MTT 结果显示，50mg/L 纳米雄黄作用 Raji 细胞 24 小时，细胞的存活率为（40±2）%，而相同剂量的水飞雄黄作用组为（65±3）%；50mg/L 纳米雄黄作用 Raji 细胞 48 小时，Raji 细胞的存活率仅为 10%，而相同剂量的水飞雄黄组，Raji 细胞的存活率为（42±2）%。荧光显微镜下可观察到纳米雄黄作用下的 Raji 细胞核凋亡明显，水飞雄黄组作用不明显。流式细胞计数结果显示，水飞雄黄作用下的 Raji 细胞总凋亡率为 11.14%，而纳米雄黄处理组的 Raji 细胞总凋亡率为 15.9%。与水飞雄黄相比，纳米雄黄作用下 Raji 细胞在 G_1 期的分布比例明显升高，S 期分布比率下降。

⑥乳腺癌：纳米雄黄酸水飞品对乳腺癌细胞 MCF-7、MDA-MB-231 及 MDA-MB-435S 均表现出较好的抑制效果，且呈浓度和时间依赖性。

⑦皮肤癌：齐元富等研究发现纳米雄黄可通过下调 Bcl-2、上调 p53、下调 Survivin、上调 Caspase-3 表达诱导人皮肤鳞状细胞癌 A431 细胞凋亡，并且与顺铂联合有协同作用。

（2）保护神经元　Chen C 等通过拆方研究，证实了化风丹中的朱砂、雄黄对脂多糖（LPS）+血藤酮（ROT）诱导的大鼠黑质多巴胺（DA）神经元损失的保护作用。

（3）狼疮性肾炎　Xu WD 等评估了雄黄纳米颗粒对狼疮性肾炎（LD）的肾脏保护作用，发现雄黄能够通过下调 p-STAT1 来治疗 LD。

（4）抗病毒　王丹等探讨了纳米雄黄在预防、治疗及直接灭活病毒 3 种给药方式下的体外抗Ⅱ型单纯疱疹病毒（herpes simplex virus Type Ⅱ，HSV-2）的活性，结果表明纳米雄黄对正常非洲绿源猴肾细胞（Vero 细胞）的半数细胞毒性浓度为 37.15mg/L，HSV-2 病毒滴度为 7.30log PFUs/mL，纳米雄黄在预防、治疗和直接灭活病毒 3 种给药方式下对 HSV-2 感染细胞的半数有效浓度分别为 0.13、1.80 和 0.52mg/L，对应的治疗指数分别为 285.77、20.64 和 71.44，提示纳米雄黄在预防给药下的治疗指数高于其治疗和直接灭活给药。

5. 毒性研究 Yan Yi 等研究了大鼠连续服用不同剂量（10.6、40.5、170mg/kg）雄黄 30 天的毒性，结果表明砷能够迅速吸收并分布在肝、肾和脑中，但血液中砷的清除速度很慢。所设计的 3 个剂量分别对应于人类等效剂量（HED）为 1.7、6.4 和 27.2mg/kg。同时建议考虑到人类比动物敏感 10 倍，认为连续服用雄黄不超过两周，每日剂量不超过 2.7mg/kg 的情况下，对人体没有任何不良反应。

Wu X 等通过对比给予雄黄和牛黄解毒片复方后砷在大鼠体内的组织分布的差异，证实了口服二者均会引起砷（主要为二甲基砷酸，DMA）在大鼠组织中积累，尤其是在心、肝、脾、肺、肾、子宫和卵巢中的蓄积，但给予复方可降低砷在大鼠组织及血液中的量，并降低组织损伤，证实了中药复方配伍的减毒作用。Xia 关于安宫牛黄丸中其他药物对降低朱砂、雄黄毒性的研究也揭示了相同的配伍减毒作用。

Liu J 等的研究揭示了长期服用含雄黄的药物会引起肝损伤，主要表现为：肝脏系数明显降低，肝功能出现明显变化，ALT、AST、ALP、γ-GT 活性明显升高，ATPase 活力降低等。

Xu 等揭示了肠道菌群对服用雄黄后血液中砷蓄积的影响，比较了抗生素干预小鼠和正常饲养小鼠血中的砷蓄积。结果表明经过抗生素处理的小鼠全血中明显地积累了更多的砷，这表明肠道菌群的破坏可能导致更高的雄黄对小鼠的砷负荷。

余霞霞等研究了纳米雄黄低、中、高剂量组（40、200、1000mg/kg）连续灌胃 28 天的肾毒性，经血生化和组织病理学检查，证实纳米雄黄可导致肾脏损伤，且受损程度呈剂量依赖性。代谢通路分析结果表明，纳米雄黄对肾脏的毒性机制可能与氨基酸和脂质代谢等有关。

Zheng J 报道了 1 例外用雄黄致急性砷中毒致死的案例，患者主要表现为胸腔积液，合并肺水肿，轻度心肌肥大、肾小管上皮细胞坏死和脱屑，肾间质水肿伴间质纤维化。

6. 临床研究

（1）**急性早幼粒细胞白血病** Yang 等报道了雄黄青黛方治疗儿童急性早幼粒细胞白血病的随机、多中心、非劣性临床试验的中期结果，以评估口服雄黄青黛方代替静脉给予三氧化二砷（ATO）的治疗方案。该项试验共入组 82 名有效病例，为 16 岁或以上的新诊断为 PML-RARa 阳性 APL 的年轻人，其中 ATO

组 42 例，雄黄青黛组（RIF）40 例。经过 3 年中位随访，两组的 5 年 EFS 均为 100%，不良事件较轻，但是 RIF 组的患者住院时间明显减少。

（2）老年急性髓细胞白血病（AMT）的替代治疗　Teng F 等对比了口服青黄散（QHP，处方组成为雄黄、青黛）与低剂量化疗（LIC）治疗老年急性髓细胞白血病的临床效果，42 例老年 AML 患者中，22 例接受静脉内或皮下 LIC 治疗（每个疗程 1 个月，至少 3 个疗程），20 例口服 QHP（每个疗程 3 个月，至少 2 个疗程），两组疗效无显著差异。单口服给药患者依从性更好。

（3）骨髓增生异常综合征（MDS）　DENG 等评估了青黄散（雄黄：青黛=1：2）治疗骨髓增生异常综合征（MDS）的获益风险情况，结果 163 例的总有效率达 89.6%，且无严重不良反应，认为青黄散治疗 MDS 患者是有效和安全的，且可通过检测血砷浓度调整用药剂量，以实现提高有效血砷浓度、增强疗效的同时不致增加临床毒副反应。其作用机制可能与减少 DNA 过度甲基化有关。

ZHAO 等探讨了 MDS 患者基因突变与青黄散（QHP）临床疗效之间的关系，研究结果表明 QHP 是一种有效的治疗 MDS 的方法，尤其是那些有 SF3B1、DNMT3A、U2AF1 和 / 或 ASXL1 基因突变的患者。

三、小灵丹（人造雌黄）

小灵丹系马钧家传方，其成分和制法与《证类本草》引《胜金方》金粟丸（《普济方》称雌黄丸）相似。小灵丹即人造雌黄，其成分为砷的硫化物，主要为三硫化二砷（As_2S_3）。

1. 外观性状　为无定形致密块状。色红，条痕橘黄色。透明至半透明，玻璃光泽。体重，质硬而脆，刀刻有划痕，易砸碎，碎块呈橘红色，断面贝壳状。气无，味淡。

2. 制备方法　雄黄 120g，硫黄 30g，分别研末，混匀装入陶瓷罐，罐口用装凉水的碗盖严，封闭，加热 5 ～ 6 小时，离火待凉，揭开碗底，取下凝结的橘黄色的粉末或玻璃状薄片，即小灵丹。

3. 质量控制

（1）光学检查　偏光显微镜下为非晶质体，有的为粒径约 0.001mm 的针柱状集合体。色调金黄、橙色，依粒度不同而异。高突起，但不均一。无消光现象。

（2）X- 衍射　未显示结晶物质的特征，证实本品属非晶质体混合物。

4. 功能主治　散寒止痛。主治脾肾虚寒引起的偏坠疝气，脾虚久泻，胃寒疼痛，妇女血寒经痛，寒湿带下。

5. 现代药理研究　三硫化二砷（As_2S_3）具有诱导细胞凋亡的作用。郝红缨等的研究发现 As_2S_3 具有诱导人早幼粒细胞白血病细胞系 NB4 细胞凋亡的作用，其机制可能与 As_2S_3 引起 PML–RARα 融合蛋白和野生型 RARα 蛋白的降解，Apaf1、wee1 基因表达升高有关。

6. 临床研究　陆道培等报道了 As_2S_3 应用于 APL 的首例临床信息，患者在未接受任何其他治疗情况下口服 As_2S_3 0.5g，每日 3 次，30 天血液学完全缓解，后续治疗采用服药两周后停药两周，取得了较好的临床疗效，从而证实其治疗 APL 的有效性。

砷类丹剂近年来发展迅速，可以称之为丹剂的一颗璀璨明珠，随着其在抗肿瘤领域的突出特征，砷剂已经走出国门，成为治疗急性早幼粒细胞白血病的一线药物，并获得国际瞩目。世界多中心临床的开展，使其成为中医药一颗冉冉升起的新星，为众多白血病患者带来希望，也坚定了中医药的信心。随着研究的不断深入，其在其他肿瘤领域的应用也在逐步推进，为攻克肿瘤这一难题提供了新的思路。

砷剂中的另一个代表性品种——雄黄也是目前伤科应用广泛的一个品种，在本书成书过程中，对其用药规律的梳理发现，雄黄与朱砂的联用十分普遍，但由于此类成药多为复方制剂，其内在机理有待深入探索。同时受三氧化二砷治疗急性早幼粒细胞白血病的启发，雄黄的抗肿瘤研究也成为热点。

丹剂的发展历程既体现了现代科学在我国的萌芽、发展历程，也浓缩了药物的发展史，既有朴素的治疗观，也体现了辩证的发展观。随着对丹剂认识的不断深入，丹剂浓缩了整个中医药去粗取精、大浪淘沙般的发展历程，既有其鲜明的时代特色，又在新时代现代科学证据的支撑下，走出了特有的药物之路。丹剂的经久不衰、历久弥新是人类与疾病斗争的产物，也体现了中医药的博大精深，其中蕴含了太多我们所不知道，亟待我们去探索的科学，需要我们不断发现，深入探索。

附　表

附表 4-1　含轻粉的中成药品种

序号	制剂名	处方组成	功能与主治	来源	
1	消炎生肌膏	当归、白芷、紫草、甘草、轻粉、血竭	清热凉血，去腐生新。用于各种慢性溃疡，久不收口	部颁 09 册	
2	月白珍珠散	珍珠、轻粉、冰片、龙骨（煅）、青黛、炉甘石	消毒，化腐，生新。用于皮肤溃疡，久不收口	地标升国标	
3	九圣散	苍术、黄柏、紫苏叶、苦杏仁、薄荷、乳香、没药、轻粉、红粉	解毒消肿，除湿止痒。用于湿疮，臁疮，黄水疮，足癣	《中国药典》	
4	消痔栓	龙骨（煅）、轻粉、冰片、珍珠（制）	收敛，消肿，止痛，止血。用于内外痔疮	部颁 04 册	
5	拔毒生肌散	冰片、炉甘石（煅）、龙骨（煅）、虫白蜡、石膏（煅）、轻粉、红粉、黄丹	拔毒生肌。用于痈疽已溃，久不生肌，疮口下陷，常流毒水	地标升国标	外科
6	飞龙夺命丸（飞龙夺命丹）	乳香（醋炙）、没药（醋炙）、血竭、蜈蚣、铜绿、胆矾、寒水石（煅）、蜗牛（煅）、轻粉、雄黄、麝香、蟾酥（乳炙）、冰片、朱砂	活血败毒，消肿止痛。用于血瘀化腐成毒引起的痈疽疔毒，脑疽对口，搭背恶疮，乳痈乳癌，溃烂不愈	部颁 03 册	
7	复方蟾酥丸	蟾酥（制）、活蜗牛、麝香、乳香（制）、没药（制）、铜绿、胆矾、白矾（煅）、寒水石、朱砂、雄黄、轻粉	消解疮毒。用于痈疽，疔疮	部颁 15 册	
8	解毒生肌膏	紫草、当归、白芷、甘草、乳香（醋制）、轻粉	活血散瘀，消肿止痛，解毒拔脓，祛腐生肌。用于各类创面感染，二度烧伤	部颁 11 册	
9	金鸡拔毒膏（全鸡拔毒膏）	鸡骨、蓖麻子、冰片、铜绿、黄柏、紫花地丁、蒲公英、乳香、没药、血余、柳枝、轻粉	消肿止痛，祛腐生肌。用于痈疽，疔毒恶疮，无名肿痛等症	部颁中药新药	

续表

序号	制剂名	处方组成	功能与主治	来源	
10	硇砂膏	硇砂、轻粉、乳香（制）、红升丹、没药（制）、樟脑、血竭、儿茶、当归、大黄、连翘、木鳖子、白蔹、赤芍、桔梗、白芷、玄参、苍术、地黄、蓖麻子、金银花、穿山甲、川芎、蜈蚣	解毒活血，消肿止痛。用于疮疖坚硬，红肿痛痒，溃烂	部颁15册	
11	生肌八宝散	炉甘石（煅）、石膏（煅）、龙骨（煅）、赤石脂（煅）、血竭、冰片、轻粉、蜂蜡	生肌收敛。用于疮疡溃烂，腐肉将尽，疮口不收	部颁05册	外科
12	生肌玉红膏	甘草、白芷、当归、紫草、虫白蜡、血竭、轻粉	解毒消肿，生肌止痛。用于疮疡肿痛，乳痈发背，溃烂流脓，浸淫黄水	部颁01册	
13	提毒散	石膏（煅）、炉甘石（煅、黄连水飞）、轻粉、红粉、冰片、红丹	化腐解毒，生肌止痛。用于疔疖痈肿，臁疮，溃流脓血，疮口不敛	部颁01册	
14	提脓散	红粉、轻粉、冰片	拔毒提脓，去腐生肌。用于痈疽疮疡，肿毒溃烂，久不收口	部颁07册	
15	拔毒膏	金银花、连翘、大黄、桔梗、地黄、栀子、黄柏、黄芩、赤芍、当归、川芎、白芷、白蔹、木鳖子、蓖麻子、玄参、苍术、蜈蚣、樟脑、穿山甲、没药、儿茶、乳香、红粉、血竭、轻粉	清热解毒，活血消肿。多用于治疗疖疔痈发，有头疽之初期或化脓期等病	部颁03册	
16	舟车丸〔剧〕	牵牛子（炒）、大黄、甘遂（醋制）、红大戟（醋制）、芫花（醋制）、青皮（醋制）、陈皮、木香、轻粉	行气利水。用于蓄水腹胀，四肢浮肿，胸腹胀满，停饮喘急，大便秘结，小便短少	部颁03册	肾病
17	黄水疮散	五倍子、枯矾、黄柏、槐米（炒）、白芷、轻粉、红丹	除湿拔干，解毒止痒。用于各种湿疮，黄水疮，破流黄水，浸淫不已，痛痒不休	部颁06册	皮肤

序号	制剂名	处方组成	功能与主治	来源	
18	肤螨灵软膏	轻粉、甲硝唑、地塞米松、薄荷脑、樟脑、冰片	杀螨，杀虫，止痒，止痛。用于蠕形螨性酒渣鼻，对疥疮也有一定疗效	地标升国标	皮肤
19	癣药玉红膏	赤石脂、细辛、全蝎、斑蝥、雄黄、轻粉	杀虫止痒。用于干癣，顽癣，癫癣，桃花癣，头癣，体癣，牛皮癣	部颁02册	
20	青蛤散	蛤壳（煅）、石膏（煅）、黄柏、青黛、轻粉	清热解毒，燥湿杀虫。用于皮肤湿疮，黄水疮	部颁09册	
21	金不换膏	川芎、大黄、天麻、地黄、栀子、生川乌、熟地黄、薄荷、生草乌、白芷、关木通、威灵仙、当归、玄参、香加皮、白术、杜仲、青风藤、五味子、陈皮、山药、穿山甲、香附、远志、枳壳、乌药、猪苓、甘草、生半夏、青皮、前胡、麻黄、细辛、藁本、连翘、知母、牛膝、苍术、防风、续断、赤石脂、浙贝母、何首乌、泽泻、羌活、黄芩、独活、黄连、金银花、黄柏、僵蚕、楮实子、川楝子（打碎）、桑枝、荆介、蒺藜、苦参、地榆、大枫子（打碎）、赤芍、桃枝、榆树枝、槐枝、桔梗、苦杏仁、苍耳子、柳枝、桃仁、茵陈、白蔹、蜈蚣、乳香（制）、没药（制）、血竭、轻粉、樟脑	祛风散寒，活血止痛。用于风寒湿邪，闭阻经络引起的肢体麻木，腰腿疼痛，寒疝偏坠，跌打损伤，闪腰岔气	部颁20册	风湿
22	宫糜膏	黄柏、冰片、轻粉、雄黄、蜈蚣	清热燥湿，化腐生肌，消炎解毒。用于宫颈糜烂	部颁03册	妇科

附表 4–2（A）《中国药典》（2020 年版）收载的含朱砂的中成药品种

序号	制剂名	处方组成	功能与主治
1	一捻金（一捻金胶囊）	大黄、槟榔、朱砂、炒牵牛子、人参	消食导滞，祛痰通便。用于脾胃不和、痰食阻滞所致的积滞，症见停食停乳、腹胀便秘、痰盛喘咳
2	二十五味松石丸	松石、珍珠、珊瑚、朱砂、诃子肉、铁屑（诃子制）、余甘子、五灵脂膏、檀香、降香、木香马兜铃、鸭嘴花、牛黄、木香、绿绒蒿、船形乌头、肉豆蔻、丁香、伞梗虎耳草、毛诃子（去核）、天竺黄、西红花、木棉花、麝香、石灰华	清热解毒，疏肝利胆，化瘀。用于肝郁气滞，血瘀，肝中毒，肝痛，肝硬化，肝渗水及各种急慢性肝炎和胆囊炎
3	二十五味珊瑚丸	珊瑚、青金石、珍珠、珍珠母、诃子、木香、红花、丁香、沉香、朱砂、龙骨、炉甘石、脑石、磁石、禹粮土、芝麻、葫芦、紫菀花、獐牙菜、藏菖蒲、榜那、打箭菊、甘草、西红花、人工麝香	开窍，通络，止痛。用于"白脉病"，神志不清，身体麻木，头昏目眩，脑部疼痛，血压不调，头痛，癫痫及各种神经性疼痛
4	十香返生丸	沉香、丁香、檀香、土木香、醋香附、降香、广藿香、乳香（醋炙）、天麻、僵蚕（麸炒）、郁金、莲子心、瓜蒌子（蜜炙）、煅金礞石、诃子肉、甘草、苏合香、安息香、人工麝香、冰片、朱砂、琥珀、牛黄	开窍化痰，镇静安神。用于中风痰迷心窍引起的言语不清，神志昏迷，痰涎壅盛，牙关紧闭
5	七味广枣丸	广枣、丁香、枫香脂、肉豆蔻、木香、沉香、牛心粉、朱砂包衣	养心益气，安神。用于胸闷疼痛，心悸气短，心神不安，失眠健忘
6	七珍丸	炒僵蚕、全蝎、人工麝香、朱砂、雄黄、胆南星、天竺黄、巴豆霜、寒食曲	定惊豁痰，消积通便。用于小儿急惊风，身热，昏睡，气粗，烦躁，痰涎壅盛，停乳停食，大便秘结
7	七厘胶囊（七厘散）	血竭、没药（制）、儿茶、乳香（制）、红花、冰片、人工麝香、朱砂	化瘀消肿，止痛止血。用于跌仆损伤，血瘀疼痛，外伤出血

序号	制剂名	处方组成	功能与主治
8	人参再造丸	人参、广藿香、酒蕲蛇、檀香、母丁香、细辛、地龙、三七、青皮、防风、川芎、黄芪、黄连、赤芍、桑寄生、麻黄、全蝎、炒僵蚕、琥珀、粉萆薢、沉香、肉桂、没药（醋制）、草豆蔻、乌药、橘红、朱砂、人工麝香、玄参、醋香附、熟地黄、乳香（醋制）、豆蔻、制何首乌、片姜黄、甘草、茯苓、大黄、葛根、骨碎补（炒）、豹骨（制）、附子（制）、醋龟甲、白术（麸炒）、天麻、白芷、当归、威灵仙、羌活、六神曲（麸炒）、血竭、冰片、牛黄、天竺黄、胆南星、水牛角浓缩粉	益气养血，祛风化痰，活血通络。用于气虚血瘀、风痰阻络所致的中风，症见口眼歪斜、半身不遂、手足麻木、疼痛、拘挛、言语不清
9	万氏牛黄清心丸	牛黄、黄连、朱砂、栀子、郁金、黄芩	清热解毒，镇惊安神。用于热入心包、热盛动风证，症见高热烦躁、神昏谵语及小儿高热惊厥
10	小儿百寿丸	钩藤、炒僵蚕、胆南星（酒炙）、天竺黄、桔梗、木香、砂仁、陈皮、麸炒苍术、茯苓、炒山楂、六神曲（麸炒）、炒麦芽、薄荷、滑石、甘草、朱砂、牛黄	清热散风，消食化滞。用于小儿风热感冒、积滞，症见发热头痛、脘腹胀满、停食停乳、不思饮食、呕吐酸腐、咳嗽痰多、惊风抽搐
11	小儿至宝丸	紫苏叶、广藿香、薄荷、羌活、陈皮、制白附子、胆南星、炒芥子、川贝母、槟榔、炒山楂、茯苓、六神曲（炒）、炒麦芽、琥珀、冰片、天麻、钩藤、僵蚕（炒）、蝉蜕、全蝎、人工牛黄、雄黄、滑石、朱砂	疏风镇惊，化痰导滞。用于小儿风寒感冒，停食停乳，发热鼻塞，咳嗽痰多，呕吐泄泻
12	小儿金丹片	朱砂、川贝母、前胡、清半夏、木通、荆芥穗、西河柳、枳壳（炒）、钩藤、牛蒡子、橘红、胆南星、玄参、大青叶、桔梗、羌活、地黄、赤芍、葛根、天麻、甘草、防风、冰片、水牛角浓缩粉、羚羊角粉、薄荷脑	祛风化痰，清热解毒。用于外感风热，痰火内盛所致的感冒，症见发热、头痛、咳嗽、气喘、咽喉肿痛、呕吐及高热惊风

序号	制剂名	处方组成	功能与主治
13	小儿肺热平胶囊	人工牛黄、地龙、珍珠、拳参、牛胆粉、甘草、平贝母、人工麝香、射干、朱砂、黄连、黄芩、羚羊角、北寒水石、冰片、新疆紫草、柴胡	清热化痰，止咳平喘，镇惊开窍。用于小儿痰热壅肺所致的喘嗽，症见喘咳、吐痰黄稠、壮热烦渴、神昏抽搐、舌红、苔黄腻
14	小儿惊风散	全蝎、雄黄、甘草、炒僵蚕、朱砂	镇惊息风。用于小儿惊风，抽搐神昏
15	小儿清热片	黄柏、栀子、雄黄、朱砂、黄芩、薄荷素油、灯心草、钩藤、黄连、龙胆、大黄	清热解毒，祛风镇惊。用于小儿风热，烦躁抽搐，发热口疮，小便短赤，大便不利
16	小儿解热丸	全蝎、胆南星、防风、羌活、天麻、麻黄、钩藤、薄荷、猪牙皂、煅青礞石、天竺黄、陈皮、茯苓、甘草、琥珀、炒僵蚕、蜈蚣、珍珠、朱砂、人工牛黄、人工麝香、冰片	清热化痰，镇惊，息风。用于小儿感冒发热，痰涎壅盛，高热惊风，项背强直，手足抽搐，神昏不醒，呕吐咳嗽
17	天王补心丸（天王补心丸浓缩丸）	丹参、当归、石菖蒲、党参、茯苓、五味子、麦冬、天冬、地黄、玄参、制远志、炒酸枣仁、柏子仁、桔梗、甘草、朱砂	滋阴养血，补心安神。用于心阴不足，心悸健忘，失眠多梦，大便干燥
18	牙痛一粒丸	蟾酥、朱砂、雄黄、甘草	解毒消肿，杀虫止痛。用于火毒内盛所致的牙龈肿痛、龋齿疼痛
19	牛黄千金散	全蝎、牛黄、僵蚕（制）、朱砂、冰片、胆南星、甘草、黄连、天麻	清热解毒，镇痉定惊。用于小儿惊风高热，手足抽搐，痰涎壅盛，神昏谵语
20	牛黄抱龙丸	牛黄、天竺黄、琥珀、全蝎、胆南星、茯苓、人工麝香、炒僵蚕、雄黄、朱砂	清热镇惊，祛风化痰。用于小儿风痰壅盛所致的惊风，症见高热神昏、惊风抽搐
21	牛黄净脑片	人工牛黄、金银花、连翘、黄芩、黄连、石膏、蒲公英、珍珠、朱砂、煅石决明、煅磁石、赭石、猪胆膏、冰片、雄黄、麦冬、天花粉、葛根、地黄、板蓝根、玄参、栀子、大黄、郁金、甘草	清热解毒，镇惊安神。用于热盛所致的神昏狂躁，头目眩晕，咽喉肿痛等症，亦用于小儿内热，惊风抽搐等

序号	制剂名	处方组成	功能与主治
22	牛黄清心丸（局方）	牛黄、当归、川芎、甘草、山药、黄芩、炒苦杏仁、大豆黄卷、大枣、炒白术、茯苓、桔梗、防风、柴胡、阿胶、干姜、白芍、人参、六神曲（炒）、肉桂、麦冬、白蔹、蒲黄（炒）、麝香或人工麝香、冰片、水牛角浓缩粉、羚羊角、朱砂、雄黄	清心化痰，镇惊祛风。用于风痰阻窍所致的头晕目眩、痰涎壅盛、神志混乱、言语不清及惊风抽搐、癫痫
23	牛黄清宫丸	人工牛黄、麦冬、黄芩、莲子心、天花粉、甘草、大黄、栀子、地黄、连翘、郁金、玄参、雄黄、水牛角浓缩粉、朱砂、冰片、金银花、人工麝香	清热解毒，镇惊安神，止渴除烦。用于热入心包、热盛动风证，症见身热烦躁、昏迷、舌赤唇干、谵语狂躁、头痛眩晕、惊悸不安及小儿急热惊风
24	牛黄镇惊丸	牛黄、全蝎、炒僵蚕、珍珠、人工麝香、朱砂、雄黄、天麻、钩藤、防风、琥珀、胆南星、制白附子、半夏（制）、天竺黄、冰片、薄荷、甘草	镇惊安神，祛风豁痰。用于小儿惊风，高热抽搐，牙关紧闭，烦躁不安
25	气痛丸	木香、煅赤石脂、朱砂粉、甘草、枳实（炒）	行气止痛，健胃消滞。用于气机阻滞，脘腹胀痛
26	仁青芒觉（藏药）	毛诃子、蒲桃、西红花、牛黄、麝香、朱砂、马钱子	清热解毒，益肝养胃，明目醒神，愈疮，滋补强身。用于自然毒、食物毒、配制毒等各种中毒症；"培根木布"，消化道溃疡，急慢性胃肠炎，萎缩性胃炎，腹水，麻风病等
27	仁青常觉（藏药）	珍珠、朱砂、檀香、降香、沉香、诃子、牛黄、人工麝香、西红花	清热解毒，调和滋补。用于"龙、赤巴、培根"各病，陈旧性胃肠炎、溃疡，"木布"病，萎缩性胃炎，各种中毒症；梅毒，麻风，陈旧热病，炭疽，疔痛，干黄水，化脓等
28	心脑静片	莲子心、槐米、木香、夏枯草、龙胆、铁丝威灵仙、甘草、珍珠母、黄柏、黄芩、钩藤、淡竹叶、制天南星、人工牛黄、朱砂、冰片	平肝潜阳，清心安神。用于肝阳上亢所致的眩晕及中风，症见头晕目眩、烦躁不宁、言语不清、手足不遂，也可用于高血压肝阳上亢证

续表

序号	制剂名	处方组成	功能与主治
29	平肝舒络丸	柴胡、醋青皮、陈皮、佛手、乌药、醋香附、木香、檀香、丁香、沉香、广藿香、砂仁、豆蔻、姜厚朴、麸炒枳壳、羌活、白芷、铁丝威灵仙（酒炙）、细辛、木瓜、防风、钩藤、炒僵蚕、胆南星（酒炙）、天竺黄、桑寄生、何首乌（黑豆酒炙）、牛膝、川芎、熟地黄、醋龟甲、醋延胡索、乳香（制）、没药（制）、白及、人参、炒白术、茯苓、肉桂、黄连、冰片、朱砂、羚羊角粉	平肝疏络，活血祛风。用于肝气郁结、经络不疏引起的胸胁胀痛、肩背串痛、手足麻木、筋脉拘挛
30	瓜霜退热灵胶囊	西瓜霜、北寒水石、石膏、磁石、水牛角浓缩粉、甘草、丁香、人工麝香、朱砂、滑石、玄参、羚羊角、升麻、沉香、冰片	清热解毒，开窍镇惊。用于热病热入心包、肝风内动证，症见高热、惊厥、抽搐、咽喉肿痛
31	再造丸	蕲蛇肉、全蝎、地龙、炒僵蚕、醋山甲、豹骨（油炙）、人工麝香、水牛角浓缩粉、人工牛黄、醋龟甲、朱砂、天麻、防风、羌活、白芷、川芎、葛根、麻黄、肉桂、细辛、附子（附片）、油松节、桑寄生、骨碎补（炒）、威灵仙（酒炒）、粉萆薢、当归、赤芍、片姜黄、血竭、三七、乳香（制）、没药（制）、人参、黄芪、炒白术、茯苓、甘草、天竺黄、制何首乌、熟地黄、玄参、黄连、大黄、化橘红、醋青皮、沉香、檀香、广藿香、母丁香、冰片、乌药、豆蔻、草豆蔻、醋香附、两头尖（醋制）、建曲、红曲	祛风化痰，活血通络。用于风痰阻络所致的中风，症见半身不遂、口舌歪斜、手足麻木、疼痛痉挛、言语謇涩
32	伤科接骨片	红花、土鳖虫、朱砂、马钱子粉、炙没药、三七、炙海星、炙鸡骨、冰片、煅自然铜、炙乳香、甜瓜子	活血化瘀，消肿止痛，舒筋壮骨。用于跌打损伤，闪腰岔气，筋伤骨折，瘀血肿痛
33	冰硼散	冰片、硼砂（煅）、朱砂、玄明粉	清热解毒，消肿止痛。用于热毒蕴结所致的咽喉疼痛、牙龈肿痛、口舌生疮

序号	制剂名	处方组成	功能与主治
34	庆余辟瘟丹	羚羊角、醋香附、大黄、藿香、玄精石、玄明粉、朱砂、木香、制川乌、五倍子、苍术（米泔水润炒）、苏合香、姜半夏、玳瑁、雄黄、黄连、滑石、猪牙皂、姜厚朴、肉桂、郁金、茯苓、茜草、金银花、黄芩、柴胡、黄柏、紫苏叶、升麻、白芷、天麻、川芎、拳参、干姜、丹参、桔梗、石菖蒲、檀香、蒲黄、琥珀、麻黄、陈皮、人工麝香、安息香、冰片、细辛、千金子霜、丁香、巴豆霜、当归、桃仁霜、甘遂（制）、红大戟、莪术、槟榔、胡椒、葶苈子、炒白芍、煅禹余粮、桑白皮、山豆根、鬼箭羽、赤豆、人工牛黄、醋芫花、山慈菇、降香、紫菀、铜石龙子条、蜈蚣（去头、足）、斑蝥（去头、足、翅）、大枣、水牛角浓缩粉、雌黄	辟秽气，止吐泻。用于感受暑邪，时行疹气，头晕胸闷，腹痛吐泻
35	安宫牛黄（丸）散	牛黄、人工麝香、朱砂、黄连、水牛角浓缩粉、珍珠、雄黄、黄芩、栀子、郁金、冰片	清热解毒，镇惊开窍。用于热病，邪入心包，高热惊厥，神昏谵语；中风昏迷及脑炎、脑膜炎、中毒性脑病、脑出血、败血症见上述证候者
36	安脑丸（安脑片）	人工牛黄、朱砂、猪胆粉、冰片、水牛角浓缩粉、珍珠、黄芩、栀子、郁金、煅赭石、薄荷脑、黄连、雄黄、石膏、珍珠母	清热解毒，醒脑安神，豁痰开窍，镇惊息风。用于高热神昏，烦躁谵语，抽搐惊厥，中风窍闭，头痛眩晕；高血压，脑中风
37	妇科通经丸	巴豆（制）、干漆（炭）、醋香附、红花、大黄（醋炙）、沉香、木香、醋莪术、醋三棱、郁金、黄芩、艾叶（炭）、醋鳖甲、硇砂（醋制）、醋山甲（每400g蜡丸用朱砂粉包衣）	破瘀通经，软坚散结。用于气血瘀滞所致的闭经、痛经、癥瘕，症见经水日久不行、小腹疼痛、拒按、腹有癥块、胸闷、喜叹息

序号	制剂名	处方组成	功能与主治
38	红灵散	人工麝香、朱砂、雄黄、硼砂、煅金礞石、硝石（精制）、冰片	祛暑，开窍，辟瘟，解毒。用于中暑昏厥，头晕胸闷，恶心呕吐，腹痛泄泻
39	苏合香丸	苏合香、安息香、冰片、水牛角浓缩粉、人工麝香、檀香、沉香、丁香、香附、木香、乳香（制）、荜茇、白术、诃子肉、朱砂	芳香开窍，行气止痛。用于痰迷心窍所致的痰厥昏迷、中风偏瘫、肢体不利，以及中暑、心胃气痛
40	医痫丸	生白附子、半夏（制）、僵蚕（炒）、蜈蚣、白矾、朱砂、天南星（制）、猪牙皂、乌梢蛇（制）、全蝎、雄黄	祛风化痰，定痫止搐。用于痰阻脑络所致的癫痫，症见抽搐昏迷、双目上吊、口吐涎沫
41	抗栓再造丸	红参、胆南星、人工牛黄、烫水蛭、丹参、大黄、苏合香、葛根、当归、何首乌、桃仁、红花、天麻、威灵仙、甘草、黄芪、烫穿山甲、冰片、人工麝香、三七、地龙、全蝎、穿山龙、牛膝、乌梢蛇、朱砂、土鳖虫、细辛、草豆蔻	活血化瘀，舒筋通络，息风镇痉。用于瘀血阻窍、脉络失养所致的中风，症见手足麻木、步履艰难、瘫痪、口眼歪斜、言语不清；中风恢复期及后遗症见上述证候者
42	补肾益脑丸（补肾益脑片）	鹿茸（去毛）、红参、茯苓、麸炒山药、熟地黄、川芎、牛膝、玄参、五味子、当归、盐补骨脂、枸杞子、麦冬、炒酸枣仁、远志、朱砂	补肾生精，益气养血。用于肾虚精亏、气血两虚所致的心悸、气短、失眠、健忘、遗精、盗汗、腰腿酸软、耳鸣耳聋
43	局方至宝散	水牛角浓缩粉、牛黄、玳瑁、朱砂、人工麝香、雄黄、琥珀、安息香、冰片	清热解毒，开窍镇惊。用于热病属热入心包、热盛动风证，症见高热惊厥、烦躁不安、神昏谵语及小儿急热惊风
44	妙灵丸	川贝母、玄参、薄荷、制天南星、葛根、清半夏、羌活、木通、赤芍、地黄、桔梗、钩藤、橘红、前胡、冰片、朱砂、羚羊角、水牛角浓缩粉	清热化痰，散风镇惊。用于外感风热夹痰所致的感冒，症见咳嗽发烧、头痛眩晕、呕吐痰涎、鼻干口燥、咽喉肿痛

序号	制剂名	处方组成	功能与主治
45	纯阳正气丸	广藿香、姜半夏、木香、陈皮、丁香、肉桂、苍术、白术、茯苓、朱砂、硝石、硼砂、雄黄、煅金礞石、麝香、冰片	温中散寒。用于暑天感寒受湿，腹痛吐泻，胸膈胀满，头痛恶寒，肢体酸重
46	抱龙丸	茯苓、赤石脂、广藿香、法半夏、陈皮、厚朴、薄荷、紫苏叶、僵蚕（姜炙）、山药、天竺黄、檀香、白芷、砂仁、防风、荆芥、白附子、独活、白芍、诃子（去核）、荜茇、炒白术、川芎（酒蒸）、木香、朱砂、天麻、香附（四制）	祛风化痰，健脾和胃。用于脾胃不和、风热痰内蕴所致的腹泻，症见食乳不化、恶心呕吐、大便稀、有不消化食物
47	周氏回生丸	五倍子、檀香、木香、沉香、丁香、甘草、千金子霜、红大戟（醋制）、山慈菇、六神曲（麸炒）、人工麝香、雄黄、冰片、朱砂	祛暑散寒，解毒辟秽，化湿止痛。用于霍乱吐泻，痧胀腹痛
48	柏子养心丸（片）	柏子仁、党参、炙黄芪、川芎、当归、茯苓、制远志、酸枣仁、肉桂、醋五味子、半夏曲、炙甘草、朱砂	补气，养血，安神。用于心气虚寒，心悸易惊，失眠多梦，健忘
49	香苏正胃丸	广藿香、紫苏叶、香薷、陈皮、姜厚朴、麸炒枳壳、砂仁、炒白扁豆、炒山楂、六神曲（炒）、炒麦芽、茯苓、甘草、滑石、朱砂	解表化湿，和中消食。用于小儿暑湿感冒，症见头痛发热、停食停乳、腹痛胀满、呕吐泄泻、小便不利
50	复方牛黄消炎胶囊	人工牛黄、黄芩、栀子、朱砂、珍珠母、郁金、雄黄、冰片、石膏、水牛角浓缩粉、盐酸小檗碱	清热解毒，镇静安神。用于气分热盛，高热烦躁；上呼吸道感染、肺炎、气管炎见上述证候者
51	保赤散	六神曲（炒）、巴豆霜、天南星（制）、朱砂	消食导滞，化痰镇惊。用于小儿冷积，停乳停食，大便秘结，腹部胀满，痰多
52	速效牛黄丸	人工牛黄、水牛角浓缩粉、黄连、冰片、栀子、黄芩、朱砂、珍珠母、郁金、雄黄、石菖蒲	清热解毒，开窍镇惊。用于痰火内盛所致烦躁不安、神志昏迷及高血压引起的头目眩晕

序号	制剂名	处方组成	功能与主治
53	益元散	滑石、甘草、朱砂	清暑利湿。用于感受暑湿，身热心烦，口渴喜饮，小便短赤
54	通痹（片）胶囊	制马钱子、金钱白花蛇、蜈蚣、全蝎、地龙、僵蚕、乌梢蛇、天麻、人参、黄芪、当归、羌活、独活、防风、麻黄、桂枝、附子（黑顺片）、制川乌、薏苡仁、苍术（炒）、麸炒白术、桃仁、红花、没药（炒）、炮山甲、醋延胡索、牡丹皮、北刘寄奴、王不留行、鸡血藤、香附（酒制）、木香、枳壳、砂仁、路路通、木瓜、川牛膝、续断、伸筋草、大黄、朱砂	祛风胜湿，活血通络，散寒止痛，调补气血。用于寒湿闭阻，瘀血阻络，气血两虚所致痹病，症见关节冷痛，屈伸不利；风湿性关节炎，类风湿性关节炎见有上述证候者
55	梅花点舌丸	牛黄、珍珠、人工麝香、蟾酥（制）、熊胆粉、雄黄、朱砂、硼砂、葶苈子、乳香（制）、没药（制）、血竭、沉香、冰片	清热解毒，消肿止痛。用于火毒内盛所致的疔疮痈肿初起、咽喉牙龈肿痛、口舌生疮
56	清泻丸	大黄、枳实、朱砂粉、黄芩、甘草	清热，通便，消滞。用于实热积滞所致的大便秘结
57	琥珀抱龙丸	山药（炒）、朱砂、甘草、琥珀、天竺黄、檀香、枳壳（炒）、茯苓、胆南星、枳实（炒）、红参	清热化痰，镇静安神。用于饮食内伤所致的痰食型急惊风，症见发热抽搐、烦躁不安、痰喘气急、惊痫不安
58	紫金锭	山慈菇、千金子霜、人工麝香、雄黄、红大戟、五倍子、朱砂	辟瘟解毒，消肿止痛。用于中暑，脘腹胀痛，恶心呕吐，痢疾泄泻，小儿痰厥；外治疔疮疖肿，疹腮，丹毒，喉风
59	紫雪散	石膏、北寒水石、滑石、磁石、玄参、木香、沉香、升麻、甘草、丁香、芒硝（制）、硝石（精制）、水牛角浓缩粉、羚羊角、人工麝香、朱砂	清热开窍，止痉安神。用于热入心包、热动肝风证，症见高热烦躁、神昏谵语、惊风抽搐、斑疹吐衄、尿赤便秘

序号	制剂名	处方组成	功能与主治
60	暑症片	猪牙皂、细辛、薄荷、广藿香、木香、白芷、防风、陈皮、清半夏、桔梗、甘草、贯众、枯矾、雄黄、朱砂	祛寒辟瘟，化浊开窍。用于夏令中恶昏厥，牙关紧闭，腹痛吐泻，四肢发麻
61	跌打七厘片	人工麝香、三七、血竭、醋没药、红花、冰片、朱砂、醋乳香、酒当归、儿茶	活血，散瘀，消肿，止痛。用于跌打损伤，外伤出血
62	舒肝丸	川楝子、醋延胡索、片姜黄、酒白芍、豆蔻仁、陈皮、砂仁、木香、沉香、麸炒枳壳、茯苓、朱砂、姜厚朴	舒肝和胃，理气止痛。用于肝郁气滞，胸胁胀满，胃脘疼痛，嘈杂呕吐，嗳气泛酸
63	舒肝丸（浓缩丸）	川楝子、醋延胡索、片姜黄、酒白芍、豆蔻仁、陈皮、砂仁、木香、沉香、麸炒枳壳、茯苓、朱砂、姜厚朴	舒肝和胃，理气止痛。用于肝郁气滞，胸胁胀满，胃脘疼痛，嘈杂呕吐，嗳气泛酸
64	痧药	丁香、天麻、大黄、冰片、制蟾酥、朱砂、甘草、人工麝香、雄黄、苍术、麻黄	祛暑解毒，辟秽开窍。用于夏令贪凉饮冷，感受暑湿，症见猝然闷乱烦躁、腹痛吐泻、牙关紧闭、四肢逆冷
65	强阳保肾丸	炙淫羊藿、阳起石（煅，酒淬）、酒肉苁蓉、盐胡芦巴、盐补骨脂、醋五味子、沙苑子、蛇床子、覆盆子、韭菜子、麸炒芡实、肉桂、盐小茴香、茯苓、制远志（每1000g用滑石粉111g包内衣，再用朱砂粉末28g、滑石粉111g配置均匀包外衣）	补肾助阳。用于肾阳不足所致的腰酸腿软、精神倦怠、阳痿遗精
66	避瘟散	檀香、白芷、零陵香、香排草、姜黄、甘松、木香、玫瑰花、丁香、人工麝香、冰片、朱砂、薄荷脑	祛暑避秽，开窍止痛。用于夏季暑邪引起的头目眩晕、头痛鼻塞、恶心、呕吐、晕车晕船

附表 4-2（B） 部颁标准收载的含朱砂的中成药品种

序号	制剂名	处方组成	功能与主治	来源	
1	食道平散	人参、西洋参、紫硇砂、珍珠、牛黄（人工）、熊胆（粉）、全蝎、蜈蚣、细辛、三七、薄荷（脑）、朱砂	解毒破瘀，祛腐散结，健脾益气，涤痰宽中，降逆止呕。用于中晚期食道癌而致食道狭窄梗阻，吞咽困难、疼痛，噎膈反逆等病症	地标升国标	肿瘤
2	金牛眼药（散）	珍珠、麝香、熊胆、朱砂、琥珀、硼砂、冰片、炉甘石（煅）	清热，退翳，明目。用于暴发火眼，眼眩赤粒、砂眼，迎风流泪及宿翳外障眼病	部颁 20 册	
3	拨云散眼药	牛黄、麝香、冰片、朱砂、琥珀、硇砂、硼砂、炉甘石（煅）	清热消炎，明目退翳。用于暴发火眼，眼边赤烂，云翳遮睛	部颁 02 册	
4	八宝拨云散	冰片、珍珠、麝香、牛黄、海螵蛸、琥珀、朱砂、硼砂、硇砂、炉甘石（制）	清热散翳，消云退翳。用于翳肉攀睛，云翳湿烂	部颁 06 册	
5	八宝眼药	珍珠、麝香、海螵蛸、琥珀、硼砂（炒）、朱砂、冰片、炉甘石（三黄汤飞）、地栗粉	消肿止痛，明目退翳。用于目赤肿痛，眼角涩痒	部颁 06 册	眼科
6	鹅毛管眼药	炉甘石（制）、荸荠粉、硼砂（炒）、朱砂、牛黄、冰片、麝香、黄连、赤芍、桑叶、谷精草、密蒙花、白芷、防风、蒺藜、栀子、木贼、地黄、蝉蜕、龙胆、菊花、决明子、薄荷、桑白皮、黄柏、荆芥、玄明粉	散风热，止痛痒。用于风火眼疾，红肿痛痒，干涩羞明，迎风流泪	部颁 05 册	
7	金牛眼药（散）	珍珠、麝香、熊胆、朱砂、琥珀、硼砂、冰片、炉甘石（煅）	清热，退翳，明目。用于暴发火眼，眼眩赤粒、砂眼，迎风流泪及宿翳外障眼病	部颁 20 册	
8	朱珀安神丹（丸）	珍珠、白芍、川芎、红参、琥珀、丹参、当归、白术、皮、甘草、茯苓、黄芪、陈地黄、六神曲、牡蛎、远志、朱砂	宁心安神，益气养血。用于气血双亏，不思饮食引起的夜不安睡，精神不振，心跳气短等症	部颁 11 册	心内科

续表

序号	制剂名	处方组成	功能与主治	来源	
9	朱砂安神片（丸）	朱砂、黄连、地黄、当归、甘草	清心养血，镇静安神。用于胸中烦热，心悸不宁，失眠多梦	部颁07（10）册	心内科
10	状元丸	熟地黄、地黄、山茱萸（酒炙）、天冬、麦冬、玄参、五味子、人参、黄芪（蜜炙）、白术（麸炒）、茯苓、甘草、当归、丹参、酸枣仁（炒）、远志（去心）、甘草水炙、柏子仁、石菖蒲、莲子肉、桔梗、琥珀、朱砂	养心滋肾，健脑安神。用于心肾不足，用脑过度引起的失眠健忘，虚烦多梦、心悸不安，目暗耳鸣，精神疲倦	部颁06册	
11	养阴镇静片	当归、麦冬、五味子、首乌藤、地黄、茯苓、柏子仁、党参、珍珠母、玄参、丹参、远志、桔梗、朱砂	滋阴养血，镇惊安神。用于心血不足，征神健忘，心烦不安，心悸失眠	部颁02册	
12	养阴镇静丸	当归、麦冬、五味子、首乌藤、生地黄、茯苓、柏子仁、党参、珍珠母、丹参、远志、桔梗、朱砂（注：与养阴镇静片处方用量有别）	滋阴养血，镇静安神。用于心血不足，健忘，心悸失眠	部颁19册	
13	镇心安神丸	朱砂、黄连、甘草、当归、生龙齿、茯苓、地黄、黄芪、远志、柏子仁（炒）、酸枣仁	镇心安神，养血除烦。用于心血不足，精神忧郁，惊悸怔忡，烦躁不眠	部颁10册	
14	保安万灵丹（丸）	荆芥、防风、羌活、麻黄、细辛、川芎、川乌（制）、草乌（制）、天麻、当归、甘草、苍术、何首乌（制）、石斛、全蝎、雄黄、朱砂	解毒消痈，舒筋活血，祛风止痛。用于痈疽发背，深部脓疡，风寒湿痹，肢体瘫痪，偏正头痛，疝气坠痛	部颁07册	外科
15	蟾酥锭	蟾酥（酒炙）、麝香、冰片、雄黄、朱砂、蜗牛	活血解毒，消肿止痛。用于疔毒恶疮，初起红肿坚硬，麻木疼痛，乳痈肿痛，痈疽发背，蝥虫咬伤，热疼痛等症	部颁01册	

续表

序号	制剂名	处方组成	功能与主治	来源
16	点舌丸	西红花、红花、雄黄（制）、没药（制）、大黄、葶苈子、穿山甲（制）、蜈蚣、香、珍珠、熊胆、麝香、蟾酥、沉香、血竭、硼砂、蒲公英、牛黄（制）、金银花、朱砂、冰片、乳香	清热解毒，消肿止痛。用于各种疮疡初起，无名肿毒，疔疮发背，乳痈肿痛等症	部颁17册
17	飞龙夺命丸（丹）	乳香（醋炙）、没药（醋炙）、血竭、蜈蚣、铜绿、胆矾、寒水石（煅）、蜗牛（煅）、轻粉、雄黄、麝香、蟾酥（乳炙）、冰片、朱砂	活血败毒，消肿止痛。用于血瘀化腐成毒引起的痈疽疔毒，脑疽对口，搭背恶疮，乳痈乳癌，溃烂不愈	部颁03册
18	复方蟾酥丸	蟾酥（制）、活蜗牛、麝香、乳香（制）、没药（制）、铜绿、胆矾、白矾、寒水石、朱砂、雄黄、轻粉	消解疮毒。用于痈疽，疔疮	部颁15册
19	解毒万灵丸	苍术（炒）、石斛、麻黄、羌活、当归、荆芥、甘草（蜜炙）、防风、天麻、细辛、何首乌、川乌、雄黄（飞）、草乌（制）、朱砂（飞）、川芎	祛风除湿，解毒止痛。用于痈疽发背，湿痰流柱，气血阻滞，遍身走痛	地标升国标
20	外用紫金锭	山慈菇、朱砂（水飞）、红大戟、醋制、五倍子、穿心莲、雄黄（水飞）、千金子、三七、冰片、丁香罗勒油	解毒，消炎。用于痈疽疮毒，虫咬损伤，无名肿毒	部颁11册
21	万灵片	茅苍术、制川乌、何首乌、麻黄、当归、甘草（蜜炙）、全蝎、羌活、川芎、天麻、石斛、防风、荆芥、细辛、雄黄、朱砂	温散寒凝，活血通络，解毒消肿。用于痈疽初起，发背流注以及风湿疼痛	部颁06册

外科

续表

序号	制剂名	处方组成	功能与主治	来源	
22	珠黄八宝散	珍珠、牛黄、炉甘石（制）、琥珀、石膏（煅）、龙骨（煅）、冰片、朱砂	清热解毒，生肌收口。用于痈疽、疔毒及疮疡，溃后久不收口	部颁 05 册	
23	八宝散	龙骨（煅）、炉甘石（制）、赤石脂、石膏（煅）、琥珀、冰片、朱砂、珍珠	生肌敛疮。用于溃疡久不收口	部颁 05 册	
24	一粒珠	穿山甲（制）、乳香（醋制）、没药（醋制）、麝香、朱砂、雄黄、冰片、珍珠、牛黄、蟾酥（酒制）	活血、消肿、解毒。用于痈疽疔疖、乳痈乳岩，红肿疼痛	部颁 02 册	
25	珍珠生肌散（珍珠八宝散）	珍珠、冰片、血竭、象皮（砂炒）、朱砂、乳香（制）、龙骨（煅）、儿茶、没药（制）、赤石脂	生肌收口。用于疮毒溃疡，腐肉已净，久不收口	部颁 04 册	
26	蛇伤解毒片	光慈菇、山豆根、拳参、黄连、白芷、红大戟、冰片、雄黄、朱砂、大黄、硫酸镁	清解蛇毒，散瘀消肿。用于各种毒蛇咬伤	部颁 02 册	
27	麝香三妙膏	麝香、当归、红花、乳香、三七、黄连、朱砂、丹参、川芎、没药、芦荟	消肿、解毒、止痛。用于乳痈、疔毒、疮疡、黄水疮等	部颁 12 册	
28	赛霉安乳膏	石膏、冰片、朱砂	清热止血，收敛祛湿，化腐生肌。用于皮肤及鼻黏膜溃疡，发炎，出血，皮肤碰伤，刀伤，慢性溃疡，子宫颈糜烂，阴道炎，痔疮，肛瘘，褥疮等症	地标升国标	外科

续表

序号	制剂名	处方组成	功能与主治	来源	
29	赛霉安散	石膏、冰片、朱砂	清热止血，收敛祛湿，化腐生肌	部颁 16 册	外科
30	参茸固本还少丸	人参（去芦）、鹿茸（酒制）、附子（制）、肉桂、菟丝子、杜仲、仙茅、淫羊藿（酥油制）、肉苁蓉、巴戟天（制）、补骨脂（盐炒）、川牛膝（酒炒）、海马（酥油制）、牛膝、阳起石、阴起石、黄芪（蜜制）、党参、白术（炒）、熟地、山药（炒）、茯苓、甘草、龟甲（蜜制）、阿胶、何首乌、龟甲（醋制）、山茱萸、天冬、墨旱莲、五味子（酒制）、枸杞子、白芍（炒）、当归（酒炒）、朱砂、莲子、川芎、远志（去心）、柏子仁、菊花、六神曲（炒）、木香、陈皮、木瓜、龙骨（煅）、砂仁、山楂、小茴香（盐炒）、麦芽（炒）、黑豆（炒）、母丁香、鹿筋、花椒、藜（盐炒）、白芥子（炒）、鱼鳔、浙贝母、黄芩、螃蟹（酥油制）、地龙、半夏（酥油制）、土鳖虫、硼砂	补肾助阳，益气固体，填精止遗，强筋健骨。用于肾阴肾阳不足，命门火衰所致的畏寒肢冷，面色㿠白，精神不振，性欲减退，女子宫寒不孕，遗精滑精，腰膝酸软，阳痿早泄，带下清稀，或尿频多，以及耳鸣耳聋，虚喘，浮肿，五更泄泻等	部颁 11 册	肾虚

续表

序号	制剂名	处方组成	功能与主治	来源	
31	三鞭温阳胶囊	鹿茸（醋制）、人参、熟地黄（奶制）、穿山甲（酥油制）、地黄（蒸）、石燕（煅、姜汁制）、肉苁蓉（奶制）、细辛、地骨皮（酒制）、杜仲（酒制、炭）、附子（水煎）、丁香（花椒炒）、天冬（酒制）、朱砂（茅面包蒸）、甘草（蜜炙）、蜻蜓（去足翅）、枸杞子（蜜炙）、淫羊藿（奶制）、虾仁、破故纸（酒制）、锁阳（酒制）、牛膝（酒制）、急性子、砂仁（蜜炙、大青盐、炒）、雀脑、硫黄制、蚕蛾（去头足）、兔丝子（酒制）、海狗肾（滑石粉烫）、驴肾（酒制）、狗肾（滑石粉烫）	温肾壮阳。用于命门火衰、阳痿不举、遗精早泄、肾冷精寒、腰膝痿弱	地标升国标	肾虚
32	七味兔耳草散	诃子、短穗兔耳草、熊胆、朱砂、姜黄、红花、手参	补肾、涩精。用于遗精、遗尿	部颁藏药01册	
33	遗尿散	粉草（盐炒）、益智仁（盐炒）、朱砂	暖肾、涩尿。用于睡中遗尿	部颁03册	
34	解表追风丸	香附（制）、细辛、雄黄、荆芥、独活、丁香、柴胡、乌药、豆蔻、甘草、川芎（制）、陈皮、荜茇、砂仁、白芷、樟香、天花粉、朱砂、紫苏叶、天麻、半夏（制）、防风	祛风解表、健胃和中。用于体虚有风，头晕头痛，不思饮食，胸腹满闷，产妇风气	部颁05册	脾胃

续表

序号	制剂名	处方组成	功能与主治	来源	
35	复方芦荟胶囊	芦荟、青黛、朱砂、琥珀	调肝益肾，清热润肠，宁心安神。用于习惯性便秘，大便结或因大便数日不通引起的腹胀、腹痛等	部颁 18 册	
36	更衣胶囊（片）	芦荟、朱砂	润肠通便。用于病后津液不足，肝火内炽，便秘	部颁 04（02）册	
37	久芝清心丸	大黄、黄芩、桔梗、山药、丁香、牛黄、麝香、冰片、朱砂、雄黄、薄荷脑	清热，泻火，通便。用于内热壅盛引起的头晕脑胀、口鼻生疮、咽喉肿痛、风火牙疼、耳聋耳鸣、大便秘结	部颁 07 册	
38	清泻丸	大黄、黄芩、枳实、甘草、朱砂	清热，通便，消滞。用于肠热、积滞、便秘	部颁 10 册	
39	升华红黑丸	红丸：巴豆、郁金、知母、黄芩、朱砂；黑丸：巴豆、郁金、厚朴、厚朴、黄连、百草霜、木香	消食导滞，清热解毒。用于食积腹胀、腹痛便秘及湿热泻泄、下痢脓血	部颁 20 册	脾胃
40	小儿消积丸	枳壳（麸炒）、三棱（醋炒）、黄芩、莪术（醋煮）、厚朴（姜制）、槟榔、青皮（醋炒）、陈皮、大黄、牵牛子（炒）、香附（醋炒）、木香、巴豆霜、朱砂	消食导滞，理气和胃，止痛。用于小儿各种停食积滞、脘腹胀痛，面色萎黄、身体瘦弱	部颁 02 册	
41	小儿七珍丸	雄黄、天竺黄、全蝎、僵蚕（炒）、清半夏、天麻、钩藤、桔梗、黄芩、巴豆霜、胆南星、蝉蜕、蟾酥（制）、沉香、水牛角浓缩粉、羚羊角、人工牛黄、麝香、朱砂	消积导滞，通便泻火，镇惊退热，化痰息风。用于小儿感冒发热，夹食夹惊、乳食停滞、大便不通、惊风抽搐、痰涎壅盛	部颁 19 册	
42	气痛丸	木香、甘草、赤石脂（煅）、枳壳（炒）、朱砂	行气止痛，健胃消滞。用于胃气痛、肠胃积滞痛	部颁 13 册	

续表

序号	制剂名	处方组成	功能与主治	来源	
43	舒肝丸（浓缩丸）	川楝子、延胡索（醋制）、片姜黄、白芍（酒炒）、沉香、枳壳（炒）、木香、砂仁、豆蔻仁、茯苓、厚朴（姜制）、朱砂	舒肝和胃，理气止痛。用于肝郁气滞，胸胁胀满、胃脘疼痛、嘈杂呕吐、嗳气泛酸	部颁08册	
44	快胃舒肝丸	白芍、当归、香附（醋制）、陈皮、丁香、木香、沉香、甘草、六神曲（炒焦）、厚朴、青皮（醋制）、白扁豆（炒）、槟榔（焦）、枳壳（麸炒）、豆蔻、砂仁、枳实（麸炒）、鸡内金、延胡索（醋制）、龙胆、柴胡、白术（麸炒）、莱菔子（炒）、橘红、黄连、朱砂（水飞）、滑石	健胃、舒郁、止痛。用于胃胃脘刺痛、痞满嘈杂、两胁膨胀、呕吐吞酸	地标升国标	
45	香砂胃痛散	碳酸氢钠、沉香、砂仁、朱砂	制酸理气，和胃止痛。用于胃痛、消化不良、胃酸过多	地标升国标	脾胃
46	十香定痛丸	丁香、母丁香、降香、小茴香（盐炙）、檀香、木香、香附（醋炙）、乳香（醋炙）、豆蔻、枳实、厚朴（姜炙）、三棱（麸炒）、莪术、元姜黄、蒲黄、五灵脂（醋炙）、片姜黄、元胡（醋炙）、红花、赤芍、白芍、没药（醋炙）、高肉桂（去粗皮）、白术、山楂（炒）、茯苓、槟榔、法半夏、良姜、石菖蒲、牵牛子（炒）、安息香、砂仁、苏合香、朱砂、甘草、松罗茶、砂仁、沉香粉、沉香粉	舒肝解郁，和胃止痛。用于肝胃不和，气滞血瘀引起的胸胁胀满、胃脘疼痛、食积腹胀、经期腹痛	部颁12册	

续表

序号	制剂名	处方组成	功能与主治	来源	
47	厚元行气丸	化橘红、厚朴（制）、陈皮、元胡（酸炒）、木香、蒲黄、鸡内金（炒）、佛手、三棱（醋炒）、沉香、郁金（制）、莪术、桃仁（去油）、乳香、降香、麝香、冰片、珍珠（飞）、朱砂（飞）、琥珀（飞）	行气消积，活血止痛。用于气郁不舒，胃脘疼痛	地标升国标	
48	小儿四症丸	紫苏叶、广藿香、白术（炒）、茯苓、苍术、麦芽（炒）、陈皮、法半夏、厚朴（姜制）、泽泻、天花粉、六神曲（麸炒）、猪苓、山楂、白芷、砂仁、桔梗、滑石、琥珀、朱砂、木香	健脾消导，止泻。用于小儿夏秋泄泻，呕吐腹痛，身热尿少	部颁03册	脾胃
49	吐泻肚痛胶囊（散）	木香、厚朴（姜制）、白芍、茯苓、甘草、广藿香、赤石脂、朱砂、丁香	化气消滞，去湿止泻。用于湿热积滞引起的肚痛泄泻，晕眩呕吐	部颁12（14）册	
50	胃肠安丸	木香、沉香、枳壳（麸炒）、檀香、大黄、厚朴（姜制）、朱砂、麝香、巴豆霜、大枣（去核）、川芎	芳香化浊，理气止痛，健胃导滞。用于消化不良引起的腹泻、肠炎、菌痢，脘腹胀满，腹痛，食积乳积	新药转正03册	
51	溃疡软膏	寒水石（凉制）、雄黄、银朱、冰片、石决明（煅）、麝香、朱砂	生肌，收敛。用于皮肤溃烂，外伤感染，疥疮等	部颁蒙药01册	皮肤
52	通痹胶囊	制马钱子、白花蛇、蜈蚣、全蝎、地龙、蚕、乌梢蛇、天麻、人参、黄芪、当归、羌活、独活、防风、麻黄、桂枝、附子、制川乌、薏苡仁、苍术、白术（炒）、桃仁、红花、没药（制）、穿山甲（制）、延胡索、（制）、牡丹皮、北刘寄奴、王不留行、鸡血藤、香附（酒制）、广木香、砂仁、路路通、木瓜、川牛膝、续断、伸筋草、大黄、朱砂	调补气血，祛风胜温，活血通络，消肿止痛。用于寒温两虚型痹症，肝肾两虚型痹症，包括风湿性关节炎，类风湿关节炎	部颁新药	风湿

续表

序号	制剂名	处方组成	功能与主治	来源	
53	透骨镇风丸（丹）	香加皮、甘松、荆芥、关木通、天麻、白芷、青风藤（麸炒）、羌活、麻黄、防风、苍术、僵蚕（麸炒）、银花炭、海桐皮、全蝎、独活、川乌（甘草、银花炙）、白附子（矾炙）、木贼、细辛、草乌（甘草、银花炙）、丁香、山柰、肉豆蔻（煨）、吴茱萸（甘草炙）、红豆蔻、八角茴香、高良姜、豆蔻、草果、肉桂、丹皮、没药（醋炙）、川芎、莪术（麸炒）、赤芍、杜仲、乳香（醋炙）、三棱（醋炙）、血竭、自然铜（煅、醋淬）、菟丝子（盐炙）、虎骨（油炙）、当归、胡芦巴（盐炙）、白芍、续断、巴戟天（甘草炙）、益智仁（盐炙）、石南藤、龟甲（沙烫醋淬）、黄芪、地骨皮、韭菜子、肉苁蓉（酒炙）、补骨脂（盐炙）、大青盐、小茴香、熟地黄、龙骨（煅）、白术（麸炒）、人参、鹿茸、甘草、陈皮、茯苓、五味子（醋炙）、苦杏仁、柏子仁、枳壳、罂粟壳、广藿香、连翘、滑石、天南星（矾炙）、桔梗、厚朴（姜炙）、香附（醋炙）、远志（甘草炙）、砂仁、川楝子、枳实、木香、麝香、朱砂	疏风散寒，温通经络。用于风寒湿邪，痹阻经络引起的腰背疼痛，肢体麻木，筋骨软弱，半身不遂，跌打损伤，瘀血肿痛	部颁 06 册	风湿

续表

序号	制剂名	处方组成	功能与主治	来源	
54	追风透骨片	制川乌、香附（制）、川芎、麻黄、制草乌、秦艽、当归、赤小豆、羌活、赤芍、细辛、制天南星、白芷、甘草、白术、没药（制）、乳香（制）、地龙、茯苓、桂枝、天麻、甘松、防风、朱砂	通经络、祛风湿、镇痛祛寒。用于风寒湿痹，四肢麻痛、神经麻痹，手足麻木	部颁 11 册	风湿
55	追风透骨丸	制川乌、白芷、制草乌、甘草、白术（炒）、没药（制）、朱砂、麻黄、川芎、乳香（制）、秦艽、地龙、当归、茯苓、赤芍、豆、羌活、天麻、细辛、防风、天南星（制）、桂枝、甘松	祛风除湿、通经活络、散寒止痛。用于风寒湿痹，肢体疼痛，肢体麻木	部颁 18 册	
56	七厘胶囊	血竭、乳香（制）、没药（制）、红花、儿茶、冰片、人工麝香、朱砂	化瘀消肿、止痛止血。用于跌仆损伤，血瘀疼痛，外伤出血	新药转正 14	
57	八厘散	红花、乳香（炒）、儿茶、自然铜（煅）、没药（炒）、大黄、血竭、当归、续断、骨碎补（烫）、硼砂、土鳖虫、朱砂	活血消肿、舒筋接骨。用于跌打损伤，瘀血作痛，骨折筋伤	部颁 03 册	
58	参三七伤药（散、片）	三七、乳香（制）、没药（制）、白芷、山茶、制川乌、制草乌、木香、冰片、红花、儿茶、当归、香附（制）、朱砂、花（煅）、血竭、陈皮、土鳖虫、细辛	活血祛瘀、通经活络，用于跌打损伤，助背驱紧作痛，肢体酸软	部颁 10(04) 册	骨科
59	长春红药胶囊	三七、（制）何首乌、当归、蒲公英、石菖蒲、莲子芯、乳香（炒）、没药、仙鹤草、小蓟、红花、（醋）延胡索、重楼、栀子、冰片、菊花、朱砂	活血化瘀、消肿止痛、瘀血作痛等。用于跌打损伤，瘀血作痛等	地标升国标	

续表

序号	制剂名	处方组成	功能与主治	来源	
60	长春红药片	三七、(制) 何首乌、(制) 川乌、莲子芯、当归、蒲公英、骨碎补、石菖蒲、小蓟、(炒) 乳香、(炒) 没药、仙鹤草、冰片、红花、(醋) 延胡索、重楼、栀子、菊花、朱砂	活血化瘀，消肿止痛。用于跌打损伤，瘀血作痛等	部颁 03 册	
61	跌打七厘片 (散)	麝香、冰片、三七、朱砂 (飞)、血竭、乳香 (醋炙)、没药 (醋炙)、当归 (酒炙)、红花、儿茶	活血，散瘀，消肿，止痛。用于跌打损伤，外伤出血	地标升国标	骨科
62	红花七厘散	乳香 (醋制)、红花、血竭、麝香、当归、儿茶、朱砂、降香、没药 (醋制)、冰片、三七	散瘀，活血，消肿，止痛。用于跌打损伤，黑紫红肿，血瘀作痛，闪腰岔气，伤筋动骨，皮破流血	地标升国标	
63	加味七厘散	血竭、红花、儿茶、土鳖虫、三七、朱砂、乳香 (制)、麝香、没药 (制)、冰片、枯矾、朱砂	化瘀消肿，止痛止血。用于跌打损伤，血瘀疼痛，外伤出血	部颁 11 册	
64	二益丸	肉豆蔻 (煨)、山柰、砂仁、海螵蛸、附子 (黑顺片)、木香、橘红 (盐水炒)、白芷、龙骨 (煅)、蛇床子 (盐水炒)、甘草、吴茱萸 (盐水炒)、当归 (酒浸)、花椒、肉桂、细辛、丁香、母丁香、檀香、豆蔻、枯矾、朱砂	调经止带，温暖子宫。用于经脉不调，行经腹痛，瘀血痨症，下元虚寒，赤白带下	部颁 01 册	妇科
65	红花如意丸	红花、藏红花、鬼臼、诃子、余甘子、藏茜草、肉桂、镰形棘豆、紫草茸、藏紫草、光明盐、藏木香、螃蟹、胡椒、羌活果、野蚕马拉雅紫茉莉、沙棘膏、朱砂、花蛇肉 (去毒)、降香、熊胆、紫草草、枸杞、沉香、火硝	祛风镇痛，调经血，祛斑。用于妇女血症，风症，阴道炎，宫颈糜烂，心烦血虚，月经不调，痛经，下肢关节疼痛，筋骨肿胀，晨僵、麻木、小腹冷痛及寒湿性痹症	地标升国标	

续表

序号	制剂名	处方组成	功能与主治	来源	
66	二十五味鬼臼丸	鬼臼、藏茜草、石榴子、藏紫草、肉桂、矮紫堇、巴夏嘎、光明盐、硇砂、榜嘎、藏木香、诃子、熊胆、胡椒、喜马拉雅紫茉莉、余甘子、花蛇肉（去毒）、山柰、火硝、降香、沙棘膏、沉香、朱砂、肉豆蔻、枸杞、紫草茸、芜荽果	祛风镇痛，调经血。用于妇女血症、风症、子宫虫病，小腹、肝、胆、上体疼痛，心烦血虚，月经不调	部颁藏药01册	妇科
67	女胜金丹	香附（醋制）、当归、赤芍、白芍、白芷、川芎、红参、白术（焦）、远志（制）、牡丹皮、肉桂、牛膝、茯苓、白薇、熟地黄、藁本、甘草（制）、乳香、沉香、朱砂、没药（制）、延胡索（醋制）、琥珀、赤石脂（煅）、白石脂（煅）	养血，调经，祛寒。用于经血不调，行经障碍，经血紫黑带下，子宫寒冷，产后血亏，经前腹痛，经后腰疼，头晕心烦，惊悸不眠	部颁07册	
68	女金丹丸	黄芪、熟地黄、川芎、香附、三七（熟）、寄生、杜仲、陈皮、砂仁、茴香、益母草、地榆、牛膝、黄芩、木香、白芍、山药、党参、丁香、当归、阿胶、白术、茯苓、麦冬、海螵蛸、益智仁、肉苁蓉、延胡索、白薇、臭椿皮、荆芥、续断、艾叶、甘草、肉桂、酸枣仁、朱砂	补气养血，调经安胎。用于气血两亏，月经不调，腰腹疼痛，红崩白带，子宫寒冷	地标升国标	

续表

序号	制剂名	处方组成	功能与主治	来源
69	郑氏女金丹	黄芪（炙）、党参、熟地黄、当归、川芎、阿胶（炒珠）、香附（醋，盐炙）、三七（熟）、麦冬、茯苓、桑寄生、海螵蛸、杜仲（盐炙）、陈皮、砂仁（盐炙）、椿皮、小茴香（盐炙）、益智仁（盐炙）、益母草、延胡索（醋炙）、紫地榆（醋炙）、肉苁蓉、牛膝、续断（酒炙）、黄芩（酒炒）、白薇、木香、艾叶（醋炙）、白芍（酒炒）、荆芥（醋炙）、山药、紫河车、朱砂（水飞）、甘草（炙）、丁香、酸枣仁（盐炙）	补气养血，调经安胎。用于气血两亏，月经不调，腰膝疼痛，红崩白带，子宫寒冷	部颁19册
70	二十六味通经散	降香、红花、沙棘膏、诃子、毛诃子、余甘子、藏木香、寒水石（制）、朱砂、硼砂、羚羊角、鬼箭锦鸡儿、朱白、兔耳草、甘青兰、假藏茜草、山矾叶、蒌蒂、巴夏嘎、束花报春、小金虎耳草、冬葵果、火硝、紫草茸	止血散瘀，调经活血。用于"木布病"，胃肠溃疡出血，肝血增盛，月经不调，闭经，经血逆行，血瘀癥瘕，胸背疼痛等	部颁藏药01册
71	复方鹿胎丸	鹿胎、益母草、当归、白芍、川芎、木香、柴胡、朱砂	理血温经。用于经血不调，小腹冷痛，肢体酸软	部颁12册
72	吉祥安坤丸	益母草、沙棘、赤子、诃子、五灵脂、红花、木香、山柰、刺柏叶、土木香、鹿茸、小白蒿、丁香、朱砂、牛黄、冬虫夏草、牛胆粉、硼砂（微炒）	调经活血，补气安神。用于月经不调，产后发烧，心神不安，头昏头痛，腰膝无力，四肢浮肿，乳腺肿胀	部颁蒙药01册

妇科

续表

序号	制剂名	处方组成	功能与主治	来源	
73	十四味羚牛角丸	羚牛角、豆蔻、水牛角、紫草茸、鹿角、石榴子、喜玛拉雅紫茉莉、朱砂、熊胆、降香、藏茜草、肉豆蔻、圆柏膏、红花	活血化瘀，调经。用于子宫瘀血，月经不调，腰部酸痛，下腹痛	部颁蒙药01册	妇科
74	震灵丸	赤石脂（醋煅）、禹余粮（醋煅）、朱砂、紫石英（醋煅）、赭石（醋煅）、乳香（制）、没药（制）、五灵脂（醋炒）	固涩冲任，止血定痛。用于崩漏，吐血，咳血，便血，尿血	部颁04册	
75	萨热大鹏丸	诃子、安息香、蜀葵花、朱砂、山矾叶、珍珠母、紫草茸、草乌、藏茜草、红花、豆蔻、熊胆、刀豆、麝香、木香、京墨、藏菖蒲	消炎止痛。用于妇女白带过多，男性血尿，性肾病，急性腹痛，尿道感染等	部颁藏药01册	
76	小儿羚羊散	羚羊角、天竺黄、朱砂、冰片、金银花、紫草、连翘、甘草、西河柳、牛蒡子、浮萍、赤芍、牛黄、黄连、葛根、川贝母、水牛角浓缩粉	清热解毒，透疹止咳。用于麻疹隐伏，肺炎高热，嗜睡，咳嗽喘促，咽喉肿痛	部颁02册	
77	救急散	天南星（矾炙）、僵蚕（麸炒）、白附子（矾炙）、天竺黄、天麻、荆芥穗、薄荷、牛蒡子（炒）、柴胡、葛根、川乌（制）、桔梗、陈皮、木香、黄芩、黄连、大黄、玄参、西河柳、麝香、滑石、冰片、牛黄、朱砂粉	解表清热，镇惊化痰。用于内热食滞，外感风寒引起的身烧口渴，咳嗽痰盛，咽喉肿痛，惊风抽搐，夜卧不安，瘾疹不出	部颁06册	
78	卫生宝丸（丹）	黄芩、玄参、天花粉、麦冬、竹茹、僵蚕（麸炒）、荆芥穗、薄荷、桔梗、柴朗、紫苏叶、苦杏仁（去皮炒）、六神曲（麸炒）、甘草、朱砂粉、羚羊角浓缩粉、水牛角浓缩粉、冰片、雄黄粉	疏风解表，润肺化痰。用于外感风寒，内有蕴热而致的怕冷发烧，四肢酸懒，头疼目眩，咳嗽痰多，口渴咽干	部颁04册	肺热

续表

序号	制剂名	处方组成	功能与主治	来源	
79	麝香牛黄丸	牛黄、麝香、防风、赤芍、黄连、大黄、钩藤、连翘、黄柏、当归、栀子、金银花、麦冬、桔梗、黄芩、甘草、黄芪（煮）、石膏、雄黄、朱砂、冰片、薄荷脑	清热解毒。用于头晕目赤，咽干咳嗽，风火牙疼，大便秘结	部颁13册	肺热
80	解毒利咽丸	硼砂（煅）、黄连（粉）、五倍子（粉）、细辛（粉）、水牛角浓缩粉、牛黄（人工）、朱砂（飞）、蟾酥、冰片、珍珠（豆腐制）、麝香、熊胆（除去皮膜）、百草霜（粉）	清热解毒，消肿止痛。用于咽喉肿痛，单双乳蛾，痈疽疮疖疔肿毒	地标升国标	
81	喉痛丸	大黄、橘红、琥珀、人参、钟乳石（制）、柳枝、绿茶、青黛、玄明粉、寒水石、水牛角浓缩粉、羚羊角、五倍子、牛黄、沉香、朱砂、硼砂	清音化痰，退热止嗽，肺热咳嗽，口干舌燥，大便不通	部颁10册	
82	喉药散	人中白（水漂）、儿茶、青黛、寒水石、硼砂（煅制）、山茶、射干、黄连、朱砂、冰片、麝香、牛黄、甘草	清咽利喉，消肿定痛。用于咽喉肿痛，口舌生疮，牙龈溃烂，小儿热盛惊风	部颁09册	耳鼻喉
83	珍珠牛黄散	珍珠、牛黄、硼砂（煅）、儿茶、薄荷、黄柏、青黛、川贝、朱砂、灯心草（炭）、冰片	清热解毒，消肿止痛。用于热毒壅盛引起的白喉，咽喉肿痛，喉痹口疳	部颁09册	
84	胡氏六神丸	牛黄、冰片、朱砂、薄荷、麝香、熊胆、板蓝根、雄黄、甘草、金银花	消肿解毒，止痛退热，镇惊安神。用于喉风喉痈，双单乳蛾等咽喉诸症，疔毒、痈疮，小儿急热惊风及一般红肿热痛等症	部颁09册	
85	梅花点舌片	牛黄、没药（炒）、乳香（炒）、珍珠（制）、麝香、雄黄（炒）、沉香、熊胆、冰片、朱砂、血竭、葶苈子、硼砂	清热解毒，消肿止痛。用于疔疮痈肿初起，咽喉牙龈肿痛，口舌生疮	地标升国标	

序号	制剂名	处方组成	功能与主治	来源	
86	七十味松石丸	绿松石块、珍珠、珍珠母、麝香、岩精膏、紫钾砂、商陆、白花秦艽、肉豆蔻、塞北紫堇、兔耳草、木棉花、石榴子、银灰、白檀香、铁粉、印度獐牙菜、石灰、甘青青兰、骨碎补、青金石、牛黄、佐太、光明盐、美丽乌头、余甘子、唐古特乌头、马兜铃、桂、金灰、西红花、紫檀香、毛诃子、波棱瓜子、白草花、木香、冬葵、白豆蔻、珊瑚、羚羊角、熊胆、白硇砂、延胡索、绿绒蒿、丁香、角茴香、小檗皮、诃子、麻黄、灰、沉香、蔓菁膏、孔雀瓴炭、止泻木子、葵子、螃蟹、天竺黄、白芥子、大托叶云实、花岔	本品具有调节"隆""赤巴""培根"三要素的生理平衡，舒肝利胆，退黄化瘀，消肿止痛，调节免疫功能。主治肝郁气滞，肝中毒，肝性水肿，脘腹胀满，食物不化；"木布"病；各种急慢性肝炎和胆囊炎，脂肪肝，急慢性胃炎，上消化道溃疡出血。特别对肝硬化腹水有显著疗效。相当于中医的肝气郁滞，肝脾胃失调，湿热瘀阻，瘟毒相搏所致黄疸，胸腹肿满，助助刺痛，肝肿大，口苦、口渴，吞酸暖气，食饮不振等。相当于西医的急慢性传染性肝炎（甲肝、乙肝、丙肝等病毒性肝炎），迁延性肝炎，肝硬化，肝肿大、脂肪肝、酒精肝、肝腹水、肝脓疡；肝胃炎	地标升国标	肝病
87	清热定惊散	黄芩、猪牙皂、天麻（姜汁制）、独活、白术（蒸）、龙骨（水飞）、天花粉、山药、厚朴（姜汁、酒制）、茯苓、白芍、钩藤（姜汁制）、胆南星、陈皮、羌活、栀子（姜汁制）、竺黄、蝉蜕、紫苏叶、僵蚕（制）、硝石、麝香、半夏（制）、黄连、甘草、冰片、甘草、雄黄（水飞）、人工牛黄、朱砂（水飞）、琥珀（水飞）	定惊清热，祛风除痰。用于小儿惊风，痰涎壅盛、咳嗽气喘，食滞吐泻，腹痛泻泄	部颁20册	儿科

附表 4-3 部颁标准收载的含红升丹的中成药品种

序号	制剂名	处方组成	功能与主治	来源	
1	硇砂膏	硇砂、轻粉、乳香（制）、红升丹、没药（制）、樟脑、血竭、儿茶、当归、大黄、连翘、木鳖子、白蔹、赤芍、桔梗、白芷、玄参、苍术、地黄、蓖麻子、金银花、穿山甲、川芎、蜈蚣	解毒活血，消肿止痛。用于疮疖坚硬、红肿痛痒、溃烂	部颁15册	外科
2	腋臭粉	红粉、白矾（煅）、丁香、石膏、龙骨	辟秽，除臭。用于腋臭	地标升国标	皮肤
3	润肌皮肤膏	大枫子仁、红粉、核桃仁、蓖麻子、樟脑、松香、蜂蜡	消斑，燥湿，活血。用于皮肤疮癣，粉刺疙瘩，酒糟赤鼻，雀斑，汗斑，白癜风，湿毒脚气	部颁04册	

附表 4-4 部颁标准收载的含铅丹的中成药品种

序号	制剂名	处方组成	功能与主治	来源	
1	特灵眼药	牛黄、麝香、熊胆、珍珠、冰片、硼砂、琥珀、珊瑚、海螵蛸、红丹、大青盐、石斛、炉甘石	明目消炎。用于目赤肿痛，暴发火眼，眼赤烂，轻砂眼，云翳眼	部颁14册	眼科
2	提毒散	石膏（煅）、炉甘石（煅、黄连水飞）、轻粉、红粉、冰片、红丹	化腐解毒，生肌止痛。用于疗疖痈肿，臁疮，溃流脓血，疮口不敛	部颁01册	外科
3	四圣散	红丹、铅粉、枯矾、松香（制）	祛湿止痒，收敛生肌。用于皮肤湿痒，黄水疮，秃疮，薄皮疮	部颁11册	皮肤
4	膏药咀	麻油、红丹	活血止痛，黏合皮肤。用于手足皲裂	部颁03册	
5	黄水疮散	五倍子、枯矾、黄柏、槐米（炒）、白芷、轻粉、红丹	除湿拔干，解毒止痒。用于各种湿疮，黄水疮，破流黄水，浸淫不已，痛痒不休	部颁06册	

序号	制剂名	处方组成	功能与主治	来源	
6	麝香暖脐膏	麝香、当归、桃仁、肉桂、丁香、阿魏、大黄、僵蚕、防风、羌活、附子、红丹	祛寒，止痛。用于小儿肚腹疼痛，风寒湿痹等	地标升国标	风湿
7	通络骨质宁膏	红土茯苓、草乌、扯拢（生）、铁筷子、青风藤、见血飞、半夏、红花、天南星、海马、血竭、桑枝（鲜）、槐枝（鲜）、榆枝（鲜）、柳枝（鲜）、桃枝（鲜）、麻油、红丹	散结止痛，祛风除湿，活血化瘀。用于骨质增生，风湿性关节炎	地标升国标	骨科
8	活血风寒膏	玄参、木瓜、官桂、椿皮、地黄、赤芍、油松节、独活、羌活、苏木、大黄、白芷、当归、鹿角、厚朴、荜茇、高良姜、阿魏、冰片、丁香粉、肉桂（粉）、乳香粉、没药粉、樟脑、红丹	祛风散寒，活血消瘀。用于风寒麻木，筋骨疼痛，腰痛腿软，筋脉拘挛，跌打损伤，闪腰岔气，肾寒疝气，行经腹痛，湿寒带下，积聚痞块，血瘀作痛，胃寒腹胀	地标升国标	
9	妇宁栓	苦参、黄柏、黄芩、莪术、蛤壳（粉）、红丹、儿茶、乳香、没药、猪胆（粉）、冰片	清热解毒，燥湿杀虫，去腐生肌，化瘀止痛。用于细菌、病毒、霉菌、滴虫等引起的阴道炎、阴道溃疡、宫颈炎、宫颈糜烂、阴痒、阴蚀、黄白带下、味臭、小腹痛、腰骶痛等	部颁20册	妇科
10	子宫锭	乳香（制）、儿茶、钟乳石、硼砂、硇砂、蛇床子、没药（制）、雄黄、血竭、红丹、冰片、麝香、白矾	活血化瘀，化腐生肌，消肿止痛，燥湿收敛，解毒杀虫。用于治疗妇女带下，阴痒及不孕症	部颁01册	

附表 4–5 部颁标准收载的含密陀僧的中成药品种

序号	制剂名	处方组成	功能与主治	来源	
1	蜈蚣追风膏	蜈蚣、黄连、乳香、玄参、大黄、白芷、独活、蓖麻仁、冰片、当归、猪牙皂、防风、密陀僧、五倍子、没药、生草乌、薄荷油、羌活、生川乌、地黄、全蝎、黄柏、地骨皮、穿山甲、冬青油、盐酸苯海拉明	拔毒生肌，消肿止痛。用于毒疮恶疮，痈疽发背，鼠疮瘰疬，乳痈乳炎	部颁20册	外科
2	杜记独角膏	独角莲、全蝎、巴豆霜、蜈蚣、密陀僧、黄连、当归、五倍子、大黄、三棱、厚朴、生川乌、香附、白芷、猪牙皂、红大戟、黄柏、羌活、桃仁、莪术、生地黄、独活、麻黄、木瓜、天花粉、枳实、细辛、杏仁、蕲蛇、芫花、生草乌、肉桂、槟榔、玄参、防风、蓖麻子、甘遂、穿山甲	解毒，消肿止痛，托脓生肌，敛疮。用于痈疽肿毒，疮疡不敛，瘰疬痰核	部颁18册	

附表 4–6 部颁标准收载的含铅粉的中成药品种

序号	制剂名	处方组成	功能与主治	来源	
1	三黄宝蜡丸	藤黄、天竺黄、琥珀、雄黄、红大戟、刘寄奴、当归、血竭、儿茶、玄明粉、铅粉、朱砂、乳香（制）、水银、麝香	活血，祛瘀，解毒。用于跌打损伤，瘀血积聚，遍身肿痛；外敷治蛇虫咬伤	部颁10册	骨科
2	余良卿膏药	麻油、铅粉	收敛，提脓，生肌。用于脓疱疮疖，皮肤皲裂	地标升国标	皮肤
3	四圣散	红丹、铅粉、枯矾、松香（制）	祛湿止痒，收敛生肌。用于皮肤湿痒，黄水疮，秃疮，薄皮疮	部颁11册	

附表 4-7（A）《中国药典》（2020 年版）收载的含雄黄的中成药品种

序号	制剂名	处方组成	功能与主治
1	七珍丸	炒僵蚕、全蝎、人工麝香、朱砂、雄黄、胆南星、天竺黄、巴豆霜、寒食曲	定惊豁痰，消积通便。用于小儿急惊风，身热，昏睡，气粗，烦躁，痰涎壅盛，停乳停食，大便秘结
2	小儿化毒散	人工牛黄、珍珠、雄黄、大黄、黄连、甘草、天花粉、川贝母、赤芍、乳香（制）、没药（制）、冰片	清热解毒，活血消肿。用于热毒内蕴、毒邪未尽所致的口疮肿痛，疮疡溃烂，烦躁口渴，大便秘结
3	小儿至宝丸	紫苏叶、广藿香、薄荷、羌活、陈皮、制白附子、胆南星、炒芥子、川贝母、槟榔、炒山楂、茯苓、六神曲（炒）、炒麦芽、琥珀、冰片、天麻、钩藤、僵蚕（炒）、蝉蜕、全蝎、人工牛黄、雄黄、滑石、朱砂	疏风镇惊，化痰导滞。用于小儿风寒感冒，停食停乳，发热鼻塞，咳嗽痰多，呕吐泄泻
4	小儿惊风散	全蝎、雄黄、甘草、炒僵蚕、朱砂	镇惊息风。用于小儿惊风，抽搐神昏
5	小儿清热片	黄柏、栀子、雄黄、朱砂、黄芩、薄荷素油、灯心草、钩藤、黄连、龙胆、大黄	清热解毒，祛风镇惊。用于小儿风热，烦躁抽搐，发热口疮，小便短赤，大便不利
6	牙痛一粒丸	蟾酥、朱砂、雄黄、甘草	解毒消肿，杀虫止痛。用于火毒内盛所致的牙龈肿痛、龋齿疼痛
7	牛黄至宝丸	连翘、大黄、栀子、芒硝、石膏、陈皮、广藿香、青蒿、木香、人工牛黄、冰片、雄黄	清热解毒，泻火通便。用于胃肠积热所致的头痛眩晕、目赤耳鸣、口燥咽干、大便燥结
8	牛黄抱龙丸	牛黄、天竺黄、琥珀、全蝎、胆南星、茯苓、人工麝香、炒僵蚕、雄黄、朱砂	清热镇惊，祛风化痰。用于小儿风痰壅盛所致的惊风，症见高热神昏、惊风抽搐
9	牛黄净脑片	人工牛黄、金银花、连翘、黄芩、黄连、石膏、蒲公英、珍珠、朱砂、煅石决明、煅磁石、赭石、猪胆膏、冰片、雄黄、麦冬、天花粉、葛根、地黄、板蓝根、玄参、栀子、大黄、郁金、甘草	清热解毒，镇惊安神。用于热盛所致的神昏狂躁，头目眩晕，咽喉肿痛等症；亦用于小儿内热，惊风抽搐等
10	牛黄消炎片	人工牛黄、蟾酥、天花粉、雄黄、珍珠母、青黛、大黄	清热解毒，消肿止痛。用于热毒蕴结所致的咽喉肿痛、疔、痈、疮疖

序号	制剂名	处方组成	功能与主治
11	牛黄清心丸（局方）	牛黄、当归、川芎、甘草、山药、黄芩、炒苦杏仁、大豆黄卷、大枣、炒白术、茯苓、桔梗、防风、柴胡、阿胶、干姜、白芍、人参、六神曲（炒）、肉桂、麦冬、白蔹、蒲黄（炒）、麝香或人工麝香、冰片、水牛角浓缩粉、羚羊角、朱砂、雄黄	清心化痰，镇惊祛风。用于风痰阻窍所致的头晕目眩，痰涎壅盛，神志混乱，言语不清及惊风抽搐，癫痫
12	牛黄清宫丸	人工牛黄、麦冬、黄芩、莲子心、天花粉、甘草、大黄、栀子、地黄、连翘、郁金、玄参、雄黄、水牛角浓缩粉、朱砂、冰片、金银花、人工麝香	清热解毒，镇惊安神，止渴除烦。用于热入心包、热盛动风证，症见身热烦躁，昏迷，舌赤唇干，谵语狂躁，头痛眩晕，惊悸不安及小儿急热惊风
13	牛黄解毒丸	人工牛黄、雄黄、石膏、大黄、黄芩、桔梗、冰片、甘草	清热解毒。用于火热内盛，咽喉肿痛，牙龈肿痛，口舌生疮，目赤肿痛
14	牛黄解毒片	人工牛黄、石膏、雄黄、大黄、黄芩、桔梗、冰片、甘草	清热解毒。用于火热内盛，咽喉肿痛，牙龈肿痛，口舌生疮，目赤肿痛
15	牛黄解毒软胶囊	人工牛黄、石膏、黄芩、雄黄、大黄、桔梗、冰片、甘草	清热解毒。用于火热内盛，咽喉肿痛，牙龈肿痛，口舌生疮，目赤肿痛
16	牛黄解毒胶囊	人工牛黄、石膏、黄芩、雄黄、大黄、桔梗、冰片、甘草	清热解毒。用于火热内盛，咽喉肿痛，牙龈肿痛，口舌生疮，目赤肿痛
17	牛黄镇惊丸	牛黄、全蝎、炒僵蚕、珍珠、人工麝香、朱砂、雄黄、天麻、钩藤、防风、琥珀、胆南星、制白附子、半夏（制）、天竺黄、冰片、薄荷、甘草	镇惊安神，祛风豁痰。用于小儿惊风，高热抽搐，牙关紧闭，烦躁不安
18	六应丸	丁香、蟾酥、雄黄、牛黄、珍珠、冰片	清热，解毒，消肿，止痛。用于火毒内盛所致的喉痹、乳蛾，症见咽喉肿痛、口苦咽干、喉核红肿；咽喉炎、扁桃体炎见上述证候者。亦用于疔疮疖疡及虫咬肿痛

序号	制剂名	处方组成	功能与主治
19	庆余辟瘟丹	羚羊角、醋香附、大黄、藿香、玄精石、玄明粉、朱砂、木香、制川乌、五倍子、苍术（米泔水润炒）、苏合香、姜半夏、玳瑁、雄黄、黄连、滑石、猪牙皂、姜厚朴、肉桂、郁金、茯苓、茜草、金银花、黄芩、柴胡、黄柏、紫苏叶、升麻、白芷、天麻、川芎、拳参、干姜、丹参、桔梗、石菖蒲、檀香、蒲黄、琥珀、麻黄、陈皮、人工麝香、安息香、冰片、细辛、千金子霜、丁香、巴豆霜、当归、桃仁霜、甘遂（制）、红大戟、莪术、槟榔、胡椒、葶苈子、炒白芍、煅禹余粮、桑白皮、山豆根、鬼箭羽、赤豆、人工牛黄、醋芫花、山慈菇、降香、紫菀、铜石龙子、蜈蚣（去头、足）、斑蝥（去头、足、翅）、大枣、水牛角浓缩粉、雌黄	辟秽气，止吐泻。用于感受暑邪，时行痧气，头晕胸闷，腹痛吐泻
20	安宫牛黄丸	牛黄、水牛角浓缩粉、麝香或人工麝香、珍珠、朱砂、雄黄、黄连、黄芩、栀子、郁金、冰片	清热解毒，镇惊开窍。用于热病，邪入心包，高热惊厥，神昏谵语；中风昏迷及脑炎、脑膜炎、中毒性脑病、脑出血、败血症见上述证候者
21	安宫牛黄散	牛黄、人工麝香、朱砂、黄连、水牛角浓缩粉、珍珠、雄黄、黄芩、栀子、郁金、冰片	清热解毒，镇惊开窍。用于热病，邪入心包，高热惊厥，神昏谵语；中风昏迷及脑炎、脑膜炎、中毒性脑病、脑出血、败血症见上述证候者
22	安脑丸	人工牛黄、朱砂、猪胆粉、冰片、水牛角浓缩粉、珍珠、黄芩、栀子、郁金、煅赭石、薄荷脑、黄连、雄黄、石膏、珍珠母	清热解毒，醒脑安神，豁痰开窍，镇惊息风。用于高热神昏，烦躁谵语，抽搐惊厥，中风窍闭，头痛眩晕；高血压、脑中风见上述证候者
23	安脑片	人工牛黄、猪胆粉、朱砂、冰片、水牛角浓缩粉、珍珠、黄芩、黄连、栀子、雄黄、郁金、石膏、煅赭石、珍珠母、薄荷脑	清热解毒，醒脑安神，豁痰开窍，镇惊息风。用于高热神昏，烦躁谵语，抽搐惊厥，中风窍闭，头痛眩晕；高血压、脑中风见上述证候者

序号	制剂名	处方组成	功能与主治
24	红灵散	人工麝香、朱砂、雄黄、硼砂、煅金礞石、硝石（精制）、冰片	祛暑，开窍，辟瘟，解毒。用于中暑昏厥，头晕胸闷，恶心呕吐，腹痛泄泻
25	克痢痧胶囊	白芷、苍术、石菖蒲、细辛、荜茇、鹅不食草、猪牙皂、雄黄粉、丁香、硝石、枯矾、冰片	解毒辟秽，理气止泻。用于泄泻，痢疾和痧气（中暑）
26	医痫丸	生白附子、半夏（制）、僵蚕（炒）、蜈蚣、白矾、朱砂、天南星（制）、猪牙皂、乌梢蛇（制）、全蝎、雄黄	祛风化痰，定痫止搐。用于痰阻脑络所致的癫痫，症见抽搐昏迷，双目上吊，口吐涎沫
27	局方至宝散	水牛角浓缩粉、牛黄、玳瑁、朱砂、人工麝香、雄黄、琥珀、安息香、冰片	清热解毒，开窍镇惊。用于热病属热入心包、热盛动风证，症见高热惊厥，烦躁不安，神昏谵语及小儿急热惊风
28	阿魏化痞膏	香附、厚朴、三棱、莪术、当归、生草乌、生川乌、大蒜、使君子、白芷、穿山甲、木鳖子、蜣螂、胡黄连、大黄、蓖麻子、乳香、没药、芦荟、血竭、雄黄、肉桂、樟脑、阿魏	化痞消积。用于气滞血凝，癥瘕痞块，脘腹疼痛，胸胁胀满
29	纯阳正气丸	广藿香、姜半夏、木香、陈皮、丁香、肉桂、苍术、白术、茯苓、朱砂、硝石、硼砂、雄黄、煅金礞石、麝香、冰片	温中散寒。用于暑天感寒受湿，腹痛吐泻，胸膈胀满，头痛恶寒，肢体酸重
30	郁金银屑片	秦艽、当归、石菖蒲、关黄柏、香附（酒炙）、郁金（醋炙）、醋莪术、雄黄、马钱子粉、皂角刺、桃仁、红花、乳香（醋炙）、硇砂、玄明粉、大黄、土鳖虫、青黛、木鳖子	疏通气血，软坚消积，清热解毒，燥湿杀虫。用于银屑病（牛皮癣）
31	周氏回生丸	五倍子、檀香、木香、沉香、丁香、甘草、千金子霜、红大戟（醋制）、山慈菇、六神曲（麸炒）、人工麝香、雄黄、冰片、朱砂	祛暑散寒，解毒辟秽，化湿止痛。用于霍乱吐泻，痧胀腹痛

续表

序号	制剂名	处方组成	功能与主治
32	复方牛黄消炎胶囊	人工牛黄、黄芩、栀子、朱砂、珍珠母、郁金、雄黄、冰片、石膏、水牛角浓缩粉、盐酸小檗碱	清热解毒，镇静安神。用于气分热盛，高热烦躁；上呼吸道感染、肺炎、气管炎见上述证候者
33	珠黄吹喉散	珍珠、人工牛黄、西瓜霜、儿茶、硼砂（煅）、雄黄、黄连、黄柏、冰片	解毒化腐生肌。用于热毒内蕴所致的咽喉口舌肿痛、糜烂
34	速效牛黄丸	人工牛黄、水牛角浓缩粉、黄连、冰片、栀子、黄芩、朱砂、珍珠母、郁金、雄黄、石菖蒲	清热解毒，开窍镇惊。用于痰火内盛所致烦躁不安、神志昏迷及高血压引起的头目眩晕
35	梅花点舌丸	牛黄、珍珠、人工麝香、蟾酥（制）、熊胆粉、雄黄、朱砂、硼砂、葶苈子、乳香（制）、没药（制）、血竭、沉香、冰片	清热解毒，消肿止痛。用于火毒内盛所致的疔疮痈肿初起、咽喉牙龈肿痛、口舌生疮
36	紫金锭	山慈菇、千金子霜、人工麝香、雄黄、红大戟、五倍子、朱砂	辟瘟解毒，消肿止痛。用于中暑，脘腹胀痛，恶心呕吐，痢疾泄泻，小儿痰厥；外治疔疮疖肿，痄腮，丹毒，喉风
37	暑症片	猪牙皂、细辛、薄荷、广藿香、木香、白芷、防风、陈皮、清半夏、桔梗、甘草、贯众、枯矾、雄黄、朱砂	祛寒辟瘟，化浊开窍。用于夏令中恶昏厥，牙关紧闭，腹痛吐泻，四肢发麻
38	痧药	丁香、天麻、苍术、麻黄、大黄、冰片、制蟾酥、朱砂、甘草、人工麝香、雄黄	祛暑解毒，辟秽开窍。用于夏令贪凉饮冷，感受暑湿，症见猝然闷乱烦躁，腹痛吐泻，牙关紧闭，四肢逆冷

附表4-7（B） 部颁标准收载的含雄黄的中成药品种

序号	制剂名	处方组成	功能与主治	来源	
1	参蟾消解胶囊	人参、雄黄、蟾酥（酒制）、红花（西）、牛黄（人工）、麝香、冰片、三七、竺黄、芦荟	化瘀解毒，豁痰消肿。用于肺癌、胃腺癌的辅助治疗	地标升国标	肿瘤

序号	制剂名	处方组成	功能与主治	来源	
2	外用紫金锭	山慈菇、朱砂（水飞）、五倍子、雄黄（水飞）、红大戟（醋制）、穿心莲、千金子、三七、冰片、丁香罗勒油	解毒，消炎。用于痈疽疮毒，虫咬损伤，无名肿毒	部颁11册	
3	万灵片	茅苍术（炒）、制川乌、当归、何首乌、麻黄、制草乌、甘草（蜜炙）、全蝎、羌活、川芎、天麻、石斛、防风、荆芥、细辛、雄黄、朱砂	温散寒凝，活血通络，解毒消肿。用于痈疽初起，发背流注以及风湿疼痛	部颁06册	
4	醒消丸	雄黄、麝香、乳香（制）、没药（制）	活血消肿，止痛。用于痈疽肿毒，坚硬疼痛	部颁10册	
5	一粒珠	穿山甲（制）、乳香（醋制）、没药（醋制）、麝香、朱砂、雄黄、冰片、珍珠、牛黄、蟾蜍（酒制）	活血，消肿，解毒。用于痈疽疮疖，乳痈乳岩，红肿疼痛	部颁02册	
6	红卫蛇药片	黄药子、重楼、八角莲、雄黄	清热解毒，消肿止痛，凉血散瘀。用于蝮蛇、五步蛇、竹叶青蛇、眼镜蛇、银环蛇等毒蛇及毒虫咬伤	部颁14册	外科
7	蛇犬化毒散	牛黄、硼砂（煅）、硝石、冰片、珍珠、雄黄（斑蝥制）、炉甘石、麝香	清血解毒，镇惊，开窍。用于疯狗、毒蛇咬伤，疮痨惊风，危急痧症	部颁11册	
8	蛇伤解毒片	光慈菇、山豆根、拳参、黄连、白芷、红大戟、冰片、雄黄、朱砂、大黄、硫酸镁	清解蛇毒，散瘀消肿。用于各种毒蛇咬伤	部颁02册	
9	蛇咬丸	半边旗、五灵脂、半边莲、两面针、枯矾、全蝎（泡）、半夏（制）、三七、防风、木香、桔梗、硼砂、夜明砂、雄黄、南蛇胆汁、羌活、前胡、白芍、木通、细辛、吴茱萸（泡）、石菖蒲、白芷、牛蒡子、五倍子、秦艽、威灵仙	解毒祛风，消肿止痛。用于毒蛇咬伤肿痛，蜈蚣、鼠咬及蜂蛰伤等症	部颁01册	

序号	制剂名	处方组成	功能与主治	来源	
10	七味新消丸	麝香、蟾酥、牛黄、丁香、乳香（制）、没药（制）、雄黄	清热解毒，消肿止痛。用于急性乳腺炎，丹毒，急性淋巴结炎及各部位的痈等症	部颁06册	
11	化痔灵片	黄连、琥珀、苦地胆、三七、五倍子、猪胆汁膏、石榴皮、枯矾、雄黄（水飞）、槐花、乌梅（去核）、诃子	凉血，收敛，消炎。用于内外痔疮	部颁12册	
12	痔血丸	大黄、象牙屑、胡黄连、乳香（制）、桃仁、刺猬皮（制）、地榆（炭）、雄黄、穿山甲（醋制）、当归、荆芥穗、郁李仁、槐花（炒）、石决明、芒硝、没药（制）、滑石	消肿解毒，通便止血。用于内痔出血，外痔肿痛	部颁10册	
13	三黄珍珠膏	硫黄、雄黄、藤黄（制）、麝香、珍珠	解毒消肿，去腐生肌。用于中小面积Ⅱ度烧伤、烫伤、残留创面等	新药转正03册	外科
14	紫金散（紫金锭散）	山慈菇、红大戟、千金子霜、五倍子、麝香、朱砂、雄黄	辟瘟解毒，消肿止痛。用于中暑，脘腹胀痛，恶心呕吐，痢疾泄泻，小儿痰厥；外治疔疮疖肿，痄腮，丹毒，喉风	部颁07册	
15	保安万灵丹（丸）	荆芥、防风、羌活、麻黄、细辛、川芎、川乌（制）、草乌（制）、天麻、当归、苍术、甘草、石斛、何首乌（制）、全蝎、雄黄、朱砂	解毒消痈，舒筋活血，祛风止痛。用于痈疽发背，深部脓疡，风寒湿痹，肢体瘫痪，偏正头痛，疝气坠痛	部颁07册	
16	蟾酥锭	蟾酥（酒炙）、麝香、冰片、雄黄、朱砂、蜗牛	活血解毒，消肿止痛。用于疔毒恶疮，痈疽发背，初起红肿坚硬，麻木疼痛，乳痈肿痛，蝎蜇虫咬伤，焮热疼痛等症	部颁01册	
17	点舌丸	西红花、红花、雄黄、蟾酥（制）、乳香（制）、没药（制）、血竭、沉香、硼砂、蒲公英、大黄、葶苈子、穿山甲（制）、牛黄、麝香、珍珠、熊胆、蜈蚣、金银花、朱砂、冰片	清热解毒，消肿止痛。用于各种疮疡初起，无名肿毒，疔疮发背，乳痈肿痛等症	部颁17册	

续表

序号	制剂名	处方组成	功能与主治	来源	
18	飞龙夺命丸（丹）	乳香（醋炙）、没药（醋炙）、血竭、蜈蚣、铜绿、胆矾、寒水石（煅）、蜗牛（煅）、轻粉、雄黄、麝香、蟾酥（乳炙）、冰片、朱砂	活血败毒，消肿止痛。用于血瘀化腐成毒引起的痈疽疔毒，脑疽对口，搭背恶疮，乳痈乳癌，溃烂不愈	部颁03册	外科
19	复方蟾酥丸	蟾酥（制）、活蜗牛、麝香、乳香（制）、没药（制）、铜绿、胆矾、白矾（煅）、寒水石、朱砂、雄黄、轻粉	消解疮毒。用于痈疽，疔疮	部颁15册	
20	活血解毒丸	乳香（醋炙）、没药（醋炙）、蜈蚣、黄米（蒸熟）、石菖蒲清膏、雄黄粉	解毒消肿，活血止痛。用于肺腑毒热，气血凝结引起的痈毒初起，乳痈乳炎，红肿高大，坚硬疼痛，结核，疔毒恶疮，无名肿毒	部颁05册	
21	解毒万灵丸	苍术（炒）、石斛、麻黄、全蝎（漂）、羌活、当归、荆芥、甘草（炙）、防风、天麻、细辛、何首乌、川乌（制）、雄黄、草乌（制）、朱砂、川芎	祛风除湿，解毒止痛。用于阴疽发背，湿痰流注，气血阻滞，遍身走痛	部颁07册	
22	牛黄醒消丸	牛黄、麝香、乳香（制）、没药（制）、雄黄	清热解毒，消肿止痛。用于痈疽发背，瘰疬流注，乳痈乳岩，无名肿毒	部颁04册	
23	清血内消丸	金银花、连翘、栀子（姜炙）、拳参、大黄、蒲公英、黄芩、黄柏、关木通、玄明粉、赤芍、乳香（醋炙）、没药（醋炙）、桔梗、瞿麦、玄参、薄荷、雄黄、甘草	清热祛湿，消肿败毒。用于脏腑积热，风湿毒热引起的疮疡初起，红肿坚硬，痈疡不休，憎寒发热，二便不利	部颁04册	

续表

序号	制剂名	处方组成	功能与主治	来源	
24	保真膏	蛇床子、熟地黄、川楝子（打碎）、地黄、官桂、苦杏仁、续断、附子、牛膝（怀，去头）、菟丝子、木鳖子、谷精草、紫梢花、天冬、麦冬、肉豆蔻、肉苁蓉（酒灸）、甘草、鹿角胶、麝香、冰片、龙骨（粉）、蟾酥（粉）、赤石脂（粉）、阳起石（粉）、母丁香（粉）、乳香（粉）、没药（粉）、木香（粉）、沉香（粉）、雄黄（粉）、硫黄（粉）	温经益肾，暖宫散寒，用于男子肾气虚损，梦遗滑精，肾寒精冷，遗淋白浊，小肠疝气，腰酸腹痛，妇女子宫寒冷，经血不调，经期腹痛，温寒带下，血积经闭，烦热身烧	地标升国标	肾虚
25	小儿七珍丸	雄黄、天麻、天竺黄、全蝎、僵蚕（炒）、清半夏、钩藤、桔梗、黄芩、巴豆霜、胆南星、蝉蜕、蟾酥（制）、沉香、水牛角浓缩粉、羚羊角、人工牛黄、麝香、朱砂	消积导滞，通便泻火，镇惊退热，化痰息风。用于小儿感冒发热，夹食夹惊，乳食停滞，大便不通，惊风抽搐，痰涎壅盛	部颁19册	
26	胃痛散〔剧〕	五灵脂（醋制）、枳壳（麸炒）、红花、丁香、木香、白胡椒、巴豆霜、雄黄	散寒止痛，舒气导滞。用于胸膈胀满，胃寒作痛，倒饱嘈杂，呕吐酸水，不思饮食	部颁19册	
27	凉血退热排毒丸	藁本、黑云香、水菖蒲、黄矾（制）、草乌（制）、诃子、姜黄、甘松、硫黄（制）、雄黄（制）、大黄、狼毒（制）、五灵脂、黑矾（制）	消"黏"，泄热。用于"黏"热引起的胸肋刺痛，赤白痢疾，胃痉挛，胃脘胀满，血热性疾患	地标升国标	脾胃
28	胃痛定	肉桂、红花、沉香、五灵脂、豆蔻、雄黄、人参、白胡椒、枳壳、巴豆霜、高良姜、丁香、木香	舒气，化瘀，逐寒止痛。用于胃寒痛，胃气痛，食积疼	部颁08册	
29	克痢痧胶囊	白芷、苍术、石菖蒲、细辛、荜茇、鹅不食草、猪牙皂、雄黄、丁香、硝石、白矾、冰片	解毒辟秽，理气止泻。用于泄泻，痢疾和痧气（中暑）等	部颁16册	

序号	制剂名	处方组成	功能与主治	来源	
30	克痢痧微丸	雄黄、白芷、细辛、荜茇、石菖蒲、苍术、猪牙皂、鹅不食草、丁香、硝石、白矾、冰片	解毒辟秽，理气止泻。用于泄泻，痢疾和痧气（中暑）	部颁15册	脾胃
31	解表追风丸	香附（制）、细辛、乌药、荜茇、广藿香、冰片、柴胡、雄黄、荆芥、砂仁、薄荷、丁香、陈皮（制）、豆蔻、独活、甘草、川芎（制）、天花粉、朱砂、紫苏叶、天麻、白芷、檀香、半夏（制）、防风	祛风解表，健胃和中。用于体虚有风，头晕头痛，不思饮食，胸腹满闷，产妇风气	部颁05册	
32	泻火解毒片	黄芩、知母、北寒水石、大黄、石膏、甘草、滑石、雄黄、栀子、冰片、黄柏	泻火，清热，解毒。用于由实热毒火引起的身热口渴，头昏目赤，齿龈肿痛，大便燥结	地标升国标	
33	久芝清心丸	大黄、黄芩、桔梗、山药、丁香、牛黄、麝香、冰片、朱砂、雄黄、薄荷脑	清热，泻火，通便。用于内热壅盛引起的头晕脑胀，口鼻生疮，咽喉肿痛，风火牙疼，耳聋耳肿，大便秘结	部颁07册	
34	郁金银屑片	秦艽、当归、石菖蒲、黄柏、香附（酒制）、郁金（醋制）、莪术（醋制）、雄黄、马钱子粉、皂角刺、桃仁、红花、乳香（醋制）、硇砂（白）、玄明粉、大黄、土鳖虫、青黛、木鳖子（去壳砸碎）	疏通气血，软坚消积，清热解毒，燥湿杀虫。用于银屑病（牛皮癣）	部颁17册	皮肤
35	肤净康洗剂	刺柏、烈香杜鹃、大籽蒿、麻黄、水柏枝、熊胆（粉）、马尿泡、雄黄、胆矾、麝香、薄荷	消炎解毒，去腐生肌，止痛，止痒。用于急慢性皮炎，皮肤瘙痒，手癣，足癣，霉菌性阴道炎，外阴炎，淋球菌感染等症	地标升国标	
36	肤疾洗剂	苦参、百部、花椒、白鲜皮、硼砂、雄黄	解毒杀虫，止痒收敛，活血祛瘀。用于疥疮，湿疹，脂溢性皮炎，瘙痒性皮肤病，花斑癣	部颁15册	

序号	制剂名	处方组成	功能与主治	来源	
37	溃疡软膏	寒水石（凉制）、雄黄、朱砂、银朱、冰片、石决明（煅）、麝香	生肌，收敛。用于皮肤溃烂，外伤感染，疥疮等	部颁蒙药01册	皮肤
38	癣药玉红膏	赤石脂、细辛、全蝎、斑蝥、雄黄、轻粉	杀虫止痒。用于干癣，顽癣，癫癣，桃花癣，头癣，体癣，牛皮癣	部颁02册	
39	追风片	石膏、雄黄、制草乌、制川乌、白附子（制）、甘草、半夏、当归、桂枝、续断、白芍、川芎、白芷、防风、胆南星、僵蚕、地龙、荆芥油	舒筋活血，散风化痰。用于筋骨软弱，手足麻木，腰背疼痛，行步艰难	部颁15册	风湿骨痛
40	追风丸	荆芥、防风、白芷、桂枝、川乌（制）、草乌（制）、续断、白芍、白附子（制）、僵蚕（炒）、胆南星、法半夏、地龙（肉）、雄黄、石膏、甘草、川芎、当归	舒筋活血，祛风化痰。用于筋骨软弱，手足麻木，腰背疼痛，行走艰难	部颁01册	
41	蟾酥镇痛膏	蟾酥、生马钱子、生天南星、生川乌、雄黄、白芷、姜黄、半边莲、樟脑、冰片、薄荷脑、二甲苯麝香、盐酸苯海拉明、二甲基亚砜	消肿散结，消肿止痛。适用于各种肿块的止痛消散，也用于肌肉劳损、骨刺、关节炎等引起的疼痛	部颁05册	
42	蟾酥镇痛巴布膏	蟾酥、生马钱子、生天南星、生川乌、雄黄、白芷、姜黄、半边莲、樟脑、冰片、薄荷脑、二甲苯麝香、盐酸苯海拉明、二甲基亚砜	消肿散结，消肿止痛。适用于各种肿块的止痛消散，也用于肌肉劳损、骨刺、关节炎等引起的疼痛	地标升国标	
43	东方活血膏	生川乌、生草乌、红花、川芎、乳香（制）、没药（制）、羌活、独活、穿山甲（制）、当归、血竭、全蝎、自然铜、天麻、狗骨、木鳖子、黑木耳、雄黄、白矾、檀香、冰片、金银花、石膏、蘑菇、金针菇、儿茶、细辛	祛风散寒，活血化瘀，舒筋活络。用于风寒湿痹所致的肩臂腰腿疼痛、肢体麻木	部颁16册	

序号	制剂名	处方组成	功能与主治	来源	
44	风湿追风膏	牛膝、当归、天麻、细辛、高良姜、海风藤、苏木、生地黄、续断、桃仁、草乌、独活、乌药、羌活、红花、蜈蚣、熟地黄、五加皮、麻黄、大戟、穿山甲、白芷、赤芍、蛇蜕、威灵仙、川乌、肉桂、没药、血竭、乳香、丁香、麝香、雄黄、冰片、松香	祛风散寒，活血止痛。用于风湿痹痛，腰背酸痛，四肢麻木	地标升国标	风湿骨痛
45	复方追风膏	牛膝、白芷、熟地黄、红大戟、红花、冰片、乌药、地黄、乳香、海风藤、肉桂、当归、威灵仙、麝香、穿山甲、川乌（生）、麻黄、独活、血竭、羌活、苏木、桃仁、高良姜、续断、天麻、蛇蜕、没药、丁香、赤芍、雄黄、草乌（生）、蜈蚣、檀香、细辛、五加皮	祛风散寒，活血止痛。用于风湿痹痛，腰背酸痛，四肢麻木	地标升国标	
46	寒湿痹丸	苍术（制）、当归、川芎、何首乌（制）、石斛、全蝎、防风、羌活、麻黄、细辛、川乌（制）、草乌（制）、天麻、荆芥、雄黄、甘草	祛风散寒，除湿止痛。用于风寒湿痹，骨节肿痛，四肢麻木，偏瘫	部颁03册	
47	息伤乐酊	草乌（银花甘草炙）、防风、白芷、三七、肉桂、大黄、血竭、鸡血藤、艾叶、透骨草、地黄、辣椒、红花、冰片、薄荷脑、樟脑、紫草、雄黄	活血化瘀，消肿止痛。用于急慢性扭挫，跌仆筋伤引起的皮肤青紫，瘀血不散，红肿疼痛，活动不利，亦可用于风湿痹痛	部颁08册	骨科
48	跌打损伤散	当归、红花、骨碎补（烫、去毛）、苏木、儿茶、续断、自然铜（醋煅）、大黄、桃仁（炒）、阴行草、雄黄、栀子、白芷、威灵仙、冰片、方海、琥珀	活血化瘀，消肿止痛。用于跌打损伤，扭伤，挫伤，瘀血疼痛	部颁13册	

续表

序号	制剂名	处方组成	功能与主治	来源	
49	黎峒丸	三七、血竭、阿魏、乳香（制）、没药（制）、藤黄（制）、天竺黄、大黄、儿茶、冰片、雄黄、牛黄、麝香、山羊血	活血祛瘀，消肿止痛。用于跌仆损伤，瘀血肿痛，闪腰岔气；外治痈肿疮毒	部颁15册	骨科
50	三黄宝蜡丸	藤黄、天竺黄、琥珀、雄黄、红大戟、刘寄奴、当归、血竭、儿茶、玄明粉、铅粉、朱砂、乳香（制）、水银、麝香	活血，祛瘀，解毒。用于跌打损伤，瘀血积聚，遍身肿痛；外敷用于蛇虫咬伤	部颁10册	
51	伤科八厘散	土鳖虫、乳香、没药（制）、血竭、半夏（制）、当归、巴豆霜、砂仁、雄黄、甜瓜子	祛瘀，活血，止痛。用于跌打损伤，瘀血疼痛，大便秘结	部颁06册	
52	骨增生镇痛膏	红花、骨碎补、川芎、猪牙皂、当归尾、生川乌、细辛、生草乌、羌活、白芥子、独活、生天南星、栀子、生半夏、干姜、桉油、姜黄、樟脑、雄黄	温经通络，祛风除湿，消瘀止痛。用于各种骨增生性关节炎，亦可用于风湿性关节炎	部颁14册	
53	下番锭	蛇床子、雄黄、青花椒、荆芥穗、枯矾、五倍子、硇砂、樟脑	解毒，祛湿，止痒。用于肝脾郁结，湿热下注引起的阴门刺痒，溃烂流水，痛痒心烦	部颁03册	妇科
54	白带净胶囊	白矾、冰片、滑石、雄黄、硼砂、儿茶	燥湿，止带，杀虫。用于湿热蕴结型带下证，症见带下量多，色白或色黄如脓，呈泡沫或米泔样，其气腥臭，以及非特异性、滴虫性阴道炎见上述证候者	部颁中药新药	
55	复方清带灌注液	熊胆粉、苦参、蛇床子、黄连、土荆皮、雄黄、丁香叶、儿茶、白矾（煅）	清热除湿，杀虫止痒。主治妇女湿热下注型带下，症见阴痒灼痛，带下量多，味臭，呈泡沫状，豆渣样或色黄如脓，舌苔黄腻，脉数等；霉菌性、滴虫性、非特异性阴道炎见上述症状者	新药试行2000	

序号	制剂名	处方组成	功能与主治	来源	
56	复方清带散	熊胆粉、苦参、蛇床子、黄连、雄黄、白矾（煅）、土荆皮、丁香叶、儿茶	清热除湿，杀虫止痒。用于妇女湿热下注型带下，症见阴痒灼痛，带下量多，味臭，呈泡沫状或豆渣样或色黄如脓，舌苔黄腻，脉数等；霉菌性、滴虫性、非特异性阴道炎见上述症状者	新药转正14册	妇科
57	宫糜膏	黄柏、冰片、轻粉、雄黄、蜈蚣	清热燥湿，化腐生肌，消炎解毒。用于宫颈糜烂	部颁03册	
58	祛腐二香栓	硼砂、蛇床子、川椒、枯矾、血竭、乳香、雄黄	外用药，用于妇科宫颈糜烂	地标升国标	
59	子宫锭	乳香（制）、儿茶、钟乳石、硼砂、硇砂、蛇床子、没药（制）、雄黄、血竭、红丹、冰片、麝香、白矾	活血化瘀，化腐生肌，消肿止痛，燥湿收敛，解毒杀虫。用于治疗妇女带下，阴痒及不孕症	部颁01册	
60	救急散	天南星（矾炙）、僵蚕（麸炒）、白附子（矾炙）、天竺黄、天麻、荆芥穗、薄荷、牛蒡子（炒）、柴胡、葛根、川乌（制）、桔梗、陈皮、木香、黄芩、黄连、大黄、莲子心、玄参、西河柳、滑石、雄黄、麝香、冰片、牛黄、朱砂	解表清热，镇惊化痰。用于内热食滞，外感风寒引起的身烧口渴，咳嗽痰盛，咽喉肿痛，惊风抽搐，夜卧不安，瘾疹不出	部颁06册	感冒
61	卫生宝丸（丹）	黄芩、玄参、天花粉、麦冬、竹茹、僵蚕（麸炒）、荆芥穗、薄荷、桔梗、柴胡、紫苏叶、苦杏仁（去皮炒）、六神曲（麸炒）、甘草、朱砂粉、羚羊角粉、水牛角浓缩粉、冰片、雄黄粉	疏风解表，润肺化痰。用于外感风寒，内有蕴热而致的怕冷发烧，四肢酸懒，头疼目眩，咳嗽痰多，口渴咽干	部颁04册	
62	麝香牛黄丸	牛黄、麝香、防风、赤芍、黄连、大黄、钩藤、连翘、黄柏、栀子、金银花、麦冬、桔梗、当归、黄芩（煮）、甘草、石膏、雄黄、朱砂、冰片、薄荷脑	清热解毒。用于头晕目赤，咽干咳嗽，风火牙疼，大便秘结	部颁13册	温病

序号	制剂名	处方组成	功能与主治	来源	
63	赛金化毒散	乳香（制）、黄连、没药（制）、甘草、川贝母、赤芍、雄黄、冰片、天花粉、牛黄、大黄、珍珠、大黄（酒炒）	清热解毒。用于小儿毒火内热，口疮，咽炎，咳嗽，便秘	部颁03册	小儿口疮
64	喉痛解毒丸	牛黄、冰片、雄黄、蟾酥、青黛、山豆根、百草霜	清热解毒，消炎止痛。用于喉痹乳蛾，疔疖肿毒以及口舌生疮	部颁06册	喉痹
65	喉痛消炎丸	牛黄、青黛、珍珠、蟾酥、冰片、百草霜、雄黄	清热解毒，消炎止痛。用于咽喉肿痛，疔疮蛾喉，痈疖肿毒，口舌生疮	部颁12册	
66	六灵丸	人工牛黄、麝香、珍珠（制）、冰片、雄黄、蟾酥	清热解毒，消肿利咽。用于咽喉肿痛，单双乳蛾，丹瘰疔疮，痈疖肿毒	部颁20册	
67	牛黄解毒软胶囊	人工牛黄、雄黄、石膏、大黄、黄芩、桔梗、冰片、甘草	清热解毒。用于火热内盛，咽喉肿痛，牙龈肿痛，口舌生疮，目赤肿痛	新药转正19册	
68	牛黄噙化丸	柿霜、硼砂、黄连、雄黄、金果榄、冰片、牛黄、麝香、绿豆粉	清热解毒，止痛。用于咽喉肿痛，口燥咽干，痰涎不出，咳嗽声哑	部颁15册	
69	牛黄消炎片	牛黄、珍珠母、蟾酥、青黛、天花粉、大黄、雄黄	清热解毒，消肿止痛。用于咽喉肿痛，疔、痈、疮疖	部颁07册	
70	牛黄消炎丸	牛黄、珍珠母、蟾酥、青黛、天花粉、大黄、雄黄	清热解毒，消肿止痛。用于咽喉肿痛，疔、痈、疮疖	部颁03册	
71	咽喉消炎丸	牛黄、蟾酥（制）、穿心莲总内酯、七叶莲、珍珠、冰片、雄黄、百草霜	清热解毒，消肿，止痛。用于咽喉肿痛（食道炎、咽喉炎、急慢性扁桃腺炎）	部颁09册	
72	喉痛消炎丸	牛黄、青黛、珍珠（飞）、蟾酥、冰片、百草霜、雄黄（飞）	清热解毒，消炎止痛。用于咽喉肿痛，疔疮蛾喉，痈疖肿毒，口舌生疮	地标升国标	
73	牛黄解毒胶囊	人工牛黄、雄黄、石膏、大黄、黄芩、桔梗、冰片、甘草	清热解毒。用于火热内盛，咽喉肿痛，牙龈肿痛，口舌生疮，目赤肿痛	部颁新药	
74	牛黄解毒丸（水丸）	牛黄、雄黄、石膏、大黄、黄芩、桔梗、冰片、甘草	清热解毒。用于火热内盛，咽喉肿痛，牙龈肿痛，口舌生疮，目赤肿痛	部颁13册	

序号	制剂名	处方组成	功能与主治	来源	
75	灵猫香解毒丸	珍珠、牛黄、药用灵猫香、蟾酥、冰片、雄黄	清热解毒，消肿止痛。用于喉蛾，咽喉疼痛，烂喉，丹痧，痈肿，疔疮，乳痈，无名肿痛	部颁20册	
76	胡氏六神丸	牛黄、冰片、朱砂、薄荷、麝香、熊胆、板蓝根、雄黄、甘草、金银花、蟾酥	消肿解毒，止痛退热，镇惊安神。用于喉风喉痹、喉痛、双单乳蛾等咽喉诸症，疔毒痈疮、小儿急热惊风及一般红肿热痛等症	部颁09册	
77	六灵含片	人工牛黄、麝香、珍珠（水飞）、冰片、蟾酥、雄黄（水飞）	清热解毒，消肿利咽。用于咽喉肿痛，单双乳蛾	部颁中药新药	乳蛾
78	梅花点舌胶囊	牛黄、珍珠、麝香、蟾酥（制）、熊胆、雄黄、朱砂、硼砂、葶苈子、乳香（制）、没药（制）、血竭、沉香、冰片	清热解毒，消肿止痛。用于疔疮痈肿初起，咽喉牙龈肿痛，口舌生疮	部颁新药	
79	咽速康气雾剂	人工牛黄、珍珠、麝香、雄黄、蟾酥、冰片	解毒、消肿、止痛。用于咽喉肿痛、单双乳蛾的肺胃实热证	部颁中药新药	
80	梅花点舌片	牛黄、没药（炒）、蟾蜍（制）、冰片、朱砂、麝香、乳香（炒）、雄黄、沉香、葶苈子（炒）、珍珠（制）、血竭、熊胆、硼砂	清热解毒，消肿止痛。用于疔疮痈肿初起，咽喉牙龈肿痛，口舌生疮	地标升国标	
81	清热定惊散	黄芩、猪牙皂、天麻（姜汁制）、独活、白术（蒸）、龙骨（水飞）、天花粉、山药、厚朴（姜汁、酒制）、茯苓、白芍、钩藤（姜汁制）、胆南星、陈皮、白附子（制）、薄荷、天竺黄、蝉蜕、羌活、栀子、僵蚕（姜汁制）、黄连、紫苏叶、全蝎（制）、硝石、麝香、半夏（制）、冰片、甘草、雄黄（水飞）、人工牛黄、朱砂（水飞）、琥珀（水飞）	定惊清热，祛风除痰。用于小儿惊风，痰涎壅盛，咳嗽气喘，食滞呕吐，腹痛泻泄	部颁20册	小儿惊风

第五章 汤剂的现代研究

汤剂古称汤液，俗称汤药，是中药饮片加水煎煮去渣取汁的液体剂型。汤剂剂型应用历史悠久，因其具有随证加减、起效迅速及适用范围较广等特点，几千年来一直在中医临床中发挥着重要的作用，是中医临床上最常见的用药形式。

汤剂种类：①传统汤剂：传统汤剂是中药饮片加水煎煮滤取药液服用的剂型，目前临床上仍以此为主流，也是本章讨论的重点。②煮散：煮散是中药汤剂发展过程中形成的，其制法为将药物制成细粉或粗粉，加入水或引药煎煮，连同药沫一起或去渣服用的一种汤剂应用形式，其具有节约药材、使用方便、成分煎出率高等优点。煮散药渣过滤的繁琐及汤液的澄清度问题导致医生和患者的接受程度较低，因此目前在临床上已罕见应用。③配方颗粒：汤剂存在配制麻烦、煎煮费时、服用量大、携带不便等问题，难以满足现代快节奏生活方式的需求。在此条件下，汤剂临床应用的替代形式中药配方颗粒应运而生。中药配方颗粒是由单味中药饮片经水提、浓缩、干燥、制粒而成，经中医临床配方后，供患者冲服使用的一种颗粒制剂，具有免煎易服、剂量准确、安全卫生、便于携带等优点，既满足了中医临床辨证论治、随证加减的临床用药特点，又有利于药房调剂，以及具有统一规格、剂量、质量标准。中药配方颗粒的产生源于对传统汤剂的改革，我国原国家药品监督管理局于 2001 年发布的《中药配方颗粒管理暂行规定》正式提出"中药配方颗粒"，并且列入国务院《中药现代化发展纲要》。中药配方颗粒是汤剂产业化的直接体现，且在中药国际化方面具有重要作用。

此外，汤剂在产业化方面也体现在颗粒剂、合剂、口服液等剂型的工业化生产中。这些剂型的提取过程大多采用煎煮或回流提取，其提取方式与汤剂基本一致，先由中药饮片或复方经煎煮或回流提取后制成相应的汤液，再将汤液通过浓缩、干燥、成型一系列工艺过程制得相应剂型，此提取过程则是汤剂的传统工艺经科学的考察后转化为现代化煎煮工艺。综上，本章内容主要针对汤剂剂型以及现代替代汤剂的配方颗粒进行梳理总结。

第一节　汤剂的制备工艺研究

汤剂传统制备工艺的关键环节即为煎煮工艺。传统汤剂煎煮的操作主观性较强，不同个体之间差异较大，无法保证每次操作的同一性，进而导致汤剂质量的不稳定性。汤剂煎煮工艺的现代研究主要包括两方面：一是传统工艺的规范化煎煮，如医院处方的代煎、经典名方的煎煮等；二是现代工业化煎煮工艺研究，如中药配方颗粒、颗粒剂、口服液等剂型的提取工艺。

一、传统工艺规范化煎煮

传统工艺规范化煎煮的目的是使汤剂的制备过程更加规范、合理，实现煎煮过程工艺化、稳定化，可保证汤剂质量的稳定性，以及疗效的可靠性。

1. 煎煮用具　汤剂的煎煮用具很有考究，历代医家对此均很重视。如陶弘景说"温汤忌用铁器"，李时珍强调"煎药并忌用铜铁器，宜银器、瓦罐"。现代研究证明，煎煮用具不同会影响汤剂中成分的组成及含量，认为汤剂煎煮器具首选砂锅，其次可用搪瓷锅、不锈钢锅，但不能用铁锅、铝锅和铜锅。研究表明铜、铁、铝锅因其材料的金属活性较强，会与中药中的成分发生化学反应而改变了汤剂的成分组成，甚至会影响疗效及出现毒副作用。如 $FeCl_3$ 与中药煎液中的鞣质发生络合并形成黑色沉淀，与含生物碱、苷类、有机酸为主的药材也会产生不同性状的沉淀。但砂锅的主要成分为二氧化硅，其性质稳定、导热均匀，为中药汤剂煎煮的首选器具。

2. 药材浸泡　中药饮片常为干燥品，且部分中药饮片质地较坚硬，故在汤剂煎煮前通常需进行浸泡，通过浸泡以使中药饮片的表面湿润、变软、细胞膨胀，使药物有效成分部分溶出，同时可避免在加热煎煮时药材组织内所含蛋白质固化、淀粉糊化而影响药物有效成分的煎出。故在汤剂的煎煮过程中通常以药液状态、浸膏率、有效成分转移率等为指标，对药材饮片是否浸泡以及浸泡的时间进行考察。医院药房的处方药包装上都会注明浸泡时间，一般为 40 分钟至 1 小时不等，视药材性质决定。如以药液浸膏得率为指标，对泻白散的不同浸泡时间进行研究，发现未浸泡的泻白散煎出率为 9.5%，而经过浸泡处理的泻白散煎出率均比未浸泡的高，可达 13.6%。

3. 溶剂体积 汤剂的煎煮溶剂一般为水。加水量的多少对汤剂的质量影响较大。若加水量过少，会使药物中有效成分溶出较低，影响治疗效果；若加水量过多，虽然能增加有效成分的溶出，但也会因煎出液体积过大不宜患者服用。目前，关于汤剂加水量通常有以下几种情况：①来源于古籍的经典方剂：此类方剂的古籍中一般具有较明确的加水量描述，如《伤寒论》中的"桃核承气汤"加水量记载为"上五味，以水七升……"《景岳全书》中的"济川煎"为"水一盅半……"进行此类方剂加水量研究时，需进行度量衡折算，将古代的用量转换为现代用量，如汉代的一升合今约 200mL。②现代临床应用汤剂：此类汤剂煎煮一般参考《医疗机构中药煎药室管理规范》，其中规定"煎煮开始时的用水量一般以浸过药面 2～5cm 为宜，花、草类药物或煎煮时间较长的应当酌量加水"。此外，临床煎煮过程中还会以患者服用量作为参考，如第一煎加水量＝日服方中各药物总量＋150＋服用量（成人服用量一般为 150～300mL），第二煎加水量＝服用量＋200（150、200 代表加水量，mL）。临床汤剂煎煮中多以煎药机进行煎煮，现代煎药多以每袋 200mL、每剂 2 袋为常规包装，因此煎药的加水量按照公式 $Q=a+2\times200+b\times c$（其中 Q 为总加水量，a 为煎药机管道损失量，b 为饮片吸水系数，c 为饮片重量）进行计算。

4. 煎煮次数 中药煎煮时细胞内的成分需经过浸润、渗透、解吸、溶解、扩散等阶段，才能被提取出来，当药材内外成分浓度平衡时，药物成分就不再继续溶出，为使成分进一步溶出，因此中药一般要求煎煮 2 次或多次，才能使药材的有效成分更好地溶出。但不同时期，汤剂的煎煮次数也不相同，《伤寒论》《金匮要略》等汉代时期医籍中汤剂一般只煎煮一次，而从宋代开始则有了二煎、三煎的记载，这与当时特定的历史环境及药源不足有关。现代研究发现，第一煎的煎出率只有 30% 左右，第二煎的煎出率为 40%～50%，两次累计达 70%～80%，因此，煎煮 2 次或 3 次可避免浪费，节约药材资源，也是现代汤剂的常规煎煮次数。《医疗机构中药煎药室管理规范》中也规定"每剂药一般煎煮两次，将两煎药汁混合后再分装"。如根据煎煮液中芍药苷的含量评价煎煮次数对芍药甘草汤、芍药柴胡汤和芍药汤质量的影响，结果表明，煎煮两次可明显提高三首方剂煎出液中芍药苷的含量。

5. 煎煮时间 汤剂的煎煮时间同样是影响汤剂质量的重要因素，所以不同方剂其煎煮时间也应不同，以保证有效成分的适当煎出。古代医家就已认识到这一点，如《伤寒论》中"当归四逆汤"中煎煮时间控制为"以水八升，煮取三升"，"黄连汤"为"以水一斗，煮取六升"。再李时珍在《本草纲目》中记载："若发汗药，必用紧火，温服。攻下药，亦用紧火煎熟，下硝黄再煎，温服。补中药，宜慢火，温服，阴寒急病，亦宜紧火急煎服之。"通过现代研究对古代认识进行了科学的阐释，如芳香化湿、行气、解表类药多含挥发油，宜用武火快煎，使挥发性成分溶出并尽量保留不挥散；滋补类药中多含多糖、蛋白质、多肽、黏液质等大分子成分，其不易溶出，升温过快又容易产生"糊化"现象，所以采用文火慢煎可使其溶出率增加。《医疗机构中药煎药室管理规范》中规定："煎煮时间应当根据方剂的功能主治和药物的功效确定。一般药物煮沸后再煎煮 20 ～ 30 分钟；解表类、清热类、芳香类药物不宜久煎，煮沸后再煎煮 15 ～ 20 分钟；滋补药物先用武火煮沸后，改用文火慢煎 40 ～ 60 分钟。"现代有效成分及药效研究也证实了上述观点，如九味羌活汤在煎煮 20 ～ 30 分钟时，挥发油含量相对较高，浸出物和黄芩苷含量随着煎煮时间的延长呈上升趋势；银翘散在不同煎煮时间下对致热大鼠体温及下丘脑 cAMP 含量影响的研究发现，银翘散的解热效果及低发热大鼠下丘脑组织中 cAMP 含量以煎煮后 3 ～ 6 分钟最优。

二、汤剂特殊煎煮方法

中药汤剂的煎煮方法为药材加适量的水浸泡，静置，加热，煮沸后，改微火维持微沸一段时间，以免药汁溢出或熬干，在煎煮过程中也不宜频频开盖。由于组成一剂中药的各种药材质地不一、规格有别、毒性各异、功效不同，所以煎煮时会有相应注意事项及原则。例如对于解表药物，常使用具有芳香气味或植物花、叶等药材，均不宜久煎，否则会导致有效成分损失、药效降低，如薄荷、金银花等；对于味厚滋补类药物，则可用文火久煎，使药物有效成分更好地溶出，如党参、熟地黄等；对于毒性药物，为减轻毒性，可以先煎 1 ～ 2 小时，以降低或消除毒性，如乌头、附子的毒性成分是乌头碱，煎煮时间越久，毒性越低，强心作用越显著。中药汤剂特殊的煎煮方法主要包括先煎、后下、包煎、另煎、烊化等，《医疗机构中药煎药室管理规范》对这些特殊煎煮方法均有相应规定，若煎煮方法不当，则影响汤剂质量，达不到预期的治疗效果。为避免药物有效成分损失、破坏，保留药效，现对古今中药汤剂的特殊煎煮方法探讨如下。

1.先煎 《医疗机构中药煎药室管理规范》有明确规定，先煎药应当煮沸 10 ～ 15 分钟后，再投入其他药料同煎（已先行浸泡）。历代医药学典籍中也有记载，但不是一成不变的，而是变化发展的。

汉代张仲景《伤寒杂病论》中记载需"先煮"的方剂，其组方中多包含麻黄、葛根、茯苓、栀子、生姜、瓜蒌（栝楼、栝蒌）、肥大枣、茵陈、厚朴、枳实、乌头等药材。具体而言，在含有麻黄的26个方剂中，除半夏麻黄丸、鼻塞方（散剂）、文蛤散方、文蛤汤方外，其余22个均需先煎，分别为麻黄汤方、大青龙汤方、大青龙加附子汤方、麻黄茯苓汤方、小青龙汤方、麻黄加术汤方、麻黄杏仁薏苡甘草汤方、桂枝二越婢一汤方、葛根汤方、葛根加半夏汤方、麻黄杏仁甘草石膏汤方、麻黄连轺赤小豆汤方、麻黄附子细辛汤方、麻黄附子甘草汤方、麻黄升麻汤方、射干麻黄汤方、厚朴麻黄汤方、越婢加半夏汤方、越婢汤方、甘草麻黄汤方、越婢加术汤方、桂枝甘草麻黄生姜大枣细辛附子汤方，且煎煮方式多为"以水若干，先煮麻黄减二升，去上沫，纳诸药……"在含有葛根的方剂中，则葛根需先煎，如葛根黄芩黄连汤方中，"葛根半斤，甘草二两（炙），黄芩三两，黄连三两，以上四味，以水八升，先煮葛根……"桂枝加葛根汤方中葛根也需先煎，"先以水七升，煮葛根去上沫，纳诸药……"若葛根和麻黄配伍则同时先煎，如葛根汤、葛根加半夏汤。茯苓先煎的用法较少，仅在茯苓桂枝甘草大枣汤方中有所体现，"以甘澜水一斗，先煮茯苓，减二升，纳诸药，煮取三升，去滓，温服一升，日三服"。栀子先煎的方剂包括栀子汤方、栀子甘草豉汤方、栀子生姜豉汤方、栀子豉汤方、枳实栀子豉汤方，多采用"以水四升，先煮栀子，取二升半……"生姜仅在栀子生姜豉汤方中先煎，其余含有生姜的方剂中均不先煎。先煎瓜蒌在小陷胸汤方中提及，"黄连一两，半夏半升，栝蒌实大者一枚，上三味，以水六升，先煮栝蒌，取三升，纳诸药，煮取二升，去滓，分温三服"。十枣汤方为大枣先煎，"以水一升五合，先煮肥大枣十枚，取八合，去滓……"茵陈先煎记载在茵陈蒿汤方中，"茵陈蒿六两，栀子十四枚（擘），大黄二两（去皮），以水一斗二升，先煮茵陈，减六升，纳二味，煮取三升，去滓"。枳实、厚朴在大承气汤与枳实薤白桂枝厚朴栝蒌汤方中合并先煎，"以水一斗，先煮二物（枳、朴），取五升……""枳实四枚，薤白半斤，桂枝一两，厚朴四两，栝蒌一枚（捣），上五味，以水五升，先煮枳实、厚朴取二升，去滓，纳诸药，煮数沸，分温三服"。乌头先煎的方剂，为乌头桂枝汤方和乌头麻黄黄芪芍药甘草汤方，其中均为"乌头五枚，以蜜二升，煮减半，去滓……"另在桂枝人参汤方中还有四味药材（人参、白术、甘草、干姜）先煎的记载，"以水九升，先煮四味，取五升，纳桂，更煮取三升，去滓……"

在唐代，《外台秘要》第十卷沃雪汤中指出"凡煮麻黄先煎二沸，去上沫，又内馀药……"《备急千金要方》卷六上目病第一篇泻肝汤提到"以水一斗二升先煎竹叶，取九升，去滓，下诸药煮取三升半，分三服……"

在明代，《本草纲目》中提及苇茎需先煎，"芦苇茎（切小）二升，水二斗，煮汁五升，入桃仁五十枚，薏苡仁、瓜瓣各半升，煮取二升，服，吐出脓血而愈，此方名苇茎汤"。《医学正传》卷之七妇人科黄芪当归人参汤中亦有"水二盏半，先煎麻黄令沸，掠去沫，煎至二盏……"的记载。《卫生易简方》伤寒篇治伤寒结胸方中"水一盏半，先煎栝楼至一盏，却下诸药……"另指明凡以地黄汁、天门冬汁入药者，均先煎汤汁，再入其余诸药。《伤寒六书》中则根据《伤寒杂病论》的先煎用法，提出主病之药先煎的观点，之后徐春圃的《古今医统大全》、李梴的《医学入门》、缪希雍的《炮炙大法》都有类似提法，并列出具体药味。

在清代，《疟痢成法》治疟三方中第二方载明"西洋参（二钱，切片，先煎）……"徐大椿进一步指出煎药时间的顺序应各有不同，主张"煎药之法各殊，有先煎主药一味，后入余药者，有先煎众味，后煎一味者，有用一味煎汤以煎药者；有先分煎，后并煎者"，这时已并不完全主张主治之君药先煎了。

而现代中医药理论中的先煎，主要指有效成分难溶于水的一些金石、矿物、介壳类药物，部分有毒药物以及含泥沙等杂物的药物，先煎煮，再下其他药物同煎。其目的是使药物成分充分溶出，提高药效或减轻毒副作用，或缓和药物悍烈之性等。《中国药典》（2020年版）一部明确规定有23味中药需要先煎。其中，质地坚硬而不容易煎出的药味主要包括磁石、紫石英、自然铜、瓦楞子、牡蛎、石决明、龟甲、鳖甲、珍珠母、赭石、滑石、生石膏、水牛角、赤石脂、青礞石、金礞石、钟乳石、禹余粮、鹿角霜、蛤壳，一般为矿石、介壳及动物的骨、角、甲类，一般都含有钙盐、铁盐、钾、钠、镁及微量成分，需打碎成颗粒或粗粉长时间加热沸腾才能提高溶解度，因此至少先煎30分钟，尤其是水牛角，需要先煎3小时以上，以增加有效成分的溶出。而对于乌头类，如制川乌、制草乌、附子等毒性药物，特别强调需要先煎、久煎，至少先煎 $1 \sim 2$ 小时，以不麻舌为宜，尤其是应用于儿童、老人和肝肾功能不全的特殊人群时，先煎时间最好延长至90分钟。现代研究表明，乌头类中药的主要活性和毒性成分为二萜类生物碱，其中以乌头碱为代表的双酯型生物碱虽有较好的药效活性，但毒性极强，在炮制及煎煮过程中会转化为毒性较小且活性也较好的单酯型生物碱，毒性为乌头碱的 $1/50 \sim 1/500$。因含泥沙等杂物不宜和其他药物共煮的药物，如糯稻根、生铁落等，需要先煎取汁，然后用其煎煮他药。另外，《中国药典》（2020 年版）中虽未规定石斛先煎，但临床实际应用过程中往往选择先煎。现代研究证明，石斛中有效成分为内酯类生物碱（如石斛碱等），只有经过先煎或久煎的水解产物才能发挥治疗作用，也有学者认为石斛必须先煎 40 分钟，再与其他药同煎 20～30 分钟，其有效成分石斛碱等生物碱才基本被煎出。

2. 后下　后下的目的与先煎相同，也是由于在一个中药处方中，如果各个药物的质地有显著差别，就应该按特殊药物的煎煮要求分先后次第煎煮，以此可以减少有效成分的损耗或减少有毒物质的溶出，发挥药物协同作用。

后下也有其相应的历史传承与发展。在汉方《五十二病方》现存 283 首方中有 12 首记载特殊药物的后下煎法，如"第 110 治方……每次将大枣（切碎）和葵花籽 1/3 煎煮去渣，加蜂蜜适量，内服……"其中后下药为蜂蜜，为除去药渣后加入，笔者认为蜂蜜后下可避免蜂蜜中的有效成分在加热过程中被破坏或者吸附于药渣上。《伤寒论》中亦有大黄、豆豉、粳米、桂枝等宜后下的记载："大承气汤方……先煮二物，取五升，去滓，内大黄，更煮取二升……"清代徐大椿在《医学源流论》中单独列出"煎药法论"，明确强调："煎药之法，最宜深讲，药之效不效，全在乎此。"

而今，《中国药典》（2020 年版）一部明确规定薄荷、青蒿、沉香、砂仁、豆蔻、钩藤、徐长卿、番泻叶、苦杏仁、降香共计 10 味中药入汤剂需要后下。后下药物主要分为三类，第一类是芳香性中药，大都质轻，具有清热解表之功效，有效成分多为挥发性成分，久煎使其挥发油随水蒸气蒸馏挥发，宜在其他一般药物即将煎好时后下，再煎较短时间即可，如薄荷、豆蔻、蔻仁、砂仁、沉香、降香、鱼腥草等。第二类为有效成分受热不稳定的药物，如大黄、番泻叶、钩藤等。《中国药典》明确指出大黄用于泻下不宜久煎，现代研究证明，大黄泻下作用的主要成分为结合蒽醌及其苷类，短时间煎煮（15 分钟）有利于双蒽酮苷类和蒽醌苷类成分煎出，如果长时间加热会转化为游离蒽醌，泻下作用减弱，另外长时间煎煮（60 分钟）则利于鞣质类成分煎出，因此，短时间煎煮或浸泡利于大黄泻下功效的发挥，长时间沸水煎煮利于清热解毒功效的发挥，所以，只有当大黄用于泻下作用时不宜久煎，临床应用时选用后下煎煮方法。番泻叶后下也是此原因。钩藤碱、异钩藤碱是钩藤发挥药理作用的主要物质基础，也是钩藤制剂降压的主要活性成分，两者为同分异构体，且均含有酯键，结构不稳定，水煎液长时间加热会发生同分异构体的相互转化或酯键的水解，从而使其含量降低，为了减少异钩藤碱、钩藤碱的损失，钩藤在临床应用时应选择后下。第三类为煎煮时间越长毒性越大的药物，诸如山豆根和苦杏仁，山豆根内所含的一些生物碱具有毒性，过量服用后可导致中毒，山豆根煎煮时间越长，其毒性也愈大，为了减轻毒性，故水煎时宜后下；生苦杏仁的有效成分为苦杏仁苷，同时也含有苦杏仁酶，可将苦杏仁苷水解成苯乙醇腈，继而再水解生成氢氰酸，使苦杏仁苷的含量降低，生苦杏仁后下入沸腾药液中可迅速使酶灭活，从而达到破酶保苷的目的，故生苦杏仁在临床应用时往往选择后下以减少苦杏仁苷的损失，保证药效，避免产生毒性成分。

另需特别说明，《伤寒论》中记载有芒硝入药时后下之说，仔细研读后发觉此"后下"与彼"后下"并不相同，芒硝是在方剂中其他药味煎好后，"去滓，纳芒硝"，因芒硝的主要成分是硫酸钠，水溶性很好，去滓后直接置于汤剂中，即溶即饮，并不用再煎煮，所以芒硝并没有被归类为后下药物。刘兆全等提出芒硝入汤剂，加水单独煎煮再与其他药液兑服的方法，纳为另煎药物。

3. 包煎　包煎是另一种特殊的煎煮方式，即将粉末、带毛或过于细小的药物用纱布将其包好，再入锅内煎煮，以防煎后药液混浊或服药时刺激咽喉。

唐代《外台秘要》卷二十七记载"取车前子二升，用绢囊盛之，以水八升，煮取三升，去渣，顿服之，移日又服，石当下也，宿勿服之神良"，并注明《肘后备急方》和《备急千金要方》同。明代《普济方》中收载《太平圣惠方》中半夏散，注明"旋覆花半两，以绢包煎"。清代《陈莲舫医案》中治崩漏案，赤石脂需要醋煅包煎。

《中国药典》（2020年版）也明确规定车前子、葶苈子、海金沙、蒲黄、滑石粉、辛夷、旋覆花、儿茶、蛤壳粉共计9味中药入汤剂需要包煎。常见需包煎药物见图5-1。

在实际使用中，包煎的药物主要可分为5类：①含淀粉、黏液质较多的种子类药物，易使锅底糊化则需包煎，如车前子、葶苈子等。②质地轻浮而易漂浮于水面的药物，需包煎，如《王氏医案绎注》记载温养奇经方中藕粉，此外还有菟丝子、蛇床子、海金沙、蒲黄、马勃、滑石粉、介壳粉等。③有绒毛易刺激咽喉的药物，需包煎，如《张畹香医案》中所用旋覆花，《名医别录》中记载"毛射入肺，令人咳"的辛夷等。④易使药液浑浊的中药，需包煎，如儿茶，它含有大量缩合鞣质，在药液中易产生大量絮状沉淀，影响过滤。⑤还有部分散剂，如果需要煎煮服用，也需包煎，如《六气感证》中记载由滑石和甘草组成的六一散，用于治疗暑湿时，须用布包煎后服用。清代名医俞根初在《重订通俗伤寒论》中记载的蒿芩清胆汤，其中包含由青黛、滑石及甘草组成的碧玉散，煎煮过程则需要将碧玉散用布包煎。

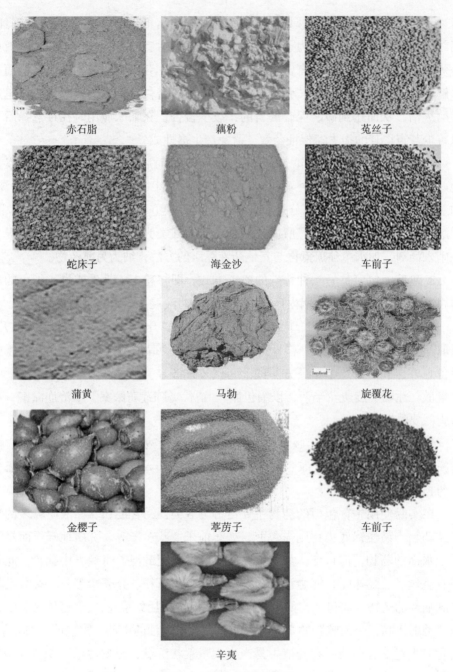

图 5-1　常见需包煎的药物

对于包煎药物的器物，在古代一般是由绢制成的（清以后有夏布），称为绢囊、练囊、绢包、绢袋或药囊。现代则在原有的基础上增添了纱布包、无纺布等，这样能够使药液更大程度地滤出。对于中药包煎袋的装量、材质及层数也有较多研究，总结见表 5–1。

表 5–1　包煎中药情况表

中药名称	材质	层数	最佳装量
蒲黄	医用纱布	单层	1/4
蒲黄	无纺布	双层	1/4
旋覆花	医用纱布	单层	1/4
车前子	医用纱布	单层	1/4
枇杷叶	医用纱布	单层	1/3
青黛	医用纱布	双层	1/3
海金沙	医用纱布	双层	1/3
龙骨粉	医用纱布	单层	1/2
滑石粉	医用纱布	双层	1/2
牡蛎粉	医用纱布	单层	1/2
葶苈子	医用纱布	单层	1/4

4.另煎　另煎又叫另炖和兑入，主要是指某些贵重药物，为了更好地煎出有效成分，还应单独另煎煮，服时可与其他煎液混合服用，如人参、红参、西洋参、鹿茸、羚羊角、川连等。

该方法在许多医药典籍中均有所记载，如《临诊医案》中治湿热下注案中提及"川连五分，另煎冲"，《吴鞠通医案》卷四中大异功散加减方中"生鹿茸，五钱，酒另煎"，《临证指南医案》仲景附子泻心汤中"人参一钱半、熟附子一钱半、干姜一钱，三味另煎汁"等。

现代，随着人们对预防保健、强身健体、延年益寿的需求越来越高，膏方越来越受到人们的重视和喜爱，制备膏方过程中以往为了保证参类、三七等细料药的充分利用，都是打成细粉，调成糊状，待收膏时加入，服用时难免感觉口中有药渣，有沙粒感。虞秀武等经过研究，对细料药采用单独多次煎煮，合并煎液浓缩，制成浓缩液，收膏时按比例加入收膏的方法，既保证了细料药有效成分的充分利用，又解决了膏方口感中存在沙粒感的问题。

另外，《中国药典》（2020 年版）中芒硝的用法与用量项下，要求"一般不入煎剂，待汤剂煎得后，溶入汤液中服用"。有文献建议芒硝入汤剂时，可将其另包，加适量纯净水单独煎煮 5 ～ 10 分钟，静置过滤，然后与其他药液兑服。

5. 泡服 泡服又称焗服，主要是指某些有效成分易溶于水或久煎容易破坏药效的药物，可以用少量开水或复方中其他药物煮沸的煎出液趁热浸泡，加盖闷润，减少挥发，如肉桂、大黄、藏红花、番泻叶、胖大海、薄荷等。

记载泡法的实例，如《伤寒论》中的大黄黄连泻心汤由大黄、黄连组成，"以麻沸汤（开水）二升渍之，须臾绞去滓，分温再服"；《本草纲目》中的安息香，"心痛频发，沸汤泡服"；《本草汇言》中治肾热方 "用石蕊花五钱，以车前子、木通各三钱煎汤泡服"；《张氏医通》中治呃逆方记载有 "丁香数十粒，柿蒂十枚，滚水泡服" 之法。目前市面上大多数袋泡茶，即源于此法。

泡服有时也会用冷水。如《太平圣惠方》中 "母生姜（一片，大如手者，以炭火烧令皮黑色），上热捶碎，以新汲水一大盏浸之，良久渐渐服之"。又如《温病条辨》记载 "雪梨浆方（甘冷法），以甜水梨大者一枚薄切，新汲凉水内浸半日，时时频饮"。

目前，临床使用番泻叶治疗泻下，一般采用沸水浸泡饮服，研究表明，以沸水浸泡 25 分钟的有效成分浸出量最高，时间过长或煎煮都会引起有效成分的破坏和损失。采用麦冬和梨皮，用开水冲泡 3 ～ 5 分钟当茶频饮，清润肺燥，可治干咳燥咳，或风热感冒后干咳无痰等症状。

6. 烊化 烊化也称溶化，主要是指某些胶类药物及黏性大而易溶的药物，为避免入煎粘锅或黏附其他药物影响煎煮，可单用水或黄酒将此类药加热溶化即烊后，再用煎好的药液冲服，也可将此类药放入其他药物煎好的药液中加热烊后服用，如阿胶、鹿角胶、蜂蜜、龟板胶、鳖甲胶、饴糖等。

此方法早在汉代《伤寒论》中就有记载，主要包括：

（1）胶类 如炙甘草汤方，煎煮方法是 "以清酒七升，水八升，先煮八味，取三升，去滓，内胶烊消尽"；猪苓加黄连牡丹汤方的煎煮方法是 "猪苓一两，茯苓一两，阿胶一两，泽泻一两，滑石一两，黄连一两，牡丹一两，上七味，以水四升，先煮六味，取二升，去滓，纳胶烊消，分温再服"。《伤寒论》中阿胶烊化方还有黄连黄芩阿胶甘草汤方、黄连阿胶汤方、白虎加黄连阿胶汤方、猪苓加人参汤方、连翘阿胶半夏赤小豆汤方、黄连阿胶半夏桃仁茯苓汤、猪苓汤方、柏叶阿胶汤方、白头翁加阿胶甘草汤方、黄连茯苓汤方、胶艾汤方、胶姜汤方、大黄甘遂阿胶汤方等。

（2）大黏度类 如将白蜜烊化的白术枳实干姜白蜜汤方；小建中汤方中的饴糖。

在现代则对胶类药材为何要烊化有了更深入的认识，毛菊敏提出胶质药含有多种蛋白质，在常温下为固体，服用时必须另用容器隔水加热，使其慢慢溶化或直接加入煎好的药汁中烊化服用。刘兆全等提出胶类药因其黏性大，共煎时容易黏附其他药物，不但会造成损耗，还会直接影响其他药物有效成分的浸出。可将其他药物的煎出液重新倒回锅中加热，然后放入胶类药物，搅拌使溶。

7. 冲服 冲服法是中药调剂的一种特殊方法，不需煎煮，将药物粉末同药液或热开水融化或呈混合状后调服或送服。《本草纲目》引《圣济总录》的一个汤方"大便后血：萱草根和生姜，油炒，酒冲服。"而在现今版本的《圣济总录》中却查不到该方。李时珍《本草纲目》中有若干附方有药物冲服的记载，大多是引自现今已经亡佚的古方。明清以前冲服药物都记载为"末服"，如《伤寒论》大陷胸汤方的煎服法："先煮大黄，取二升，去滓；内芒硝，煮一两沸；内甘遂末，温服一升。得快利，止后服。"方中甘遂即为冲服。唐代孙思邈提出："凡汤中用麝香、犀角、鹿角、羚羊角、牛黄，须末如粉，临服纳汤中搅，令调和服之。"其后一些贵重药材皆采取冲服的方案并沿用至今。明代徐春圃也总结说："凡汤中用犀角、羚羊角，一概末如粉，临服内汤中。然入药法，生磨汁煮亦通。""凡用沉香、木香、乳香、没药，一切香末药味，须研极细，待汤热先倾汁盏，调香末服讫，然后尽饮汤药。"《炮炙大法》等也有同样的记载。贵重药和香料药冲服成为共识，清代以后的方书中记载药物冲服的汤方较多。清代名医徐大椿指出，为了保证疗效，"须将古人所定煎法，细细推究，而各当其宜，则取效尤捷"。

《中国药典》（2020年版）明确规定，川贝母、平贝母、猪胆粉、鹿茸、湖北贝母、蜂胶共6种药材需要冲服。实际临床应用中冲服使用的药物更是不计其数，现代汤剂中需冲服的中药主要有以下4种情况：

（1）某些贵重药或质地坚实的药物，用量较小，为防止散失，常需要研成细末，制成散剂，用温开水或复方中其他药物的煎液冲服。如树脂类药物琥珀，受热溶化变黏，可黏附其他药物和药渣，而且在水中的溶解度很小，故琥珀入煎不仅影响药效也浪费药材，可研末冲服。该类药物还包括麝香、寮香、牛黄、朱砂、珍珠等。

（2）一些药物，高温容易破坏药效或有效成分难溶于水，也只能做散剂冲服。如雷丸，现代研究表明雷丸的有效成分是雷丸素（一种蛋白酶），雷丸素在受热60℃左右或在酸性溶液中失去活性，故不宜入煎剂。

（3）某些药物，根据病情需要，为提高药效，也常研成散剂冲服。如用于止血的三七、花蕊石、白及；用于息风止痉的蜈蚣、全蝎、僵蚕、地龙；用于制酸止痛的乌贼骨、瓦楞子、海蛤壳、延胡索等。

（4）一些液体药物，如竹沥汁、姜汁、藕汁、鲜地黄汁等也须冲服。

8. 煎汤代水 煎汤代水，是先将某些药物单独煎煮，然后弃去药物，取其煎液，以此煎液代替水煎煮他药的一种煎药方法。煎汤代水在历代医籍中多有提及，张仲景、叶天士、王旭高、费伯雄、张简斋等医家对此法的运用深有妙义。

在实际情况中，多在 5 种情况下使用：

（1）与其他药物同煎使煎液浑浊的中药，需煎汤代水，如伏龙肝即灶心土，《王旭高临证医案》中记载："许，腹痛，大便泄出细虫，延来日久，中气渐虚，此胃中寒积也，法当温中补中，川连（盐水炒）、炮姜、木香、白芍、白术、使君子、吴茱萸、乌药、川椒、伏龙肝（煎汤代水）。"此外还有生牡蛎、海金沙、益元散、蚕砂等。

（2）某些药物质轻而用量大或体积大，或吸水量大，如《伤寒论》原文 138 条：小陷胸汤"上三味，以水六升，先煮栝蒌，取三升，去滓，内诸药，煮取二升，去滓，分温三服"。先煮栝蒌（瓜蒌）去渣取汁，再与黄连、半夏共煮。瓜蒌性味甘寒，先煮去滓再纳诸药，因其久煎味厚沉降，可不致过寒伤胃，还可增强润下除痰的功效，且瓜蒌用量较大，不方便一次性煎煮，方中瓜蒌的用量为"一枚，大者"，约合现代的 300g，这样的体积和剂量，更加需要采用煎汤代水的煎法。叶天士的《临证指南医案》中 "……木防己（一钱）、石膏（三钱）、杏仁（三钱）、苡仁（二钱）、飞滑石（一钱半）、寒水石（一钱半）、通草煎汤代水"；《伤寒辨证录》中变阳汤，金银花煎汤代水；《徐养恬方案》中治温邪方，茅芦根煎汤代水；《理虚元鉴》中加味犀角地黄汤，"……灯芯三十寸，荷叶一大张，煎汤代水……"《外科正宗》中夏枯草汤，"用夏枯草，水三碗，煎至二碗，滤清，同药煎至八分，食后服"；《千金翼方》中，车前草煎汤代水。此外还有玉米须、丝瓜络、白花蛇舌草、竹茹、绿豆衣、金钱草、茵陈、益母草、枇杷叶、杉木屑、桑寄生、地骷髅、蕲艾、鲜稻穗、糯稻根、荆芥穗、谷芽、冬葵子、柞枝、桑枝、冬瓜子、冬瓜皮、土茯苓等也需煎汤代水。

（3）一些动物药采用此法，如羊脬、狗肾、猪肾、羊猪胞、猪腰等。

（4）药食两用或药性平和的药材，需煎汤代水，如《王旭高临证医案》用百合煎汤代水治疗阴虚内热、咳嗽痰红之症；小麦煎汤代水治疗咳则心痛、喉中介如梗状的心咳之症；陈米煎汤代水治疗痢疾、温邪。此外，药食两用或药性平和的中药还有薏苡仁、山楂、藕、甘蔗、粳米、糯米、黑料豆、赤小豆、湘莲肉、萝卜、金针菜、芦笋、荸荠、海蜇、鲍鱼、省头草、绿茶、白蜜等，也经常采用煎汤代水的煎煮方法。

（5）贵重的药材或是避免同时煎煮发生化学反应的中药，需煎汤代水，如《备急千金药方》中，葱白汤使用银器煎汤代水，此外还有金、生铁落、铜钱币、铁精、白玉、羚羊角等采取煎汤代水法。

现代工业化生产中，由于提取加水量均较大，且有过滤、离心等现代的除杂装置，一般用到此方法的较少。

9. 去滓再煎　去滓再煎法是将药物煎煮一段时间后去渣取液，再将药液煎煮浓缩，不仅可以将药物浓缩，减少服药量，减轻胃肠负担，还能调和药性，使气缓而味厚，发挥和解之效。对于去滓再煎法的使用，早在《五十二病方》中就已有相关记载，如"烹三宿雄鸡二，泊加水三斗，熟而出，及汁更泊……"《伤寒论》中使用去滓再煎法制备的汤剂有大柴胡汤、小柴胡汤、柴胡桂枝干姜汤、半夏泻心汤、生姜泻心汤、甘草泻心汤、旋覆代赭汤七方，如小柴胡汤方中："柴胡半斤，黄芩三两，人参三两，半夏半升（洗）、甘草（炙）、生姜（切）各三两，大枣十二枚（擘）。上七味，以水一斗二升，煮取六升，去滓，再煎取三升，温服一升，日三服。"现代研究证明去滓再煎能明显提高小柴胡汤单位体积中柴胡皂苷的含量。姜侠等考察了去滓再煎法、不去滓煎法、两次煎法3种煎煮方法对小柴胡汤中9种成分含量的影响，结果显示，去滓再煎法明显提高了柴胡中有效成分在水煎液的溶出，从一定程度上提升了小柴胡汤的临床功效。丁鑫等通过观察小柴胡汤现代煎法与"仲景去滓再煎"对脂多糖致热大鼠模型的影响，结果表明药液经过浓缩可减少服用量，从而减轻胃肠的负担，并可提高疗效。毛盛芳等采用去滓再煎法、不去滓煎法、两次煎法3种煎煮方法对半夏泻心汤中9种指标性成分进行含量测定，结果显示，去滓再煎法明显提高了各成分在水煎液中的含量，从一定程度上提升了半夏泻心汤的临床功效，为张仲景《伤寒论》中对半夏泻心汤采用去滓再煎的方法及质量评价提供了实验依据。

10. 酒煎或酒水合煎法　酒煎或酒水合煎法是单用酒煎煮或酒水合煎的一种方法。医圣仲景所用酒主要有清酒、白酒两种，也称美酒、无灰清酒，考之即今之米酒。对于酒的认识与应用，《本草经集注》谓："酒，苦、甘、辛，大热有毒。主行药势，杀百邪恶毒气。大寒凝，惟酒不冰，明其热性独冠群物，药家多须，以行其势。"

古人以酒入药，以行其势。我国现存最早的医方著作《五十二病方》中，酒煎中药汤剂的记载至少有 5 处。晋代葛洪《肘后备急方》、唐代《备急千金要方》均有酒煎（酒煮）汤剂收载，可见酒煎汤剂在当时急诊中的应用很广泛。《伤寒论》中汤剂以清酒煎煮的方有炙甘草汤、当归四逆加吴茱萸生姜汤："……炙甘草汤主之……以清酒七升，水八升煮服条。""……宜当归四逆加吴茱萸生姜汤……以水六升，清酒六升，煮服。"《金匮要略》中栝楼薤白白酒汤："以栝楼实一枚（捣），薤白半斤，白酒七升。三味同煮，取二升，分温再服。"栝楼薤白半夏汤："栝蒌实一枚（捣），薤白三两，半夏半斤，白酒一斗。四味同煮，取四升，温服一升。"以上方剂中均用白酒。宋代《太平惠民和剂局方》中收载了 788 首处方，酒煎汤剂有 8 首，虽然数量较少，但也能反映出酒煎汤剂是得到了官方和临床的认可的。

现代中药研究中，已经不再使用"酒煎汤剂"这个说法，而是采用"乙醇提取"作为现在工艺的术语。由于有些药物的有效成分为脂溶性化合物，水提取的效率较低，因此，采用不同浓度的乙醇进行回流提取，对中成药药效的提高及中药材的合理利用都有深远的意义。

11. 醋（苦酒）煎或醋水合煎法 醋煎或醋水合煎法即单用醋煎煮中药或以醋水相合煎煮中药的方法。此煎法，因其味酸，有收敛之性，不适用于煎煮解表发汗药及治疗胃酸过多症的中药方剂。经方中常有涉及，如《伤寒论》之苦酒汤，"……内半夏，着苦酒中，以鸡子壳置刀环中，安火上，令三沸，去滓，少少含咽之，不差，更作三剂……"《金匮要略》之黄芪芍药桂枝苦酒汤，"……以苦酒一升，水七升，相和，煮取三升，温服一升，当心烦……"

现代研究中，中药中生物碱类成分多数都有较好的疗效，可以借鉴古人醋煎的思路，在提取药液中，加入不同比例的醋酸、硫酸等进行渗漉或者浸泡，提高生物碱类成分的溶出。刘晓谦等对复方苦参注射剂的关键生产技术进行了优化，结果显示复方苦参注射液渗漉提取的最佳工艺为 4 倍量 0.8% 醋酸浸泡 9 小时，再以 2 倍量 0.8% 醋酸渗漉。

除了以上特殊煎法，《五十二病方》等医书还记载有急煎、浓煎、三沸法、三温法、分次煎、去渣复煎、去滓加蜜煎等方法。但应注意无论哪种煎法，若不小心把药物煮焦了，则不能服用，因为根据中医理论煎糊的中药会产生很多有害的物质，服用后会对人体器官造成很大的伤害。只有掌握正确的煎煮中药的方法，才能保证中药汤剂在临床中的疗效。

三、汤剂煎药器具的发展

1. 古代煎药器具的演变　汤剂的应用有数千年历史，汤剂煎煮必须选用适宜的容器，几千年来，煎煮器具不断改进变化。长沙马王堆西汉古墓出土的现存最早的方剂专著《五十二病方》，便有有关煎药法的详细记载。该书中有 13 首方剂提到煎药器具，其中用陶制者 10 首，用金属器具者 3 首，陶制煎具有甀、瓦（瓾鬲）、新瓦甖、瓦（缶扁）、瓯、瓦赤釜等。如用瓦赤釜："病蛊者，以乌雄鸡一，蛇一，并置瓦赤釜中，即盖以口，口乐向灶炊之……"金属煎具有金铫、鼎、鍑等，主要为钢铁制品。如用鍑："取锻铁者灰三……以鍑煮……"先秦时期，生活用品是以青铜制品为主，如鼎、镬等，因而在烹制饮食物及药物的制备上可能大都是选用青铜器及较简陋的陶土器具；秦汉时期，从一些出土文物中可以发现，这一时期的生活器具已相当丰富，陶制品及漆器增多；唐宋以后，煮汤液的器具主要是陶瓷制品，金属类制品较少见，偶见银、铜制品。对于所用器具古代医药文献已有所论述，如《华氏中藏经》《本草经集注》等即有将药物置于"瓦""坩土""锅子""瓷器""土器""铁锅"及"铜器"等物之内而进行煎煮的记载。

（1）古代关于煎药器具对汤剂质量影响的记载　我国古人已注意到煎药器具对中药质量的影响，历代医药学家对煎药器具的选择都很重视。通过不断地实践、总结，发现对于器具的结构形状，一般应以腹大身高口小的罐形结构为宜。这种结构有利于减少挥发性成分的散失和水分的蒸发；有利于沸腾时药物和煎液的循环，提高浸出效率和防止药物的外溢；同时煎煮完成时也便于倾倒药液。

而对于煎药器具的材质，医药先贤也均有具体论述，诸如，唐椿在《原病集》中提道："银者为上，瓷者次之。"说明煮药最好的材料是银。梁代陶弘景曰："温汤勿用铁器。"明代李时珍曰："煎药并忌用铜铁器，宜银器瓦罐。"清代名医尤乘在《寿世青编》中补充道："必用砂铫瓦罐，如富贵家，净银之器煎之更妙。切忌油秽腥气，铜锡铁锅，或煎过他药者，必涤洁净，器口用纸蘸水封之。"

（2）煎煮器具材质对汤剂质量影响的现代研究　古人强调煎药用陶器忌用多种金属器皿是有科学根据的。多项研究均表明，适用于现代社会的家庭煎煮器具为砂锅、搪瓷锅、不锈钢锅，忌用铁、铜或镀锡、锑等金属器皿。陈馥馨等针对常用煎煮器具砂锅、搪瓷杯、铝锅、烧杯、铁杯等对中药煎液质量的影响进行了实验比较，选择 6 种含不同成分的中药，包括含鞣质类的五倍子，含生物碱类的苦参、麻黄，含蒽醌类的大黄，含果酸类的山楂，成分不太明确的狗脊（金毛狗脊）。研究结果发现，铁锅煎煮的各种药液外观呈深紫、黑绿或紫黑色，山楂、苦参、麻黄的铁锅煎液中含有一定量的铁，服后有铁锈味甚至恶心感。铜锅、锡锅煎五倍子均可煎出微量的铜及锡，因此均不适于煎煮中药。铝锅、烧杯、搪瓷杯、砂锅煎煮各种药液，外观、味觉及金属离子分析结果均比较稳定，仅在煎煮用 pH 1～2 的蒸馏水时，铝锅、搪瓷杯、砂锅煎液分别检出 Al^{3+}、Fe^{2+}、Fe^{3+}；煎煮用 pH 10 的蒸馏水时，铝锅可检出 Al^{3+}。由于常用单味药煎液 pH 1～2 的不多，复方煎剂强酸性或强碱性药液更是少见，因此可以根据不同情况，选择应用铝锅、搪瓷杯、烧杯、砂锅。用各种器具煎煮而得的大部分煎液，均有铁离子痕迹反应，可能与药物本身组成成分或在加工炮制过程中与铁器接触有关。赵浩如等用不锈钢、搪瓷、铜、铝、铁及陶瓷 6 种不同材料的容器分别以水为溶剂煎煮槐花米，用薄层扫描法测定煎出液中芦丁含量，结果显示，传统的中药罐和不锈钢器皿是最有效的芦丁提取煎器，能较好地使芦丁在提取过程中保持稳定，而铜铁煎器最不利于芦丁提取。蒋忠妙等通过对 100 种常用中药的实验研究，得出有 69 种药与 $FeCl_3$ 试液产生沉淀，为古人煎药忌铁之说提供了实验依据。温剑等提出煎药忌用铁器是因为铁器化学性质不稳定，并能在煎煮过程中与中药所含多种成分发生化学变化，如与鞣质、油脂、生物碱、蒽醌类、香豆素及其他成分都能发生化学反应。铜器煎药可在煎出液中检出微量铜离子，某些药物还可与铜生成碱式碳酸铜，不宜作为理想的煎药器具，这可能是因为其与某些中药成分络合生成碱式碳酸铜有关；银器煎药，虽其化学性质稳定，但价格昂贵，且导热性强、锅底温度高，水蒸发快，不耐高温，中药成分易被破坏，故应用较少；铝锅煎药，因其不耐强酸、强碱，从 pH 为 1～2 或 10 的煎液中可检出铝离子，进而会影响药性。因此铜器、银器、铝锅都不宜用作煎药器具。戴龙瑞提出朱砂可与铝器反应，虽然在临床中朱砂不入煎剂，但采用朱砂拌远志、茯苓、灯心草等药物入煎剂甚广，故不可忽视朱砂反铝。为了证实这点，他尝试将少量朱砂放铝盖上，加少量水，稍微搅动，静置时许，并不加温，即有显著硫化氢臭气，足以证明朱砂分解。张星等分别用砂锅、不锈钢锅、全自动中药壶煎煮补阳还五汤，应用 HPLC 同时对补阳还五汤中苦杏仁苷、芍药苷、毛蕊异黄酮葡萄糖苷、芒柄花素 4 种成分进行定量检测，结果发现砂锅煎煮组补阳还五汤的这 4 种成分含量明显高于不锈钢锅煎煮组及全自动养生壶煎煮组，且不锈钢锅煎煮组 4 种成分含量最低，表明砂锅为补阳还五汤传统煎煮的最佳煎煮器具。这是因为砂锅类器皿多由白泥（或黄泥）等硅酸盐类物质经塑形后，高温烧制而成，主要含二氧化硅，性质稳定，难与药物发生不良化学反应，且传热均匀、缓和，药物不易糊化，能较好满足中药汤剂的煎煮要求，所以煎药质量好。另外，在以陶瓷为煎药器皿的基础上出现了紫砂药壶，采用分体加热，电热装置设计在内胆之外，内胆为紫砂，表面光滑，结构紧密，透气性强，便于清洗，也不会留下药味，更具有保鲜功能。与砂锅相比，紫砂药壶加热更快捷，而且还保留了砂锅的优点，家庭煎药可以采纳使用。许多金属器皿煎药虽然传热快，但其化学性质相对活泼，在煎药过程中易与中药材煎煮液中所含多种成分发生化学反应，从而影响药物疗效。

　　搪瓷或不锈钢器皿，其材质中会含有少量的活性金属元素，在长时间煎煮过程中很可能与药物中的某些成分发生化学反应，降低有效成分的含量甚至产生有毒成分，从而降低药效并产生毒副作用。而若用钢、铁、铜、锡容器煎药，其化学性质相对活泼，煎药时可产生沉淀或引起化学变化，导致不良反应。铁器能在煎煮过程中与中药所含多种成分发生化学变化，如与鞣质、油脂、生物碱、蒽醌类、香豆素及其他成分等。铜器煎药可在煎出液中检出微量铜离子，某些药物还能与铜生成碱式碳酸铜，故不是理想的煎药器具。用银器煎药，虽其化学性质稳定，但由于价格昂贵、得之不易，且导热性强、锅底温度高，不耐高温的成分易破坏，水分蒸发快，易产生药材糊底焦化现象，故也无实际应用意义。研究发现铝锅也不是理想的煎煮器具，其不耐强酸、强碱，从 pH $1 \sim 2$ 或 pH 10 的煎液中可检出铝离子。

　　2. 现代汤剂煎煮器具的研究及应用　　随着时代的进步，人们生活节奏的加快，在以上论述观点的指导下，结合现代中药产业化的工艺要求，出现了更为方便、快捷的中药煎药器具或设备，已被国内外各大药店、医院、药厂广泛使用。

　　（1）高压锅　　高压锅具有方便、省时、省燃料的优点，将高压锅用于煎煮中草药，经实践证明，其集直火煎煮和高压蒸气煎药的优点于一体，并可提高提取率。其材质有不锈钢和铝合金 2 种，在注意安全的前提下，也适于家庭等小量煎药用。黄慧芬将家用电压力锅与 3 种常用中药煎煮器具的性能及煎煮条件进行了比较分析，采用电压力锅（不锈钢内胆）进行中药汤剂的煎煮，基本符合传统的武火烧开、文火慢煮的火候要求，同时具有实现 1 剂中药煎煮 2 次、先煎后下、利于有效成分煎出、保留挥发性成分等优点。在操作简便、安全节能、密闭不蒸发方面与传统方法比较具有更明显优势；与医院专用的全不锈钢高压煎煮锅自动可控原理亦基本相同，但在药汁浓度、新鲜度、煎取量灵活调节等方面具有优势。通过对中药汤剂自煎、代煎器具性能及煎药方法的比较，认为家用电压力锅具备温度、时间自动可控及密闭不蒸发等性能，可以作为煎煮中药汤剂的一种器具。

（2）煎药机　中药煎药机的出现相对较晚，目前主要应用于医院制剂室。煎药机的煎药过程在不锈钢容器中完成，从煎煮到包装，药液始终处于密闭的状态，同时，煎煮时温度略高于100℃并产生一定压力，挤压装置可对药渣进行压榨。具体而言，煎药机具有以下优点：①中药煎药机煎药有煎药工序和包装工序，前者是中药煎药机利用水煮沸所产生的水蒸气煎煮中药材，用机械装置挤出药渣中的残存药汁；后者是应用包装机将过滤的药汁按要求进行无菌水剂包装。这样的煎药方法可以将几剂药一起煎，然后分开剂量包装，帮患者节约了大量时间。②煎药机由专业人员按标准的流程规范煎煮，稳定可靠，可以根据药物的性质和分量大小准确地计算加水量、煎煮时间和压力，保证煎药过程的质量；机械挤压装置将药渣中的残存药汁充分挤出，药汁含量高于传统的煎药法（传统方法煎药后倒掉的药渣还含有很多药汁）；药液经过滤后澄清无渣浊，饮用时不浪费，而且还能减轻苦味感。③由其煎煮、灌装的药液携带和服用都更加卫生和方便。

自煎药机问世以来，各界对煎药机的评价褒贬不一。伍旭明详细分析了现代煎药机的利弊，自动煎药机煎煮中药时温度可以达到110℃以上，中药有效成分的溶出率得到了很大提高，这是传统煎药方法达不到的。自动煎药机采用理化性质稳定的不锈钢内胆密封作业，能防止中药的一些有效成分如挥发油等逸出，尽可能多地提高有效成分的浓度，相应地提高了中药溶液的质量。不同的药物得膏率不尽相同，含挥发性成分的药物，因煎药机是在封闭的情况下煎煮，不易挥发，故机器煎比人工煎含量高；矿物、贝壳类药物质地坚实，在高温且高压的情况下，比较容易提高煎出率，故机器煎比人工煎有效成分含量高；一般成分，如秦皮甲素、黄芪甲苷、麻黄碱等，机器煎比人工煎含量略高或基本相同，差异不大。自动煎药机煎煮中药时，药物和空气是隔绝的，能防止中药的一些成分在空气中被氧化失效，借此提高了有效成分的含量。传统煎药方法由于过滤方法的局限，所煎药液不溶性固体成分含量较高，是一种混悬液；煎药机煎出的药液煎煮后立即趁热过滤（通过无纺布袋及包装机上的过滤网），沉淀数量少，颗粒也较细，因而可以得到相对澄明的药液。

煎药机与传统煎煮容器比较，溶出率各有不同。房吉祥等采用UPLC考察不同煎煮容器对复方败毒汤中落新妇苷、连翘酯苷A、连翘苷等成分含量的影响，结果表明选用不同的容器煎煮含量变化规律为陶瓷锅＞不锈钢锅＞煎药机＞砂锅＞玻璃锅，化学成分含量最高的是使用陶瓷锅煎煮，而玻璃锅最低，煎药机和不锈钢锅较接近，砂锅并不是最高。煎药机是中药房代煎中药的主要载体，与传统煎煮器具相比较，煎煮效率高，省时省力，受到广大患者的欢迎。从测定复方败毒汤化学成分含量方面分析，虽然较陶瓷锅稍低，但是总体来评价，煎药机是可能替代传统煎煮器具的。唐进法等比较使用中药煎药机、不锈钢锅煎煮徐长卿时，不同煎药时间药液中丹皮酚煎出量的变化，从而确定徐长卿的适宜煎药方法，结果表明不同煎药时间，中药煎药机的丹皮酚煎出量始终高于不锈钢锅，两者对比差别有统计学意义（$P < 0.01$），不锈钢锅的丹皮酚煎出量在10分钟有峰值，中药煎药机的含量20分钟后才减少，表明以传统煎药方法煎煮徐长卿时，后下是科学的，而使用中药煎药机时则不必后下。朱雪莲选择六味地黄汤为研究对象，以汤剂浸出物与丹皮酚含量作为指标，比较煎药机法与传统煎药方法的煎出效率，结果在煎药机煎液中，丹皮酚的含量与传统煎液相比有明显升高，差异有统计学意义（$P < 0.05$），而总浸出物则明显少于传统煎液，差异亦有统计学意义（$P < 0.05$）。

中药煎煮机能提高大部分中药有效成分的煎出率，并可经中药包装机真空装入小塑料袋包装，其优点是方便服用、易于携带、保质期长。但中药煎煮机煎制中药也存在明显的不足之处，其中约有三成中药有效成分的煎出率比不上传统煎药法，还有些中药的有效成分因其煎药过程的高温高压而被破坏，从而降低了中药的疗效。如热不稳定成分的含量减少，用煎药机高温（＞100℃）、高压（＞0.1MPa）煎煮药物时，会造成一些有效成分分解而失去活性，如大黄、番泻叶、牵牛子中的泻下成分结合型蒽醌衍生物，钩藤中降压成分钩藤碱等，以及促消化药物中的酶，挥发性成分中的一些不稳定成分等；有些含糖或氨基酸成分的药材和乳香、没药等树脂类药材，由于黏性强，在高温高压下发生了聚合和其他反应，有些溶解在药液中的这类成分在管内遇冷后，又会重新堵塞管道，造成一定的不安全因素。贺祝英等考察了用煎药机与传统方法所制葛根芩连汤汤剂中葛根素含量的变化，结果发现在采用传统方法及煎药机煎煮得到的葛根芩连汤中，葛根素的质量分别为167、113mg，下降率32.3%，原因可能是煎药机煎药时，用无纺布将中药包捆，影响了水对中药材细胞内有效成分的提取效率，煎药机仅提取1次，不利于水溶性较差成分的煎出。同样，杨凌等对黄连解毒汤中的小檗碱、四物汤中的阿魏酸、四逆散中的芍药苷、保和汤中的总有机酸采用2种煎法的得率进行了比较，结果传统煎煮方法的上述4

种有效成分得率均高于煎药机煎煮法。雷凯君等采用不同煎煮器具煎煮小柴胡汤，结果黄芩苷含量从高到低排序依次为煎药机（微压）＞煎药机（常压）＞砂锅＞不锈钢锅＞养生壶。目前，不同中药煎煮器具对汤剂质量影响的比较研究还很薄弱，中药煎煮器具使用欠规范，故加大积累实验研究数据对保证汤剂质量的稳定性和可靠性非常重要。

束雅春等通过研究银翘散在不同煎煮方式下对实验动物抗炎解热作用的影响，拟探讨银翘散的最佳煎煮方式，选择干酵母致热模型、脂多糖致热模型、蛋清致急性炎症模型及毛细血管通透性增加模型，验证和比较银翘散不同煎煮方式的药效学效应。从结果而言，传统煎煮法药效优于常压煎药机，常压煎药机略优于高压煎药机，这与 HPLC 测定 5 种药效成分与浸出物含量结果一致。表明对于银翘散用传统煎煮法较好，若用机器煎煮则可用常压煎药机进行二煎。

传统的煎药方法，每剂药物都煎煮 2 次或 3 次，此种做法能够使药材中所含的有效成分得到充分溶出。但是煎药机在煎煮过程中的温度、时间及压力是固定的，基本都是煎煮 1 次，有研究指出，高温高压煎药机的一煎所得的有效成分较传统煎药法的两煎所得少。机器煎药属于密闭高温煎煮，对于轻煎、久煎或武火、文火，以及是否露顶等要求操作十分不便。在高温、高压的环境下，会产生促溶作用，明显增加了药材内部部分无机盐杂质的溶出量，这也使得很多不耐压物质产生变化，使在常温下药物之间的中和、聚合、增溶、水解及沉淀等关系在高温、高压的条件下发生变化。尽管煎药机是在高温、高压的密闭环境下进行煎煮，增加了药液中的挥发油，然而在煎煮结束后，压放、抽出药液时，因气体会发生体积突然膨胀，使得药液中的挥发性成分逃逸。此外，传统的煎药方法都是在常温、常压环境中进行的，因此具有较大的临床常用剂量，但高温、高压条件下的煎药机煎煮，大大增加了油脂性物质煎出率，若在临床用药时仍依照原有剂量，则很可能导致剂量偏大，进而可能会导致不良反应的发生。因此，在实际临床应用时不提倡使用高压煎药机。

虽然煎药机的应用能给患者提供便利，但由于煎药机种类繁多、设备和应用条件各异，增加了对药液质量控制的难度，较难统一煎煮技术。同时，对煎煮时间、用水量、入药顺序等关键操作的研究尚不完善，煎药机的操作使用也亟待规范化。

（3）多功能中药提取器　多功能中药提取器是将煎药提取、渗流、回流提取、薄膜浓缩、动态分离 5 种功能集中在一个闭路循环中同步完成，实现了新的提取工艺，即边提取、边浓缩、边分离的循环提取。临床应用证实，该方法制备药物不改变原处方的临床疗效，并符合中医"辨证论治，随证加减"的临床药物治疗原则。同样，其也是主要在药店、医院、药厂使用。该方法的优点主要有 5 个方面：①多功能中药提取器所制备的汤剂，可遵守"随证加减"的原则，同时药物在常压下煎煮、浓缩、分离，既可多药共煎，又可后下、包煎等，完全符合中药汤剂传统的制备方法；②多功能中药提取器将煎煮提取、回流提取、渗流提取、薄膜浓缩和动态分离集中在 1 个循环内同时完成，提高了有效成分的提取率，同时防止挥发性成分的丢失；③多功能中药提取器采用边提取、边浓缩、边分离的工艺流程，中药成分一经溶出就迅速分离，避免长时间反复受热，有利于药物的稳定，确保了临床疗效的稳定可靠；④多功能中药提取器所煎出的是药物浓缩液，提取效率高，可以节省用药量、降低成本，同时又不影响药物煎煮液的质量；⑤多功能中药提取器工作状态稳定，便于清洁，操作、维修方便。

清代著名医学家徐灵胎《医学源流论》曰："煎药之法，最宜深讲，药之效不效，全在乎此。"中药的现代化除了按中医理论合理组方外，十分重要的一环就是提取出稳定的中药有效成分，采用先进的提取分离技术及合理的煎煮器具对中药药效的发挥具有至关重要的作用。

3. 常见煎煮器具图集

（1）古代煎煮器具图集

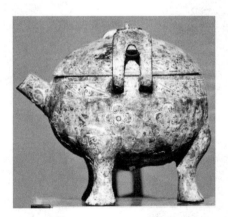

煎药错金鼎（商，公元前 1559 年～公元前 1046 年）

中国医药始于神农氏，而煎药器械多用陶土、铜器等制作，在考古界古代煎药器械

发掘较少，此件煎药错金鼎罕见（陕西历史博物馆藏）

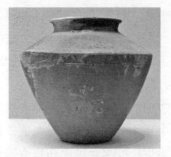

原始瓷罐 – 商（中国国家博物馆藏）

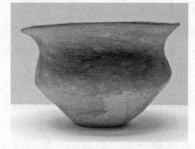

原始瓷尊 – 商前期（中国国家博物馆藏）

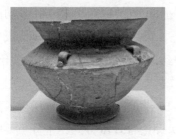

原始瓷尊 – 西周（中国国家博物馆藏）

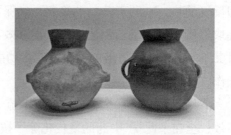

陶壶 – 西团山文化（约公元前 1000 年）

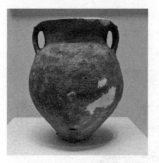

陶罐 – 卡约文化（约公元前 1300 ～ 公元前 600 年）

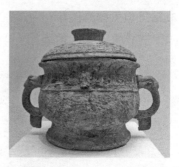

青铜簋 – 周穆王时期（中国国家博物馆藏）

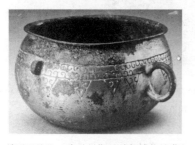

单耳云纹和 – 春秋早期（首都博物馆藏）

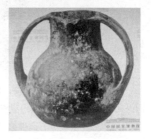

双耳陶罐 – 春秋时期（中国国家博物馆藏）

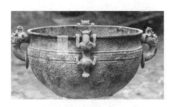

蟠螭纹兽耳鉴 – 战国
（中国国家博物馆藏）

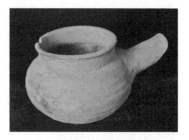

陶药锅（战国时期）
（北京中医药大学中医药博物馆藏）

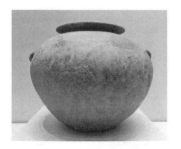

青铜瓿 – 春秋（中国国家博物馆藏）

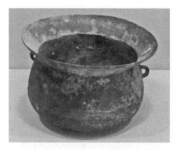

汉青铜药锅 – 汉代（湖南省博物馆）

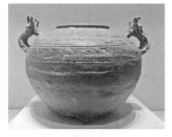

双兽耳青釉硬陶 – 西汉
（中国国家博物馆藏）

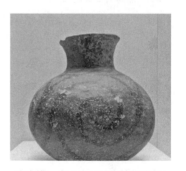

彩陶罐 – 唐（中国国家博物馆藏）

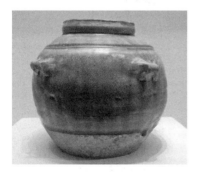

青瓷四系罐 – 东汉（中国国家博物馆藏）

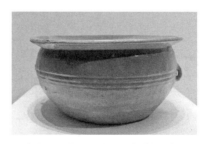

青瓷洗 – 东汉（中国国家博物馆藏）

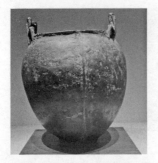
青铜鍑－西汉（中国国家博物馆藏）

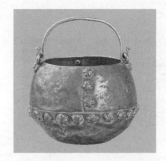
提梁银罐－唐代（北京故宫博物院藏）

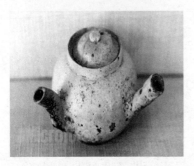
煎药锅－清代

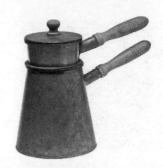
全铜煎药锅－清代

图 5-2　古代煎煮器具图集

（2）现代常见煎煮器具

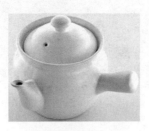
陶瓷煎药锅

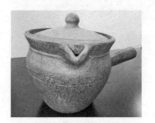
砂药锅

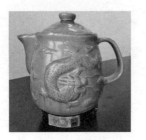
全自动中药壶煎

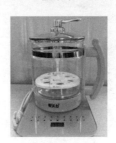
玻璃电煎中药壶

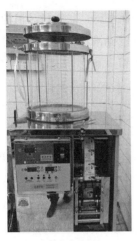
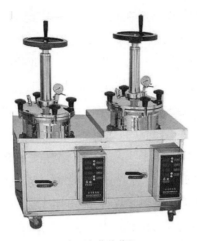
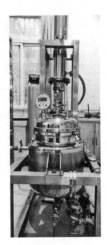

常压中药煎药机　　　　　　　　高压中药煎药机　　　　　　　多功能中药提取器

图 5-3　现代常见煎煮器具

4. 小结　汤剂煎煮器具的发展过程，是在最大程度上发挥药材药效的前提下，通过人们不断地实践积累和经验总结，推动煎煮器具向科学化和高效化发展的漫长过程。在此过程中，我国古人充分发挥了聪明才智，结合中医药传统理论，深入地优化了煎煮器具的形状、材质及器具的使用方法，为汤剂的发展做出了巨大贡献。古人的智慧，同样为现代药学工作者提供了源源不断的灵感；在现代煎煮器具研究中，人们在传统工艺的指导下，运用当今的药学研究理论揭示了"银者为上，瓷者次之"和"温汤勿用铁器"的科学内涵，进而有力地促进了现代煎药设备的发展。随着时代的前行，人们根据自身需求，还将开发出更多功能完备的新型煎煮设备，但是新技术的开发仍然是在遵循传统中医药理论的基础上进行的创新性应用。因此，挖掘祖国传统医学内涵、尊重传统医学规律，是促进中药汤剂现代化和中药现代化的关键。

四、中药配方颗粒的制备工艺研究

汤剂是中医临床最常用的剂型，但具有煎煮麻烦、口感不佳、不方便携带、服用剂量大以及不适合工业化生产等缺点，所以在后期剂型发展中，由汤剂衍生出诸多剂型如颗粒剂、口服液等。在这些剂型中，汤剂主要体现在煎煮或回流提取过程。这些剂型先由中药饮片或复方经煎煮或回流提取后，再通过一系列工艺过程制得，此提取过程则是汤剂的传统工艺经科学的考察后转化为现代化煎煮工艺。

配方颗粒是目前代替汤剂在临床应用最广泛的汤剂，也称其为免煎颗粒，是生产企业规模化生产制成，具有明确的工艺参数和质量标准，可保证批次间的质量均一性。现代化煎煮工艺是为适应其产业化生产而进行的工艺考察，其主要是通过考察溶剂类型、溶剂体积、煎煮时间、煎煮次数等因素的最佳水平，使药材中有效成分的煎出率较高，并且具有产业化可行性。工艺考察主要包括工艺设计及其优化方法、评价指标的选择两方面。

1. 工艺设计及其优化方法 为使提取工艺更加合理，通常需对提取工艺进行优化，以获得最佳的提取工艺参数，如加溶剂倍量、提取时间、提取次数等。但提取过程中的影响因素较多，且每个影响因素又有不同的参数水平，通过现代优化技术可以考察中药提取实验中的各工艺因素，确定其最佳参数，同时可以减少实验次数。常用的试验设计优化方法包括正交设计法、均匀设计法、星点设计–效应面法等。

（1）正交设计法 正交试验设计是指研究多因素、多水平的一种试验设计方法。根据正交性从全面试验中挑选出部分有代表性的点进行试验，这些有代表性的点具备均匀分散、齐整可比的特点。当试验涉及的因素在 3 个或 3 个以上，而且因素间可能有交互作用时，试验工作量就会变得很大，甚至难以实施，一般会选择正交试验设计，实现以最少的试验次数达到与大量全面试验等效的结果。日本著名的统计学家田口玄一将正交试验选择的水平组合列成表格，称为正交表。根据正交表的安排，排除了全面实验要求的每一组合的重复数，大大缩减了工作量，从而使正交试验设计在很多领域的研究中得到广泛应用。例如设计一个三因素三水平的试验，按全面试验要求，须进行 $3^3 = 27$ 种组合的试验，但是若按 $L_9(3)^4$ 正交表安排试验，只需进行 9 次试验即可，可大大地减少工作量。常用的正交表包括 $L_4(2)^3$、$L_8(2)^7$、$L_9(3)^4$ 等，在试验设计过程中，可以根据影响因素、水平的数量选择合适的正交表进行试验。

在中药复方提取试验考察中，首先通过单因素考察确定提取过程中的主要影响因素及各影响因素的水平范围，而后采用正交试验设计进行试验。根据正交试验结果进行极差分析和方差分析等统计学处理，找到最佳的工艺参数条件，使中药复方的有效组分能够更充分地提取出来。《太平惠民和剂局方》的四君子汤现代工艺研究中，以提取液中人参皂苷 Rg_1、Re、Rb_1 含量为指标，采用正交试验考察加水量、提取时间、提取次数的工艺参数，最终确定加 8 倍量水、回流提取 3 次、每次 1 小时为其最佳提取工艺。再如山芪补肾消渴丸的提取工艺优化即采用 $L_9(3)^4$ 正交试验设计，以续断皂苷Ⅵ的提取率和出膏率为考察指标，确定其最佳提取工艺为加 8 倍水，提取 2 次，第 1 次提取 2 小时，第 2 次提取 1.5 小时。但是，正交试验设计得到的优化条件必须要进行试验验证，以确定结论的正确性、可靠性及可重复性。

（2）均匀设计法 均匀设计是基于试验点在整个试验范围内均匀散布，从均匀性角度出发提出的一种试验设计方法，用于多因素、多水平的试验设计。它是数论方法中"伪蒙特卡罗方法"的一个应用，由我国数学家方开泰和王元于 1978 年创立。均匀试验设计是使与试验有关因素的各水平数均匀分散在试验范围内，令每个试验点都有更好的代表性，试验结果可用计算机处理，通过回归方程得出理论的最佳试验条件。均匀设计与正交设计类似，可通过均匀设计表进行试验，减少试验次数而达到试验目的。但正交试验设计具有一定的局限性，随着试验因素及水平数的增加，试验次数呈现"跳跃性"增加，如针对 3 因素 7 水平的试验，如果采用正交设计需最少进行 49 次试验。而均匀设计是仅考虑试验点在试验范围内均匀散布的一种试验设计方法，不考虑"整齐可比"，样本的均匀性比正交设计的均匀性要高，每因素仅做一个水平试验，大大减少了试验次数。

采用均匀设计优化中药提取工艺的研究有很多，如以丹酚酸、芍药苷转移率及出膏率为指标，优化通心舒颗粒的加水量、浸泡时间、提取时间、提取次数最佳参数，结果表明最优提取工艺为加 9 倍量的水，浸泡 20 分钟，提取 3 次，每次 105 分钟；以橙皮苷的含量为指标，采用均匀设计优化提取时间、提取次数、溶媒倍量、乙醇浓度的最佳参数，结果确定最佳条件为加水 12 倍量，提取 2 次，每次 80 分钟可使橙皮苷提取较完全。均匀设计需根据试验数据进行数学模型推导，其计算量较大，需借助计算机软件进行分析计算，并且推导出的回归模型受试验因素个数与试验次数影响，会存在与实际结果偏差较大的情况，故采用均匀设计与正交设计联用，先用均匀试验设计进行优选的粗筛，而后以正交试验设计进一步优化，可使优化出的工艺参数更加准确。

（3）星点设计－效应面法 中药复方的煎煮过程需要从整体角度进行考虑，需确定不同因素对结果是否存在影响后进行优化。在因素水平较多的情况下，结合试验成本及周期，需选择较少次数的试验设计，目前应用较多的是均匀设计法及正交设计法。采用上述两种试验方法虽然可以获得良好的优化结果，却存在精度不够的情况，建立的数学模型预测性较差，所得的最佳值仅为试验设计的最佳取值，无法精确找到最佳点，不能灵敏地考察各因素间的交互作用。基于上述情况，星点设计－效应面法应运而生。所谓效应面优化法，是借助拟合效应变量，考虑因素变量效应面，也就是借助数形模型来模拟函数，继而描绘效应面，从中筛选最优效应率，获得最佳试验条件。效应面优化法主要考察自变量对效应的作用并对其进行优化，自变量必须连续且可被实验者准确控制。效应与考察因素之间的关系可用函数 $y=f(x_1, x_2, \cdots, x_n)+\varepsilon$ 表示（ε 为噪音即偶然误差），f 则为效应面函数，该函数所代表的空间曲面称为效应面。在实际操作中，常用近似函数 $y=f'(x_1, x_2, \cdots, x_n)+\varepsilon$ 估计真实函数 f，f' 称为模拟效应面函数，该函数所代表的空间曲面为模拟效应面，也是优化法实际操作效应面。效应面优化法是通过描绘效应对考察因素的效应面，从效应面上选择较佳的效应区，从而回推出自变量取值范围即最佳试验条件的优化法。效应面优化法是通过拟合效应变量对考察因素变量的效应面，即函数 f 不可能通过数学模型表述，效应对应因素的真实效应面只是假想的，但可以用某一数学模型 f' 近似的模拟函数 f，依据该模型可以描绘效应面，从效应面上选择最优的效应域，利用 f' 求得自变量 $x_1, x_2, \cdots, x_n$ 的取值范围即最佳试验条件的优化法，数学模型 f' 与 f 的近似程度直接关系到效应面的近似程度与优选条件的准确度。

星点设计－效应面法可以解决均匀设计和正交试验设计的不足，其试验次数较少，试验精度高，尤其适用于中药提取过程中多因素、多水平的试验，且该设计法最大的优点是可对未做过的试验进行预测。谢红军等采用星点设计－效应面法优选"扶正固本"方的最佳提取时间、提取次数及加水量，其以多糖含量及出膏率为考察指标，结果表明最佳提取工艺为加 10 倍量水，提取 3 次，每次 2 小时。孟玲等在单因素试验基础上，以哈巴俄苷、黄芪甲苷、总多糖含量及浸膏率为指标，采用星点设计－效应面法优化玄芪化瘀浓缩丸水提工艺，其最佳条件为液料比 13：1，提取 2 次，每次 130 分钟，综合评分 8967，与预测值 9118 接近。星点设计－效应面法能更好地保证试验准确度，并分析各因素之间的相互作用，同时试验次数也较少，在中药复方提取工艺研究领域具有较好的推广应用价值。

2. 评价指标的选择　在汤剂现代提取工艺优化研究中，通常需选择适宜的评价指标对作为优化依据，目前常用的评价指标包括浸出物、化学成分、药效学指标等，其中浸出物和化学成分是中药提取过程中常用的评价指标。

（1）*浸出物*　浸出物可分为两种，分别为水浸出物及有机溶剂浸出物。水浸出物在水作为提取溶剂时，也称为出膏率。在中药提取过程中，对于相同重量的药材而言，出膏率与加水量、煎煮时间、煎煮次数等因素密切相关，故其可作为评价指标之一。但出膏率与复方中有效成分含量及疗效强度不一定呈正相关，所以不能仅以出膏率作为提取工艺的评价指标。《中药新药研究指南》提出："在研究提取工艺中对提取效果的评价，不宜单纯用浸膏中总固体量作为评价指标，因总固体量的高低往往并不代表提取效果的优劣。"但出膏率会影响后期制剂成型工艺及剂量、规格等，故其可作为提取工艺的参考评价指标。中药中的有效成分具有结构、性质、种类复杂的特点，其溶解性也存在差异，水浸出物往往不能准确地评价全部成分的含量，故可采用有机溶剂浸出物有针对性地评价某一类或几类成分的含量。即根据处方中药物所含挥发性、生物碱、皂苷等成分的不同，可分别采用乙醚、氯仿、正丁醇浸出物作为提取工艺评价指标；对含苷类、黄酮类、蒽醌类等成分的复方，可用70%、80%或90%乙醇浸出物作为提取工艺评价指标。

（2）化学成分　中药中的化学成分是中药提取过程中最常用的评价指标，包括总类成分和单体指标成分两种类型。总类成分即某一类化学结构母核相同成分的总量，如总黄酮、总皂苷、总蒽醌、总生物碱等。其通常采用比色法进行测定，操作简便，所得数据基本上与疗效有量效关系，在一定程度上可以代表提取物的质量。但是由于其测定方法准确性较差，且会存在干扰，故已逐渐被单体指标成分取代。《中药新药研究指南》中对提取工艺研究的评价指标有明确表述："可采用处方内某药味的指标成分在提取物中的总量作为评价指标。"对此类指标的选择原则也做出了规定："处方中君药（主药）、贵重药、毒药的主要有效成分或指标成分作为评价指标。"药味中的成分选择可参考《中国药典》中该药物的质量控制成分及该复方治疗疾病明确的功效成分。随着中药现代化的发展，已逐渐认识到单一成分不能反映中药或复方的质量及功效，所以目前通常采用多指标成分对中药汤剂的提取过程进行优化。为了使指标成分更具代表性以及可控制性，作为工艺评价指标的成分与质量标准中含量测定成分尽量保持一致。

第二节　汤剂的质量控制标准

汤剂的质量受到多种因素的影响，如药材的来源、产地、气候环境、采收加工、仓储条件、物流等许多因素都会影响其质量。为保证汤剂质量，应尽可能采购符合《中药材生产质量管理规范》（GAP）种植的地道药材。汤剂质量也受煎煮工艺的影响，工艺的稳定性与药物的临床疗效息息相关。《医疗机构中药煎药室管理规范》对中药的煎煮过程有明确规定，但是由于临床代煎的处方差异性大、时效性短等特点，使其难以建立相应的质量标准。目前其常用的质量控制均采用过程控制，包括控制加水量、浸泡时间、煎煮时间、火候、煎煮后得汤液体积等。

现代化研究中，汤剂质量控制主要体现在两方面：一是终点控制，二是过程控制。终点控制主要是对成品或半成品的质量进行控制，成品包括中药配方颗粒、颗粒剂、口服液等，半成品如颗粒剂、口服液等制剂的中间体（如提取液、浓缩液等）。终点质量控制的手段主要包括浸出物、含量测定、指纹图谱、生物评价等。过程控制，主要是对煎煮或回流提取过程进行控制，其主要是通过过程分析技术对中药汤剂的煎煮过程进行实时控制，以保证终点质量。

一、终点质量控制

汤剂终点质量控制指标与其提取工艺考察指标相似，主要包括浸出物、含量测定、指纹图谱、生物评价等。需采用终点质量控制的有中药配方颗粒、颗粒剂、口服液成品以及其中间体等。

1. 浸出物 根据《中国药典》（2020 年版）四部中规定，浸出物包括水溶性浸出物、醇溶性浸出物以及挥发性醚浸出物。可根据汤剂的复方特点，选择测定的浸出物种类。如前所述，浸出物同样存在与复方中有效成分含量及疗效强度不一定呈正相关的问题，其仅作为煎煮液质量控制的一个指标。但若出现不同批次煎煮液浸出物差异较大的情况，说明煎煮工艺存在不一致性。虽然"浸膏量""含膏量"或"总固体"等检查内容不能完全反应煎煮液质量，但对汤剂质量控制有重要的作用和意义，其测定结果与药品有效性、稳定性、均一性相关联。所以，在汤剂或中药复方提取过程的质量控制中，建议针对处方中药味特点，建立浸出物检查标准或者浸膏量（含固率）等控制项目，其测定方法可参考《中国药典》中浸出物的测定方法。

2. 含量测定

（1）指标选择原则 中药含量测定方法和内容是汤剂煎煮液质量可控性的重要标准，其指标成分选取原则一般是优先选择处方中的君臣药、贵重药以及毒性药，并且建议选择工艺优化研究中的评价指标。指标选择原则如下：

①充分考虑中医药整体观的特点，应选择多指标控制质量。含量测定选择的化学成分要以复方的君臣佐使为参考依据，优先选择君臣药中成分作为质量控制标准。

②应加强复方有效物质基础研究，对有效成分明确的汤剂，可针对此成分

建立含量指标控制标准，并监测在汤剂提取过程中的转移率。

③对于处方中存在贵重药的汤剂，如含人参、麝香、牛黄、蟾酥等，应建立贵重药材中成分的标准。

④对于处方中含有毒性或现代研究证实有毒副作用的药味（如乌头、马兜铃等），在制定主要药味所含成分的含量控制标准外，还应建立相应毒性成分的限量检测法，并制定出限量范围，以保证汤剂的安全性。

如黄连解毒汤中的君药为黄连，臣药为黄芩，故在其汤剂的质量控制研究中，建立黄连中盐酸小檗碱、黄芩中黄芩苷的 HPLC 含量测定方法，用于控制其质量；再如乌头汤由麻黄、芍药、黄芪、甘草、川乌组成，其中川乌为大毒药物，故在乌头汤质量控制中要着重加强川乌中毒性成分的控制。吴成凤等采用 LC–MS/MS 建立的乌头汤中苯甲酰新乌头原碱、苯甲酰乌头原碱、苯甲酰次乌头原碱、乌头碱、新乌头碱、次乌头碱的含量测定方法，以为其质量控制提供依据。

（2）多指标控制手段　中药汤剂所含的化学成分复杂，包括各种有机化合物、生物大分子、各种无机微量元素以及络合物，如多糖类、苷类、黄酮类、蒽醌类、皂苷类、挥发性成分等，这些成分共同作用，使汤剂具有多途径、多靶点的整体治疗作用。这些成分的性质又具有多样性，如多糖类、部分苷类成分水溶性较好，黄酮类、蒽醌类、皂苷类成分醇溶性较好；一些药材中主要有效成分为挥发性成分，部分药效成分具有热不稳定性等。所以，任一活性成分都不可能全面反映中医用药所体现的整体疗效。

目前大多数中药汤剂煎煮液中的含测指标是选择易得、易测的指标进行含量测定控制，指标的选择及其限度的象征性意义大于质控实际意义。中药汤剂的功效具有多靶点、多环节、多成分的特点，针对不同功效作用，其物质基础也不同，所以易得、易测的指标不可能全面反映汤剂的整体质量。并且，一些复方仅以单一化学指标的变化情况来控制其提取过程，难以体现提取过程中化学成分的整体变化情况，也很难保证汤剂药效物质基础的有效传递。基于中药汤剂物质基础多样性的特点，多组分（多指标）含量测定对于质量的代表性高于单一成分的质量控制。故中药汤剂含量测定标准应以化学成分（群）为中心的质量控制研究的思路，建立多指标成分含量测定的方法，以达到多指标全面控制中药汤剂质量的目的。如采用 HPLC 建立了同时测定黄芩射干汤中射干苷、野鸢尾苷、黄芩苷、汉黄芩苷等 8 个成分的含量测定方法；大承气汤中的主要活性成分是蒽醌类化合物及黄酮类化合物，研究建立了其中柚皮苷、橙皮苷、芦荟大黄素、大黄酸、和厚朴酚等 10 个有效成分的含量测定方法用于控制大承气汤的质量。

（3）一测多评法及其类似方法的应用　　如前所述，建立中药汤剂质量控制手段应立足于中药特点，建立多成分、多指标的质量控制模式，对中药汤剂进行整体控制。然而多指标的质量评价模式又存在对照品紧缺和检测费高昂的缺点，限制了其应用。一测多评法可避免上述弊端，其利用中药有效成分之间的内在函数和比例关系，通过测定一个易得对照品的成分实现复方中多成分同步定量，是符合中药汤剂特点的多指标质量控制和评价模式。一测多评法已被应用于《美国药典》及《欧洲药典》，34 版《美国药典》中有 25 个天然药物及制剂、7.0 版《欧洲药典》中有 9 个天然药物的质量评价采用了此方法。

一测多评法是在内标法、外标法及校正因子法等分析方法的基础上建立的，其建立的基本原理主要依据待测成分在一定线性范围内，其质量或浓度与检测器响应值成正比，通过建立某一廉价、易得的对照品内参与其他待测组分之间的相对校正因子，而后通过内参的量及相对校正因子而计算出其他待测成分的含量。一测多评法不仅可用于相同结构类型化学成分，还可用于一些紫外吸收相近的不同类型化学成分的定量研究。如采用一测多评法以柚皮苷为内参，建立四磨汤口服液中辛弗林、去甲异波尔定、槟榔碱、橙皮苷和新橙皮苷的含量测定方法，其中所测成分的结构类型不同但紫外吸收波长相似；再如以一测多评法测定双黄连口服液中绿原酸、木犀草苷、黄芩苷、连翘苷 4 种指标性成分含量；以丹参素、人参皂苷 Rg_1 和隐丹参酮为内参，建立了丹参滴丸和丹参片中不同类型的 3 组成分含量测定方法，包括原儿茶酸、原儿茶醛、咖啡酸、迷迭香酸、紫草酸、丹酚酸 B、丹酚酸 A、丹酚酸 C、三七皂苷 R1、人参皂苷 Re、丹参酮 Ⅱ A。上述一测多评结果与外标法结果比较，计算值与实测值均无显著性差异。

3. 指纹图谱控制方法　　由于中药汤剂的成分复杂，多指标控制手段也不能完全反应汤剂的整体质量。随着对中药质量评价要求的提高，为了获得其化学成分的主要信息，与现代分析技术相结合的中药指纹图谱应运而生。它可以将中药中的化学成分信息整合，以化学物质群的形式来综合评价中药质量，不但符合中医药整体观理论，也是国内外认可的中药质量控制手段。2000 年国家药品监督管理局选择研究难度相对较低但对质量要求较高的中药注射剂，试推中药指纹图谱质控方法，其中将中药指纹图谱定义为"中药材经适当处理后，采用一定的分析手段，得到的能够标示该中药材特性的共有峰的图谱"。目前，除中药注射剂外，《中国药典》中也逐渐将其他制剂的指纹图谱收载为质量控制项。

中药指纹图谱包括中药化学指纹图谱及中药生物指纹图谱。中药化学指纹图谱是测定中药各种化学成分而得到的光谱或色谱图，其相应的分析技术包括红外光谱法、紫外光谱法、核磁共振波谱法、电化学法、薄层色谱法、高效液相色谱法、气相色谱法、毛细管电泳法等。中药生物指纹图谱主要用于中药材基因片段的真伪鉴别，以阐明中药的药效及毒理作用机制，主要包括中药基因组学、蛋白质组学和代谢组学等。

基于光谱及色谱法建立的中药化学指纹图谱具有较强的分离性能及检测能力，已逐渐成为主流的检测模式。中药化学指纹图谱分析具有全息性、客观性、准确性、整体性、模糊性特征，是一种综合、可量化的鉴别手段，更符合中医药传统理论，能较好地表征中药物质组成的整体性和复杂性。HPLC法是检测中药中各种化学成分的一种普遍适用的分析方法，其具有高压力、高灵敏度、高效率、高精密度、高重现性及自动化等优点，故目前关于中药复方制剂质量标准研究中，以HPLC法应用最为广泛。通过HPLC获得汤剂中主要化学成分的信息，而后再通过主成分分析、聚类分析、最小二乘辨别分析等方法对其质量进行评价。如采用UPLC-PDA建立保元汤的指纹图谱用于控制其质量；王科等建立了四君子汤的指纹图谱和6种成分含量测定方法用于控制其质量，此研究采用了"多指标成分含量测定联合指纹图谱"的控制模式。

4. 生物评价法 生物活性检测方法对于一些有效成分不明确、多组分、结构复杂、理化方法不能有效鉴定，并具有生物活性的中药及有些生物技术药物能很好地评估。以生物反应的强度反映药物总体含量或效价，从而控制中药复方的质量。对于成分复杂及药理作用多样的中药汤剂，仅控制少数成分尚不能较好地控制质量或反映疗效。因此，有必要建立基于生物评价的中药质量标准化研究新模式、新方法，以符合国际转化医学发展新要求。中药质量生物评价是在现有质量标准控制体系的基础上，引入生物评价方法和指标，以期从常规、化学、生物等多角度控制与评价中药质量。生物评价与现有质量控制体系是相辅相成、互为补充的。生物评价以化学分析和常规检定为物质化前提，常规检定以生物评价为效应性判定。如以三七总皂苷、注射用血塞通冻干粉作为标准对照物质进行效价测定，建立血栓通胶囊体外抑制血小板聚集的生物活性测定法，作为血栓通胶囊生物评价的质控方法之一。

中药质量生物评价方法不同于一般药理学实验方法，须具备定量药理学与药检分析的双重属性和要求。一般药理学实验方法主要是重现其趋势和规律，重在证实实验结果与对照组比较是否具有统计学意义，而药检分析则要求重现试验数据的绝对值，但允许有一定的误差范围。故中药质量生物评价方法学考察既包括试验设计、量化指标、剂间距、分组、对照、可靠性检验等定量药理学的内容，还包括线性范围、精密度、重现性等药物分析的内容。

二、煎煮液提取过程控制

中药汤剂的过程控制主要是提取过程，并且提取过程也是其他中药制剂生产的第一步，是保证中药制剂质量的关键。目前大多数工艺只对提取浸膏及浸膏粉进行检测，缺少对提取过程进行在线控制，不能保证药材提取效率的均一性。故建立中药汤剂提取过程控制，不仅可以控制汤剂质量，也可以为其他制剂或剂型打好质量基础。

1. 过程分析技术　目前，我国中药汤剂生产过程缺乏有效的监测技术，但在中药生产自动化程度不断提高的形势下，加强中药汤剂生产过程控制是保证汤剂质量的有效手段。美国 FDA 于 2004 年发布了关于过程分析检测技术指导草案，鼓励探索药品生产过程控制技术。在该草案的指导下，过程分析技术（PAT）在制药领域的研究和应用得到了极大的发展。FDA 对 PAT 的定义是以实时监测药品生产原材料、中间体和过程的关键质量和性能特征为手段，建立起来的一种设计、分析和控制生产的系统。PAT 的实现依赖于传感器对药品生产过程各种数据变化的反馈，而这些数据变化和分析离不开实时在线检测与分析技术的应用。

中药过程分析技术通过对中药制药过程中物料动态变化及生产过程的各个环节获取信息，结合化学、物理、数学分析等，实时获取中药制剂生产过程的质量概况和关键质量参数，以保证中药产品的稳定、可靠，为中药制造全过程质量控制奠定基础。在中药制药过程中长期采用传统的方式，对原材料、中间产物和最终产品进行抽样分析和离线检测，尚未达到在线监控和可视数据化分析的水平。欧美等发达国家制药装备的自动化程度及在线监控水平主要体现在制药生产线的模块化设计、完备的在线监控与控制功能等方面。与化学药品相比，中药的组分复杂，过程难以控制，因此，建立一种科学合理、行之有效的技术手段对中药研发和生产技术参数信息进行全过程监测和控制非常必要。

PAT 框架的工具模块包括 4 个部分：①用于设计、数据采集和过程分析的多变量工具；②现代过程分析仪器或过程分析化学工具；③过程控制工具；

④持续改进和知识管理工具。现代过程分析仪器是 PAT 的重要组成部分，常用的主要有气相色谱、质谱、核磁共振谱、近红外光谱（NIRS）、紫外 - 可见光谱、拉曼光谱（RS）等。其中，NIRS 在线分析技术因其仪器较简单、分析速度快、非破坏性和样品制备量小等优点，在 PAT 中得到了广泛的应用。特别是在与计算机技术和光导纤维技术相结合后，采用近红外透射、散射、漫反射光谱学检测方法，可以不使用化学试剂，不必进行预处理，直接对液体状、固体状、颗粒状、糊状及不透明的样品进行分析。

2. PAT 在中药生产中的应用　PAT 可以应用于中药生产的各个环节（提取、浓缩、干燥等），如投料药材的质量检测、提取纯化有效成分的在线监测、固体制剂生产中药品混合的均匀性、干燥过程中水分的在线测试、制粒过程的控制、水分含量及终点在线监控、压片过程中片剂的内含物及片重控制、包衣厚度及包装过程监测等；同时可监测各个环节工艺参数，如温度、压力、pH 值、液位、转速、冲击压力等，使中药制剂生产达到过程质量控制即时预警，创建中成药生产过程点点一致、段段一致、批批一致的质量一致性控制技术体系，实现生产系统全过程智能化、数字化跟踪追溯，提升产品质量均一性、稳定性。

3. 近红外技术　近红外技术（NIR）是 20 世纪 80 年代后，随着计算机技术、化学计量学技术及仪器分析技术的发展和应用，逐渐发展起来的一门独立的分析技术。NIR 光谱介于可见光与中红外光谱之间，其光谱范围为780 ～ 2500nm。NIR 的光谱信息主要来源为 C–H、O–H、N–H 等含氢基团的倍频与合频吸收，这些基团的吸收频率受内外干扰小、特征性强，且不同基团产生的吸收具有特征性，为 NIR 定性定量奠定了基础。NIR 分析方法具有以下优点：①分析速度快，效率高，一般可以在几十秒甚至更短时间完成测定；②测定简单，制样简易，不污染及破坏样品；③可以实现在线检测。

在国外，近红外检测技术在制药领域的应用已经非常成熟，《欧洲药典》《英国药典》《美国药典》均把该项技术作为一种标准的检测方法，其检测数据也得到美国 FDA 的认可。NIR 由于不需要对样品进行预处理，可以使质量分析实现在线化，尤适用于生产过程监测，从药物的定性、定量分析，到生产过程各个阶段（包括合成、混合、干燥、菌检、加工、制剂、压片及包装等）的在线监控都体现出近红外光谱的巨大潜力。近红外光谱分析模型是回归的结果，根据统计学理论，在模型适用范围内，NIR 测定的结果更精确，更接近于真值。近年来，NIR 分析方法也成功用于中药制药生产过程的在线监控，如采用 NIR建立基于赤芍和脱脂酸枣仁粉末混合过程的快速定量分析模型，可用于在线检测混合过程中不同种类粉末的含量和混合均匀度，评价混合后粉末的物理状态是否符合生产标准，实现混合过程的在线控制；王永香等建立了青蒿金银花浓缩过程主要药效成分新绿原酸、绿原酸、隐绿原酸的定量校正模型，模型对25个样品中成分的预测值与实测值相差较小，可用于在线定量测定；此外，有诸多研究将NIR用于中药生产的全过程控制，如黄芪注射液、痰热清注射液、血必净注射液、复方丹参滴丸等。

4. 汤剂煎煮过程控制　汤剂的煎煮过程是大多数中药制药生产的起始点，煎煮液的质量直接影响后续诸多制剂工艺。目前对提取环节缺乏有效的实时监控手段，大多数工艺在提取工艺参数确定后基本不会考虑投料的差异与提取终点的关系，故会导致汤剂的批间差异。将NIR用于汤剂的煎煮过程中可在线监控提取过程，保证批次间提取效率的均一性。陈国权等采用偏最小二乘回归法（PLSR）建立感冒灵提取液中蒙花苷、绿原酸和固含量的近红外定量校正模型，预测值与实际测定值相关系数均大于0.97，该模型可用于感冒灵提取过程的在线控制；采集丹参提取过程中提取液NIR图片，结合样本中丹酚酸B的质量浓度，建立在线检测模型，可实现丹参提取过程的在线监控；再如采用PLSR建立丹红注射液中丹参、红花提取过程的迷迭香酸、丹酚酸B、紫草酸、羟基红花黄色素A与固含量的近红外定量校正模型，可对提取液质量快速分析及用于丹红注射液提取过程的在线控制。

第三节　汤剂的药理毒理研究

中药汤剂是在中医基础理论指导下，结合中医辨证论治思想，其处方组成及用量可随病情酌情加减，在临床上被广泛使用，现对其药理毒理学也进行了深入探索。

一、传统汤剂的药效学研究

1. 汤剂在消化系统疾病中的药理研究　中药汤剂用于治疗消化系统的病症较多，如始载于《伤寒杂病论》中的半夏泻心汤适用于治疗多种消化系统疾病，其具有抗消化道黏膜炎症、抗消化性溃疡、促消化、保肝等作用。因此，根据汤剂的现代药理研究结果，阐述汤剂对消化系统的药理作用。

（1）汤剂对胃的药理作用

①调节胃黏膜作用：汤剂对胃黏膜的保护作用，其机制与调控信号通路有关。出自《伤寒论》的甘草泻心汤在临床中已经用于治疗消化系统、神经系统、免疫系统等疾病，特别是用于治疗消化系统疾病。通过相关研究表明，甘草泻心汤可显著影响大鼠胃黏液的分泌，并且通过改变汤剂中单味中药的剂量，该汤剂仍然对胃黏液的分泌具有明显的促进和调控作用。通过构建胃黏膜损伤模型大鼠，发现半夏泻心汤可显著上调大鼠体内胃黏膜 Bcl-2、Bax mRNA 表达水平，对活化的半胱氨酸蛋白酶 -3 的表达具有显著下调作用，对胃黏膜上皮细胞的过度凋亡具有明显的抑制作用，降低胃损伤指数，显著降低胃黏膜的损伤。高艳青通过均匀设计对组方药量变化进行研究，以胃黏液分泌量作为药理学指标，研究结果表明该汤剂可降低大鼠胃黏液的分泌量。

关于汤剂对胃黏膜具有保护作用的研究较多，如郭春秀等通过水浸束缚应激造模，计算大鼠胃黏膜损伤指数，测定体内血清促炎因子 IL-1β、IL-8、TNF-α 的含量，并观察胃黏膜的病理变化。实验结果显示半夏泻心汤可明显降低胃黏膜损伤指数和各种促炎因子，而对抑炎因子 IL-10 具有显著提高的作用。李慧臻等采用改良 MNNG+ 复合法造模，通过测定大鼠黏膜状况、组织病理学指标与幽门螺杆菌感染状况，发现半夏泻心汤能明显改善胃癌前病变情况，可逆转胃黏膜病理状况，同时能抑制幽门螺杆菌的感染。刘嘉诚运用相同的造模方法探究了半夏泻心汤在整体水平、细胞水平、分子水平对胃黏膜的影响。

除了半夏泻心汤具有保护胃黏膜的作用之外，中药其他汤剂也具有该作用。如李岩等通过建立脾虚证大鼠模型，采用 Western Blot 检测胃黏液凝胶的表达情况，通过实验表明四君子汤可有效增加胃黏液凝胶的含量，改善胃黏膜的屏障功能。姚永莉等探究了四君子汤对胃肠黏膜形态学的影响，通过光镜和透射电镜观察脾虚证大鼠胃肠黏膜的形态学状态，结果表明四君子汤能明显改善黏膜出现的糜烂破溃状态。沙参麦冬汤也具有保护胃黏膜的作用，通过促进分泌胃黏液，并抑制分泌过多的胃酸，限制胃蛋白酶的活性等，进而使胃黏膜不受这些因子的损伤。曹西华等研究了不同剂量的沙参麦冬汤对乙醇和消炎痛引发胃黏膜损伤的保护作用。经过研究发现，沙参麦冬汤能降低胃黏膜的损伤指数，也能提高胃黏膜的分泌作用。

②抗反流性食管炎作用：通过构建反流性食管炎模型，以中药汤剂作为给药方式，研究了半夏泻心汤、生姜泻心汤、甘草泻心汤治疗反流性食管炎的机理。通过与模型组进行比较，实验组的食管壁增厚，可显著改善食管黏膜损伤

程度，并能明显提高食管的抗氧化能力。进一步通过组织学观察发现，半夏泻心汤、生姜泻心汤、甘草泻心汤可缓解食管局部炎症细胞的浸润。通过对反流性食管炎大鼠体内的神经降压素进行测定，发现生姜泻心汤、半夏泻心汤能显著降低大鼠体内不同部位神经降压素的含量，表明半夏泻心汤、生姜泻心汤治疗反流性食管炎的机制之一可能是通过调节体内神经降压素的合成与分泌。

（2）汤剂对肠的药理作用

①提高肠道黏膜免疫机能：肠黏膜免疫系统是组成机体免疫系统的重要部分。肠道黏膜免疫系统的功能与状态取决于Peyer's结和相关淋巴组织。张博等探究了四君子汤对脾虚老年大鼠肠道黏膜分泌型免疫球蛋白、CD3细胞、CD8细胞的影响，证明了四君子汤可调节肠黏膜局部免疫功能。刘良通过建立相关淋巴组织损伤小鼠模型，研究了四君子汤对小鼠肠道黏膜免疫功能的影响。经过研究表明四君子汤复方总糖可降低环磷酰胺处理后小鼠的Peyer's结数目，Peyer's结细胞总数，肠黏膜内 $CD3^+$、IgA^+ 细胞量，意味着该汤剂的复方多糖能改善肠道黏膜免疫作用。张大鹏进行了类似的研究，也发现了四君子汤的总多糖能显著对抗环磷酰胺诱导的肠道免疫球蛋白浓度下降，同时使Peyer's结细胞表型接近于正常水准，进而调节肠道黏膜的免疫机能。

②调节肠道菌群作用：肠道菌群是指健康人群肠道内寄居着大量且种类众多的微生物，而汤剂对肠道内的微生态环境具有较好的调控作用。如任光友等采用大黄灌胃建立了肠道菌群失调模型，研究四君子汤对小鼠肠道菌群的影响，通过研究表明该汤剂可显著增加益生菌的菌量，进而对肠道菌群失调进行调节。王卓等构建了两种脾虚大鼠模型，通过分析肠道菌群的多样性特征、比较重复序列聚合酶链反应指纹图谱的相似性，探究了四君子汤对肠道菌群的影响。实验结果表明，该方剂可显著增加脾虚型肠道菌群多样性指数。对于四君子汤调控肠道菌群的研究报道较多，使用不同的造模方法、测定不同的评价指标证明了四君子汤可在一定程度上调节肠道菌群。

邓天好通过建立脾虚便秘模型小鼠，以肠道菌群变化、病理切片状况作为评价指标，探究了半夏泻心汤对模型小鼠肠道菌群和肠黏膜的影响。研究结果显示，半夏泻心汤能降低菌群的数量，且可明显改善回肠组织的炎症，可明显恢复杯状细胞的数量与小肠绒毛的完整性，表明了半夏泻心汤可显著调控肠道菌群，并改善相关的炎症。杨旭等研究了半夏泻心汤对大鼠肠道菌群失衡所致免疫功能失调的干预作用，通过相关实验结果显示不同剂量均能调节肠道内的生态环境、抑制致病菌，并利于益生菌的增长与繁殖。唐铁军研究了大承气汤、小承气汤、调胃承气汤对肠道菌群的影响，研究结果表明大承气汤抑菌作用强度强于小承气汤，均强于调胃承气汤，但大承气汤、小承气汤调控肠道菌群失衡的状态，而调胃承气汤有助于恢复厌氧菌，利于改善肠道菌群的微生态环境。

③其他作用：汤剂对肠道除了上述的药理作用之外，还具有解痉等作用。低频经壁刺激和二苯基哌嗪可促进回肠的副交感神经释放 Ach 导致回肠收缩，而芍药甘草汤对低频经壁刺激和二苯基哌嗪诱导豚鼠回肠收缩具有抑制作用，当芍药甘草汤到达 3×10^{-3} g/mL 时可对其进行完全抑制，表明该汤剂能抑制回肠副交感神经兴奋，且芍药甘草汤也能抑制高钾所诱导的回肠收缩。

（3）汤剂对肝的药理作用

① 对肝损伤的保护作用：赵江宁等按照常规煎煮制备成 100%、50% 的汤剂对实验小白鼠进行灌胃，考察甘草泻心汤对四氯化碳（CCl_4）和扑热息痛导致肝损伤的影响。通过实验显示该汤剂可显著降低谷丙转氨酶、甘油三酯的含量和碱性磷酸酶的活性，表明甘草泻心汤可减轻肝脏细胞的变性和坏死程度，促进肝脏细胞相关功能的恢复。龚梅芳等建立了 CCl_4 肝损伤小鼠模型，以当归补血汤进行实验，结果表明在正常剂量范围内肝损伤率降低，肝细胞坏死减少，并且谷丙转氨酶也出现明显下降。陈淑冰等用当归补血汤对小鼠进行灌胃给药，发现给药后小鼠肝组织内的铁依赖性过氧化脂质的含量会显著降低，可能是当归补血汤发挥抗过氧化作用降低了过氧化脂质的生成，进而保护肝细胞。

马雅銮等采用黄连解毒汤探究其对肝脏的保护作用，在实验研究中检测小鼠体内总胆固醇、甘油三酯及表面受体 CD206、CD36 表达水平等评价指标，研究结果表明当使用黄连解毒汤 4 周后，小鼠体内血脂虽然没有显著改善，但是巨噬细胞比例显著提高，且病理变化状态显著缓解，说明黄连解毒汤是通过调节巨噬细胞、修复损伤组织来发挥肝脏保护作用的。采用不同剂量的黄连解毒汤对小鼠酒精性肝损伤模型进行灌胃，实验处理 6 周后，黄连解毒汤能显著增加小鼠的体重，明显降低肝指数，并能显著降低血清中丙氨酸转氨酶、天冬氨酸转移酶和甘油三酯的含量。同时病理结果也显示不同剂量的黄连解毒汤能显著改善酒精性肝损伤、降低肠黏膜的通透性，表明黄连解毒汤对酒精性肝损伤具有保护作用。

②抗肝纤维化作用：慢性肝病逐渐发展为肝硬化的过程中，肝纤维化是其必经阶段。肝纤维化的形成主要由胶原的合成、沉积、降解、吸收等过程决定。当胶原合成和沉积的速度快于降解与吸收时，则胶原纤维会显著上升，形成肝纤维化。中药汤剂对肝纤维化具有良好的改善作用，对肝纤维化的进程具有缓

解作用。如张琪等通过肝纤维化大鼠模型，采用不同剂量小柴胡汤对其进行治疗，结果显示小柴胡汤可显著降低胶原的含量，抑制金属蛋白酶1组织抑制因子（TIMP-1）mRNA 的表达，从而降低肝纤维化的进程。

（4）汤剂对胆囊的药理作用　中药汤剂可促进胆汁分泌与排泄，对胆红素、胆汁中胆酸及固体物质的排泄具有促进作用，进而对黄疸具有治疗作用。现代药理表明茵陈蒿可降低括约肌的紧张度，进而显著增加胆汁的流量。聂凤褆等通过检测胆囊的形态变化和最大面积、胆囊扩张率、胆汁排除率，探究了茵陈汤促进胆汁分泌排泄的作用与昼夜生物规律具有一定程度的相关性，茵陈汤能促进依赖胆酸部分胆汁的分泌。兰绍阳等通过测定大鼠的体质量、肝功能、肝脏钠－牛磺胆酸盐共转运多肽的表达，以及肝组织的病理状态，研究了茵陈蒿汤对胆汁淤积湿热证肝脏中钠－牛磺胆酸盐共转运多肽表达的影响。实验结果表明茵陈蒿汤能提高钠－牛磺胆酸盐共转运多肽的表达，进而利于恢复胆盐转运系统的功能，有利于胆红素的排泄，有效改善胆汁淤积、缓解肝脏病理损伤，进而发挥利胆作用。利胆汤能显著提高总胆汁酸的含量，对胆固醇和胆红素的含量具有降低作用，因此具有利胆作用。

（5）汤剂对胰腺的药理作用　胰腺炎在中医理论中属于"胃脘痛""腹痛""肋痛"等证，多因脾胃湿热、内结肠胃等引起。也有研究表明出现急性胰腺炎时，腺泡溶酶体膜稳定性会降低，而茵陈蒿汤对该膜具有一定的保护作用。姜妙娜等采用去氧胆酸钠建立急性胰腺炎大鼠模型，研究了茵陈蒿汤对急性胰腺炎的影响。通过对胰腺组织病理学进行检查，可以发现茵陈蒿汤可显著减低腺泡细胞的缺少，降低其结构的破坏程度，表明该汤剂能减轻胰腺的病变，且对胰腺的自身结构具有较好的保护作用。下瘀血汤可减小胰腺小叶的间隔，减轻腺泡的肿胀程度，减少炎症细胞的浸润，并能显著降低胰腺组织 α-SMA 的阳性表达，对胰腺星状细胞的活性进行抑制。加味锦红汤可显著降低血清中肿瘤坏死因子-α、淀粉酶、白细胞介素-6、血栓素 B2 的浓度，并对前列腺素 F1α 的含量具有增加作用，进而减轻对胰腺的病理伤害。大黄牡丹汤可显著降低 Toll 样受体（TLR4）和高迁移率族蛋白 1（HMGB1）的表达水平，推断大黄牡丹汤能阻断 HMGB1_TLR4 信号通路的传递，进而延缓了急性胰腺炎的炎症发展，实现对胰腺组织的保护。大柴胡汤可显著升高胰腺组织中 HO-1、白细胞介素-10 的含量，并明显降低肿瘤坏死因子-α 含量，进而保护大鼠的胰腺组织。清胰汤可降低胰腺内线粒体、高尔基体等细胞的受损程度，调控腺泡内异常表达的蛋白质，进而治疗重症急性胰腺炎。桃核承气汤能显著减轻胰腺出血坏死，降低炎症细胞的浸润，并显著降低大鼠肿瘤坏死因子 α、白细胞介素 -6 等炎性因子的释放，增加白细胞介素 -10 含量，进而缓解炎症，对胰腺组织进行保护，阻碍重症胰腺炎的病情发展。

除此之外，中药诸多汤剂对胰腺具有显著的药理作用，如山甲白花汤、小柴胡汤、柴疏四君汤、柴芩承气汤、活血清解汤、复脾汤、柴胡桂枝汤、通腑解毒化瘀汤等，均可通过不同的途径、发挥不同的药理作用对胰腺起到保护作用。

2. 汤剂在呼吸系统疾病中的药理研究

（1）抗肺损伤作用　彭秀峰等采用脂多糖尾静脉注射建立急性肺损伤模型，使用放射免疫法检测血清中细胞因子 TNF-α、IL-10 的含量，研究了麻杏甘石汤对模型大鼠的影响。研究结果显示，3 种不同剂量的麻杏甘石汤均能明显降低 TNF-α 的含量，而能明显增加 IL-10 的含量，表明该汤剂发挥抗肺损伤作用的机制可能与调节 TNF-α、IL-10 含量有关。

（2）抗放射性肺炎作用　当肺部受到大剂量照射，可能诱发放射性肺炎，其炎性变化是一个从局部组织产生细胞因子到诱发的病理过程。林胜友等通过建立放射性肺炎 SD 大鼠模型，分别以高、中、低 3 种不同剂量的麻杏甘石汤对其进行灌胃，以血浆和大鼠肺组织中 IL-6、PDGF 的含量为药理评价指标，研究该汤剂对放射性肺炎的影响。通过实验证明了麻杏甘石汤可降低药理学评价指标，且高剂量组的效果更为明显。周燕萍等采用 X 射线全胸单次照射构建放射性肺炎模型大鼠，以血浆中白细胞介素 -6、肿瘤坏死因子 -α（TNF-α）、转化生长因子 -β1 浓度水平为评价指标，探究了沙参麦冬汤对放射性肺炎的作用效果。根据实验结果，并与模型组进行比较发现，各评价指标的浓度均显著降低，抑制放射性肺泡炎性反应，利于缓解肺纤维化的进程。

（3）抗支气管病毒作用　郭兵等以雏鸡作为研究对象，以血清中相关细胞因子 γ 干扰素和白介素 4 的含量作为评价指标，研究了加味麻杏甘石汤对人工感染传染性支气管炎病毒的影响，并探究了该汤剂抗支气管炎病毒的作用机制。实验结果表明，加味麻杏甘石汤能提高雏鸡血清中细胞因子 γ 干扰素的含量，并降低白介素 4 的浓度水平，其抗病毒的机制是调控 Th1/Th2 的失衡。

（4）抗炎作用　炎症反应是诸多疾病发生发展的重要机制，慢性支气管炎也是其中之一。也有诸多研究表明沙参麦冬汤能缓解炎症所引起的损伤，其主要作用机制是通过抑制众多促炎因子和促纤维化细胞因子的释放，进而对呼吸道与肺泡炎症反应进行抑制。如洪素兰等建立肺阴虚型慢性支气管炎大鼠模型，通过测定肺泡灌洗液 SIgA 及血清白细胞介素 1、白细胞介素 6、TNF-α 的含量，研究了沙参麦冬汤对慢性支气管炎的影响。实验结果表明经过沙参麦冬汤的治疗，大鼠的相关症状均出现缓解，并且 SIgA 含量显著上升，白细胞介素 -6 的含量显著下降，白细胞介素 -1 的含量也出现下降，以此推测该汤剂治疗慢性支气管炎的机制是通过调控相关免疫因子的含量。

（5）抗变态反应、止咳、平喘作用　蔡婉如等通过对大鼠造模进行整体实验探究了芍药甘草汤的平喘与抗过敏功效。以引喘潜伏期和肥大细胞脱颗粒率作为量化指标，研究结果显示芍药甘草汤能显著延长引喘潜伏期，同时能抑制颅骨骨膜肥大细胞脱颗粒率，表明该汤剂能发挥平喘、抗变态反应的功能。刘平采用多种引咳实验、引喘实验和抗炎实验，证明了芍药甘草汤能延长引咳潜伏期与引喘潜伏期，减低豚鼠的咳嗽次数，并能提高气管平滑肌的解痉百分率。宋苹采用不同剂量祛风解痉汤研究其对咳嗽变异性哮喘气道炎性反应的影响，通过测定实验豚鼠咳嗽敏感性、嗜酸粒细胞百分率及血清中多种白细胞介素、γ干扰素等浓度水平，发现祛风解痉汤能显著降低咳嗽敏感性、嗜酸粒细胞百分率，一定程度上降低了白细胞介素、γ干扰素等浓度水平，表明该汤剂具有一定的抗咳嗽变异性哮喘作用。

（6）抗肺纤维化作用　肺纤维化是成纤维细胞大量繁殖和大量细胞外基质聚集造成的，并伴有炎性反应、破坏肺部组织结构，近年来发病率呈现上升的趋势。而中药汤剂在改善肺纤维化方面具有一定的贡献，如宋启兰等采用注入博来霉素的方法建立肺纤维化大鼠模型，通过观察肺组织病理变化情况、测定血清中肿瘤坏死因子 -α 和转化生长因子 -β1 的含量，结果显示十枣汤能明显改善组织病理变化，各相关因子浓度也显著性地降低，表明十枣汤能缓解大鼠的肺纤维化程度。黄霞等采用肺间质纤维化大鼠模型研究了血府逐瘀汤、沙参麦冬汤、三子养亲加二陈汤对肺纤维化的作用，以体重、肺指数、丙二醛、超氧化物歧化酶作为评价指标。研究发现三种汤剂对肺间质纤维化均有一定程度的抵抗作用，其作用机制是调控不同阶段自由基的代谢过程，或对自由基的生成进行阻断、对链式反应进行抑制，进而发挥出抗氧化作用，延缓肺纤维化的发展进程。

3. 汤剂在循环系统疾病中的药理研究

（1）汤剂对高血压的调节　高血压隶属于中医学"头痛""眩晕"范畴，是常见的心血管疾病之一。血府逐瘀汤出自清代王清任的《医林改错》，是活血化瘀的经方，临床上常用其治疗冠心病心绞痛、脑血栓等疾病，现代医学研究发现血府逐瘀汤对高血压也有较好疗效。MAPK 信号通路是各种肥厚因子在细胞内信号传递的共同通路，ERK1/2、JNK、p38MAPK、ERK5 等作为其亚族，参与介导细胞的增殖、分化、凋亡等生理、病理过程。据报道，血府逐瘀汤调节高血压作用机制可能与抑制自发性高血压大鼠心肌 JNK、p38MAPK、ERK5 的表达，降低大鼠的收缩压、血浆 TXB2 的活性，升高血浆血管紧张素Ⅱ、醛固酮含量等有关。半夏白术天麻汤出自《医学心悟》，主治痰湿壅盛型高血压。研究表明半夏白术天麻汤可干预自发性高血压（SHR）大鼠，逆转心肌肥厚，其降压机制与抑制 MAPK/ERK 信号通路的活性及心肌局部肾素血管紧张素系统的激活有关。此外，另有文献报道，半夏白术天麻汤能降低 iNOS 及 IL-1 炎症因子的表达，上调过氧化物酶 2、肾脏铜锌超氧化物歧化酶的表达，改善血管微环境的氧化应激状态，进而对高血压起调节作用。张宇霞等在痰湿壅盛型高血压的大鼠模型中发现，不同给药剂量的半夏白术天麻汤具有降低其大鼠体重的作用，其降血压机制可能与降低大鼠血清中内皮素含量及提高一氧化氮含量有关。

（2）汤剂对高血脂的调节　高脂血症与动脉粥样硬化、心脑血管疾病有着紧密关系，它是脂肪代谢或转运异常导致血脂水平异常的一种病症。随着现代饮食结构和生活习惯的变化，高脂血症发病率逐年攀升，严重危害人们的生命健康。吴泽明等在心肌缺血血瘀证大鼠模型上发现，通过养心汤干预后能降低大鼠的全血黏度，改善大鼠的血脂代谢水平，降低动脉粥样硬化指数。泽泻汤对高脂血症小鼠肝脏、肾脏及胸主动脉有一定保护作用，实验发现给药组对高脂血症小鼠有一定减重效果，可降低其收缩压、总胆固醇、甘油三酯、低密度脂蛋白含量，改善肝组织超氧化物歧化酶、丙二醛水平，减轻脂肪肝、肾小球动脉硬化等症状。除湿健脾汤能显著提高高血脂大鼠的肝脏超氧化物歧化酶活性，降低丙二醛水平，改善肝功能等，通过抗氧化作用来调节血脂水平。不同给药剂量的泻心汤、葛根芩连汤也可以降低高血脂大鼠的总胆固醇、低密度脂蛋白水平，升高高密度脂蛋白水平，发挥调节血脂的作用。

（3）汤剂对动脉粥样硬化的调节　动脉粥样硬化是在大中型动脉中出现脂质沉着，内膜增厚，逐步形成斑块，造成管腔狭窄的慢性非炎症性疾病，脂肪代谢紊乱是造成动脉粥样硬化发病的基础。梁浩等通过对补阳还五汤抗 ApoE-/-小鼠动脉粥样硬化的实验中发现，补阳还五汤可以有效改善血脂代谢水平，降低总胆固醇、甘油三酯、低密度脂蛋白水平，升高高密度脂蛋白及载脂蛋白 AI 的水平，抑制 IL-1、IL-6、TNF-α 等炎症因子的表达，通过降低血脂水平进而达到缓解动脉粥样硬化的效果。二陈汤合桃红四物汤通过激活 TGF-β/PI3K/

AKT/eNOS 信号通路对 ApoE 基因敲除的动脉粥样硬化小鼠起到血脂调节作用，治疗一定时间后的小鼠血清中 IL-6、TNF-α、TGF-β、PI3K mRNA、AKT、eNOS 水平显著降低，NO/ET-1 水平显著升高。栝蒌薤白半夏汤也能调节高脂饲料喂养的 ApoE-/- 小鼠的血脂水平，减少主动脉斑块面积，降低总胆固醇、低密度脂蛋白、内皮素 1、血管紧张素 II 水平，升高高密度脂蛋白水平及血清中一氧化氮表达。四君子汤可通过影响线粒体能量代谢而达到抗动脉粥样硬化的作用，研究发现给药后的 ApoE-/- 小鼠主动脉斑块面积显著降低，主动脉线粒体形状规则，主动脉线粒体呼吸链复合体 I、II、III、IV、V 酶活力及 ATP5a、Cox5a、Ndufsl 蛋白表达升高，Cyt c 蛋白表达降低。四妙勇安汤通过 HIF-1α-Apelin/APJ 信号通路来调节动脉粥样硬化，给药一段时间后能显著改善 ApoE-/- 小鼠的主动脉斑块的病理形态，增加最小纤维帽厚度，减小斑块面积，抑制斑块内与血管外膜滋养血管新生，降低斑块内巨噬细胞含量；同时，有效降低小鼠血清中总胆固醇、甘油三酯、低密度脂蛋白、HIF-1α 蛋白水平，但是对高密度脂蛋白无明显改善作用。

4. 汤剂在神经系统疾病中的药理研究

（1）调节神经递质　神经递质也简称为递质，是一种特殊的化学物质，在突触传递中发挥着重大作用。半夏泻心汤可在一定程度上调控神经递质，可有效治疗部分中枢神经系统相关的疾病。如潘嘉构建肝郁模型，检测血清和脑海马区环磷酸腺苷（cAMP）及蛋白激酶 A（PKA）的水平，脑组织内多巴胺（DA）、去甲肾上腺素（NE）和五羟色胺（5-HT）等的含量，实验结果表明半夏泻心汤可显著调控各种神经递质。刘洁等通过构建大鼠偏头痛模型，以血浆中 NO、NOS 为评价指标研究了半夏泻心汤对神经递质的影响，研究结果显示该方可降低神经递质 NO 及其合酶 NOS 的水平。

（2）抗抑郁作用　抑郁症是一种神经性疾病，是由中枢兴奋性递质活动被抑制过度造成的。抑郁症在中医理论里属于"郁证"，多因肝郁气滞引起，主要治法为疏肝解郁、安神调气。近年来，诸多学者对中药汤剂的现代药理作用进行研究，表明中药汤剂在镇静催眠、抗抑郁等方面具有一定的药理作用。如郭春华等通过构建大鼠抑郁模型，以行为学特征作为评价指标研究了半夏厚朴汤对大鼠的抗抑郁作用。通过实验结果证明了半夏厚朴汤可显著减少大鼠累计不动时间，提高大鼠糖水偏好率，表明该汤剂具有明显的抗抑郁作用。马占强等采用慢性应激抑郁模型大鼠作为研究对象，对其进行强迫游泳、开野、糖水偏好实验，发现半夏厚朴汤可明显缩短大鼠不动时间并提高糖水消耗量，且能显著上调脑内 5- 羟色胺和去甲肾上腺素的含量，表明该方可改善慢性应激所导致的抑郁症。酸枣仁汤也是通过调控脑组织内单胺类神经递质 NE 和 5- 羟色胺的浓度，进而显著增强大鼠的活动能力，缓解精神运动性抑郁症状。深入研究证明，酸枣仁汤可发挥与氯丙咪嗪类似的作用，增加抑郁模型大鼠的糖水消耗量与单胺类神经递质的浓度，进而显著缓解大鼠的异常行为。也有研究表明酸枣仁汤还可显著增加温和应激抑郁模型大鼠的自主活动能力，并提高糖水消耗量，降低神经细胞的损伤，下调相关蛋白的表达。除此之外，田旭升等通过研究表明酸枣仁汤能提高大鼠海马脑源性神经营养因子和相关酪氨酸激酶受体 B 的表达水平，进而增强神经元的生存，促进抗抑郁的作用。

（3）镇静催眠作用　失眠是一种临床常见疾病，给患者的正常生活与工作带来巨大且严重的影响。在中医理论里属于"不寐""不眠"并伴有"惊恐"等，主要治法为益气养阴、清热安神、活血化瘀。随着人们对中医药理论的认识，以及中药具有较小的毒副作用，中药汤剂在治疗失眠症方面也获得广泛的应用。如酸枣仁汤有利于提高正常人的入睡度、熟睡度等，现代药理研究表明该汤剂的作用机理与 c-fos、c-jun 表达及脑内啡肽有关。沈鸿等建立了血虚、阴虚模型小鼠，研究了酸枣仁对模型小鼠的镇静催眠作用，结果表明该汤剂能降低小鼠自发活动次数，减少睡眠潜伏期，进而延长了睡眠时间，表明酸枣仁汤能镇静催眠。通过深入的研究表明该汤剂增加了神经递质 NO 以及合成限速酶 NOS 的含量，使毛细血管扩张，提高了血脑屏障的通透性，改善机体免疫协同发挥镇静催眠的作用。酸枣仁汤中的皂苷可提高戊巴比妥催眠的活性，增加大鼠的睡眠时间，其发挥催眠的作用可能与调控 5- 羟色胺有关。

除了酸枣仁汤外，还有其他中药汤剂具有镇静催眠的作用。如王琪等采用失眠大鼠模型，探究化瘀祛痰汤治疗失眠症的药理作用与作用机制。通过比较睡眠潜伏期与睡眠持续时间，并评价下丘脑 5-HT 和 5-HIAA 水平、下丘脑 GABA 蛋白表达，结果显示化瘀祛痰汤可使大鼠的睡眠潜伏期和持续睡眠时间延长，且能改善相关蛋白的表达，表明该汤剂对失眠症具有较好的治疗作用。研究表明，谷氨酸作为兴奋性氨基酸，能使中枢神经系统中的神经元产生兴奋作用，导致神经元放电，而其释放量直接影响睡眠质量。半夏厚朴汤能有效降低谷氨酸的含量，进而缓解神经兴奋并发挥镇静催眠的作用。研究表明半夏厚朴汤中君药半夏的水提物具有抑制小鼠中枢的作用。加味半夏厚朴汤如加入当归、苍术、郁金等可有效治疗因思虑过度引起的失眠症。黄连阿胶汤被广泛用于治疗失眠症，但是该汤剂的药理学研究相对较少。贾利利等运用对氯苯丙氨酸建立失眠小鼠模型，通过测定 5- 羟色胺和 γ- 氨基丁酸的含量，评价黄连阿胶汤治疗失眠症的作用。研究结果表明 5- 羟色胺和 γ- 氨基丁酸的含量相比于空白组和模型组均存在显著性差异，因此该汤剂通过调节 5- 羟色胺的含量来治疗失眠症。张如意等研究了酸枣仁汤改善睡眠质量的作用机制，以大鼠心肌细胞凋亡情况及相关因子 bcl-2、bax 的表达水平为评价指标，证明了酸枣仁汤能显著增加 bcl-2 的表达，显著降低 bax 的表达，因此阐释了酸枣仁汤通过调控 bcl-2、bax 的表达以改善睡眠质量。

5. 汤剂在泌尿系统疾病中的药理研究

（1）汤剂对肾脏的药理作用　汤剂具有治疗肾病的作用。有诸多研究人员探究了中药汤剂治疗肾病的药理作用。如 Ke HL 研究了当归补血汤对糖尿病肾病的影响，通过相关研究发现该汤剂能抑制肾小球系膜细胞的增殖，并减少层黏蛋白、纤维蛋白等，且高浓度的该汤剂对早期糖尿病肾病的治疗具有较高的价值。张莹等应用血清药理学制备益肾活血汤中药血清模型，研究了其对肾小球系膜细胞纤连蛋白、Ⅳ型胶原（COL Ⅳ）表达的影响，通过实验证明了该汤剂可下调肾小球系膜细胞 -αSMA 的表达，进而抑制表型转化，降低细胞外基质纤连蛋白和Ⅳ型胶原（COL Ⅳ）的表达。周必发等研究了当归补血汤对肾小球系膜细胞（GMC）增殖及 GMC 中转化生长因子 -β1 mRNA（TGF-β1 mRNA）及核转录因子（NF-κB）蛋白表达的影响，采用多种检测方法对各个指标如 GMC 增殖情况、TGF-β1 mRNA 表达的情况进行测定。研究结果表明当归补血汤可显著限制肾小球系膜细胞的增殖，且细胞中的转化生长因子 -β1 mRNA（TGF-β1 mRNA）及核转录因子（NF-κB）蛋白的表达也表现出降低，同时发现当归补血汤呈现一定程度的量效关系。

肾小球足细胞足突形成的隔膜结构在肾滤过膜中具有重大作用，Nephrin、podocin 及相关蛋白对足细胞形态起着重要的维持作用。张卫华等应用黄连温胆汤拆方研究其对糖尿病大鼠的肾脏保护作用，经过持续 8 周的给药，观察肾脏组织的病理状态，并测定 Nephrin、podocin 及相关蛋白的表达水平，发现黄连温胆汤可显著改善肾脏的病理变化，并上调 Nephrin、podocin 的表达，从而有效改善肾脏损伤。

近年来，由于生活水平的提高，人们的饮食习惯发生了巨大变化，高尿酸血症性肾病发病率持续升高。中药当归拈痛汤对高尿酸血症性肾病具有保护作用。如李宇轩等研究了不同剂量的当归拈痛汤对相关模型小鼠的影响，发现该汤剂能显著降低血清中血尿酸、肌酐的含量，增加内皮型一氧化氮合酶的水平，从而降低内皮素，实现对肾脏内皮细胞和肾小球血管的保护。

（2）抗泌尿道感染、结石作用　泌尿道感染是一种临床常见的多发病，不仅和生理因素相关，同时与雌激素水平的降低存在密切的关系。当前雌激素治疗泌尿道感染具有较好的效果，但过多应用雌激素可增加患冠心病等疾病的概率，而部分中药汤剂毒作用小，且能有效防治泌尿道感染。如顾向晨等研究了二丁二仙汤抗大鼠泌尿道感染的作用，并探究了其作用机理，经过试验表明二丁二仙汤可显著改善大鼠的炎症，上调雌激素受体 β mRNA 的表达，进而增加血清中雌激素的浓度。通过激活雌激素受体 β，对 NF-κB 通路进行调控，并对 IKBα 磷酸化进行抑制，减少 TNF-α 的产生，最终实现对炎症进行抑制。

泌尿系统结石在中医理论中属于石淋，多由体内湿热蕴火、灼烧津液导致。中药汤剂治疗结石，具有安全、副作用少、针对性强的优点，在临床防治中也得到广泛的运用。如赵燕芬等通过建立结石小鼠模型研究了金威消石汤的作用，通过测定血清肌酐、尿酸、尿素氮以及 TNF-α 的表达情况，表明金威消石汤可显著改善泌尿系统结石，其作用机制可能是降低草酸钙晶体的聚集速度、增加小鼠的排尿量消除体内的结石。

6. 汤剂在生殖系统疾病中的药理研究

（1）抗月经困难症　通常认为，月经困难症是由子宫内膜前列腺素含量过高所致。伊藤美惠通过培养子宫增殖期子宫内膜成纤维细胞，研究芍药甘草汤对磷脂合成、磷脂分解和前列腺素合成过程的影响。结果显示芍药甘草汤对花生四烯酸向磷脂的渗透具有促进作用，减低体内游离的花生四烯酸，进而对前列腺素的合成进行抑制，实现对月经困难症的治疗。

（2）抗无精、少精症　随着生活节奏的加快、生活方式的转变，多种不确定因素导致男性生育能力受到前所未有的挑战。其生育能力取决于精子的质量与数量，当前男性不育的常见病因之一是少弱精症，而中药汤剂在治疗少弱精症方面也发挥着重大的药理作用。如八仙送子汤可显著改善睾丸的病理状态，具有明显的促进生精作用，改善少精等症状，且能显著提高小鼠精子的活力与密度。中药制剂养精种子汤能促进大鼠各级生精细胞正常发育，生精细胞排列整齐，改善低氧环境对睾丸的损伤程度，降低生精细胞的病理性凋亡，从而促进精子的产生。刘波等采用环磷酰胺构建少精症模型小鼠，检测精子数量和活力，测定睾丸组织内超氧化物歧化酶、谷胱甘肽、丙二醛的含量，研究了不同剂量的二仙汤对生殖功能的影响。实验结果表明，不同剂量的二仙汤能提高精子浓度，超氧化物歧化酶活性和谷胱氨酸的浓度明显升高，说明了其作用机制与提高抗氧化能力、降低应激损伤有关。加味聚精食疗汤能显著改善大鼠曲细精管中精子的数量并改善受损的组织结构，对少精弱精具有较好的改善作用。贾彤等采用腺嘌呤建立大鼠模型，研究了益精汤对少精模型大鼠的影响，通过测定精子密度、活率、睾丸的体积和重量，表明益精汤可显著提高精子的密度与活率，提升机体状态，增加睾酮、皮质醇、卵泡刺激素和黄体生成素，而产生精子的过程受卵泡刺激素和睾酮的共同调控，黄体生成素通过睾酮间接调控生精过程，进而恢复生殖能力。

（3）其他作用　男女不育不孕的病因多且复杂，常因肾精不足、肾气亏虚所致。中药汤剂具有显著补益肾气、补肾生精的作用，也有学者采用现代药理学技术研究了中药汤剂对提高生育力的药理作用。补肾助孕汤可显著上调子宫内膜白血病抑制因子、表皮生长因子和降钙素的表达，促进小鼠卵巢的发育，增加卵泡数量，对雌二醇、孕酮分泌具有促进作用，提高子宫内膜的容受性，进而可提高小鼠的生育能力。楚生辉等采用羟基脲建立雌性、雄性生殖功能障碍模型大鼠，通过测定雌性大鼠卵巢、子宫的质量，雄性大鼠精子密度与活率，结果表明七肾汤能显著增加雌性大鼠的子宫质量，雄性大鼠的精子质量明显改善，进而提高生育能力。通过研究表明补肾毓麟汤可提高肾虚性生殖功能障碍大鼠的生育力，且证明了该汤剂的作用效果优于克罗米芬。补肾毓麟汤能改善生精上皮细胞，恢复其功能，促进各级生精上皮细胞和精子细胞的发育。泻肝补肾汤也具有提高生育力的药理作用，周安方等研究了泻肝补肾汤对前列腺炎性不育的影响，结果泻肝补肾汤可显著提高精子的质量，提高生育能力。

围绝经期综合征是一种常见的妇科疾病，其具有群体性和发病率高的特点。中医学理论认为肾气衰弱、阴阳失衡导致妇女在绝经前后会出现诸多症状。调更汤对围绝经期综合征具有显著的药理作用，可显著增加大鼠血清中雌二醇的含量，降低促卵泡刺激素和瘦素的浓度水平，从而对卵巢退行性变具有延缓作用，可抑制大鼠卵巢的衰退，提高其作用功能。二仙益坤汤对围绝经期抑郁模型具有明显的药理作用，其具有雌激素样作用，可提高大鼠的子宫和卵巢指数，同样可以显著调控大鼠促卵泡素、促黄体生成素、雌二醇等生殖激素的浓度水平。

子宫内膜异位症是影响生育的妇科病之一，中药制剂在调经助孕方面有着西药无法比拟的优势。该病症属于中医理论中的"癥瘕""不孕"，是由气血失和、瘀积日久、瘀留胞络等病因导致的，治疗大法为"补肾活血"。而补肾活血汤能显著调控大鼠子宫内膜孕激素受体的表达，对于卵泡的发育具有促进作用，进而提高妊娠率，实现对大鼠生殖功能的调节。寒凝血瘀是引起妇科疾病的常见病因，而桃红四物汤能显著改善寒凝血瘀模型大鼠的卵巢功能。该汤剂可显著提高各级卵泡、子宫内膜增生腺体的数量，缩短动情周期与间期，并提高血清中雌二醇、孕酮、促黄体生成激素、卵泡刺激素的含量，对生殖器官的血液供应可进行改善，恢复卵巢组织的形态学，促进正常分泌性激素，恢复卵巢的正常功能。

强精固肾汤对热应激性雄性生殖功能具有保护作用，其能显著缩短扑捉潜伏期，增加扑捉次数，降低精子的畸形指数，同时提高超氧化物歧化酶的活性，进而减轻生殖细胞的氧化损伤，从而对大鼠的生殖功能具有保护作用。

二、中药煮散的药效学研究

煮散即将药物制成粗末，再加水煎煮，去滓或带滓服用，与汤剂类似，也是一种中药的传统用药形式。早年间，由于切药工具的局限性，药材多采用杵臼捣碎成粗颗粒状。煮散起于先秦，兴于汉代，盛于唐宋，衰于明清，在漫长的中医药学发展过程中有着举足轻重的作用。中药煮散与中药汤剂同属于中药液体煎剂型范畴，中药煮散与传统中药汤剂的主要不同点在于药材颗粒大小的差异，但两者均基于中医基础理论辨证论治，随证加减，群药共煎。中药煮散保持了汤剂的吸收快、疗效迅速等特点，又具有节省药材、煎煮时间短、煎煮率高等优势，运用于临床，历经千年，源远流长。

麻黄汤最早出自"医圣"张仲景的《伤寒论》，由麻黄、桂枝、杏仁、甘草组成，现代药理表明其具有解热、抗炎、止咳、祛痰、抗过敏等作用，临床上主要用于上呼吸道感染及支气管炎等治疗。宁海英等在干酵母混悬液引起的大鼠发热模型中发现，麻黄汤煮散剂高、中、低剂量组与饮片煎煮汤剂组在模型大鼠上的解热作用均无明显差异，但对于空白组而言，则表现出显著差异，说明麻黄汤煮散与饮片汤剂均有解热作用。在浓氨水刺激引咳小鼠模型中，麻黄汤煮散高、中剂量组的药效优于传统饮片汤剂组，具有止咳作用，但煮散低剂量组则止咳作用不明显。在二甲苯致小鼠耳郭肿胀炎症模型和角叉菜胶致小鼠足趾肿胀炎症模型中发现，麻黄汤煮散高、中、低剂量组均能不同程度地抑制二甲苯致小鼠耳郭肿胀炎症及角叉菜胶致小鼠足趾肿胀炎症，且抗炎效果与剂量呈一定正相关关系，而饮片组对于二甲苯引起的小鼠耳郭肿胀抗炎效果不如煮散高、中剂量组，但略好于其低剂量组，足趾肿胀抑制率则煮散高剂量组＞饮片组＞煮散中、低剂量组。

麻杏二陈汤由麻黄、杏仁、茯苓、法半夏、莱菔子、甘草、细辛、陈皮、僵蚕、射干组成，临床上用于小儿特禀质咳嗽的治疗。陈金月等通过小鼠氨水引咳方法构建动物模型，对比麻杏二陈汤煮散及其饮片煎煮方法所得的供试品溶液对小鼠止咳祛痰作用的影响。结果发现无论是麻杏二陈汤煮散，还是其饮片的高剂量组较空白组均表现出显著止咳作用，能明显增加小鼠气管酚红排泌量，但其煮散与饮片组同剂量相比无显著性差异。

大黄性味苦、寒，归脾、胃、大肠、肝、心包经，是一种临床常用中药，具有泻下攻积、清热泻火、凉血解毒、逐瘀通经、利湿退黄的功效。任虹等比较大黄煮散颗粒与传统饮片在消旋山莨菪碱所致小鼠便秘模型、二甲苯所致小鼠耳肿胀上的泻下、抗炎药效差异，煮散颗粒组与饮片组均能不同程度地缩短小鼠首次排便时间，抑制小鼠耳肿胀，但二者无统计学差异。

三、配方颗粒的药效学研究

中药"饮片入药，临用煎汤"是几千年来在中医整体辨证论治的指导原则下提出的用药方法，虽汤剂疗效显著、确切，但存在煎煮程序烦琐、费时费力、难于储存等缺点。随着时代的进步、科技的发展，为了更大限度地满足现代生活需求，中药配方颗粒的出现也是临床对汤剂改革的一种尝试，也因此受到广泛关注及深入研究。中药配方颗粒剂是在传统中药汤剂的基础上进行改良，结合现代制药技术将单味中药饮片经提取、浓缩、干燥、制粒等一系列过程制备而成后经中医临床配方供患者使用的一种颗粒剂，具有免煎易服、随证加减、剂量准确、便于携带等特点，可视为传统中药饮片的补充，是传统方法与现代生活的有机结合。虽然中药配方颗粒的研究已经历多年的发展，但是目前业内对于中药配方颗粒与中药汤剂在临床上是否等效性问题仍旧存在争议，其争议焦点主要集中在中药配方颗粒单煎与中药汤剂合煎在化学成分、药理药效、临床疗效上是否一致。目前在针对中药配方颗粒与其中药饮片煎煮汤剂的药理药效对比研究中发现，大部分结果显示两者的药理药效并无明显差异，但也有少部分研究认为配方颗粒的药效比传统汤剂效果更强，或也有部分研究证明传统汤剂药效优于中药配方颗粒混合应用效果。

1. 中药配方颗粒药效与传统汤剂存在一定等效性 大承气汤由大黄、厚朴、枳实、芒硝四味中药组成，具有峻下热结之功效，现多用于肠梗阻、急性胰腺炎、腹部手术的术前准备或术后腹胀等治疗。杨蓉等通过建立小鼠便秘模型来研究大承气汤汤剂及其配方颗粒对小鼠排便及肠蠕动药效作用的影响，发现两者均可缩短小鼠首次排黑便的时间，增加排便量，加强小肠蠕动，且两者的同剂量组药理作用比较无统计学意义，这为配方颗粒与中药汤剂在药效上存在一定等效性提供了研究依据。独活寄生汤由独活、桑寄生、茯苓等14味中药组成，作为山东省立医院的传统中药制剂，在临床上可用于治疗类风湿关节炎。王爱武等通过冰醋酸扭体法、小鼠腹腔毛细血管通透性试验、二甲苯致小鼠耳肿胀试验、弗氏完全佐剂复制大鼠关节炎试验对比独活寄生汤配方颗粒与其汤剂的药效作用差异，发现两者均有较好的镇痛、抗炎和抗佐剂性关节炎作用，且同剂量的配方颗粒与其汤剂间无显著性差异。黄连解毒汤为清热解毒的代表方，由黄连、黄柏、黄芩、栀子组成，具有泻火解毒的功效，临床具有抗菌、抗炎、解热、镇痛等作用。有研究表明，在二甲苯致小鼠耳郭肿胀和新鲜蛋清致大鼠足跖肿胀的动物模型中发现，汤剂组与配方颗粒组均有明显抗炎作用，且两者等剂量间抗炎效果无显著差异。圣愈汤由熟地黄、白芍、当归、川芎、人参、黄芪组成，为补气益血的经典名方之一，主治气血两虚之症。通过对圣愈汤汤剂及其配方颗粒对骨髓抑制小鼠造血调控的实验研究发现，两者均能提高骨髓抑制小鼠外周血白细胞（WBC）、红细胞（RBC）、血红蛋白（Hb）、血小板（PLT）、骨髓有核细胞数（BMNCs）以及红系、粒系、巨核系造血祖细胞集落产率，增强骨髓抑制小鼠骨髓基质细胞增殖和黏附力，并促进骨髓基质中层粘连蛋白（LN）、纤维粘连蛋白（FN）的表达。圣愈汤汤剂及其配方颗粒均可多途径、多层次对骨髓抑制小鼠造血损伤进行调控，以产生一定恢复作用，且两者无明显差异。

2. 中药配方颗粒药效弱于传统汤剂 有研究表明，在黄芪桂枝五物汤配方颗粒与汤剂对气虚冻伤大鼠免疫系统影响的研究中发现，汤剂组与配方颗粒组对于气虚冻伤大鼠的白细胞介素 -1α（IL-1α）、白细胞介素 -2（IL-2）、白细胞介素 -6（IL-6）、肿瘤坏死因子 β（TNF$-\beta$）等指标的影响有所差异，虽两者均能调节气虚冻伤大鼠的免疫力，但配方颗粒组在免疫调节方面的功能较弱，且较汤剂组具有统计学差异。

3. 中药配方颗粒药效优于传统汤剂 唐翎等在2,4- 二硝基苯酚致大鼠发热模型中发现，黄连解毒汤等剂量的配方颗粒组解热作用优于汤剂组。曾锐对黄柏及盐黄柏配方颗粒与相应饮片的抑菌、抗炎作用进行比较，研究表明，各样品对不同菌种的抑菌强度有所不同，对于甲型链球菌作用最强的是黄柏饮片和盐黄柏饮片，抑制白喉杆菌作用最强的为盐黄柏饮片，对肺炎球菌抑制最强的则是黄柏配方颗粒。在抗炎实验中，黄柏配方颗粒的抗炎作用最佳，优于黄柏饮片、盐黄柏饮片及盐黄柏配方颗粒。

四、汤剂的毒理学研究

1. 传统汤剂的毒理作用 白术黄芪汤（DAA）是由白术、黄芪、甘草组成的具有益气健脾作用的古方。李茹柳等将方中三味药材的各自提取部位以一定比例混合得到DAA单药提取部位组方（PEAAG），实验结果证实PEAAG对溃疡性结肠炎具有较好的治疗效果，且通过小鼠灌胃给药后观察DAA和PEAAG的急性毒性，7天内也均无异常，表明DAA与经过药物提取后的PEAAG均无明显毒性。稳心汤由党参、肉桂、细辛等药味组成，是临床上用于治疗冠心病介入术后不稳定心绞痛的有效方剂。段练等对小鼠以稳心汤最大给药剂量425g生药/kg、3次/日进行给药，观察其急性毒性反应，并未发现小鼠死亡及肝肾功能异常等情况，其较好的安全性为稳心汤临床治疗冠心病介入术后阳虚血瘀证提供重要的研究依据。排石汤在临床上可用来治疗泌尿系统结石，王忠等通过对SD大鼠长期给药观察其蓄积毒性反应，给药30天和停药15天的各给药剂量组大鼠发育良好，对大鼠的脑、心脏等器官进行组织形态检测，并未见异常，提示排石汤对大鼠无明显病理学改变。加味枳实消痞汤是由枳实、党参、白术等药味组成，具有益气健脾、消食除胀等功效。张华等将其用于肿瘤患者化疗后胃肠功能障碍的治疗，为确定其用药安全性，对其急性毒性及长期毒性进行研究，用最大浓度的枳实消痞汤溶液（104g/kg体重，相当于成人每日常用量的236倍以上）给小鼠灌胃，用药后未出现明显的中毒症。退银汤在临床上可用于治疗银屑病，为探讨其安全性，研究者通过对小鼠进行不同剂量的退银汤灌胃，观察小鼠的毒性反应及死亡情况，结果显示该汤剂无明显急性毒性反应，其一日最大给药剂量为800g生药/kg，为人的临床推荐日用量的240倍。通过对大鼠90天的长期毒性观察，对不同给药剂量大鼠进行的常规检查、病理组织学检查、血液生化等检查并未出现异常，为退银汤的临床应用安全性提供科学依据。此外，有研究者通过小鼠急性毒性和大鼠长期毒性实验研究用于治疗白癜风的中药汤剂退白汤的安全性。实验结果表明该方无明显毒性反应，其最大耐受量大于120g生药/kg；不同剂量组的长期毒性实验中也并未发现动物出现中毒情况，对大鼠的一般指标、血液学、血生化、脏体比、病理组织切片等观察也均未见异常，以证明退白汤毒性的安全性。

2. 超微粉汤剂的毒理作用 随着现代科学技术的不断创新，中药加工的工艺技术也被逐步运用到汤剂的使用中，对汤剂的发展也提出新的思考。中药超微饮片是基于超微粉碎技术将中药饮片粉碎成超微粉，利用现代制剂技术可提高药材植物细胞破壁率，增加药物的比表面积，有利于有效成分溶出与吸收，从而提高药效且无需煎煮，服用方便。四逆汤具有回阳救逆的功效，由附子、干姜、甘草组成，由于本方在临床上可作为急救用药，要求服用方便、起效快、吸收效果好，但是传统汤剂煎煮工艺中常对附子进行久煎以降低其毒性作用，这与急救用药特点不相符合。因此，刘红梅等观察超微四逆汤与传统四逆汤给药12周和停药2周对大鼠的长期毒性反应，以给药后的动物行为、活动、大小便、饮食等一般观察指标，以及血细胞检测指标、血液生化检测指标、组织形态观察等对其安全性进行评价。较传统四逆汤而言，并未观察到超微四逆汤明显的毒性反应，因此，其具有开发成临床救急用药的前景。此外，郑爱华等采取小鼠灌胃给药方式对比不同粒径的超微参附汤与传统参附汤（处方由附子、人参组成）的急性毒性反应，观察其临床安全性，结果发现超微参附汤与传统参附汤均未见明显毒性反应症状，各器官均无异常，故认为不同药物形式的参附汤的临床使用安全性良好。

3. 含毒性成分或配伍禁忌中药在汤剂中的毒理作用　伴随对中药及汤剂临床应用的不断扩展，不少关于汤剂不良反应的报道也在增加，汤剂的用药安全性问题也再次引起学者们的广泛关注。中医基础理论对药物的不良反应早有认知，历代本草对药物毒性多有记载，随着中医药的发展，针对其用药安全性的研究也一直受到广泛关注。传统医学所提及的中药配伍禁忌、中药毒性、致病机理等尚未阐述清楚药物，其科学性有所欠缺、理论依据众说纷纭，因此，如何把握中药安全用药，在发挥药效的同时尽量减少或避免毒性作用，是现代中医药研究发展的重要任务之一。

（1）含毒性成分的中药汤剂的毒理学研究　川乌作为中医常用药味之一，其成分复杂，目前针对其毒理学研究大多集中于乌头碱。乌头碱属于双酯型二萜类生物碱，既是川乌的有效成分，也是毒性成分。研究发现，根据《金匮要略》的炮制、配伍方法，结合《中国药典》规定剂量及炮制运用，在含川乌的经方乌头汤、乌头桂枝汤、大乌头煎等急性毒性实验中并未发现小鼠出现明显毒性作用。

栀子是临床常用中药之一，为提高疗效，在临床使用过程中有些医生往往会加大剂量，对此引发的安全性问题近年来也受到学者的关注。栀子厚朴汤由栀子、厚朴、枳实组成，用于治疗心烦腹胀。有研究表明，给予 SD 大鼠不同剂量的栀子厚朴汤观察其急性毒性，112g 生药 /kg 剂量会引起大鼠死亡，且伴随肝脏、肾脏、胃肠道组织病理学损害；长期毒性试验也证实不同给药剂量的栀子厚朴汤会引起大鼠的毒性反应，尤其表现在肝、肾等组织损伤，SD 大鼠连续给药 1 个月的无毒性作用剂量低于 8.5g 生药 /kg。实验结果提示栀子厚朴汤可能存在较大的安全性风险，其毒性可能与方中栀子毒性有关。

张仲景的《伤寒论》中用于治疗心下痞硬、引胁下痛、干呕短气的十枣汤由芫花、甘遂、大戟、大枣组成，其中芫花、甘遂、大戟具有毒性，其用法为捣为散，以大枣煎汤送服，在攻逐水饮的同时也考虑顾护后天脾胃，以除"驱邪伤正"之虞。临床上曾出现因芫花、甘遂、大戟剂型用错且剂量超标而导致患者尿血的报道，因此，需要对十枣汤合适的用法用量问题进行深入研究。有研究报道，长期服用十枣汤对大鼠体重无明显影响，但可能会引起大鼠肝损伤，对肾脏也有一定影响，但是停药一段时间后可发生一定程度上的逆转。

现代药理学研究对麻黄、细辛、附子三味中药的不良反应报道时有发生，属于效毒二重性中药，为了评价麻黄细辛附子汤的毒性作用，邱丽丽等分别对正常小鼠、肾阳虚外感证小鼠模型给予麻黄细辛附子汤以观察其毒性。正常小鼠给予不同剂量的麻黄细辛附子汤后，其行为和精神状态出现的异常程度与给药剂量呈正相关，并表现出不同程度的机体受损。此外，小鼠的心肌酶谱及肝功能、肾功能的生化指标也说明不同剂量的给药组小鼠会出现一定程度的心肝肾功能损伤，且有剂量依赖表现。与正常组相比，不同剂量给药组的脏器指数也均有显著性差异，提示其毒副作用的靶器官可能与肺、肾、睾丸有关。对心、肝、肾、肺、脾组织进行切片，发现除肺、肝组织外，其他组织均无明显病变，大剂量给药后可能造成急性肝损伤。在肾阳虚外感小鼠模型上，给予不同剂量的麻黄细辛附子汤，小鼠的机体机能、代谢水平均有提高，对此外感证小鼠有一定的治疗作用。虽此模型小鼠肝脏、脾脏组织在一定剂量范围内会呈现出治疗效果和剂量的正相关关系，但是剂量超过某个阈值后仍会表现出一定毒副作用。

（2）中医"十八反"范畴内的中药配伍在汤剂中的应用　中医"十八反"范畴内容中涉及的传统中药配伍禁忌是中医药专业书籍中的重要内容之一，令许多医者望而生畏。"十八反"虽是古代医家在长期实践中的经验总结，但近些年来随着现代科学技术的不断发展，针对"十八反"的研究报道也屡见不鲜，其中不乏"十八反"治疗顽疾、险症的临床应用，这预示着"十八反"可能存在着一定历史局限性，"十八反"配伍用药会增加毒性作用背后的科学依据有待研究者们进行深层次探究。

甘遂半夏汤首载于《金匮要略》，由甘遂、甘草、白芍、半夏、蜂蜜组成，是治疗留饮的经典方剂。方中甘遂与甘草属于中医"十八反"的范畴，反药同用在特定疾病的治疗过程中是产生毒性还是起治疗作用有待进一步探究。李晓燕等研究了甘遂半夏汤对肝脏、甲状腺的长期慢性毒性，结果显示不同剂量组的大鼠体重均有不同程度增加但并无显著差异。长期服用甘遂半夏汤对大鼠肝功能和肝组织的影响存在一定剂量依赖性，长期大剂量服用还可能导致大鼠急性肝细胞损伤，并影响其肝脏的分泌和排泄功能，停药后对肝脏的损害可发生一定程度逆转，但甘遂半夏汤对甲状腺并无明显病理学影响。

海藻配甘草属于"十八反"范畴中的配伍禁忌，存在海藻、甘草反药组合的海藻玉壶汤是临床治疗气滞痰凝之瘿瘤的代表方。《太平圣惠方》曾有记载："……甘草反大戟、芫花、甘遂、海藻……"但《本草纲目》记载："按东垣李氏，治瘰疬，散肿溃坚汤，海藻、甘草两用之。盖以坚积之病，非平和之药所能取捷，必令反夺以成其功也。"且未见海藻玉壶汤的随证加减方的不良反应报道。由此可见，甘草反海藻具有一定局限性，可能出现毒副作用是基于某些条件下，或是复方中其他药物可能对这种"毒性"存在制约，亦或是该反药药对的剂量、服用比例等在安全范围内。研究者对生甘草或炙甘草煎煮得到的海藻玉壶汤进行急性毒性研究，发现这两组小鼠均未出现明显胃肠胀气的现象，其LD_{50}分别为79.24g/（kg·d）和77.49g/（kg·d），各给药组对小鼠的肝、肾脏功能均未见明显影响。王桂枝等临床上使用海藻玉壶汤加味方治疗结核性腹膜炎、乳腺增生症、粘连性肠梗阻疾病，根据其临床经验发现，若甘草的剂量少于海藻的二分之一，则无明显毒副作用且能达到增进疗效的作用。

第四节　汤剂的临床应用

中药汤剂在临床疾病治疗的各个领域都有着广泛的应用，本节对中药汤剂在心脑血管疾病、神经系统疾病、呼吸系统疾病、消化系统疾病、糖尿病、肿瘤、骨科疾病、外科术后恢复、外用领域、妇科疾病等的应用进行了初步的论述与总结，以期为提升传统中药制剂在社会人群中的认知，拓展中药汤剂在临床上的应用发挥积极的作用。

一、在心脑血管疾病中的应用

1. 在高血压治疗中的应用　高血压是以体循环动脉压升高为主要临床表现

的心血管综合征，常与其他心血管病危险因素共存，是重要的心脑血管疾病危险因素，可损伤重要脏器，如心、脑、肾的结构和功能，最终导致这些器官的衰竭，是危害健康的重大疾病之一。郑顺海对高血压患者根据中医理论进行辨证分型，分别采取六味地黄汤、天麻钩藤饮、八珍汤、半夏白术天麻汤，联合针刺治疗肝肾阴虚、肝阳上亢、气血亏虚和痰湿中阻高血压患者，总有效率可达 87.5%。

2. 在脑卒中领域的应用　脑出血（cerebral hemorrhage，CH）为中医体系的卒中、中风病、中风脏腑，全世界每年有 70 万～ 90 万人死于脑出血。艾洪亮采用活血化瘀中药汤剂治疗脑出血患者，分为中药汤剂组（TCM 组）和常规组，常规组采用内科常规疗法处理，TCM 组加用中药汤剂。治疗结果显示 TCM 组有效率为 91.38%，而常规组为 76.60%。中药汤剂可使经脉通达，气血运行，可有效治疗急性期脑出血。张兴华应用中药汤剂治疗老年中风患者，治疗组可有效提高患者的生活和运动能力，改善神经功能缺损，总有效率达 95.0%。

3. 在冠心病治疗中的应用　中医学认为，冠心病属"心痛""胸痹""厥心痛"等范畴，为本虚标实之证。老年心脏病患者心阳不足和阴虚阳亢占比高达 70%～ 80%。中医学认为，冠心病治则为补其不足，泻其有余。治疗上，当予补中寓通，通中寓补，通补兼施。龚弟明对冠心病患者在常规治疗基础上采用参麦饮、六味地黄汤、四妙勇安汤加减治疗，患者的胆固醇、甘油三酯和血脂等指标相对于对照组改善更为明显，有助于冠心病患者恢复健康。曾柳方采用中药汤剂联合稳心颗粒治疗冠心病心律失常，相较于稳心颗粒对照组，联合治疗组总有效率由 78.38% 提高到 94.74%，并可显著缩短患者的症状缓解时间，提升患者的生活质量。

二、在神经系统疾病中的应用

1. 在失眠中的应用　失眠症是指入睡和（或）睡眠维持困难所致的睡眠质量或数量达不到正常的生理需求而影响白天社会功能的一种主观体验，是最常见的睡眠障碍疾患。西医学常采用具有催眠作用的药物治疗失眠症，但长期使用可能产生药物依赖。中医治疗失眠症具有确切疗效，例如姚宏军应用温胆汤加味治疗失眠症，能显著改善失眠症患者的睡眠质量。

2. 在癫痫治疗中的应用　癫痫，俗称"羊角风"或"羊癫风"，是大脑神经元突发性异常放电，导致间歇性大脑功能障碍的一种慢性疾病。目前，国内癫痫患者约 900 万人。另外据估计，全球＞65 岁的癫痫患者将由 2015 年的 4600

万人增加到 2060 年的近 1 亿人。临床应用的抗癫痫药物主要有左乙拉西坦、拉莫三嗪、加巴喷丁、丙戊酸、托吡酯、卡马西平、奥卡西平、苯巴比妥等。然而，由于这些药物普遍存在副作用，寻找更加安全有效的抗癫痫药物得到了广大研究人员的重视。周加信等采用小柴胡汤合温胆汤加味治疗常规抗癫痫药物不能控制的 36 例癫痫患者，显示出明显疗效，总有效率 83.4%。

3. 在抑郁症治疗中的应用　随着我国步入老龄化社会，许多老人由于生活、工作角色的转换，家庭结构的演变和 / 或疾病的困扰，容易出现失落感和焦虑抑郁情绪，尤其是空巢老年人。目前空巢家庭焦虑、抑郁情绪是老年人最常见的心理健康问题，值得广泛关注。许玉平以 80 例空巢老年人作为研究组，采用中药汤剂联合支持性心理治疗予以治疗，治疗 8 周后空巢老年人的抑郁焦虑情绪得到明显改善。

4. 在自闭症治疗中的应用　自闭症（autism spectrum disorders，ASD）又称孤独症，是引起未成年人在幼童期情志发育不全或受限的神经精神类疾病。现代医学主要将自闭症的临床表现归纳为语言发育障碍、人际交往障碍、行为方式刻板和兴趣狭窄。目前，西医多以精神类药物治疗，并以心理干预与康复训练作为辅助治疗手段，取得一定疗效。中医在治疗自闭症方面有自身的特色和优势，主要采用中药汤剂、针灸、推拿和耳穴贴敷等方法治疗，疗效肯定。宾有富等人从病因病机、辨证分型与治疗等方面，对中药汤剂治疗儿童自闭症进行了较全面的论述。

三、在呼吸系统疾病中的应用

1. 在支气管哮喘治疗中的应用　支气管哮喘（bronchial asthma）是由多种细胞（如嗜酸性粒细胞、肥大细胞、T 淋巴细胞、中性粒细胞、气道上皮细胞等）和细胞组分参与的气道慢性炎症为特征的异质性疾病。支气管哮喘的基本特点是气道慢性炎症，气道慢性炎症是由于多种炎症细胞、炎症介质及细胞因子共同作用的结果，进而可导致气道高反应和气道重构，临床表现为反复发作喘息、气急，伴或不伴胸闷或咳嗽，夜间及晨间多发。抗炎治疗则成为哮喘治疗的核心。《中国支气管哮喘防治指南》已明确将支气管哮喘临床分为急性发作期、慢性持续期、临床缓解期。中医药在支气管哮喘不同的治疗阶段均可发挥重要作用。急性发作期、慢性持续期、临床缓解期，三期前后呈递，各有侧重，各期病位不同，病性也有差异。因此，在整体观念、辨证论治的理论下，从全病程的角度出发，将辨证论治与辨病论治相结合，中药在哮喘治疗上可提供新的突破。王凌燕等针对支气管哮喘患者分别采用西医常规治疗方案和中药汤剂联合治疗方案，结果显示，中药汤剂联合治疗组的总有效率明显高于西药常规治疗组，在症状缓解或消失时间、治疗后的肺功能指标等方面均显著优于对照组。

2. 在慢阻肺治疗中的应用　慢性阻塞性肺疾病（chronic obstructive pulmonary disease，COPD）是临床常见的以气流受限为特征的呼吸系统疾病，其气流受限不完全可逆，呈进行性发展。患者临床以咳嗽、咳痰、痰多、喘息加重等为突出表现，其急性加重可加快患者肺功能下降速率，使症状加重，肺功能恶化，严重影响患者的生活质量，而且增加了住院患者的病死率。张景爱采用中药汤剂辨证内服联合布地奈德、盐酸氨溴索等西药治疗慢性阻塞性肺病急性加重期患者，联合治疗组能有效缓解慢性阻塞性肺病急性加重期患者的临床症状，加快症状消退，缩短病程，提高肺功能，改善血气分析和血液流变，是中西医结合论治的有效方式，疗效确切，值得临床深入推广运用。另外，孙丽萍等针对56例慢阻肺急性加重期呼吸衰竭患者采用中药汤剂联合无创呼吸机治疗，采用中药汤剂组能够有效改善患者症状，恢复肺部功能。

3. 在化脓性扁桃体炎治疗中的应用　化脓性扁桃体炎（suppurative tonsillitis，ST）的致病原因主要为机体免疫力低下、多种细菌入侵，导致扁桃体的急性炎症反应，以全身性高热、咽喉疼痛、扁桃体红肿等为主要临床表现。目前，西医治疗该病以抗生素为主，青霉素钠是治疗该病的常用抗生素之一，对多种细菌有一定的灭杀作用，但是，该病患者的抵抗力较为低下，易反复感染病菌，随着抗生素使用的增多，其效果降低，单用抗生素对于临床症状和炎症情况的控制效果并不理想。雾化吸入是治疗咽喉、口腔疾病的常用方式，具有直接作用于病变部位、起效快、用药量少等优点。中医学认为 ST 的主要病因在于多种原因导致火毒蕴结喉咙，其治疗也应该以清热泻火、解毒疗疮、止痛为主。高继贤等研究了中药汤剂雾化吸入治疗化脓性扁桃体炎的临床疗效，对照组予以常规抗生素治疗，研究组在对照组的基础上联合中药汤剂雾化治疗。结果显示，研究组总有效率（93.55%）明显高于对照组（74.19%），表明中药汤剂雾化吸入可快速有效缓解临床症状和体征，改善炎症和感染情况，并且未增加不良反应发生率。

4. 在矽肺病治疗中的应用　矽肺病（silicosis）是由于长期吸入大量含有游离二氧化硅等粉尘所引起，以肺部广泛的结节性纤维化为主的疾病。随着现代工业生产的迅猛发展，矽肺患病例数有增无减，这是目前我国常见的职业病。矽肺最常见的并发症之一是肺部感染，肺部感染可加速矽肺的发展，并导致呼吸衰竭，甚至死亡。目前，国内外尚无根治矽肺病的药物，主要以对症治疗为主，延缓病情的发展。严沛元等采用中药汤剂辅助治疗矽肺病伴肺部感染患者，中西药联合治疗组总有效率 100%，而常规西药治疗组总有效率为 68.75%。

5. 在小儿肺炎治疗中的应用　小儿肺炎是临床儿科中常见的一种呼吸道疾病，该病四季均可发病，如果对肺炎治疗不彻底，就很容易反复发作，造成小儿恢复期重症肺炎，严重影响孩子的正常发育。目前，对于小儿恢复期重症肺炎的治疗，大多是采用抗生素药物治疗，但是受不合理抗生素用药的影响，细菌耐药性明显增强，使得重症肺炎的治疗效果不佳，死亡率提高。中医学已经有几千年的发展历史，对于重症肺炎的治疗经验丰富。报道指出采用中药汤剂联合西药治疗方式，可以显著提高小儿恢复期重症肺炎治疗效果。赵美对小儿恢复期重症肺炎患儿分别予以常规西药和中药汤剂联合西药治疗，通过肺部感染积分（CIPS）和多器官功能障碍评分（marshall）评估两组患儿肺功能改善情况，发现联合治疗组总有效率为 96.00%，明显高于西药对照组的 74.00%，取得较好的治疗效果。

6. 在病毒性肺炎治疗中的应用　2019 年 12 月以来，世界各地先后出现了新型冠状病毒肺炎（简称"新冠肺炎"，COVID-19）疫情。2020 年 1 月 30 日，WHO 宣布将 COVID-19 疫情列为国际关注的突发公共卫生事件。中国政府及时采取有效的举措，使疫情得到有效控制。新冠肺炎是一种急性呼吸道传染病，根据《中华人民共和国传染病防治法》规定为乙类传染病，按照甲类传染病管理。在我国抗击新冠肺炎疫情过程中，中医药发挥了重要作用。新冠肺炎在中医属疫病范畴，病因为感受疫疠之气，病位在肺，基本病机特点为湿、热、毒、瘀。国家卫生健康委办公厅、国家中医药管理局办公室下发的《新型冠状病毒肺炎诊疗方案》（试行第七版），为新冠肺炎医学观察期，确诊病例的轻型、普通型、重型、危重型，以及恢复期患者提供了中药治疗方案。中药汤剂清肺排毒汤被国家卫生健康委等部门推荐为中医临床治疗期首选用药，其适用于轻型、普通型、重型患者；对于危重型患者，结合实际情况也可合理使用。

中医药在新冠肺炎的预防和治疗中具有明显优势，许多中药具有抗病毒、抗炎、免疫调节等作用，毒副作用低，尤其是一些药食两用的中药对免疫系统具有双向调节作用，通过增强机体免疫力提高机体抗病毒能力，同时对各器官具有保护作用，还可以下调过度的免疫反应，缓解炎症风暴所致的损伤。清肺排毒汤、麻黄、金银花、黄芪等在控制病情进展，维护心、肺、肾功能，保护靶器官以及调节免疫、退热、促进食欲等方面均有一定优势，且防护和治疗成本低，后遗症少，在新冠肺炎的疫情防控和治疗方面具有广阔的应用前景，值得进一步深入研究。

需要指出，中药煎煮质量直接影响着中药药效的发挥，影响药物治疗效果。为此，制定中药代煎质量管理措施，规范中药代煎相关环节标准操作规程，以提高中药代煎的时效性和准确性，是保证汤剂质量和疗效，成功抗击疫情的关键。

我国具有丰富的天然中草药资源，在数千年的临床实践中积累了丰富的用药经验，其中不乏对治疗病毒感染性疾病的记载，在历次瘟疫流行中均发挥了重要的治疗作用，挽救了无数人的生命。例如，中医药在防治非典型肺炎 SARS 和甲型 H1N1 流感方面也发挥了不可替代的作用。

四、在消化系统疾病中的应用

1. 在胃病领域中的应用

（1）在消化不良治疗中的应用　消化不良是当前临床研究中比较常见的症状，也被称为非溃疡性消化不良，对患者自身有严重影响。该病临床表现为厌食、恶心和呕吐等症状，存在反复发作的症状，针对其特殊性，需及时采取有效的措施进行治疗，缓解临床不良症状。任翔麟采用中药保和丸汤剂和多潘立酮治疗 60 例功能性消化不良患者，结果表明多潘立酮组总有效率仅为 66.7%，而中药汤剂组总有效率达 86.7%。

（2）在胃炎、胃溃疡治疗中的应用　慢性胃炎、胃溃疡是临床较为常见的消化内科慢性炎症性疾病，临床发病率在胃部疾病中最高。随着现代生活饮食结构的调整、生活压力的增加以及年轻人群饮食紊乱无节制等因素影响，使胃溃疡呈多发态势。赵秀玲采用中药汤剂联合常用化药对 70 例慢性胃炎患者进行治疗，发现联合用药组治疗总有效率为 94.3%，化药常规治疗组总有效率为 77.1%，两组具有统计性差异。高永军采用肝胃百合汤治疗胃溃疡患者 50 例，治疗结果表明其疗效显著好于单纯化药干预组。张建军等采用常规西药阿莫西林、奥美拉唑等联合四君子汤中药汤剂加减治疗慢性萎缩性胃炎，发现其疗效明显优于常规西药。

急性肠胃炎属临床常见疾病，患者因食用不洁食物后，可在数小时内发病，出现恶心、呕吐、腹泻、腹痛，甚至伴有发热、脱水症状。随着社会经济的发展及生活水平的提高，人们饮食结构正在发生改变，急性肠胃炎的发病率也呈上升趋势。该病发病快，如不及时治疗，可导致患者留下严重后遗症。临床对于急性肠胃炎的治疗常使用质子泵抑制剂、黏膜保护剂、抗菌药物，但是单纯使用西药治疗，患者容易出现不良反应，或是治疗效果不佳。中医学认为急性肠胃炎属呕吐、胃脘痛、泄泻范畴。在常规西药治疗基础上服用中药汤剂，有助于调节患者脾胃功能，发挥理气、解表、化湿之功效，从而改善治疗效果。呼定平针对急性肠胃炎患者采用中药汤剂联合奥美拉唑进行治疗，观察组有效率为98.3%，高于奥美拉唑治疗组的85.0%。

（3）在消化性溃疡治疗中的应用　传统中医没有专门描述消化性溃疡的名词，但是从相应的症状来看，中医很早有对这一病症的记载和分析。《备急千金要方·心腹痛》中记载："九痛丸，治九种心痛，一曰虫心痛，二曰注心痛，三曰风心痛，四曰净心痛，五曰食心痛，六曰饮心痛，七曰寒心痛，八曰热心痛，九曰去来心痛。"虽然文中记载的是心痛，但通过后人的分析，此处心痛大多指的是胃痛。中医学认为导致胃痛的原因有情绪低迷、不合理饮食、脾胃虚寒等。其中最主要的原因是胃寒，寒邪伤胃，之后牵连脾脏，导致脾胃虚寒，进而诱发消化性溃疡。再者就是情绪原因，中医学认为低落情绪会伤及肝脏，导致肝脏失调，进而牵连胃部，引起不适。另外，饮食不规律、暴饮暴食等不良饮食习惯对脾胃的损伤是非常大的，脾胃功能受到影响，导致脾胃运转不正常，久而久之导致脾胃虚弱，诱发各种慢性消化道疾病。其中，不良情绪和劳累过度都会成为引发消化性溃疡的直接原因，导致反复发作。吴雪君总结分析了温胆汤加味疗法治疗消化性溃疡的临床应用。

2. 在肠道疾病中的应用

（1）在十二指肠溃疡治疗中的应用　十二指肠溃疡（duodenal ulcer，DU）是临床上常见的消化性溃疡类型，目前临床上对这类患者采用保守治疗的方法，即口服"三联"西药法，使用质子泵抑制剂或胶体铋剂联合两种抗生素进行治疗，但是经长期临床使用后发现患者容易出现耐药的现象，影响治疗效果。中医学认为十二指肠溃疡是由脾胃两虚、气血运行不畅和胃腐成疡所致，治疗以抑制胃液和胃蛋白分泌、提高胃液 pH 值、修复肠黏膜改善溃疡为主。杨孜以126 例十二指肠溃疡患者作为研究对象，随机分为研究组和对照组各 63 例，对照组患者给予奥美拉唑、克拉霉素和阿莫西林三联法进行治疗，研究组患者在对照组治疗基础上给予中药方剂健胃愈疡散进行治疗。研究结果表明，在传统三联疗法基础上联合应用中药方剂治疗十二指肠溃疡可提高治疗效果，减少再感染和溃疡复发率，效果显著。

（2）在小儿腹泻治疗中的应用　小儿急性非细菌感染性腹泻病在临床具有

较高的患病率，并且会引发小儿营养不良及生长发育迟缓等疾病。龚昌芳采用中药汤剂联合推拿治疗小儿急性非细菌感染性腹泻病，临床治疗效果显示，中药汤剂观察组有效率为97.87%，蒙脱石对照组有效率为85.11%，显示出中药汤剂具有较高的临床推广意义。

五、在糖尿病中的应用

糖尿病是常见的慢性代谢性疾病，我国成人发病率高达11%～12%，并发症多是糖尿病的重要特点之一，包括周围神经病变、糖尿病足、糖尿病性视网膜病变、低血糖、糖尿病肾病等，这些疾病严重威胁患者生命健康，可致功能障碍、器官衰竭，增加恶性肿瘤发生风险，与心脑血管事件关系密切，因此积极防治糖尿病并发症非常重要。目前，针对糖尿病的并发症治疗，除积极控制血压、血脂、血糖外，还包括营养神经、改善微循环药物治疗，抗感染治疗，手术、物理治疗等，其中药物治疗仍然是主要方法。大量 Meta 分析显示，中药治疗糖尿病及其并发症，可增进疗效，特别是在减轻症状方面优势明显。孙河等采用达明饮治疗重度糖尿病并发黄斑水肿患者，结果表明相对于雷珠单抗球内注射治疗组，达明饮加味可以有效地提高重度糖尿病黄斑水肿患者的视力，改善黄斑水肿，作用更加持久有效。尹慧丝对 62 例糖前期人群进行中药汤剂联合饮食运动疗法，中药汤剂观察组人群在治疗后血糖指标明显降低。

然而，中药治疗糖尿病起效机制尚未完全明确，中药处方是否合理、是否可起到独立的治疗效果仍需进一步深入研究。颜迁州对厦门大学附属第一医院杏林分院的糖尿病并发症患者治疗所涉及的中药汤剂处方 502 份进行了分析。发现不合理处方占9.16%，主要表现为药不对证、医嘱不明、疗程过长、药物相互作用、证型等内容缺失等。使用频次最高的前 5 味药物为黄芪、茯苓、熟地黄、山药、丹参，使用均在 100 次以上，高频次药物组合为"丹参、黄芪""黄芪、熟地黄""茯苓、黄芪"，组合出现频次在 90 次以上，这些药物主要为益气养阴、补脾益肾、活血化瘀类药物。因素分析显示，控制组与对照组糖尿病肾病、周围神经病变、高血压病、处方不合理比重差异有统计学意义，控制组患者年龄、糖尿病病程、BMI、并发症病程低于对照组，差异有统计学意义（$P < 0.05$）。糖尿病肾病［OR=1.106，95%CI（0.984～1.438）］、高血压病［OR=1.206,95%CI（0.686～1.580）］、BMI［OR=1.103,95%CI（0.476～）］、处方不合理［OR=1.185，95%CI（0.875～1.305）］成为独立危险因素，差异有统计学意义（$P < 0.05$）。其分析表明传统中药汤剂在糖尿病并发症治疗中的应

用合理性有待提高，需要提高合理用药水平。

六、在癌症中的应用

过去几十年在全世界尤其是我国，癌症发病率持续上升，尽管随着医疗水平的不断进步，大量新型高效的抗癌药物被开发出来并投入使用，然而癌症的死亡率仍然居高不下。我国每年新增 420 万癌症患者，超过 280 万人死于癌症。2017 年，全球抗肿瘤药物市场达到 1330 亿美元。

消化道肿瘤属于临床常见和多发的肿瘤类型，大多数患者发病初期并无明显临床症状，待确诊入院时多已进入中晚期，错过最佳手术时机，进而对患者生命安全和生活质量造成严重威胁。针对中晚期消化道肿瘤患者，临床主要采用姑息性化疗方案进行治疗，尽管化疗可有效抑制肿瘤复发和转移，但化疗期间程度各异的肝肾毒性、骨髓抑制、消化道等副反应会对机体造成严重危害，不仅会增加患者承受的痛苦，还会对其治疗依从性和化疗顺利进行产生不利影响。研究表明，在常规化疗基础上予以中药汤剂可显著减轻毒副作用，增强免疫功能。叶青华等人选取 106 例中晚期消化道肿瘤患者，对照组采用常规化疗方案治疗，观察组在对照组基础上采用扶正祛邪中药汤剂治疗，治疗结果显示，观察组患者治疗效果显著优于对照组，生活质量明显改善，值得临床借鉴和推广。樊庆利考察了中药汤剂对中晚期消化道肿瘤患者的疗效，以化疗组为对照，观察组采用化疗及中药汤剂治疗，结果显示观察组患者的免疫抑制程度减轻，生活质量明显改善。

乳腺癌是女性较为常见的一种恶性肿瘤疾病，发病率较高，且近年发病率显著上升，年龄趋于年轻化，严重影响女性身体健康及生命安全，给其带来沉重打击。初展对 39 例乳腺癌患者在化疗基础上应用中药汤剂治疗，研究显示观察组化疗毒副反应率显著低于对照组，患者睡眠及生活质量可有效改善。

随着女性生活习惯、环境的变化和生活、工作压力的增大，子宫病变越来越常见，平均发病年龄越来越低。子宫内膜癌是子宫癌变中常见的一种，多数患者需手术联合化疗，但化疗毒副反应大，患者有多种不适，生活质量也受到影响而下降。聂伟对 150 例子宫内膜癌手术患者采用中药汤剂"宫康"联合化疗进行治疗，联合治疗组可有效维持免疫功能和耐受力，降低毒副反应，减轻疼痛等不适，改善生活质量，提高患者满意度。

七、在骨科疾病中的应用

1. 在风湿病领域的应用 类风湿关节炎（rheumatoid arthritis，RA）是一种非常常见的以滑膜炎为主的免疫系统疾病，也是一种骨关节炎症，其发病特征有慢性、对称性多关节炎，若得不到及时的治疗将导致关节畸形、功能受损等不可逆的骨关节损伤。据报道，RA患者脑血管疾病（CVD）的发病率为13%，而正常人只有5%；RA患者心肌梗死的总发病率比值（IRR）为1.7（95%CI 1.5～1.9），与2型糖尿病患者的发病风险相似（95%CI 1.6～1.8）。RA患者中由CVD引起的死亡比正常人群高50%～72%，寿命预期较正常人缩短5～10年。临床常用甲氨蝶呤、来氟米特等化学药物治疗，然而其胃肠道副作用大，可导致消化道出血、骨髓抑制、腹泻等。中药汤剂根据个体自身的特性调理精、气、血、津液，明显减少药物的不良反应。中医形象地把类风湿关节炎称为"鼓槌风""鹤膝风"，痹症是由于风、寒、湿、热等邪气闭阻经络，影响气血下行，导致肢体筋骨、关节、肌肉等处发生疼痛、麻木或关节屈伸不利、僵硬、肿大、变形等症状的一种疾病。《黄帝内经》指出，所谓痹者，多以其时重感于风寒湿之气也；粗理而肉不坚者善病痹。李玉新等采用中西联合用药治疗类风湿关节炎，可提高患者免疫力，减少不良反应。

2. 在神经型颈椎病中的应用 颈椎病是由于颈椎间盘变性或突出、关节囊松弛、颈椎间隙变窄、进行性骨赘形成或内平衡失调等原因，挤压邻近的脊髓、脊神经根、椎动脉、椎旁交感神经和食管等器官组织，出现的一系列症候群。其中神经根型颈椎病最为常见，约占颈椎病总数的50%～70%。随着我国进入老龄化社会、生活方式的改变、生活节奏的加快、伏案低头工作的增加，颈椎病的发病率越来越高。中医学认为属于"痹症""项强"和"颈筋急"等范畴，治疗多采用针灸、推拿、牵引、局部注药和口服中成药或中药汤剂等。但该病不易治愈，且易反复发作或加重，尤以长期姿势体位不良或急慢性损伤后为显。中药复方颗粒、中药汤剂对神经根型颈椎病有确切疗效。李小荣采用颈复康颗粒和中药汤剂辅助治疗神经根型颈椎病，取得显著疗效。吴卫源等采用中药汤剂治疗神经根型颈椎病急性发作，对照组患者采用颈椎牵引治疗，观察组患者在其基础上采用中药汤剂辨证施治，结果显示观察组患者治疗总有效率明显更高。

3. 在腰椎间盘突出症中的应用 腰椎间盘突出症是当前临床上骨科常见病之一，主要是由于腰椎间盘退行性病变进而引起纤维环破裂、髓核外突并且压迫神经等情况，患者往往伴随腰部疼痛、酸胀及下肢麻木等症状。腰椎间盘突出症病程较长，常规的西药治疗难以取得较好效果。汤金泉将136例腰椎间盘突出症患者随机分为对照组和观察组，对照组给予骨伤推拿及腰部脉冲治疗，观察组在此基础上加用独活寄生汤治疗，治疗效果显示观察组患者的总有效率高于对照组。

八、在外科手术恢复中的应用

1. 在脑部手术恢复中的应用 脑血管支架置入术是治疗颅内动脉狭窄的重要术式，通过支架置入"再通复流"，恢复脑血液供应，保障患者生命安全。但术后支架内再狭窄、血管破裂、脑出血等并发症并不鲜见，不仅影响脑血管支架置入术的临床获益，也不利于患者生存质量改善。中药汤剂清脑益元汤是基于"祛瘀生新、精成髓生"这一中医理论而来，动物实验证实其不仅可改善缺血损伤的脑内环境，恢复血流，促进血管网络的重新构造；而且还能通过肾脑同治、补肾生精，从而充髓益元，促进脑神经细胞修复或再生，减轻神经功能缺损，降低缺血性脑卒中致残率和致死率。岁雪萍将111例缺血性脑卒中患者，按非随机临床同期对照研究及患者自愿原则分为观察组（$n=47$）与对照组（$n=64$），对照组脑血管支架置入术后按常规临床路径管理，观察组在对照组基础上联合中药汤剂。结果显示观察组总有效率高于对照组（87.23% vs 70.31%），中药汤剂的应用更有利于受损脑组织修复，可降低神经功能缺损程度，更好改善生活质量。

2. 在肛瘘术后愈合中的应用 据统计，我国肛肠疾病发生率高达59.1%，分析其发生主要与纤维摄入量不足、高盐、高蛋白、高脂等不健康饮食习惯相关，而且还与人们的工作精神压力大、活动量少、久坐等相关。肛瘘是一种常见多发肛门直肠疾病，患者主要表现为间歇性肿胀疼痛或自发性流脓。手术是低位单纯性肛瘘的主要治疗方法，但因该手术部位特殊，术后感染发生率高，创面愈合难度大。目前临床上主要采用术后开放性处理，促进患者二期愈合，但因开放创面刺激、肠内菌群失调导致伤口炎症愈合效果不佳。因此如何改善术后创面愈合效果，是目前临床研究的主要内容。杨通针对低位单纯性肛瘘切除术后创面愈合患者，采用中药汤剂序贯换药，对照组予以康复新纱条换药。结果显示，观察组患者创面愈合总有效率高于对照组，在创面渗漏量、创面肉芽致密程度、创面疼痛程度评分方面均低于对照组，有利于患者创面早日愈合。

3. 在剖宫产术后恢复中的应用 近年来，随着医学技术的不断提高，选择剖宫产手术的患者逐年增多。剖宫产是为了保护母婴生命安全而采取的一种腹部手术，但剖宫产手术较正常分娩的产妇伤口大，出血量多，术后疼痛程度大，严重影响产妇对婴儿进行母乳喂养和生活质量。临床上常采用镇痛药物进行止痛，虽然有一定的效果，但不良反应和并发症也随之增加，因此安全可靠的止痛方法尤为重要。中药汤剂配合穴位按摩是目前止痛效果好、不良反应少的常用术后疼痛护理法，方法简便且能促进刀口的快速愈合。许宝莹等针对剖宫产患者采用常规疼痛护理联合中药汤剂并穴位按摩对伤口进行护理，可有效改善患者的疼痛程度，加快伤口的愈合。

剖宫产术后切口假腔是临床上较为常见的一种剖宫产术后并发症，是指孕产妇在接受剖宫产手术 6 个月后，其子宫切口处出现囊性假腔的情况。近年来，随着剖宫产率的逐年升高，剖宫产术后切口假腔的发生率也呈现逐年上升的趋势。谭快玲联用中药汤剂和低频电疗法治疗剖宫产术后切口假腔，观察组患者的临床疗效明显优于对照组患者。

4. 在肿瘤手术后的应用 胃恶性肿瘤是常见的消化道疾病之一，胃癌根治术为常见的手术方法，能有效提高患者生存率，然而术中广泛的胃周围淋巴结清扫常引起患者腹腔大量渗出液出血，对患者康复具有一定的影响。术后在常规治疗的基础上给予中药汤剂，对改善患者的消化功能、减少腹腔渗出效果良好。窦维宏选取 60 例胃癌手术患者，对照组患者术后仅给予常规抗感染、输液、营养支持等西医治疗，研究组在对照组基础上给予患者中药汤剂进行治疗。研究结果显示，肿瘤患者术后服用中药汤剂，可显著改善患者的消化功能，减少腹腔渗出，缩短住院时间。

九、中药汤剂外用

尖锐湿疣（condyloma auminatum，CA）是由人乳头瘤病毒（human papovavirus，HPV）感染引起，以生殖器及其周边组织为主要发病部位的一种性传播疾病。近几年其发病率居高不下，已跃居性传播疾病第二位。现主要采用药物、手术及物理治疗等手段，但由于其高复发率，给患者身心生活造成极大创伤等，降低复发率是尖锐湿疣治疗的一大难题。近年来文献综述表明，中医外治治疗尖锐湿疣具有明显优势，对降低复发率有重要价值。西医治疗配合中医外治法具有确切的临床疗效。秦雪琴等采用数据挖掘中药汤剂复方外用治疗尖锐湿疣的用药规律和特点，发现治疗本病的高频药物为板蓝根、苦参、土茯苓、黄柏等，为尖锐湿疣的中医临床治疗提供了参考和借鉴。

十、在妇科疾病中的应用

痛经是妇科临床中较为常见的一种疾病，可发生于月经前、中、后期，表现为下腹疼痛，有的可引起腰部疼痛，严重者可导致头晕、头痛、恶心、呕吐，甚至腹泻、休克。全球女性中约80%有不同程度痛经，其中约3/4影响工作，青春期少女和未婚或未育的年轻妇女较多发，痛经严重时可影响患者日常工作及学习，严重降低患者的生活质量。痛经可分为原发性痛经和继发性痛经两种，其中原发性痛经占所有患者的90%以上。田园采用中药汤剂结合热敷散方治疗痛经，总有效率达92%。

汤剂应用历史悠久，因其具有随证加减、起效迅速及适用范围较广等特点，时至当代，一直在中医临床中发挥着重要的作用。中药饮片加水煎煮滤取药液服用仍然是中医临床主流制法，是汤剂产生以来一直沿用的制法。同时，汤剂的煎煮方法作为提取工艺在中成药生产中通过现代技术实现了规模化、全过程的质量控制，也派生出配方颗粒等符合现代人快节奏生活的用药形式。汤剂在产业化方面也体现在颗粒剂、合剂、口服液等剂型的工业化生产中，其提取原理与汤剂基本一致。随着社会的发展、技术的进步，汤剂作为最常用的制剂形式在中医临床中必将发挥更大的作用。

参考文献

1. 孙秀梅，王英姿，张兆旺．中药丸剂现代研究概况［J］．山东中医药大学学报，2002，2：149-154．

2. 孙文格，赵午申．超微粉碎对羚牦息风丸剂溶出特性的影响［J］．中国药业，2010，21：32-34．

3. 杜茂波，刘淑芝，刘树扬．元胡止痛软胶囊中延胡索提取工艺优选［J］．中国实验方剂学杂志，2012，9：50-52．

4. 田进国，张静，任健，等．同仁大活络丹和牛黄上清丸剂红外指纹图谱的研究［J］．中国中药杂志，2004，29（4）：326-330．

5. 李晓军，陈光晖，刘玉玲，等．羚羊清肺丸解热及抗炎作用实验研究［J］．承德医学院学报，2003，（3）：189-191．

6. 侯喆，刘瑞霞．通脉养心丸治疗气阴两虚兼血瘀型冠心病心绞痛60例临床效果观察［J］．世界最新医学信息文摘，2019，19（26）：132，134．

7. 樊景堂，陈庆生．复方润肠丸的研制及临床应用［J］．医药世界，2006，（5）：134-135．

8. 范志华．心肌宁水丸治疗病毒性心肌炎的疗效观察［D］．哈尔滨：黑龙江省中医研究院，2011．

9. 陈昌雄．自拟降脂系列水丸治疗血脂异常65例临床观察［J］．哈尔滨医药，2010，30（2）：51-51．

10. 赵秀菊．巴蜡丸为主治疗耐药结核病5例［J］．山东中医杂志，2004，23（11）：668-668．

11. 郭玉岩，吕邵娃，王锐，等．青防肿痛外敷散剂与凝胶剂的体外渗透行为比较［J］．中国实验方剂学杂志，2015，21（9）：1-3．

12. 张巍云，梁鹦．中药散剂的卫生质量控制［J］．中成药，2004，（9）：110-111．

13. 原天岗，梁爱生，张凤歧，等．中药散剂和汤剂中10种元素的含量分析［J］．山西中医，1990，（4）：40–41.

14. 曹春林. 中药药剂学［M］. 上海：上海科学技术出版社，1986.

15. 张兆旺. 中药药剂学［M］. 北京：中国中医药出版社，2014.

16. 邓中甲. 方剂学［M］. 北京：中国中医药出版社，2013.

17. 张定堃，杨明，林俊芝，等. 中药散剂的制法研究［J］. 中华中医药杂志，2014，29（1）：21–24.

18. 徐瑛，刘根凡，舒朝辉. 中药粉碎设备的研究及应用［J］. 中国粉体技术，2004（2）：25–28.

19. 杨明，韩丽，杨胜，等. 基于传统丸、散剂特点的中药粒子设计技术研究［J］. 中草药，2012，43（1）：9–14.

20. 谢勇，高健强，李刚凤，等. 湿法超细粉碎技术的研究进展［J］. 铜仁学院学报，2015，17（4）：47–53.

21. 吴丰顺，陈力，吴懿平. 低温振动超微粉碎甘草的实验研究［J］. 中国中药杂志，2005（3）：26–28.

22. 刘志安，戈才华，杨博元，等. 中药散剂治疗骨折中应用超微粉体技术的基础研究［J］. 健康研究，2015，35（3）：265–267.

23. 王瀛峰，张继全，赵春草，等. 中药贵重药材的等量递增混合法实践［A］. 中国药学会. 第十二届全国青年药学工作者最新科研成果交流会论文集［C］. 中国药学会：中国药学会，2014：6.

24. 胡小苏，赵立杰，冯怡，等. 中药散剂的历史沿革与发展趋势［J］. 世界科学技术 – 中医药现代化，2018，20（4）：496–500.

25. 冯少俊，伍振峰，王雅琪，等. 中药灭菌工艺研究现状及问题分析［J］. 中草药，2015，46（18）：2667–2673.

26. 温玉明，王夏潮. 医院口服中药制剂微生物限度检查的影响因素及改进措施［J］. 中国药业，2018，14（27）：90–93.

27. 叶红梅，禹建春，罗向华，等. 医疗机构制剂的风险防控［J］. 中医药管理杂志，2015，18（23）：16–17.

28. 陈相龙，赵瑛. 三级甲等医疗机构制剂室改造存在问题及建议［J］. 中国医院药学杂志，2018，24（38）：2599–2602.

29. 许曾，刘洪盛，张世波. 中药散剂的质量问题分析与对策探讨［J］. 云南中医中药杂志，2020，41（6）：39–41.

30. 张巍云，梁鹦. 中药散剂的卫生质量控制［J］. 中成药，2004，26（9）：110–111.

31. 钟伯雄，刘伟志，秦阿娜，等. 外治膏药的历史沿革［J］. 长春中医药大学学报，

2011, 27 (2): 134-137.

32. 李具双. "膏药"考 [J]. 中医文献杂志, 2002, (02): 21-22.

33. 赵立彦, 陈红萍. 黑膏药半成品、成品软化点比较研究 [J]. 辽宁中医药大学学报, 2011, 13 (6): 22-23.

34. 陈爱华, 王森, 刘红宁, 等. 传统黑膏药发展近况探讨 [J]. 中成药, 2014, 36 (2): 379-382.

35. 王雷, 于正山, 马爱林. 岛城传统中药制剂专家徐保之 [J]. 山东中医杂志, 1998, (09): 43.

36. 陈德轩. 中国膏药概述 [A]. 中华中医药学会外科分会、山东中医药学会外科专业委员会. 2008 年中医外科学术年会论文集 [C]. 中华中医药学会外科分会、山东中医药学会外科专业委员会, 2008: 5.

37. 高华, 孙泽奎, 李天文, 等. 中药膏药中粗料药成分的浸出与变化 [J]. 药学通报, 1964, 10 (8): 359-361.

38. 陈馥馨, 杨桦, 刘雪峰, 等. 膏药工艺质量研究: 4. 炸料对某些药材成分的影响 [J]. 中成药, 1991, 13 (9): 6-7.

39. 赵洪武, 林宁, 谌章和, 等. 黑膏药制备工艺的改进及有效成分测定 [J]. 中国药学杂志, 1992, 27 (3): 167-169.

40. 沈祖襄, 徐建春, 许正生, 等. 对某一传统膏药成分的初步分析 [J]. 中成药研究, 1985, 7: 31-33.

41. 刘明乐, 李克荣, 贵襄平. 黑膏药中的药料提取与去"火毒"合理工艺浅探 [J]. 中国药业, 2004, 13 (6): 50-51.

42. 赵洪武, 陈树和, 林新华, 等. 如意金黄散黑膏药提取方法研究 [J]. 中草药, 1993, 24 (3): 473-477.

43. 林丽岗. 黑膏药的炼油对其质量影响探讨 [J]. 桂林医学院学报(医药应用与研究专辑), 1996, 9: 174-175.

44. 章臣桂. 黑膏药黏度与所用油的品种及质量关系的研究 [J]. 中成药研究, 1985, 2: 10-11.

45. 刘明乐. 对黑膏药炼油"滴水成珠"的一点见解 [J]. 中国医院药学杂志, 1999, 19 (2): 124.

46. 李向高. 中药黑膏药生产的化学反应过程 [J]. 天津医药杂志, 1963, 7: 442-445.

47. 仇法新, 高福君. 对黑膏药传统制作工艺的改建 [J]. 江苏中医药, 2002, 23 (3): 36.

48. 李晓红, 魏晴. 膏药基质的选择与探讨 [J]. 基层中药杂志, 1997, 11 (3): 25, 26.

49. 费炳红 . 黑膏药熬炼工艺改进［J］. 中国药业，2006，15（15）：61.

50. 陈馥馨，杨桦，张建宝，等 . 膏药工艺质量的研究：3. 膏药原料油质量的研究［J］. 中成药，1989，3：1-4.

51. 刘明乐，李玲，李克荣 . 黑膏药的传统制备工艺研究［J］. 药学实践杂志，2004，22（6）：335-337.

52. 章臣桂 . 黑膏药黏度与所用油的品种及质量关系的研究［J］. 中成药研究，1985，2：10，11.

53. 李原，李杰，石新华 . 黑膏药制作工艺研究初报［J］. 亚太传统医药，2012，8（6）：45.

54. 尹红华，郑永安 . 传统黑膏药制法新解及质量要求［J］. 河南中医，2011，31（9）：1066.

55. 李轶华，马阁 . 熬制黑膏药的经验分析［J］. 中国社区医师·医学专业，2010，12（26）：18.

56. 赵生第 . 黑膏药生产中下丹工艺技术的改进［J］. 中成药，1983，7：5.

57. 张友政，张学毅 . 黑膏药的临床疗效与铅中毒的控制［J］. 实用中医药杂志，2008，24（7）：463.

58. 章正兴 . 黑膏药临床使用与铅吸收的探讨［J］. 中医杂志，1987，11：55，56.

59. 王玉龙，曹桂萍 . 无铅丁桂膏的工艺研究［J］. 现代中药研究与实践，2013，72（2）：49-52.

60. 汤为民，严兴隆 . 一种无铅黑膏药及其生产工艺［P］. 江苏：CN103054900A，2013-04-24.

61. 杨贵荣 . 黑膏药熬炼后为何要去"火毒"［J］. 四川中医，1986，3：49.

62. 刘德军，汤金春 . 黑膏药火毒问题的实验研究［J］. 中成药，1990，12（2）：17-18.

63. 孙聚庄，孙舜领 . 炸水法去火毒法在熬制黑膏药中的应用［J］. 时珍国药研究，1992，3（2）：79.

64. 鲁汉兰，彭智聪 . 黑膏药喷水法"去火毒"的介绍及讨论［J］. 中药通报，1986，11（12）：71.

65. 何海珍，唐建飞，刘秋敏，等 . 黑膏药过敏性试验及去火毒工艺研究［J］. 浙江中医药大学学报，2009，33（1）：124-125.

66. 丁成祥，于振艳，张勤 . 黑膏药摊涂方法的改进［J］. 全国医院院内中药制剂与新药开发学术研讨会论文集，1998.

67. 程新华，何秀清，刘素贞，等 . 黑膏药定量摊涂机［P］. 山东：CN200960296，2007-10-17.

68. 何少佳，王海坤，陈勇钢，等.黑膏药自动摊涂机［P］.广西：CN103110518A，2013-05-22.

69. 陈馥馨，高晓山，易红，等.骨刺止痛膏镇痛实验［J］.中成药，1991，13（4）：30-31.

70. 赵贵琴.传统外用制剂狗皮膏的药效学及临床观察研究［D］.成都：成都中医药大学，2012.

71. 杜倩.复方止痛膏的药学研究［D］.南京：南京中医药大学，2005.

72. 沈振华，胡建山，赵苏萍，等.鸡胚地龙接骨膏治疗骨折的实验研究［J］.右江医学，2010，38（2）：117-120.

73. 张义生，李婷，王利胜，等.小儿咳喘贴黑膏药体外经皮渗透行为研究［J］.时珍国医国药，2018，29（10）：2401-2403.

74. 刘大鹏，范彦博，周才新，等.小儿咳喘贴黑膏药皮肤安全性评价［J］.医药导报，2012，31（11）：433-435.

75. 李力，王薇，杨柳，等.黑膏药鼻炎贴不同摊涂工艺的皮肤安全性比较研究［J］.中国药师，2018，21（3）：411-414.

76. 李琛，李杰，范彦博，等."冬病夏治"黑膏药制剂的皮肤刺激性和过敏性研究［J］.临床合理用药杂志，2014，7（5）：106-107.

77. 王薇，周才新，张义生，等.黑膏药风湿骨痛贴的皮肤安全性评价［J］.中国药师，2013，16（5）：772-774.

78. 杨柳，王薇，范彦博，等.黑膏药筋伤贴的皮肤安全性实验研究［J］.湖北中医药大学学报，2014，16（4）：18-20.

79. 黄迪，陈洁，汪建君.狗皮膏安全性评价研究［J］.药物评价研究，2013，36（2）：104-106.

80. 曾勇.传统外用制剂狗皮膏安全性评价及重金属铅的蓄积性研究［D］.成都：成都中医药大学，2012.

81. 张洁，韩建伟.黑膏药剂型发明及应用年代探讨［J］.湖北中医杂志，2008（7）：56-57.

82. 辛馨.狗皮膏的由来［J］.开卷有益：求医问药，2010（2）：46-46.

83. Chen WQ，Zheng RS，Baade PD，et al.Cancer Statistics in China，2015［J］.CA Cancer J.Clin，2016，66（2）：115-132.

84. 韩建伟.《理瀹骈文》中关于中药透皮吸收的理论和认识［J］.湖北中医杂志，2006，18（10）：14-15.

85. 章正兴.黑膏药临床使用与铅吸收的探讨［J］.中医杂志，1987（11）：55-56.

86. 张友政，张学毅．黑膏药的临床疗效与铅中毒的控制［J］．实用中医药杂志，2008，24（7）：463.

87. 袁桂京，杨桦，王孝，等．贴用膏药患者尿铅含量测定［J］．中药通报，1987，12（5）：33–34.

88. 赵贵琴．传统外用制剂狗皮膏的药效学及临床观察研究［D］．成都：成都中医药大学，2012.

89. 康金槐．黑膏药"药及其效说"［J］．河南中医，2013，33（12）：2235–2237.

90. 吴琪，李德民．速效止痛拔癌膏系列报道（4）（治癌须给癌毒以出路—剖析痒肿脓反应）［J］．辽宁中医杂志，1995，22（8）：377.

91. 方理桃，王大云．贴敷膏药治疗胃及十二指肠溃疡118例临床观察［J］．湖南中医杂志，1991，（6）：12–13.

92. Georgiadis AN，Voulgari PV，Argyropoulou MI，et al.Early treatment reduces the cardiovascular risk factors in newly diagnosed rheumatoid arthritis patients［J］.Semin Arthritis Rheum，2008，38（1）：13–19.

93. 国家中医药管理局《中华本草》编委会．中华本草［M］．上海：上海科学技术出版社，1999.

94. 徐向，王琛，陆金根．中药治疗肛瘘术后创面愈合的机制研究进展［J］．中医药导报，2020，26（12）：167–170

95. 王兆基，关锡耀，徐树棋，等．毒性中药白降丹质量标准研究［J］．中成药，2006，28（1）：31–33.

96. 黄泰康，尚武．中药丹剂［J］．中药通报，1985，10（5）：23–26.

97. 何振中，柳长华，王凤兰，等．夏氏丹药制作技艺及其特色［J］．南京中医药大学学报（社会科学版），2013，14（3）：160–162.

98. 郭晓庄．有毒中草药大辞典［M］．天津：天津科技翻译出版公司，1992.

99. 刘友梁．矿物药与丹药［M］．上海：上海科技出版社，1962.

100. 张璐．本经逢原［M］．上海：上海科技出版社，1959.

101. 周小珍．自拟祛疣剂联合常规微波治疗尖锐湿疣复发的临床疗效分析［J］．中国现代医生，2016，54（31）：14–17.

102. 王芳，程慧莲．痛经的中西药 ▇▇ 概况［J］．新疆中医药，2010，28（2）：7.

103. Chuu JJ，Liu S H，Lin–Shiau S Y.Different neurotoxic effects of methylmercury and mercuric sulfide in rat［J］.Toxicology Letters，2007，169（2）：109–120.

104. 肖培根．新编中药志（第四卷）［M］．北京：化学工业出版社，2002.

105. Shen Z X，Chen G Q，Ni J H，et al.Use of arsenic trioxide（As_2O_3）in the treatment

of acute promyelocytic leukemia（APL）：II Clinical efficacy and Pharmacokinetics in relapsed patients［J］.Blood，1997，89：3354-3360.

106. Grad J M，Bahlis N J，Reis l，et al.Ascorbic acid enhances arsenic trioxide-induced cytotoxicity in multiple myeloma cells［J］.Blood，2001，98（3）：805-813.

107. Takahashi T，Sano B，Nagata T，et al.Polo-like kinase 1（PLK1）is overexpressed in primary colorectal cancers［J］.Cancer Sci.，2003，94（2）：148-152.

108. 陈红兵.三氧化二砷诱导结肠癌细胞凋亡及其抑制结肠癌裸鼠肝转移的疗效动力学研究［D］.重庆：第三军医大学，2002.

109. Lu Gao，Bingye Xue，Bin Xiang，et al.Arsenic trioxide disturbs the LIS1/NDEL1/dynein microtubule dynamic complex by disrupting the CLIP170 zinc finger in head and neck cancer［J］.Toxicology and Applied Pharmacology，https：//doi.org/10.1016/j.taap.2020.115158.

110. Ali Nasrollahzadeh，Davood Bashash，Majid Kabuli，et al.Arsenic trioxide and BIBR1532 synergistically inhibit breast cancer cell proliferation through attenuation of NF-κB signaling pathway［J］.Life Sciences，https：//doi.org/10.1016/j.lfs.2020.118060.

111. Yinping Zhao，Guangchao Zang，Tieying Yin，et al.A novel mechanism of inhibiting in-stent restenosis with arsenic trioxide drug-eluting stent：Enhancing contractile phenotype of vascular smooth muscle cells via YAP pathway［J］.Bioactive Materials，2021，6（2）：375-385.

112. Ce Chen，Bin-Bin Zhang，An-Ling Hu，et al.Protective role of cinnabar and realgar in Hua-Feng-Dan against LPS plus rotenone-induced neurotoxicity and disturbance of gut microbiota in rats［J］.Journal of Ethnopharmacology，247（2020）112299.

113. Yan Yi，Shuangrong Gao，Jing Xia，et al.Study of the accumulation and distribution of arsenic species and association with arsenic toxicity in rats after 30 days of oral realgar administration［J］.Journal of Ethnopharmacology，247（2020）111576.

114. FAN Teng，QUAN Ri-cheng，LIU Wei-yi，et al.Arsenic-Containing Qinghuang Powder（青黄散）Is An Alternative Treatment for Elderly Acute Myeloid Leukemia Patients Refusing Low-Intensity Chemotherapy［J］.Chin J Integr Med，2020，26（5）：339-344，339.

115. DENG Zhong-yang，ZHU Shi-rong，WANG Ming-jing，et al.Relation of Blood Arsenic Concentration with Effect and Safety of Arsenic-Containing Qinghuang Powder（青黄散）in Patients with Myelodysplastic Syndrome［J］.Chin J Integr Med，2019，25（7）：497-501.

116. ZHAO Pan，LIANG Jun-bin，DENG Zhong-yang，et al.Association of Gene Mutations with Response to Arsenic-Containing Compound Qinghuang Powder（复方青黄散）in Patients with Myelodysplastic Syndromes［J］.Chin J Integr Med，2019，25（6）：409-415.

117. 蒋忠妙，陈坚波，张孟炎.中药煎煮忌铁的实验研究［J］.浙江中西医结合杂志，

2002，12（7）：452-487.

118. 贺广华 . 中药的剂量与煎煮 [J] . 职业与健康，1997，13（2）：57-58.

119. 汪鸣凤，唐祥荣 . 浸泡时间对泻白散煎煮质量的研究 [J] . 湖南中医杂志，1997，13：（1）：42.

120. 王抒 . 汤剂正确煎服法对中药疗效的影响 [J] . 吉林中医药，2007，27（12）：54.

121. 李知行 . 中药汤剂的煎煮与服用方法探析 [J] . 亚太传统医药，2011，7（6）：149-150.

122. 张洪玮，孙志海 . 现代中药汤剂煎煮方法探讨 [J] . 临床合理用药，2011，4（2）：25.

123. 马宏伟，潘娜 . 影响汤剂煎煮质量的因素分析 [J] . 中国中医基础医学杂志，2005，11（10）：785-786.

124. 孙丽荣，严华成，曹雄，等 . 煎煮时间和煎煮次数对三种芍药汤剂中芍药苷含量的影响 [J] . 中国药物与临床，2008，8（9）：693-695.

125. 王颖，刘彩虹，介新平 . 芳香性药物不同煎煮时间有效成分的检测 [J] . 河南科技大学学报（医学版），2005，23（1）：51-52.

126. 刘亚娴，霍炳杰，张莉 . 银翘散在不同煎煮时间下对致热大鼠体温及下丘脑含量的影响 [J] . 中华中医药学刊，2008，26（2）：245-248.

127. 郭际，陈贵生 . 正交实验法优选四君子汤的提取纯化工艺 [J] . 医药导报，2016，35（6）：649-653

128. 陈震尧，刘燕 . 正交试验优选山芪补肾消渴丸提取工艺的研究 [J] . 中国当代医药，2016，23（35）：15-17.

129. 张国秋，王文漪 . 均匀试验设计方法应用综述 [J] . 数理统计与管理，2013，32（1）：89-99.

130. 曾昭钧 . 均匀设计及其应用 [M] . 北京：中国医药科技出版社，2005.

131. 刘弘，王俊杰 . 均匀设计法优选通心舒颗粒中药材的提取工艺 [J] . 中国药房，2014，（25）11：1014-1016.

132. 卢光达，赵赫 . 均匀设计优化利胆排石颗粒提取工艺研究 [J] . 中医药学刊，2006，24（10）：1948-1949.

133. 张源，董鸿晔 . 均匀设计与正交设计联用方法在药学实验中的应用 [J] . 中国医药指南，2013，11（18）：787-788.

134. 刘艳杰，项荣武 . 星点设计效应面法在药学试验设计中的应用 [J] . 中国现代应用药学杂志，2007，24（6）：455-457.

135. 吴伟，崔光华 . 星点设计 - 效应面优化法及其在药学中的应用 [J] . 国外医学药学分册，2000，27（5）：292-298.

136.邱颖，朱玲，孙晓英．星点设计 – 效应面优化法与正交设计和均匀设计的比较及其在药剂研究中的应用［J］．海峡药学，2011，23（2）：18-20.

137.谢红军，肖瑶，王鑫，等．星点设计 – 效应面法优选"扶正固本"方最佳提取工艺［J］．中国民族民间医药，2019，28（2）：31-35.

138.孟玲，陈良，张刚，等．星点设计 – 效应面法优化玄芪化瘀浓缩丸水提工艺［J］．中成药，2017，39（1）：204-208.

139.殷明阳，刘素香，张铁军，等．复方中药提取工艺研究概况［J］．中草药，2015，46（21）：3279-3283.

140.刘明友，牟树田，鲁敏．浅谈中药制剂工艺研究评价指标［J］．吉林中医药，2003，23（10）：47.

141.汪涛．HPLC 法同时测定黄连解毒汤中 3 种有效成分的含量［J］．中国药房，2009，20（18）：1410-1411.

142.吴成凤，李国卫，王樟根，等，LC–MS/MS 法同时测定乌头汤中乌头碱型生物碱含量［J］．中药新药与临床药理，2015，26（6）：833-837.

143.郝旭亮，张永文．中药质量标准中建立多指标含量测定的必要性浅析［J］．中国执业药师，2009，（9）：31-33.

144.王晓月，鲁婧，尹江涛，等．HPLC 法同时测定黄芩射干汤中 8 种有效成分的含量［J］．中华中医药学刊，2020.

145.唐春丽，陆梅元，黄庆，等．含酒大黄与醋大黄的大承气汤中 10 个活性成分含量测定研究［J］．辽宁中医药大学学报，2020，22（10）：48-52.

146.文乾映，龙芳，杨华，等．中药质量控制中一测多评法的应用进展［J］．中国药房，2014，25（23）：2185-2188.

147.王欣，覃瑶，王德江，等．一测多评法在中药质量控制中的应用进展［J］．中成药，2016，38（2）：395-402.

148.罗单，覃攀．一测多评法测定四磨汤口服液中 6 种活性成分含量的研究［J］．中国药师，2019，22（7）：1349-1354.

149.廖辉，张璐，杨红霞，等．一测多评法测定双黄连口服液中 4 种指标性成分［J］．海峡药学，2020，32（2）：55-57.

150.Xiong W，Yan R Q，Liu Y N，et al.Establishment and validation of quantitative analysis of multi–components by singlemarker for quality assessment of compound Danshen preparations［J］．Acta Chromatogr，2014，26（4）：695-710.

151.李强，杜思邈，张忠亮，等．中药指纹图谱技术进展及未来发展方向展望［J］．中草药，2013，44（22）：3095–3104.

152. 许世伟，姜雪敏，王云龙．高效液相色谱法在中药质量检测中的应用［J］．北方药学，2013，10（6）：13.

153. 成焕波，胡辉，李清安，等．保元汤物质基准 UPLC–PDA 指纹图谱的建立及化学成分指认［J］．中国实验方剂学杂志，2021，27（7）：16–23.

154. 王科，刘培，张莉丹，等．基于指纹图谱和 6 种成分含量测定的四君子汤质量控制研究［J］．中药材，2020，43（5）：1172–1177.

155. 韩冰，毛鑫，韩淑娴，等．基于抑制血小板聚集活性检测的血栓通胶囊质量控制研究［J］．中国中药杂志，2015，40（23）：4597–4602.

156. 丁海樱，金叶，刘雪松，等．中药粉末混合过程近红外在线检测研究［J］．中国药学杂志，2013，48（14）：1151–1156.

157. 王永香，郑伟然，米慧娟，等．热毒宁注射液青蒿金银花浓缩过程近红外快速定量检测方法的建立［J］．中草药，2017，48（1）：102–107.

158. 钟英杰，李亮，庞云露，等．近红外光谱技术在中药研究中的应用［J］．药物分析杂志，2015，35（10）：1697–1703.

159. 陈国权，潘红烨，刘雪松，等．感冒灵提取过程近红外光谱在线检测技术研究［J］．中国中药杂志，2016，41（8）：1383–1387.

160. 张爱军，戴宁，赵国磊．丹参产业化提取中近红外在线检测技术的研究）［J］．中草药，2010，41（2）：238.

161. 刘爽悦，李文龙，瞿海斌，等．基于近红外光谱的丹红注射液提取过程质量在线检测方法研究）［J］．中国中药杂志，2013，38（11）：1657.

162. 刘玥欣，黄晓巍．浅谈古今中药汤剂的特殊煎煮方法［J］．世界最新医学信息文摘.2016，16（43）：98–99.

163. 张瑞贤，杨华，张卫，等．古代汤剂的文献学研究［J］．中国中医基础医学杂志，2008，14（10）：797.

164. 余亚茹，鲁鹏飞，王红霞，等．中药防治新型冠状病毒肺炎概述［J］．药学实践杂志，2020，38（3）：202–206，210.

165. 李春来，李伟东，蔡宝昌．汤剂煎煮的规范化研究方法探讨［J］．中成药，2012，34（1）：125–129.

166. 叶定江，中药炮制学［M］．上海：上海科学技术出版社，1996.

167. 黄海英．试述中药汤剂的科学煎煮方法［J］．实用中医药杂志，2011，27（2）：134.

168. 聂安政，朱春胜，张冰．中药特殊煎法的探讨与思考（一）：先煎［J］．中草药，2018，49（7）：1716–1720.

169. 梁庆莲. 煎煮法对石斛含量的影响 [J]. 福建中医药, 2000, 31（2）: 46.

170. 徐东, 苏玉贞, 杨丽, 等. 马王堆帛书五十二病方中药物的先煎与后下之我见 [J]. 世界中医药, 2017, 12（1）: 202-206.

171. 周文卷, 高德岷, 耿馨悦, 等. 基于拟靶标代谢组学考察不同煎煮方式对大黄功效组分煎出的影响 [J]. 中草药, 2020, 51（10）: 2755-2766.

172. 聂安政, 高梅梅, 朱春胜, 等. 中药特殊煎法的探讨与思考（二）: 后下 [J]. 中草药, 2018, 49（13）: 3153-3161.

173. 杨秀娟, 洪燕龙, 吴飞, 等. HPLC 测定钩藤中钩藤碱和异钩藤碱的方法学探讨 [J]. 中国中药杂志, 2013, 38（5）: 720-724.

174. 张佩英. 中药汤剂后下药物的分类及煎煮方法探讨 [J]. 世界中医药, 2011（2）: 64-65.

175. 刘兆全. 对部分中药特殊煎煮法的新认识 [J]. 北方药学, 2017, 14（6）: 173-174.

176. 刘立干. 对传统汤剂后下药煎法的改进 [J]. 时珍国药研究, 1997, 8（5）: 459.

177. 张瑞贤. 古代汤剂的包煎 [N]. 中国中医药报, 2007-06-11（7）.

178. 张瑞贤, 杨华, 张卫, 等. 古代汤剂的文献学研究 [J]. 中国中医基础医学杂志, 2008, 14（10）: 794-799.

179. 耿花娥, 王玉英. 中药汤剂中包煎药物实验研究 [J]. 河南中医学院学报, 2008, 23（4）: 45-46.

180. 施崇精, 程中琴, 刘小妹, 等. 方差分析法优选生蒲黄包煎袋及其提取液热稳定性考察 [J]. 中国医院药学杂志, 2018, 38（9）: 952-957, 938.

181. 邹珊珊, 玄振玉, 陈长勋, 等. 肺心宁胶囊中南葶苈子包煎提取方法的研究 [J]. 上海中医药杂志, 2012, 46（12）: 79-82.

182. 李雪峰, 徐振秋, 韦迎春, 等. 芪白平肺颗粒中南葶苈子包煎提取方法考察 [J]. 世界科学技术 – 中医药现代化, 2016, 18（03）: 493-497.

183. 虞秀武, 江海均, 李洪兵. 中药膏方质量问题原因分析及持续改进措施 [J]. 江苏中医药, 2019, 51（11）: 77-79.

184. 黄海英. 试述中药汤剂的科学煎煮方法 [J]. 实用中医药杂志, 2011, 27（2）: 134.

185. 邢丹. 中药汤剂煎煮技术文献研究 [D]. 北京: 北京中医药大学, 2014.

186. 李时珍. 本草纲目 [M]. 刘衡如, 刘山永校注. 北京: 华夏出版社, 2002.

187. 毛菊敏. 中药几种特殊煎法与疗效的关系 [J]. 中国药业, 2002（04）: 65-66.

188. 张仲景. 伤寒论 [M]. 厉畅, 梁丽娟点校. 北京: 中医古籍出版社, 2003.

189. 孙思邈. 备急千金要方. 药王全书 [M]. 张作记, 张瑞贤等辑注. 北京: 华夏出版社, 1995.

190.李建生，王至婉.支气管哮喘中医证候诊断标准（2016版）[J].中医杂志，2016，57（22）：1978-1980.

191.谢妍，沈澍农.浅析中药煎法之煎汤代水[J].中医杂志，2018，59（4）：355-357.

192.朱平萍.论中药汤剂的煎素对疗效的影响[J].黑龙江中医药，2010（3）：44.

193.王竹兰.《伤寒论》汤剂煎煮法与汤剂制备规范化研究[D].北京：北京中医药大学，2010.

194.陈鹏英.中医典籍《伤寒论》中汤方的特殊煎煮方法[J].海峡药学，2018，30（06）：39-40.

195.姜侠，闫方杰，姜璐，等.HPLC测定不同煎煮方法小柴胡汤中9种成分的含量[J].中国实验方剂学杂志，2017，23（13）：98-103.

196.丁鑫，钱占红，任存霞，等.小柴胡汤现代煎法与仲景"去滓再煎"对脂多糖致热大鼠模型的影响[J].中国中医药现代远程教育，2020，18（8）：125-127.

197.毛盛芳，张洁.不同煎煮方法对半夏泻心汤中有效成分的影响分析[J].中草药，2019，50（15）：3654-3659.

198.潘定举，崔昊，梁祝，等.酒煎中药内服汤剂临床应用范围及用药趋势初步分析[J].贵阳中医学院学报，2019，41（05）：71-75，100.

199.朱桂花，张友林.《伤寒杂病论》方药中特殊煎药方法[J].中医研究，2012，25（01）：71-72.

200.刘晓谦，王锦玉，仝燕，等.复方苦参注射液关键工艺研究[J].中国中药杂志，2011，36（06）：666-671.

201.周垂福.浅谈影响中药汤剂疗效的因素[J].中国现代药物应用，2013，7（5）：123.

202.崔芳娥，李博，王晓丽.中药汤剂的煎煮及服用方法浅析[J].实用中医内科杂志，2005，19（4）：382-383.

203.梁基智，陈叶桃.中药汤剂改进之我见[J].中药材，1996，19（2）：99.

204.李帮宇，李郡华.论述中药汤剂的煎服方法[J].安徽中医临床杂志，1995，7（1）：52.

205.李全刚.对《中药汤剂特殊煎法后下一项改进的设想》一文之不同意见[J].中药材，1994，17（1）：50.

206.吴明轩.浅析汤剂临床应用之特点[J].国医论坛，1987，2（3）：34.

207.张瑞贤，杨华，张卫，等.古代汤剂的文献学研究[J].中国中医基础医学杂志，2008，14（10）：794-799.

208.孙峰俐，曹和欣，何立群，等.中医药治疗糖尿病肾病研究进展[J].四川中医，

2015, 33（6）: 186-188.

209. 李春来，李伟东，蔡宝昌. 汤剂煎煮的规范化研究方法探讨［J］. 中成药，2012，35（1）: 125-129.

210. 黄海英. 试述中药汤剂的科学煎煮方法［J］. 实用中医药杂志，2011，27（2）: 134-135.

211. 朱宁生，孟祥娥. 白豆蔻在汤剂中宜后下浅析［J］. 现代中医药，2007，27（6）: 63.

212. 刘立干. 对传统汤剂后下药煎法的改进［J］. 时珍国药研究，1997，8（5）: 459.

213. 黄海英. 试述中药汤剂的科学煎煮方法［J］. 实用中医药杂志，2011，27（2）: 134-135.

214. 朱平萍. 论中药汤剂的煎煮对疗效的影响［J］. 黑龙江中医药，2010，26（3）: 44-45.

215. 张学义. 浅谈中药汤剂发挥最佳疗效的两个条件［J］. 基层医学论坛，2013，15（1）: 88.

216. 周垂福. 浅谈影响中药汤剂疗效的因素［J］. 中国现代药物应用，2013，7（5）: 123-124.

217. 凤春，陈明，颜耀东. 传统与现代煎药方法的比较［J］. 中国药房，2008，19（6）: 478-480.

218. 周正阳. 128 例中药汤剂服用患者煎药调查分析［J］. 中国现代药物应用，2012，6（20）: 54-55.

219. 姜黎滨. 中药煎药现代化发展现状及趋势［J］. 2013 年全国中医医院管理学术年会，2013.

220. 冼寒梅，陈勇. 中药汤剂现代煎法的探讨［J］. 中药材，1996，19（2）: 100-101.

221. 彭智平，刘起华，郭允. 加水量对中药汤剂质量的影响［J］. 中华中医药学会会议论文集，2013-10-13.

222. 肖华. 浅谈如何提高中药汤剂煎煮效果［J］. 江西中医药，2000，31（6）: 48-49.

223. 穆兰澄，仝小林，刘峰. 中药饮片煎煮过程中吸水量的实验研究［J］. 中国实验方剂学杂志，2010，16（4）: 7-8.

224. 王抒，黄翠. 关于中药汤剂煎煮时对水量的要求［J］. 中国中医药信息杂志，2009，16（1）: 108.

225. 冯理兵，周才新，李杰，等.《金匮要略》煎药加水量探讨［J］. 当代医药论丛，2014，4（1）: 174.

226. 郑相颖，郑相敏.《金匮要略》煎药方法探讨［J］. 现代中西医结合杂志，2010，19

（14）：1763–1764.

227.孔德梅，李廷.关于如何提高中药煎煮质量的探讨［J］.河南中医药学刊，1998，14（2）：60–62.

228.杨华，张瑞贤，钱捷，等.中药煎药机的应用与研究进展［J］.中国中医药信息杂志，2008，15（15）：96–99.

229.将炬辉.应用煎药机煎药时药量与加水量关系的初步研究［J］.海峡药学，2014，27（9）：98–99.

230.李彬.应用新型煎药机煎药时对加水量的实验研究［J］.天津医科大学学报，2004，10（1）：68–70.

231.王丽，麻秀萍.不同功效中药吸水性对密闭煎药机加水量的影响［J］.西部中医药，2014，27（5）：19–21.

232.郭晓东.《伤寒论》方的煎药时间与溶剂［J］.吉林中医药，2006，28（9）：54–55.

233.庄绪华，高广生.古典时间与煎药服药方法探讨［J］.现代中西医结合杂志，2007，16（3）：293–295.

234.任崇静，刘昊雯.如何正确制备中药汤剂［J］.吉林中医药，2007，29（9）：794–799.

235.刘林娜.常压与高压煎药机制备汤剂的质量对比研究［J］.中国中医药信息杂志，2004，11（9）：800–801.

236.马占俊.现代煎药机之应用［J］.中国中医药咨讯，2011，3（4）：279.

237.房依沁，王海颖.经方中酒的入药方法浅析［J］.中国中医急症，2014，23（9）：1633–1649.

238.刘侠，张启忠，倪玉敏.对张仲景煎药方法的探讨［J］.基层中药杂志，2002，15（5）：42–43.

239.张家成，刘峰，张岩，等.浅谈《伤寒论》煎药溶剂的选择［J］.北京中医，2006，25（5）：278–280.

240.张瑞贤，杨华，张卫，等.古代汤剂的文献学研究［J］.中国中医基础医学杂志，2008，15（10）：794–799.

241.曾宪斌.中药煎煮火候浅探［J］.江西中医药，2009，40（12）：11–12.

242.张忠民.传统中药煎药方法浅述［J］.辽宁中医学院学报，2002，4（1）：56–57.

243.张家成，刘峰，张岩，等.煎药机煎煮时浸泡时间对旋覆代赭汤5种有效成分溶出量的影响［J］.环球中医药，2013，6（2）：88–91.

244.宋文惠，万子梦，李巧如.湿法粉碎制备四物汤汤剂中阿魏酸含量的研究［J］.西北药学杂志，2012，27（6）：531–532.

245. 李巧如，宋文惠，刘晓玲. 冠心汤湿法粉碎制备汤剂与传统汤剂的五种成分含量比较 [J]. 陕西中医，2011，32（12）：1658-1659.

246. 李巧如，宋文惠，刘晓玲. 压力对龙骨煎出量的影响 [J]. 浙江临床医学，2001，3（11）：864.

247. 李春来，李伟东，蔡宝昌. 汤剂煎煮的规范化研究方法探讨 [J]. 中成药，2012，35（1）：125-129.

248. 张修才. 浅谈中药汤剂的制备 [J]. 贵州医药，2013，（2）：180-181.

249. 张志勇，孔一凡，夏定兵. 加强医院汤剂管理的要素 [J]. 湖北中医杂志，2011，33（3）：77-78.

250. 陈馥馨，张玲珊. 七种煎煮器具对中药煎液质量的影响 [J]. 中国药学杂志，1964，12（6）：273-275.

251. 赵浩如，曾祥明. 煎器对提取芦丁的影响 [J]. 江苏药学与临床研究，2002，10（2）：28-29.

252. 蒋忠妙，陈坚波，张孟炎. 中药煎煮忌铁的实验研究 [J]. 浙江中西医结合杂志，2002，11（7）：60，71.

253. 温剑. 再谈中药的正确煎煮方法 [J]. 首都医药，2008，15（16）：18-19.

254. 戴龙瑞. 中药煎煮法的研究–煎煮原理、煎具和浸泡 [J]. 中成药研究，1986，9（7）：5-6.

255. 张星，陆兔林，毛春芹，等. 不同器具煎煮补阳还五汤的4种成分含量比较 [J]. 中国医院药学杂志，2013，33（7）：533-536.

256. 解金岭，张浩岩. 高压锅制汤剂初探 [J]. 山东医药工业，1995，14（2）：22-23.

257. 黄惠芬. 家用电压力锅煎煮中药汤剂的可行性探讨 [J]. 中医药导报，2010，17（12）：96-97.

258. 府炳荣. 试论中药汤剂专业煎煮全面推广的可行性 [J]. 江苏中医药，2009，41（12）：68-69.

259. 刘淑芸. 煎药机制备汤剂优点及应用前景 [J]. 广州医药，2012，43（1）：63-64.

260. 伍旭明，苏丹桂. 中药煎药机煎药的利弊分析 [J]. 中国药业，2012，21（4）：43-44.

261. 贺鹏. 煎药机药液成品的质量研究 [J]. 保健医苑，2004，3（4）：31.

262. 邵本刚. 为何煎药机煎出的药颜色清味道淡 [N]. 中国中医药报，2007-06-01.

263. 房吉祥，李春雨，马艳芹，等. 不同煎煮方式对复方败毒汤化学成分的影响 [J]. 中国药师，2015，18（2）：223-225.

264. 唐进法，李学林. 煎药器具对徐长卿中丹皮酚煎出量影响的研究 [J]. 中医研究，

2010，23（8）：16-17.

265.贺祝英，吕海涛，曹佩雪.葛根芩连汤不同制法对葛根素含量的影响［J］.中国医院药学杂志，2002，22（9）：518-519.

266.杨凌，包玮鸳.煎药机煎药与传统方法煎药的煎出率比较［J］.时珍国医国药，2001，12（5）：410-411.

267.雷凯君，李子鸿，蓝义琨，等.不同煎煮器具、煎煮方法对小柴胡汤中的黄芩苷含量的影响［J］.中医临床研究，2019，11（12）：136-139.

268.束雅春，秦昆明，陈亚军，等.不同煎煮方式对银翘散汤剂抗炎解热作用的影响［J］.中华中医药杂志，2013，28（5）：1413-1418.

269.孙丽荣，严华成，曹雄，等.煎煮时间和煎煮次数对三种芍药汤剂中芍药苷含量的影响［J］.中国药物与临床，2008，8（9）：693-695.

270.姚九莲.浅谈多功能中药提取器在汤剂中的应用［J］.北京中医，2000，19（5）：37-38.

271.付娟，李志.论半夏泻心汤在消化系统疾病中的临床运用［J］.世界最新医学信息文摘（电子版），2019，19（46）：69-71.

272.宋小莉，牛欣，司银楚.基于BP神经网络的半夏、生姜、甘草三泻心汤配伍研究［J］.中国临床药理学与治疗学，2005，10（5）：527-531.

273.刘余，谭达全，罗桂香，等.半夏泻心汤预防应激性胃黏膜损伤及对 Bcl-2 和 Caspase-3 的影响［J］.湖南中医药大学学报，2015，35（5）：17-20.

274.刘晓霓，高艳青，司银楚，等.半夏泻心汤及类方治疗反流性食管炎作用机理的研究［J］.中华中医药学刊，2004，22（3）：423-423.

275.刘晓霓，高艳青，司银楚，等.半夏泻心汤及其类方对反流性食管炎大鼠神经降压素的影响［J］.放射免疫学杂志，2003，16（4）：215-217.

276.蔡宛如，钱华.芍药甘草汤治疗呼吸系统疾病的临床和药理研究进展［J］.中医药信息，1998（6）：3-5.

277.王睿林，李晓娟，白云峰，等.黄连解毒汤对小鼠酒精性脂肪肝的预防作用［J］.中国比较医学杂志，2015，25（2）：34-37，87.

278.沈东晓，马文婷，吴柳，等.下瘀血汤抑制胰腺巨噬细胞浸润改善肝纤维化的机制研究［J］.上海中医药大学学报，2019，33（2）：66-72.

279.苗同国，刘琼，王建民，等.加味锦红汤改善重症急性胰腺炎大鼠胰腺损伤作用机制探讨［J］.辽宁中医药大学学报，2018，20（8）：40-44.

280.宋冰.大黄牡丹汤对大鼠急性胰腺炎胰腺组织中 HMGB1_TLR4 表达的影响［D］.兰州：甘肃农业大学，2018.

281.范开亮.HO-1和中药大柴胡汤对重症急性胰腺炎大鼠胰腺和肺保护机制的研究 [D].济南：山东大学，2019.

282.张超.清胰汤对SAP大鼠胰腺腺泡细胞的保护作用及其蛋白质组表达的影响 [D].天津：天津医科大学，2016.

283.钟健，刘丽，刘大晟，等.桃核承气汤对重症急性胰腺炎模型大鼠炎症因子的调控作用及机制 [J].中国老年学杂志，2015，35（12）：3223-3226.

284.张国华，杨光，赵想玲.血府逐瘀汤、天麻钩藤饮、温胆汤对自发性高血压大鼠心肌组织MAPK信号通路的影响 [J].山东医药，2014，54（47）：28-30.

285.刘月平，李心亮，蔡俊龙，等.血府逐瘀汤对自发性高血压大鼠血管重塑的影响 [J].中国中医急症，2015，24（08）：1376-1379.

286.吴赛，姜月华，杨传华，等.半夏白术天麻汤对痰湿壅盛型高血压大鼠心肌MAPK信号通路的影响 [J].中国实验方剂学杂志，2016，22（8）：159-165.

287.罗珊珊，蒋嘉烨，栗源，等.半夏白术天麻汤对自发性高血压大鼠肾脏蛋白表达谱的影响 [J].中药材，2012，35（06）：935-939.

288.王现珍，蒋嘉烨，罗珊珊，等.半夏白术天麻汤对自发性高血压大鼠血管内皮功能的影响 [J].中国中西医结合杂志，2011，31（6）：811-815.

289.柳冬月，顾施健，吴娟，等.泽泻汤对高血脂症小鼠降血脂作用有效部位的实验研究 [J].中国药师，2010，13（6）：763-766.

290.袁圆，赵军，高惠静，等.泽泻汤对肾性高血压复合高脂血症大鼠的影响 [J].中国临床药理学杂志，2013，29（3）：205-207.

291.庄俊嵘，蒋霜洁，程佳，等.除湿健脾汤对高血脂大鼠血脂的调节作用 [J].中成药，2019，41（5）：1162-1165.

292.舒华.泻心汤对实验性高脂血症大鼠的影响 [J].中国医药指南，2008（13）：10-11.

293.舒华.泻心汤对实验性心肌缺血高脂血症大鼠的影响 [D].长沙：湖南中医学院，2004.

294.余学钊，杨伟峰，刘合刚，等.葛根芩连汤对高血脂模型大鼠降脂作用研究 [J].亚太传统医药，2012，8（11）：12-14.

295.王俊岩，陈文娜，贾连群，等.二陈汤合桃红四物汤对ApoE基因敲除动脉粥样硬化小鼠作用及机制研究 [J].中国中医基础医学杂志，2018，24（11）：1534-1536，1547.

296.李金曦，赵吉艳，王均宁，等.栝蒌薤白半夏汤调节Apoe～（-/-）小鼠动脉粥样硬化的疗效与机制研究 [J].中医药学报，2020，48（02）：25-30.

297.王莹，宋囡，冷雪，等.四君子汤对高脂诱导ApoE～（-/-）小鼠致动脉粥样硬化主动脉线粒体能量代谢的影响［J］.中华中医药学刊，2020，38（8）：174-178，279-280.

298.李萌，张军平，朱科，等.四妙勇安汤调控滋养血管网重建稳定 ApoE ～（-/-）小鼠动脉粥样硬化易损斑块的实验研究［J］.世界科学技术 - 中医药现代化，2017，19（12）：1989-1997.

299.彭林佳，刁建新，王琳琳.半夏泻心汤药理作用研究进展［J］.中国医药导报，2019，16（36）：37-39，45.

300.杨新年，张业，李霏.酸枣仁汤对抑郁模型大鼠行为学和脑组织单胺类神经递质的影响［J］.河南中医学院学报，2007，22（4）：14-17.

301.曹敏玲，邱飞，王慧.酸枣仁汤对抑郁大鼠大脑皮质星形胶质细胞和缝隙连接蛋白43 的影响［J］.时珍国医国药，2017，28（2）：268-271.

302.田旭升，胡妮娜，宋琳，等.酸枣仁汤对抑郁模型大鼠行为学及海马 BDNF 和 TrKB 影响的实验研究［J］.中医药学报，2011，39（5）：30-32.

303.王琪，李延，李勇，等.化痰祛瘀汤对失眠大鼠模型的治疗作用及机制［J］.世界中医药，2020，15（14）：2063-2067.

304.游秋云，王平.生半夏、法半夏水提物对小鼠镇静催眠作用的比较研究［J］.湖北中医杂志，2013，35（3）：3-5.

305.林昶，杨长福，杨红梅，等.半夏厚朴汤的现代药理研究进展［J］.贵阳中医学院学报，2016，38（6）：92-95，99.

306.张明选，林晓雪，刘莉，等.巴仙送子汤对生精障碍小鼠睾丸组织及其精子影响的实验研究［J］.实用中西医结合临床，2013，13（9）：4-5.

307.邓旭辉，廖卫公，张荣华，等.养精种子汤对缺氧雄性大鼠生殖细胞凋亡的影响［J］.第三军医大学学报，2009，31（8）：721-723.

308.李小妮，李雅璇，周吉海，等.补肾助孕汤对小鼠生殖能力影响的实验研究［J］.中国中西医结合杂志，2013，33（3）：365-369.

309.李德忠，李晓明，周小煦，等.补肾毓麟汤对雷公藤多苷致伤大鼠睾丸生殖细胞的修复作用［J］.中国中医基础医学杂志，2006，12（7）：522-525.

310.王烨，徐莲薇，朱芝玲.调更汤对围绝经期雌性大鼠生殖内分泌影响的实验研究［J］.上海中医药杂志，2014，48（12）：72-74.

311.山书玲，焦河玲，范迎，等.二仙益坤汤对围绝经期抑郁模型大鼠生殖激素及 5-HT 受体 mRNA 表达的影响［J］.南阳理工学院学报，2017，9（2）：120-124.

312.夏亲华，沈明勤，张蕾.补肾活血中药对子宫内膜异位症大鼠生殖功能干预研究［J］.江苏中医药，2011，43（8）：86-87.

313.成秀梅，杜惠兰.桃红四物汤对寒凝血瘀模型大鼠卵巢功能的影响［J］.中国中医基础医学杂志，2007（5）：353-354.

314. 张祁，贺之英，董佳琦，等.强精固肾汤对热应激雄性大鼠生殖功能的影响［J］.山东医药，2016，56（9）：16-19.

315. 孙玉雯，刘起华，程艳玲，等.中药煮散与传统饮片煎煮效率的对比研究 - 皮类、茎木类及果实种子类药材［J］.西北药学杂志，2016，31（4）：337-341.

316. 方静，傅延龄.汉代、唐代、宋代煮散剂比较［J］.中医学报，2013，28（4）：523-525.

317. 穆兰澄，曹京梅，李冀湘，等.中药煮散的历史沿革与现代研究概述［J］.中国实验方剂学杂志，2008（7）：74-75.

318. 郭明星，吴诚，童卫杭.中药配方颗粒和中药汤剂等效性研究进展［J］.中国现代中药，2016，18（9）：1107-1110.

319. 方雪琴.黄连解毒汤药理作用研究进展［J］.中成药，2015，37（10）：2254-2259.

320. 唐翎，李新中，雷鹏，等.黄连解毒汤传统饮片汤剂与配方颗粒汤剂药效学对比研究［J］.中药新药与临床药理，2010，21（1）：31-35.

321. 赵菊花.圣愈汤传统煎剂和配方颗粒对骨髓抑制小鼠造血调控的实验研究［D］.成都：成都中医药大学，2011.

322. 武晓红，赵换.黄芪桂枝五物汤配方颗粒与汤剂对气虚冻伤大鼠免疫系统的研究［J］.世界中西医结合杂志，2014，9（6）：605-606，610.

323. 曾锐.黄柏及盐黄柏配方颗粒药学和初步药效学研究［D］.成都：成都中医药大学，2004.

324. 于葆华，丁晓云，盛国荣，等.退银汤急性毒性试验［J］.中医药导报，2016，22（1）：43-45.

325. 盛国荣，刘海琴.退银汤对大鼠的长期毒性研究［J］.中药药理与临床，2013，29（3）：159-162.

326. 盛国荣.退白汤毒理学实验研究［J］.中国医院药学杂志，2010，30（21）：1823-1825.

327. 李亚梅，严霞，盛国荣.退白汤的急性毒性实验研究［J］.中医学报，2017，32（4）：590-593.

328. 秦凯华，宋健平，周玖瑶，等.GLP 条件下含川乌经方的安全性再评价［J］.时珍国医国药，2014，25（12）：3071-3072.

329. 龙绍疆，傅光翊，黄衡.栀子厚朴汤的毒性研究［J］.中药药理与临床，2014，30（3）：11-16.

330. 关芳芳.十枣汤及十枣汤加甘草对大鼠肝功能及肝胃组织形态学的慢性毒性影响

［D］.郑州：河南中医学院，2015.

331.李亮.十枣汤及十枣汤加甘草对大鼠肾脏和小肠的慢性毒性实验研究［D］.郑州：河南中医学院，2015.

332.李怡文，钟赣生，王茜，等.含反药配伍的海藻玉壶汤临床应用分析［J］.南京中医药大学学报，2011，27（4）：317–321.

333.李怡文，钟赣生，柳海艳，等.海藻、甘草配伍组合及其复方海藻玉壶汤的急性毒性实验比较研究［J］.科技导报，2012，30（34）：18–23.

334.刘云翔，柳海艳，钟赣生，等.海藻玉壶汤中海藻–甘草反药组合加减应用的急性毒性实验研究［J］.中国实验方剂学杂志，2013，19（22）：240–245.

335.王桂琴，张秀芝.海藻玉壶汤加味治验3则［J］.实用中医内科杂志，1994（1）：3.

336.陈玉枝.大力提高中药汤剂的质量水平［J］.临床合理用药，2013，6（9）：166.

337.邱永君.影响中药汤剂疗效的相关因素［J］.中国医药指南，2009，7（21）：74–75.

338.霍玉森，刘锦龙.茯苓白术桂枝甘草汤加减治疗冠心病观察［J］.中国医药导报，2011，8（6）：79–80.

339.Mather M，Jacobsen LA，Pollard KM.Aging in the United States：Opportunities and Challenges for Public Health［J］.Am J Public Health，2012，102（3）：393–395.